国家出版基金项目
NATIONAL PUBLICATION FOUNDATION

口腔种植
临床解剖学

CLINICAL ANATOMY OF ORAL-MAXILLOFACIAL IMPLANTOLOGY

主编　邹多宏

北方联合出版传媒（集团）股份有限公司
辽宁科学技术出版社

主编简介

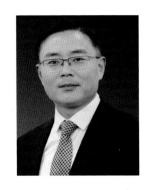

邹多宏，男，1977年12月出生，安徽省寿县人，口腔临床医学博士（口腔种植专业），博士后，教授，研究员，副主任医师，博士生导师，博士后合作导师，美国密歇根大学牙学院高级访问学者。1998年中专毕业于安徽省芜湖卫生学校口腔临床医学专业，1999年获安徽大学英语大专学历，2007年获安徽医科大学口腔临床医学硕士学位，2011年获同济大学口腔临床医学博士学位，并于2013年上海交通大学医学院附属第九人民医院博士后出站。现在上海交通大学医学院附属第九人民医院口腔外科工作，担任科室行政副主任。入选上海市卫生健康学科带头人、上海交通大学医学院"双百人"人才计划、上海市杰出青年医学人才及安徽省杰出青年基金，并以第一完成人获上海市青年科技杰出贡献奖、教育部科学技术进步奖二等奖及第六届转化医学创新奖等7个奖项。

邹多宏教授长期致力于牙槽骨重建及老年口腔种植修复。提出了"以稳定为核心"的治疗新理念，创建了单纯人工骨粉修复牙槽骨重度缺损新技术；研发了国际首款老年口腔种植体及专用手术器械。在5项国家自然科学基金资助下，近年以通讯作者（含共同通讯）在*Nat Biomed Eng.*、*Sci Adv.*、*Adv Mater.*、*Natl Sci Rev.*、*Cell Death Differ.*、*Biomaterials*及*J Dent Res.*等权威期刊发表SCI论文共25篇，其中16篇IF > 10分、5篇IF > 20分。获授权专利129件（第一发明人），完成6项科技成果转化，获批3张三类医疗器械注册证。新技术及医疗产品在全国2000多家医疗机构推广应用。主编专著3部，主译专著1部，起草专家共识/临床指南7部。研究成果已有效服务人口老龄化国家战略，并加速推进了口腔种植相关医疗器械国产化进程。

学术团体任职：中华口腔医学会牙及牙槽外科专业委员会副主任委员，中华口腔医学会口腔种植专业委员会委员，上海市口腔医学会牙及牙槽外科专业委员会主任委员，上海市口腔医学会口腔种植专业委员会常务委员。

主要研究方向：口腔种植学及整合牙槽学研究，具体包括：①复杂牙种植的临床与基础研究；②即刻种植即刻负载的临床与基础研究；③牙槽骨生物力学的研究；④牙槽骨缺损修复和重建的临床与基础研究；⑤口腔干细胞临床转化研究；⑥基于先进生物功能材料的软硬组织再生研究；⑦口腔种植修复及牙槽外科相关医疗产品研发与应用。

业务专长：各种复杂牙种植、全口即刻种植、牙槽骨缺损的软硬组织修复与重建及口腔种植并发症的诊治。

副主编简介

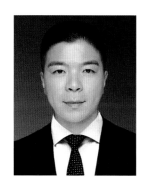

周咏，口腔临床医学博士，副教授，硕士生导师。2009年获安徽医科大学口腔医学学士学位，2016年获上海交通大学医学院口腔临床医学博士学位。现在安徽医科大学附属口腔医院口腔种植科工作。主持国家级及省部级科研项目6项，以第一作者/通讯作者发表SCI论文7篇，参编专著3部。获教育部科学技术进步奖二等奖、华东地区白玉兰口腔优秀病例展评二等奖、全国口腔院校青年教师授课比赛二等奖。中华口腔医学会口腔种植专业委员会青年委员，安徽省口腔医学会口腔美学专业委员会副主任委员。

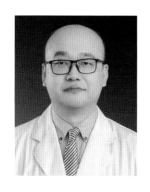

黄圣运，口腔临床医学博士（口腔种植专业），材料学博士后，教授，主任医师，硕士生导师。2004年获山东大学口腔医学学士学位，2007年获山东大学口腔临床医学硕士学位，2011年获同济大学口腔临床医学博士学位，并于2021年山东大学材料科学与工程学院博士后出站。现在山东第一医科大学附属省立医院口腔颌面外科工作。主持山东省自然科学基金项目3项，参与省部级课题4项。以第一作者/通讯作者发表SCI论文近50篇。主编及副主编专著各2部，主译专著2部。获山东省科学技术进步奖二等奖、山东医药科技进步二等奖。中华口腔医学会口腔颌面外科专业委员会青年委员、牙及牙槽外科专业委员会委员。

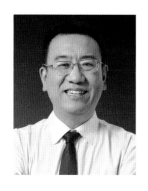

邵现红，主任医师（口腔颌面外科专业），研究生学历。1992年本科毕业于浙江医科大学。在国内外学术期刊发表论文20余篇，主译口腔种植专著2部。获中华口腔医学会口腔修复学专业委员会第一届全瓷修复大赛三等奖、"精准杯"数字化种植病例大赛亚军和南方口腔医学大会全科病例大赛一等奖。欧洲种植学会会员（EAO），历任中华口腔医学会口腔颌面外科专业委员会睡眠呼吸障碍协作组委员、中国医师协会睡眠医学专业委员会第一届委员、杭州医学会口腔科学分会委员。

编者名单

主　审

杨　驰　　上海交通大学医学院附属第九人民医院　上海交通大学口腔医学院

原海旺　　河南黄河科技学院

主　编

邹多宏　　上海交通大学医学院附属第九人民医院　上海交通大学口腔医学院

副主编

周　咏　　安徽医科大学附属口腔医院　安徽医科大学口腔医学院

黄圣运　　山东第一医科大学附属省立医院

邵现红　　杭州国大口腔　余姚四明口腔医院

编　者（按姓名首字笔画为序）

丁　熙　　温州医科大学附属第一医院

于　群　　南京瑞龙医院

王子硕　　上海交通大学医学院附属第九人民医院
　　　　　上海交通大学口腔医学院

王　丽　　温州医科大学附属口腔医院
　　　　　温州医科大学口腔医学院

王锡萍　　温州医科大学附属口腔医院
　　　　　温州医科大学口腔医学院

王默涵　　上海交通大学医学院附属第九人民医院
　　　　　上海交通大学口腔医学院

叶馨阳　　河北医科大学第二医院

代杰文　　上海交通大学医学院附属第九人民医院
　　　　　上海交通大学口腔医学院

吕昊昕　　苏州牙博士口腔

刘来奎　　南京医科大学附属口腔医院
　　　　　南京医科大学口腔医学院

刘昌奎　　西安医学院第三附属医院
　　　　　西安医学院口腔医学院

刘剑楠　　上海交通大学医学院附属第九人民医院
　　　　　上海交通大学口腔医学院

关呈超　　杭州美奥口腔

江银华　　丽水口腔医院
　　　　　丽水学院医学院

李文菁　　上海交通大学医学院附属第九人民医院
　　　　　上海交通大学口腔医学院

李　扬　上海交通大学医学院附属第九人民医院
　　　　上海交通大学口腔医学院

李阳阳　上海交通大学医学院附属第九人民医院
　　　　上海交通大学口腔医学院

杨广通　上海交通大学医学院附属第九人民医院
　　　　上海交通大学口腔医学院

杨世缘　上海交通大学医学院附属第九人民医院
　　　　上海交通大学口腔医学院

杨国利　浙江大学口腔医院

杨　斐　上海复旦大学附属中山医院

杨紫菡　上海交通大学医学院附属第九人民医院
　　　　上海交通大学口腔医学院

吴丽华　浙江丽水丽华口腔诊所

吴　靖　上海交通大学医学院附属第九人民医院
　　　　上海交通大学口腔医学院

邱　憬　南京医科大学附属口腔医院

邹多宏　上海交通大学医学院附属第九人民医院
　　　　上海交通大学口腔医学院

张文杰　上海交通大学医学院附属第九人民医院
　　　　上海交通大学口腔医学院

张亨国　安徽医科大学附属口腔医院
　　　　安徽医科大学口腔医学院

张　杰　上海交通大学医学院附属第九人民医院
　　　　上海交通大学口腔医学院

陈　钢　深圳友睦口腔

邵现红　杭州国大口腔
　　　　余姚四明口腔医院

周驭穹　上海交通大学医学院附属第九人民医院
　　　　上海交通大学口腔医学院

周林曦　上海交通大学医学院附属第九人民医院
　　　　上海交通大学口腔医学院

周　咏　安徽医科大学附属口腔医院
　　　　安徽医科大学口腔医学院

周　建　首都医科大学附属北京口腔医院

赵正宜　杭州口腔医院

胡　月　上海交通大学医学院附属第九人民医院
　　　　上海交通大学口腔医学院

徐袁瑾　上海交通大学医学院附属第九人民医院
　　　　上海交通大学口腔医学院

高振华　上海鼎植口腔

陶　永　上海交通大学医学院附属第九人民医院
　　　　上海交通大学临床医学院

黄圣运　山东第一医科大学附属省立医院

常晓龙　北京京州口腔

崔　广　北京大学口腔医院二门诊

梁又德　深圳市宝安区人民医院
　　　　深圳大学附属第二医院

满　毅　四川大学华西口腔医院

廖寅秀　上海交通大学医学院附属第九人民医院
　　　　上海交通大学口腔医学院

序1

　　医学是不断发展的科学，21世纪以来，随着科技赋能，AI的出现、3D打印的普及、机器人技术的日新月异，科技正在为口腔医疗行业带来前所未有的变革。在口腔种植学科，颌面影像学的发展提供了比以前更为优越的解剖学分辨率和信息，使得一部分口腔种植医生常常依赖影像学的数据而忽视了对颌面解剖课程的学习。然而，要实现成功的诊断与治疗，口腔医生必须学习和理解基本的口腔解剖关系。传统的专业解剖学图谱大致分为两类：一是实物标本照片，二是手工绘制的彩色图谱。前者具有真实客观反映某一局部组织器官的结构关系，对学习和手术具有很好的参照作用，但对种植操作的全过程表述不够。后者给读者弥补前者的不足之处，有更好的启发作用。邹多宏教授及其团队创新性地通过对冰鲜头颅标本的解剖，科学总结、提炼出口腔种植相关颌面部解剖结构、位置关系和生理特点，并运用大量高清和经过标识的实物标本照片，完整、真实、直观地还原了种植临床手术过程及内在关系，达到理论与实际相结合的效果，具有显著的临床指导意义。本书除了指导初学者更好地理解手术的过程、效果和潜在风险，也为疑难口腔种植的临床实践打下了坚实的基础。

　　作为博士后导师，我有幸见证了邹多宏教授的成长，他多年致力于口腔医疗、教学、科研工作，拥有丰富的临床知识和科研教学经验。荀子曰："不积跬步，无以至千里；不积小流，无以成江海。"邹多宏教授及其团队用锲而不舍的精神和丰富的教学经验为读者展示了一幅系统、真实、经典的口腔种植相关颌面部解剖结构的画卷。

　　"满眼生机转化钧，天工人巧日争新"。本书是我国第一部口腔种植医生从临床角度出发，通过解剖冰鲜头颅，向读者翔实记录口腔颌面部解剖结构、组织位置关系的巨作，借助本书，术者可以通晓各类疑难种植手术区（手术部位）的解剖层次及其各层组织的结构和特点、毗邻关系，从而避免手术中的重要组织或器官损伤，推荐大家阅读。

中国工程院院士
中国医学科学院学部委员
国家口腔医学中心主任
国家口腔疾病临床医学研究中心主任
上海交通大学医学院附属第九人民医院口腔学科带头人

牙齿、牙周及周围的颌骨构成口腔颌面部基本的主体框架结构。围绕牙齿、牙周及颌骨开展的临床和研究在口腔医学领域是极为重要的。口腔临床上极常见的牙齿缺失修复一直备受关注，随着科技的发展，牙齿缺失经历了从活动义齿–固定义齿–种植牙，到今天种植牙被认为是牙齿缺失修复较为理想的方式而广泛应用。但真正高质量用好口腔种植技术还需要更多探索。

口腔种植学起源于20世纪60年代的西方，尽管我国起步比较晚，近30年来才较广泛应用，但发展迅速，无论口腔种植技术还是种植体使用数量均已经达到世界前列，越来越多的口腔医生希望学到扎实有用的口腔种植技术，成为一个合格的口腔种植医生。因此，非常有必要根据口腔种植学专业的要求，编写一部指导口腔种植临床的专业口腔解剖学专著。非常荣幸，作为首批读者，我阅读了邹多宏教授主编的专著《口腔种植临床解剖学》，全书通过对冰鲜标本的研究，详细剖析了与口腔种植相关的局部解剖结构，组织层次清晰立体、图片精美、内容全面。

熟悉解剖结构是临床医生进行各类种植手术的重要基础和关键，就像建一座大楼打好地基是建造大楼的基础和关键一样重要。本书包含了系统的口腔种植临床局部解剖，还探讨了多种复杂手术方式的相关解剖结构，并以冰鲜头颅进行了种植示教，不仅适用于口腔种植专科医生，也给口腔解剖生理学、口腔组织胚胎学专业工作者带来了新的启发。借助本书，口腔种植医生会对口腔种植相关解剖结构能有系统完整地深入了解，可以通晓口腔种植手术部位的解剖层次及其各层组织的结构和特点、毗邻关系，从而提高手术技巧，避免并发症。总之，本书是一部有特色、理论和实践相结合、实用性强的参考书。

王松灵

中国科学院院士
口腔健康北京实验室主任

序3

    9月是一个收获的季节，秋风送爽，硕果飘香，经过几载春的播种、夏的培育，终于欣喜地读到邹多宏教授主编的新作《口腔种植临床解剖学》，本书的出版无疑是口腔种植界的佳音，是一部难得的教学参考巨著。可喜可贺！

    1965年，瑞典哥德堡大学的Brånemark教授为一名先天性无牙颌的瑞典患者实施了世界第一例种植牙手术。半个多世纪以来，口腔种植技术日新月异、推陈出新，口腔种植学科体系日趋完善，也渐渐从口腔颌面外科学逐步分离成为一门独立的学科体系，但依然与口腔颌面外科学息息相关，互相促进。多年来，我一直关注口腔种植学科的发展，临床上我们采用血管化骨移植同期牙种植，解决了战创伤或经放疗后局部血供差的颌骨缺损功能修复的难题；我们用种植-磁附着技术解决了全上颌缺损功能修复的难题，给颌骨严重缺损的患者带来了重建面容、重塑自信的福音。所有这些的成功，都来源于我们对患者颌面部解剖结构反复推敲、设计。"知其然，知其所以然"，邹多宏教授及其团队潜心研究的成果，充分体现了这种研究精神。邹多宏教授主编的《口腔种植临床解剖学》从颌面解剖学要点出发，指导、优化口腔种植技术，具有十分重要的临床应用价值，不仅可以让口腔种植医生轻松掌握与种植相关的口腔颌面解剖知识、规避手术风险，同时可以提高种植手术的成功率。

    临床解剖学并不是一项新的事物，因为整个解剖学发展的历史是与医学发展密切相关的。只不过传统的解剖学研究，多侧重于解剖器官结构的精细描述；而现代临床解剖学研究的关键是要解决临床发展中遇到的、涉及人体结构的新问题。邹多宏教授及其团队紧密联系临床，针对临床种植遇到的难点进行了深入的剖析，让疑难种植也变得简易可行。本书图片清晰、理论翔实、易读易学。是一部不可多得的口腔种植临床解剖学经典书籍，更是口腔种植医生和解剖学工作者必备的参考书，值得各位同道传阅。

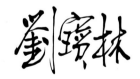

中国口腔种植学奠基人

教授，主任医师，博士生导师

序4

解剖学是临床医学的重要基础。我国口腔颌面外科、头颈肿瘤外科及口腔颌面修复重建外科的开拓者之一、中国工程院院士邱蔚六教授曾经说过："解剖学是医学的基础，更是外科学的柱石，临床必须熟悉解剖，解剖也应了解临床，犹如手术与麻醉，临床与解剖是一家。"我国迄今为止尚无一部全面、系统介绍口腔种植临床解剖基础的专著。邹多宏教授及其团队经过3年多的不懈努力，编写了这本《口腔种植临床解剖学》，为完善我国口腔种植学科的发展做出了重要贡献。

在口腔种植的临床工作中，口腔种植医生手术过程中的每一步操作都需要非常精确，可谓"差之毫厘，谬以千里"，因此口腔种植医生需要非常准确地掌握口腔颌面部解剖结构和组织层次。本书通过对冰鲜标本的研究，真实还原了口腔颌面部解剖结构，反映了解剖变异的不同视角，为读者提供了快速参考的依据。本书的内容丰富实用，不仅涵盖了口腔种植相关的局部解剖学知识和临床操作，还对每个治疗步骤进行了详细描述，给读者提供了大量与日常临床工作密切相关的实用指导；同时针对临床疑难种植病例，采用真实冰鲜头颅，通过高清的图片和视频等多种方式，为读者详细介绍了倾斜种植技术所涉及的解剖结构，改变了临床仅用模型展示手术过程的不足。通过学习这些实际病例，读者可以直观地了解其中的细节，更好地理解手术的过程、效果及潜在风险。我个人觉得，本书对口腔种植医生来说是"久旱逢甘霖"，无论是作为学习种植的起点还是用来提高口腔种植技能，它都会令人满意。

中华口腔医学会一直在强调每一个从事口腔种植的口腔医学工作者都必须接受系统地学习与培训，都必须规范地开展口腔种植，从而使这门新兴学科能够健康发展，真正造福患者。这部专著的问世，强化了口腔种植临床相关的解剖学知识，夯实了种植基础，必将促进我国口腔种植临床技术的高质量发展，为提高全民健康水平和"健康中国"建设做出贡献。

教授，主任医师，博士生导师
中华口腔医学会会长
中国医师协会口腔医师分会名誉会长

序5

应用解剖学是外科学的基础学科，与技术发展紧密相连，是医生临床工作的重要理论基础。口腔种植学作为新兴学科，经过数十年的快速发展，理论体系和技术体系不断完善，已成为缺牙修复的常规手段。伴随种植技术的发展，使传统口腔及颌面外科解剖学基础无法满足复杂种植技术的需要，与此同时，在临床工作中我们也会常常遇到因医生不熟悉应用解剖所造成种植并发症的严重问题，给患者带来不必要的身心伤害。

对种植技术相关解剖学研究已逐渐引起了学者们的广泛关注，并推动着种植应用解剖学理论体系的建立与发展，然而目前研究报道较多，成体系的相关专著却鲜有发表。我很高兴地看到，由邹多宏教授新近主编完成的《口腔种植临床解剖学》填补了我国在该领域的空白，欣然接受邀请为本书作序。

收到邹多宏教授寄来的样书，我第一时间拜读了著作全文，对于邹多宏教授及其团队在著作中所呈现出的敬业、严谨、科学的精神感到由衷地钦佩。作者团队历时3年有余，经过16次尸体解剖，记录了上万幅高清解剖照片和珍贵的视频资料，并从中精心筛选出1600多张完全独立知识产权的解剖学图片和操作录像。本书不仅仅是一部优秀的专业著作，更是一个凝结了作者们心血的学术成果。这本专著有一个非常大的亮点和创新点：以临床技术需求为牵引设计全书的写作提纲和撰写思路，突出了应用解剖的实战性，对临床医生指导性很强。此外，本书还重点针对上颌窦底提升术、下牙槽神经移位种植术、骨挤压种植术、引导骨再生术、骨牵引技术以及穿颧、穿翼板种植等当今临床主要技术，分章节全面介绍相关解剖学依据，针对性、实用性强。

邹多宏教授是长期从事口腔颌面外科与口腔种植的临床专家，具有非常丰富的临床经验，这部不可多得的口腔种植解剖专著是他多年临床经验的总结与提升，我相信广大口腔同行一定会从中受益。感谢邹多宏教授及其团队对我国口腔种植学科发展所做出的贡献！感谢他们为完成这部优秀著作所付出的艰辛和努力！

教授，主任医师，博士生导师
第四军医大学口腔医学院种植科主任
全军口腔医学专业委员会常务委员兼任秘书长
中华口腔医学会第四届口腔种植专业委员会主任委员

序6

口腔种植学自20世纪60年代问世以来，经过半个多世纪的发展，相关基础理论和临床技术日趋成熟，已经成为牙齿缺失修复治疗的常规方法而广泛应用于临床，有效提升了缺牙患者的生活质量。为降低种植手术过程中存在的风险，口腔种植医生需要全面、系统地掌握颌面部解剖的相关理论知识，从而确保种植手术的安全实施，预防并发症的发生。

邹多宏教授主编的《口腔种植临床解剖学》一书，以种植外科手术为导向，针对临床种植手术中所涉猎的颌面部重要解剖结构，进行了详细的局部解剖描述。全书共19章，通过临床解剖图片及注解，清晰地展示了肌肉组织、颌面部神经、面部骨骼及其他重要解剖结构，并结合临床种植病例详细描述其解剖学特征，为临床种植方案的制订及外科种植手术的选择提供了一定的解剖学理论基础。在众多的解剖学丛书中，本书的特色是结合临床典型种植病例，以图文并茂的形式展现了口腔颌面局部解剖学的详细结构，是口腔局部应用解剖学、口腔种植领域的又一部参考书，对口腔种植临床应用具有指导和实用价值。

我衷心地祝贺《口腔种植临床解剖学》的出版，感谢编者的辛勤工作与奉献！相信阅读此书的口腔同道一定会有所收获。

教授，主任医师，博士生导师
同济大学口腔医学院院长
中华口腔医学会第五届口腔种植专业委员会主任委员

FOREWORD
序7

当代种植技术经过各国口腔学者们半个多世纪的不懈努力，口腔种植技术日趋成熟，口腔种植学科体系日趋完善，口腔种植相关设备、器械推陈出新，CBCT的出现让口腔种植技术进入口腔大数据时代，数字化导航技术的应用、种植机器人的横空出世使得现今的种植治疗更加精准，然而"九层之台，起于累土"，所有口腔医学的发展都与口腔颌面解剖学休戚相关，对口腔颌面部组织结构的不断探索也使口腔种植学成为一门具有广阔前景的学科。口腔颌面部解剖结构复杂，口腔影像学的诊断往往表现为颅颌面硬组织的形态，不能提供颅颌面软组织变异的信息，这给口腔种植医生带来诸多困扰，随着"以修复为导向"的种植理念在临床的普及和患者对种植"美学"的要求越来越高，就要求口腔种植医生必须全面掌握颌面部解剖知识，特别是与口腔种植临床相关的解剖学内容，规避手术风险，提高手术成功率，造福广大患者。

《口腔种植临床解剖学》是邹多宏教授及其团队用了3年多时间，用1600多张高清的图片，总结、提炼了口腔临床种植密切相关的颌面部解剖结构、位置关系和生理特点，本书从实战的角度引领临床，有几个明显的特点：一是"全面"，全方位、系统性阐述了口腔种植相关颌面部解剖结构的特点、变异；二是"实用"，所有图片都源于邹多宏教授及其团队的精心、翔实的记录，避免了以往用手绘图显示解剖结构不够直观的缺点，临床可借鉴性强；三是"创新"，邹多宏教授及其团队研究的内容除了涵盖口腔常规种植相关的局部解剖学知识，还潜心研究了"翼板区口腔种植解剖"及"颧骨种植解剖"，并结合临床，从解剖学角度很好地阐述了"穿翼板种植"及"穿颧骨种植"等世界级的种植技术的临床运用原理，提供相应的应对策略，这些研究表明邹多宏教授及其团队在口腔疑难种植技术领域的探索已经达到世界领先水平。

"千淘万漉虽辛苦，吹尽狂沙始到金"。我很高兴为本书作序，并推荐给同道。该世界级水准且适合我国人群的口腔种植临床解剖学著作的问世，可以为我国口腔种植事业的更好发展保驾护航，是我国临床种植学界的幸运。

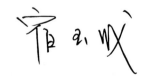

中国医学科学院北京协和医院口腔种植中心首席专家
北京口腔种植培训中心（BITC）首席教官
中华口腔医学会第六届口腔种植专业委员会主任委员

口腔种植修复是口腔医学领域中的一项革命性技术，能够长期有效地恢复患者口腔健康、美观和功能。口腔种植手术精密而复杂，口腔种植医生必须在充分理解和掌握种植相关解剖结构的基础上，才能正确实施手术、识别和应对潜在的并发症，从而为患者提供安全、高效的口腔种植治疗。因此，《口腔种植临床解剖学》应运而生。

在本书中，邹多宏教授带领团队从手术实战的角度对口腔颌面部进行剖析，详细描述了与口腔种植相关的局部解剖结构及其和口腔种植手术的相关性。对口腔临床种植的主流技术（包括骨再生技术、口腔内供区取骨技术、骨移植技术、上颌窦底提升技术、即刻种植技术、即刻负载技术等）从解剖学的角度进行了阐述并验证。本书还特别研究了多种复杂种植手术方式的相关解剖结构，如All-on-4技术、上颌翼板区种植技术及颧骨种植技术等。

本书遵循临床诊疗思路，以局部解剖为切入点，为读者提供了基础的、直观的、描述性的解剖信息，帮助读者有效理解解剖学与相关临床处置措施之间的内在逻辑联系，具有十分重要的临床应用价值。本书行文深入浅出、理性而实际，是目前国内外口腔种植临床解剖学领域中不可多得的临床专著。

最后，感谢作者及所有为本书的创作和出版付出辛勤努力的工作人员，相信本书将成为口腔种植领域的经典之作。祝愿每一位读者从本书中汲取知识，将其运用于临床工作，为患者提供更好的医疗保障。

教授，主任医师，博士生导师
上海交通大学医学院附属第九人民医院口腔种植科主任
中华口腔医学会口腔种植专业委员会主任委员

我国口腔种植学科历经30余年发展，取得了巨大的成就。在新的历史时期，如何将口腔种植的临床先进技术，更好地教授给我们的年轻同行，并帮助他们打好基础，从而提高临床技术水平，是摆在我们面前的问题。

解剖学是医学的基础，更是外科学的柱石。可以说：没有解剖学，就没有外科学。口腔种植是一门由口腔外科、口腔修复等多个学科融合的口腔临床专科，因此解剖在口腔种植中占据着非常重要的地位。学习解剖是开展种植的必经之路，对口腔种植相关解剖的融会贯通，将帮助临床医生不断精进操作技艺，从而规避外科风险。然而，目前国内聚焦于口腔种植解剖的相关专著较少。邹多宏教授新作《口腔种植临床解剖学》的问世，可谓很好地弥补了这一缺憾。

这部著作从临床医生的视角来编写解剖学内容，既有先进性，又有针对性和实用性。全书展示了极为丰富且高清的解剖图片。在阅读本书时，我们仿佛被带入临床场景中，并似乎具有了"透视"功能，能清晰地看到每一步外科操作所面临的解剖情况。此外，书中还对种植手术中的疑难点，从解剖学角度予以阐明，并提供相应的应对策略。应该说，本书是口腔种植医生，尤其是年轻同行们的必读参考书。

邹多宏教授长期从事口腔颌面外科与口腔种植临床诊疗工作，具备非常丰富的临床经验，在其从业生涯中，也接诊了许多由于解剖问题所导致的并发症。有鉴于此，邹多宏教授精心组织团队，编写了这部不可多得的口腔种植解剖专著。相信本书的出版，必将能很好地帮助广大种植同行提高对口腔种植临床解剖的认知，从而规避种植外科风险、提高种植手术成功率。

感谢邹多宏教授及其团队为口腔种植临床工作做出的贡献！

教授，主任医师，博士生导师
国家口腔医学质控中心种植专业组组长
中华口腔医学会口腔美学专业委员会主任委员
中华口腔医学会口腔种植专业委员会候任主任委员

口腔种植学是一门跨科系的新兴学科，被誉为20世纪口腔医学史上最具突破性进展的一门学科。目前在口腔临床中口腔种植的手术可以在不同的科室开展，从早期的颌面外科到如今口腔修复科、牙周科、综合科均可以开展种植牙手术，所以它是一个多学科融入的新生临床学科，同时它的发展历程也涉及生物材料、生物力学、口腔修复工艺学、影像学等多个领域的学科知识。但归根结底，口腔种植学是以颌面部解剖生理为基础，研究如何应用生物材料制作人工牙根、牙冠等，修复缺失牙的一门学科。

我和王美青教授编写过《实用口腔解剖学图谱》一书，我负责口、颌、面、颈局部解剖部分，我深切地感觉到一本好的解剖学图谱，如同一本人体字典，无论对于医学生还是对于医生，都是极其珍贵的参考书。口腔医学实践性很强，而近20年来随着我国经济水平的迅速提高，口腔种植学科的发展已经赶超西方国家，很多西方国家鲜有涉猎到的种植禁区，比如穿翼板种植、穿颧骨种植以及V-II-V口腔种植，但在我国已经有所开展，而现有的解剖教材都没有对此解剖结构进行详细的介绍。厚积而薄发，邹多宏教授带领团队经过几年的奋战，潜心研究了这些疑难种植手术中相关的局部解剖结构，并进行了种植示教，极大地提升了读者对手术的直观了解，使读者可以更好地理解种植手术的过程、效果和潜在风险。

本书的主要特点是：①以临床种植的具体问题为导向，系统、详细地对颌面部重要结构进行论述，对临床工作指导性强；②通过大量清晰的实体照片，图文并茂，并通过视频的方式在冰鲜头颅上进行种植示教，细致深入地介绍了各类疑难种植技术的具体方法和操作要领，实用性强；③邹多宏教授一丝不苟、严谨扎实的治学理念在全书的各个细节中得到了充分展现。所以本书的亮点是自主创新，用严谨务实的科学实验，聚焦临床种植各类相关解剖结构，诠释了翼板区种植、穿颧骨种植等临床种植技术要点，基础研究与临床研究做到了完美统一，也将国内口腔临床解剖学提升到一个新的高度。

教授，主任医师，博士生导师
中华口腔医学会第一届牙及牙槽外科专业委员会主任委员

口腔种植手术的成功，既需要医者具有扎实全面的医学基础知识、系统的理论支持，又需要有精湛的治疗技术，才能实现安全、高效、稳定的修复目标。对于口腔种植医生来说，掌握颌面部解剖结构对种植手术的成功实施具有重要意义，颌面部解剖是口腔外科、修复、种植、牙周和正畸等诊治的基础。只有通过对颌面部解剖细节的准确把握，才能够避免对神经、血管等周围组织造成不必要的损伤，所以掌握颌面部与临床种植相关口腔解剖结构，并深刻理解解剖结构及其空间关系是每一位口腔种植医生都需要经历的必由之路。

在很长一段时间里，我们查阅的口腔颌面部解剖学专著大多是国外同行的作品，我们国内的解剖学学者也出版或者翻译了一些口腔解剖学专著，但仍落后于快速发展的口腔临床种植技术发展的需要。在中国的医学院校中，口腔专业的学生往往通过人卫版《口腔解剖生理学》教材进行解剖学的初步学习，基本上没有头颈部局部解剖的学习经历。在武汉大学基础医学院的解剖教研室，通过建设虚拟仿真课程实验室，以及配置了3D-Body数字人虚拟仿真网络终端设备和软件，较以前提升了教学效果，但和直视下进行解剖取得的效果相比还是有本质上的差距。

今天，我们欣喜地看到邹多宏教授及其团队完全采用国人自己的数据，出版了一本从写作到编辑、印刷都与国外同道的作品相媲美的口腔种植的专业解剖书籍，开创了国内口腔颌面解剖学的先河，邹多宏教授第一次运用冰鲜标本进行了颌面部局部解剖；第一次详细剖析了与口腔种植密切相关的解剖结构以及相关组织的三维空间关系；第一次运用原创、真实的高清照片进行解剖记录；第一次在冰鲜标本上进行种植手术示范，并进行了视频的教学。这是一个极好的开端与示范，祝愿越来越多这样专业、创新的专著顺利出版，并出现在口腔医生的书架上。相信阅读这样的专著，一定会对从事口腔临床工作的同道们提供极有价值的参考，也会对从事口腔解剖学、牙槽外科以及颌面外科的同道们提供有用的帮助。

湖北省政府专项津贴专家
武汉大学口腔医院主任医师
中华口腔医学会牙及牙槽外科专业委员会主任委员
湖北省口腔医学会牙及牙槽外科和镇静镇痛联合专业委员会主任委员

解剖学是临床医学学习和实践的基础指导性学科。通常在医学学习初期会研学，但形成扎实记忆并能用于医疗实践需要好的教材和实际磨炼。局部解剖对于外科手术操作者更是必须熟练掌握的基本知识。我也曾作为主编，编写过口腔局部解剖教材，深感解剖教材创新表述方式和如何更直观地呈现给读者解剖部位、结构、毗邻关系的不易！

邹多宏教授主编的这部《口腔种植临床解剖学》，使我作为一个曾经的编者和有较长临床及教学经验的从业者有了耳目一新、辨识清新的阅读感。这是依据临床应用诉求和思维逻辑逆向设计编撰产生的临床运用指导书。从临床实践中感知了读者在使用工具书的兴趣点和希望解决的解剖难点。更为可贵的是，书中使用冰鲜标本并且显示精细软组织及神经、血管附着和穿行，以高清彩色照片形式呈现，且从不同的三维视角和区域毗邻多方位展示局部解剖相关的内容，使枯燥、难记、理解晦涩的解剖语言变为生动、直观、立体的清晰感官认知。这里倾注了主编及编者们的心血、技能和投入。

《口腔种植临床解剖学》在我阅读的解剖学专著中，是注重临床应用与局部解剖知识结合密切的一部，它将对口腔种植的发展做出指导性的贡献，而且不单是口腔种植学，这部专著也将为口腔医学的医务人员，乃至临床医学从事颌面部诊疗工作的同事提供实用、清晰、多维的局解知识详述和指导。是一部值得推荐的教科书。

主任医师
国家口腔医学质控中心副主任
国家口腔医学质控中心专家委员会副主任
国家口腔医学质控中心医院感染与控制亚专业组组长
中华口腔医学会镇静镇痛专业委员会主任委员
中华口腔医学会牙及牙槽外科专业委员会候任主任委员

解剖学是治疗疾病的基础，是临床医生必须掌握的知识。解剖，让生命系统有章可循，让疾病治疗有理可依，让"无法言语"的组织器官有途可诉。了解解剖，我们能深刻体会人体结构的奥妙、生命延续的不易；掌握解剖，让临床医生能胸有成竹地开展治疗；领悟解剖，理解传统治疗手段，推陈出新，造福人类。

随着人们对美观和功能的需求不断增加，传统义齿治疗已经不能满足患者的需求。口腔种植技术为患者提供了更加舒适、美观和稳固的缺牙修复方案。然而，口腔颌面部区域也涉及众多解剖结构，如上颌窦、下颌神经管等，深入了解口腔种植区域的解剖结构至关重要。临床医生只有透彻掌握这些解剖结构，才能避免手术所带来的意外损伤，并确保种植体的安全植入和稳固性。为使更多口腔临床医生能直观了解口腔种植相关的解剖知识，掌握口腔牙种植术、上颌窦底提升术、穿颧穿翼种植术以及V-II-V口腔种植术等，邹多宏教授及其团队应用临床思路，串联关键解剖结构，并结合种植示教，向读者全方位展示种植相关解剖结构及技术难点，对临床医生种植诊疗水平的提升将大有裨益。

我有幸参与到《口腔种植临床解剖学》的创作团队，且能为本书作序。在筹备的3年多时间里，我亲身体会、亲眼见证，每一张图片、每一个视频的诞生不易；每一根血管、每一条神经、每一块肌肉，均细心记录，有据可循。邹多宏教授及其团队的严谨负责、坚持不懈，是对捐献者和解剖工作的崇高敬意，是对临床医生的期望助力，是对患者的深切关怀。《口腔种植临床解剖学》这本书从临床角度深入诠释了解剖要点，带领读者从全新的视角对口腔颌面部种植相关的解剖结构进行深入探索。希望本书能够成为一把利刃，切开临床医生与解剖的"隔阂"，让口腔种植与解剖学相互融合，激发更多学者及临床医生的共鸣，进而促进口腔种植技术的发展。

国际人体解剖教学大师

ACKNOWLEDGMENTS
致谢

《口腔种植临床解剖学》的成功出版，凝聚了多方面力量和多个医疗机构同仁的支持帮助，正是因为大家的共同浇灌，这棵树苗才在中国口腔医学这块肥沃的土地上茁壮成长。

一是衷心感谢上海交通大学医学院附属第九人民医院和上海交通大学口腔医学院提供了卓越的平台

"好风凭借力，扬帆正当时"。上海交通大学医学院附属第九人民医院拥有国家口腔医学中心及国家口腔疾病临床医学研究中心，主编本人所在工作科室（口腔外科）为国家临床重点专科，无论是医院还是科室，均为本书的策划、统筹及顺利完成提供了强大的平台支撑。《口腔种植临床解剖学》编写过程时间长、花费大、需要动员各方力量，正是因为首先得到了上海交通大学医学院附属第九人民医院和上海交通大学口腔医学院的大力帮助，才得以顺利成书。

具体有几个方面：

1. 感谢上海交通大学医学院附属第九人民医院口腔外科领导对本专著的支持

在编写《口腔种植临床解剖学》专著过程中得到了科室领导的大力支持。口腔外科管理层对本专著编写高度重视，提供了全方位支持，特别在门诊排班、请假到郑州冰鲜头颅解剖采集资料给予了绿色通道，为本项目的顺利完成提供了必要的条件。特别感谢杨驰教授（上海交通大学口腔医学院副院长、口腔外科学科带头人）及俞创奇教授（口腔外科党支部书记、科室主任）的大力支持和帮助。

2. 感谢上海交通大学医学院附属第九人民医院口腔外科门诊及手术室护理团队的支持和帮助

"道阻且长，行则将至"。本专著的特点是通过大量珍贵的冰鲜头颅照片，系统、全面展示了口腔种植相关的解剖结构。编委会在3年多时间内总共进行了16次解剖，拍摄了1万多张照片和1千多组视频，在每次解剖过程中需要准备大量手术器械，在手术室护士长恽白和门诊护士长张琴两位领导的关心与嘱托下，手术室及门诊护士每次都帮我们协调好口腔种植机、超声骨刀、拔牙器械及种植手术工具，这为本书的顺利完成奠定了坚实的基础。在此，衷心感谢她们的辛劳，没有她们无私的帮助，我们不可能顺利完成本书的编写。编委会向她们说声谢谢！

3. 感谢主编本人的进修生团队及研究生团队的辛勤劳动和鼎力付出

所有的工作依赖于一个高质量的团队，为了出版一部高质量的《口腔种植临床解剖学》，编委会团队拍摄了1万多张照片和1千多组视频。主编的进修生团队担任了冰鲜头颅解剖时间和场地协调、手术器械准备、照片和视频拍摄及整个团队的行程安排。编委会在此表示最真诚的感谢！具体人员名单如下（编委人员除外）：

姓名	单位	进修学习时间
于华健	杭州杭数口腔	2023.02—2024.02
刘 奇	阜阳市第四人民医院	2023.03—2023.09
刘道理	潜山市现代口腔门诊部	2023.03—2023.09
冯腾云	杭州国大口腔	2022.07—2023.04
白 煜	苏州牙博士口腔	2022.07—2023.03
陈志鹏	安徽道技医疗	2022.07—2023.09
贺凌云	山东第一医科大学附属省立医院	2022.07—2023.08
吴 越	山东第一医科大学附属省立医院	2022.07—2023.01
齐延旭	济南永固口腔医院	2023.04—2023.06
杨晓娟	山东第一医科大学附属省立医院	2023.06—2023.07
戴丽君	明光海云口腔门诊	2018.05—2019.07
潘 愉	无锡维乐口腔	2018.07—2019.07
丁鹏飞	商丘市第四人民医院	2020.09—2021.09

二是感谢黄河科技学院红十字会遗体接受站伦理委员会给予本研究项目伦理审批

本专著解剖照片均在伦理授权下完成。2021年2月，主编邹多宏教授和黄河科技学院解剖教研室原海旺老师共同向黄河科技学院红十字会遗体接受站伦理委员会申请冰鲜头颅解剖标本60个，旨在从颌面部血管、神经、肌肉、骨骼及口腔种植解剖等多个维度，进行口腔种植临床相关解剖工作，并拍照、摄录视频，用于专著的插图及编辑。2021年3月，伦理获批后，编委会开始了正式冰鲜头颅解剖研究。在此感谢黄河科技学院解剖教研室提供解剖平台，特别感谢原海旺教授团队，他们在伦理申请、颌面部系统解剖等方面给予莫大的帮助和指导。

附伦理审批件：

黄河科技学院医学研究伦理审批

伦理批字[2021]第 01 号

项目名称	口腔种植临床解剖学（CLINICAL ANATOMY OF ORAL IMPLANTOLOGY）		
申 请 人	邹多宏，原海旺	部 门	上海交通大学医学院附属第九人民医院

　　申请人拟在黄河科技学院解剖基础教研室开展冰鲜人体头颅解剖工作，头颅标本为60个，标本由红十字会提供。本项目旨在从血管、神经、肌肉、骨骼及口腔种植解剖等多个维度，进行口腔种植临床相关解剖工作，并拍摄照片、摄录视频，用于著作插图及编辑。

　　我们将遵守世界医学协会WMA通过《赫尔辛基宣言》（1996年版，2008年修版）所阐述的原则，世界卫生组织（WHO）国际医学科学理事会（CIOMS）合作的《涉及人的生物医学研究的国际伦理准则》（2002），以及联合国教科文组织（UNESCO）《世界人类基因组与人权宣言》（1997）中规定的伦理要求，及我国卫生部制定的《涉及人的生物医学研究伦理审查办法（试行）》（2007）的要求。

　　我们将尊重伦理委员会对本项目研究提出伦理建议，在研究工作进程中如发现涉及研究对象风险或不曾预料到问题，随时与伦理委员会取得沟通。

　　我们将保守解剖样本信息，做好保密工作，所有原始数据及相关文件材料，作机要档案保管，至少在项目完结后保管三年以上。解剖过程将精确记录，以备检查总结。

申请人：邹多宏 原海旺

2021 年 2 月 2 日

审批意见：

　　经伦理委员会评议，认为该项目符合伦理要求，同意开展。

黄河科技学院红十字会遗体接收站

（盖章）

2021 年 3 月 3 日

三是感谢个人及企业的资助

本专著的完成获得了个人及优秀企业的大力支持，这为本专著顺利出版发行提供了必备条件，在此主编邹多宏教授代表编委会向他们致以崇高的敬意和衷心的感谢。具体名单如下：

姓名	单位
邵现红	杭州国大口腔门诊部
王 杰	上海雅洁口腔医院
田忠奎	南京金台口腔
吴丽华	浙江丽水丽华口腔
胡美辉	石家庄美辉口腔门诊部
黄圣运	山东第一医科大学附属省立医院
关呈超	杭州美奥口腔
吕昊昕	苏州牙博士口腔
贺永信	上海永诺口腔
黄 景	杭州拱墅口腔医院
田 亚	青岛亚泰格尔口腔门诊部
王杏松	无锡瑞泰通善口腔
张 佳	杭州中瑞联合口腔
邹多宏	上海交通大学医学院附属第九人民医院
常晓龙	北京京州口腔
刘昌奎	西安医学院口腔医学院
李 扬	上海交通大学医学院附属第九人民医院
叶飞鸿	杭州鸿立生物医疗科技有限公司

"追风赶月莫停留，平芜尽处是春山"。我们将以更饱满的热情和更虔诚的态度，致力于口腔种植临床的研究和实践，为中国的口腔医疗事业做出更大的贡献！

论著编写花絮

在编写《口腔种植临床解剖学》专著过程中，花费了编委会大量的人力、物力及财力。虽然过程很艰辛，但编委会还是高质量完成了既定任务，为了纪念大家在过去3年多时间里的辛苦劳动，在此展示部分工作照片，希望能够留住那辛苦而快乐的瞬间。

1.《口腔种植临床解剖学》专著编委会第一次会议

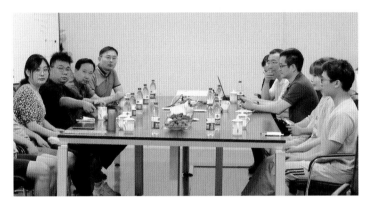

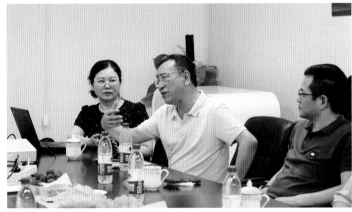

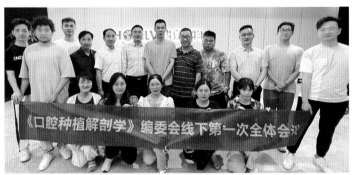

2.《口腔种植临床解剖学》专著冰鲜头颅解剖及编委会工作会议的部分照片

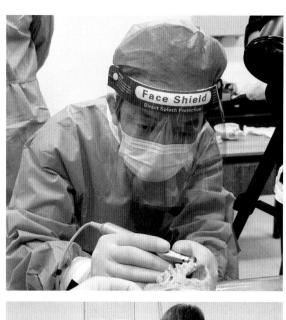
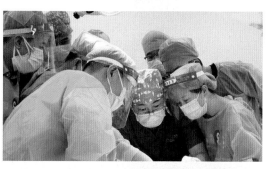
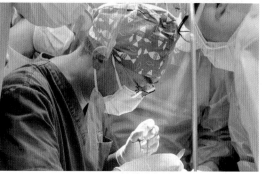
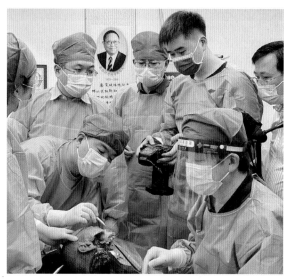
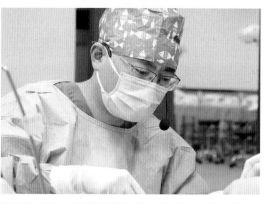
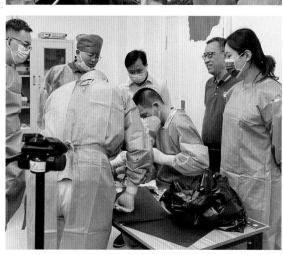
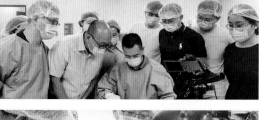
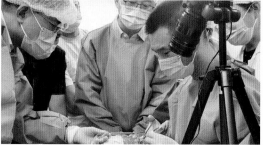

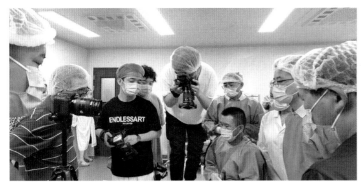
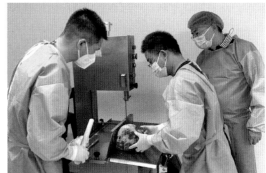
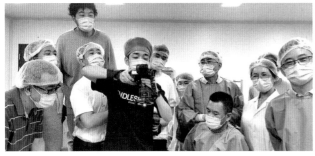
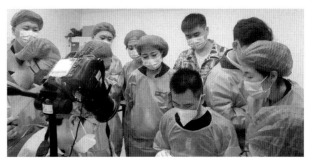
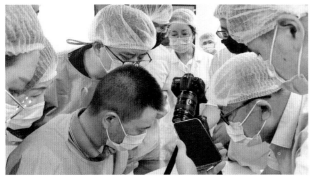
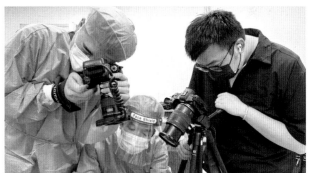

3.《口腔种植临床解剖学》专著冰鲜头颅解剖照片及视频摄录完全结束时编委会部分成员在郑州拍摄的照片

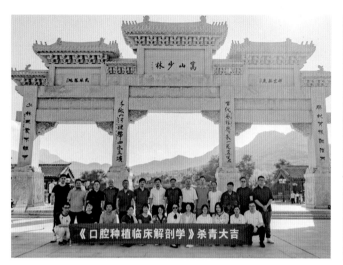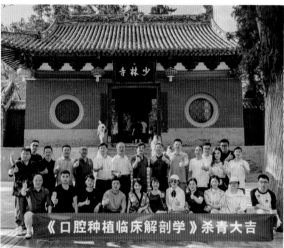

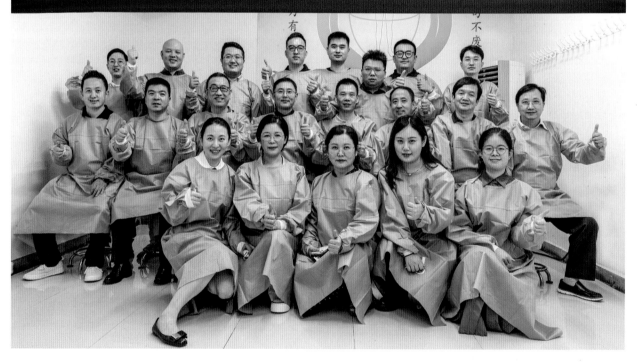

TO ANONYMOUS DONORS
致匿名捐赠人士

我们谨向本书中展示的**60位匿名遗体捐赠人士**表示深深的敬意和感激。是他们对科学的奉献，使人体解剖学基础知识更加丰富，使口腔种植医学生和临床医生受益，使后继者可以在这个基础上继续进步。

我们已竭尽全力保护和维护了这些人士的尊严。生前我们并不相识，但在死亡后对他们进行了研究；无论他们是谁，我们尊重他们的遗体并尊重他们的奉献。

向这60位人士深表谢意！

ABOUT THE COMPANION VIDEOS
扫码观看视频说明

首次观看视频的操作流程

1. 扫描本页下方二维码关注后，在对话框中输入"JPX"，点击书名。

2. 在兑换中心，输入刮除涂层后的兑换码。

3. 兑换成功后，在兑换记录可查看本书所有附赠视频，或再次扫描书中任意二维码，可直接观看对应视频。

再次观看视频的方式

1. 扫描书中任意二维码，可直接观看对应视频。

2. 在"精萃QUINTESSENCE"公众号内，输入"JPX"，点击书名，点击兑换中心下的兑换记录，即可查看。

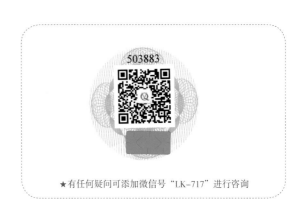

503883

★有任何疑问可添加微信号"LK-717"进行咨询

CONTENTS
目录

INTRODUCTION

第一部分

绪论

口腔种植学被称为是20世纪口腔医学史上最具突破性进展的学科之一，也是过去几十年中世界口腔医学领域里发展最快的一个专业。口腔种植技术的出现可以追溯到1900年前的罗马帝国时期，当时医生将金属锤造成牙根的形状，放入牙齿脱落后的牙槽窝内，该牙根稳定在牙槽骨内1年多，直到患者由于其他原因而去世。在20世纪50年代之前，由于缺乏实验研究的支持，其临床失败率很高，困扰种植发展的主要原因是植入材料容易引起感染以及生物相容性不佳，无法达到良好的存留率。

1952年瑞典哥德堡大学的Brånemark教授用钛合金制作的观测器植入骨内来研究骨愈合过程中的血液微循环，在这个过程中偶然发现钛和骨发生了非常坚固的结合，于是Brånemark教授于20世纪60年代初开始将钛应用于牙种植的研究。1965年Brånemark教授开始将钛种植体应用于牙列缺失的种植治疗，经过10余年的临床研究之后，于1977年正式提出了"骨整合（osseointegration）"的理论，即种植体表面与周围活体骨之间的结构性和功能性连接，从而奠定了现代种植学的生物学基础。

与西方发达国家相比，我国种植学起步虽晚，但进步迅速，在较短时间内赶上并有超过西方同行的趋势，特别是21世纪初以来，我国的口腔种植学逐渐发展成熟。随着口腔种植从实验室进入临床，从试验治疗演变为常规治疗，临床上骨再生引导技术、口内块状骨移植技术、上颌窦底提升技术、即刻种植技术、即刻负载技术在口腔种植临床的快速普及，当下接受种植治疗的患者数量呈几何级数增长。近几年，All-on-4技术、上颌翼板区种植技术和颧骨种植技术的出现，更是大大拓展了口腔种植手术的适应证。学习种植技术，拓展种植治疗领域，已成为许多口腔医生的迫切愿望。在中国

的医学院校中，口腔专业的学生往往只学习过大体解剖，而没有头颈部局部解剖的学习经历。而临床上，只有通过对颌面部解剖学细节的准确把握，才能够避免对神经、血管等周围组织造成不必要的损伤，有助于优化手术方案，提高手术的精准性、安全性及成功率。所以，掌握颌面部与临床种植相关口腔解剖结构，并深刻理解解剖结构及其空间关系是每一位准口腔种植医生都需要面对的问题。

口腔解剖学是研究牙、口腔、颌面及颈部等部位的正常形态结构的科学，属于人体解剖学的一个分支，它是伴随牙医学的出现而产生的，其研究的深入又促进了牙医学的发展。长久以来，我国的口腔解剖学未能得到应有的发展，从事口腔解剖学的教学和科研人员可谓屈指可数。1955年，钟之琦教授所著《牙体解剖学》的出版，弥补了我国没有中文口腔解剖学专著的空白。很长一段时间，我国颌面外科学者更多地将奥地利著名解剖学专家哈利·西歇尔教授的《口腔解剖学》作为参考教材，近半个世纪以来，我国的口腔解剖学学者对口腔颌面部解剖及其应用也取得了很大的进步。目前，现有的口腔颌面部解剖及种植教学书籍虽然提供了丰富的理论知识和精致的绘图，但却缺乏口腔颌面部解剖学与临床种植技术相互影响、密切联系的著作，本书的出版及时弥补了这一缺憾，无论对口腔颌面部解剖学的发展，还是对口腔种植技术的循证，均具有重要的临床指导意义。

传统的专业解剖学图谱大致分为两类：一是实物标本照片，二是手工绘制的黑白（彩色）素描。由于我国对尸体的处理有严格规定，早期使用福尔马林（甲醛）固定后的制作标本，多侧重于形态结构的描述，缺乏层次感，精细度也需要提高；而绘制的素描会给读者更多的想象空间和启发作用，但针对性不够。如何将两者完美地取长补短，给初学

者留下立体的印象呢？随着科技的发展，与临床模拟种植条件最为接近的冰鲜标本的应用在口腔颌面部解剖学方面的研究给出了答案。遗体捐赠者在去世8小时内急速冷冻到−60～−30℃保存，在科研、教学使用时再复温到4℃，从而能够保证遗体头颅的新鲜程度，在最接近真实的人体上进行标本的制作、记录以及模拟手术训练，是目前全世界最科学、先进的科研教学方法，相对于福尔马林固定后的标本更具有临床指导意义。

"工欲善其事，必先利其器"，现代临床解剖学研究的关键是要解决临床发展中遇到的涉及人体结构的新问题。本书的出版就是基于对冰鲜头颅口腔颌面部的解剖结构进行记录，立足于剖析口腔临床种植技术的角度，遵循临床诊疗思路，描述了颌面部骨骼、神经、血管、肌肉组织及其他重要结构的临床解剖学特征，本书第二部分的5个章节针对颌面部的局部解剖结构、位置关系和生理特点进行了系统的介绍，包括颌骨、神经、血管、肌肉及腺体；第三部分的14个章节均是针对口腔种植学临床上密切相关的局部解剖区域及常用的种植方法（即刻种植技术、All-on-4技术、上颌翼板区种植技术及颧骨种植技术）进行了循证，并提供基础的、直观的、描述性的解剖信息。全书共有解剖原始图片1600余张，配合少量示意图简洁明了地对口腔种植临床解剖的要点与种植操作技巧进行解释说明。本书编者通过高清的图片和视频等多种方式对研究结果进行了生动呈现，使读者可以直观地了解其中的细节。特别值得一提的是，本书不仅详细剖析了与口腔种植相关的局部解剖结构，还探讨了多种复杂手术方式的相关解剖结构，并以冰鲜头颅进行了种植示教，这种方式能够极大地提升读者对手术的直观了解。通过学习这些实际病例，读者可以更好地理解手术的过程、效果和潜在风险，进而增强口腔医生对手术的信心。

本书特色鲜明：①99%以上的解剖图片应用冰鲜头颅模型的解剖图完成；②首先系统解剖，然后局部解剖，且在每个章节部分解剖描述都紧紧围绕口腔种植进行；③把临床上常用的种植技术首次在冰鲜头颅模型上展示出来，对每个口腔种植治疗步骤都进行了详细阐述；④每个章节配有5分钟左右视频，讲述该章节核心解剖内容（新书上市后会陆续公开每章视频）；⑤全书内容涵盖了口腔种植手术所需的基础解剖学知识和临床操作过程。综上所述，本书为读者提供了全面且系统的口腔种植学习资源，有望帮助读者更好地将所学知识应用到临床操作中。

最后，本书的创作和出版离不开所有参与人员的辛勤努力和无私奉献，感谢参编人员、民营门诊及公司给予的资助（详见致谢部分），特别感谢张志愿院士和杨驰教授的指导与帮助。笔者衷心感谢每一位贡献者，正是他们的付出使得本书成为可能。

编写本书的目的是推广口腔种植学的基础与临床知识，为口腔医学本科生和研究生及口腔医生从事口腔种植专业提供参考。"学而不思则罔，思而不学则殆"。我们深知学术著作的重要性，对于口腔种植学科而言，尤为如此。因此，我们将持续关注并认真对待每一位读者的反馈，将其视为进一步提高本书质量的动力。在未来的再版过程中，我们将认真考虑并采纳读者宝贵的意见，确保本书内容的准确性和完整性。最后，衷心感谢广大读者对本书的关注和支持。我们将不断努力，以提供更高质量的口腔种植学习资源，为口腔种植领域的学习者和从业者提供更好的帮助。期待与您携手共同为口腔健康事业贡献更多价值！

（于群　邹多宏）

ANATOMY OF ORAL-MAXILLOFACIAL

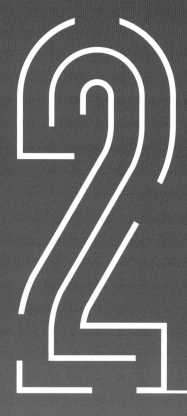

第二部分

口腔
颌面部解剖

1

第1章

颌面部骨
Maxillofacial Bone

第1节　上颌骨

上颌骨（maxilla）位于颜面中部，左右各一，相互对称。它与颧骨、额骨、鼻骨、犁骨、蝶骨、泪骨及腭骨等连接，参与眼眶底部、口腔顶部、鼻腔侧壁和底部、颞下窝和翼腭窝、翼上颌裂及眶下裂的构成（图1-1-1）。

1. 形态特点

上颌骨形态不规则，大致可分为一体和四突。

（1）上颌体

上颌体（body of maxilla）分为前、后、上及内四面，中央内有上颌窦。

1）前面（anterior surface）：又称脸面（facial surface）。上界为眶下缘，内界为鼻切迹，下方移行于牙槽突，后界为颧突及颧牙槽嵴。在眶下缘中点下方约0.5cm处有椭圆形的眶下孔（infraorbital foramen），孔内有眶下神经、血管通过。眶下孔向后上外方通入眶下管（infraorbital

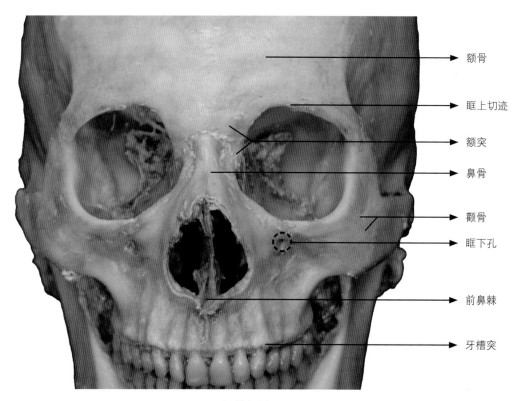

图1-1-1　上颌骨解剖图

额骨

眶上切迹

额突

鼻骨

颧骨

眶下孔

前鼻棘

牙槽突

canal），眶下孔是眶下神经阻滞麻醉的进针部位，也是穿颧手术翻瓣时需要注意避免损伤的结构。在眶下孔下方骨面上有一较深的窝，称为尖牙窝（canine fossa），提口角肌起始于此处。尖牙窝一般位于前磨牙根尖的上方，与上颌窦仅有薄骨板相隔，故行上颌窦外提升手术时常由此处进入窦腔（图1-1-2和图1-1-3）。

解剖相关临床骨增量及口腔种植意义：正确识别尖牙窝的位置及范围，判断其与上颌窦前壁的位置关系，在上颌窦侧壁开窗手术和倾斜种植避开上颌窦手术时作为参考标志。另外，该区域的皮质骨是采集骨屑进行引导骨再生（guided bone regeneration，GBR）完成骨修复与再生的理想供骨区域。

2）后面（posterior surface）：又称颞下面（infratemporal surface），参与颞下窝与翼腭窝前壁的构成。颧牙槽嵴位于上颌体后面与前面在外侧的移行处，在面部或口腔前庭可触及，是行上牙槽后神经阻滞麻醉的重要标志。后面下部有比较粗糙的圆形隆起，称为上颌结节（maxillary tuberosity），为翼内肌浅头的附着点。后面中部，即上颌结节上方有数个小骨孔，称为牙槽孔，为牙槽管的开口，向下进入上颌窦后壁，有上牙槽后神经及血管通过。在行上牙槽后神经阻滞麻醉时，麻醉药物应注入牙槽孔周围（图1-1-4）。

解剖相关临床骨增量及口腔种植意义：上颌结节区常为Ⅳ类骨质，在行即刻牙槽嵴修复术（immediate dentoalveolar restoration，IDR）修复

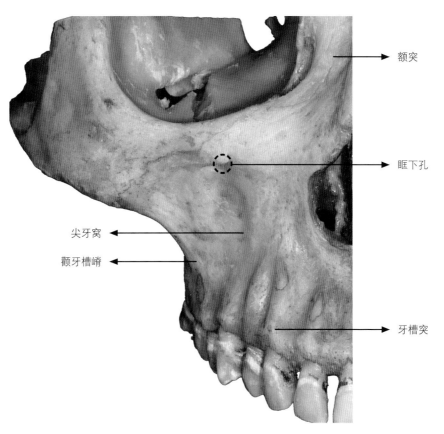

额突

眶下孔

尖牙窝

颧牙槽嵴

牙槽突

图1-1-2 上颌体前面观解剖图

口腔种植临床解剖学

时可作为拔牙窝充填物，但后期吸收不可预测。当上颌窦底骨量不足时，利用上颌结节充分骨量可以选择倾斜种植，包括穿翼板区种植。上颌结节区种植可以作为减少修复体远中悬臂的一种有效方案，但前提是上颌结节区骨要有足够的体积和密度[1]。

3）上面（upper surface）：又称眶面（orbital surface），构成眶下壁的大部。其后份中部有眶下沟（infraorbital groove），向前、内、下通眶下管，该管以眶下孔开口于上颌体的前面。眶下管的前段发出一牙槽管，有上牙槽前神经、血管向下经上颌窦的前外侧壁穿行。眶下管的后段也发出一牙槽管，有上牙槽中神经经上颌窦的前外侧壁穿行。眶下管长约1.5cm，在行眶下管麻醉时进针不可过深，以免损伤眼球（图1-1-5）。

解剖相关临床骨增量及口腔种植意义：在穿颧骨种植手术中，因角度问题，可能会发生种植体进入眶下区域，损伤眼外直肌和视觉神经[2]。因此，在穿颧骨种植手术时需要暴露眶下孔及眶下神经，明确眶下缘位置，密切关注种植窝洞预备方向，确保种植体窝洞距离眶下缘至少5mm的安全区域。

4）内面（medial surface）：又称鼻面（nasal surface），参与鼻腔外侧壁的构成。内面上有三角形的上颌窦裂孔通向鼻腔。上颌窦裂孔后方有向前下方的沟与蝶骨翼突和腭骨垂直部相接，共同构成翼腭管（pterygopalatine canal）。翼腭管长约3.1cm，管内有腭降动脉及腭神经通过。临床上通过翼腭管，可施行上颌神经阻滞麻醉（图1-1-6）。

解剖相关临床骨增量及口腔种植意义：在上颌

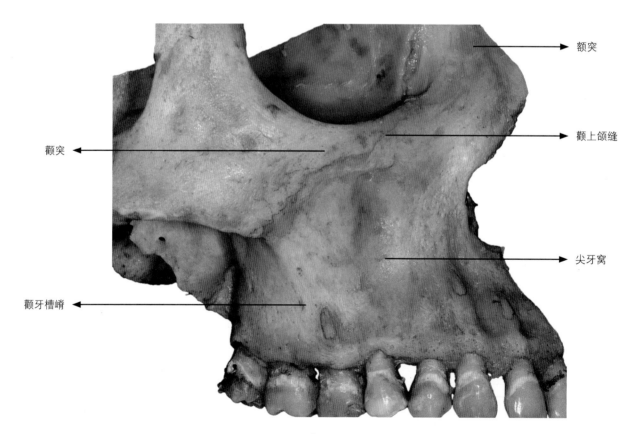

图1-1-3 上颌体侧面观解剖图

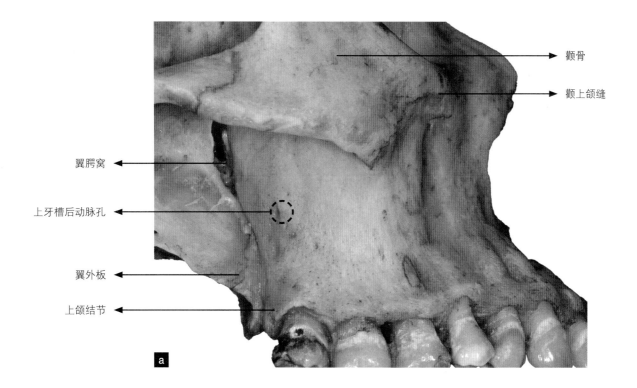

颧骨

颧上颌缝

翼腭窝

上牙槽后动脉孔

翼外板

上颌结节

a

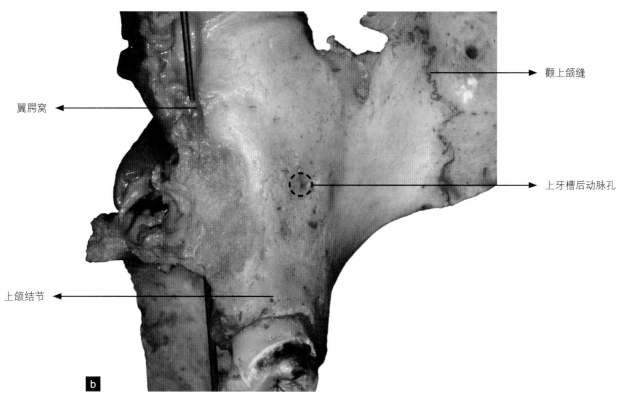

颧上颌缝

翼腭窝

上牙槽后动脉孔

上颌结节

b

图1-1-4 （a、b）上颌体后面观解剖图

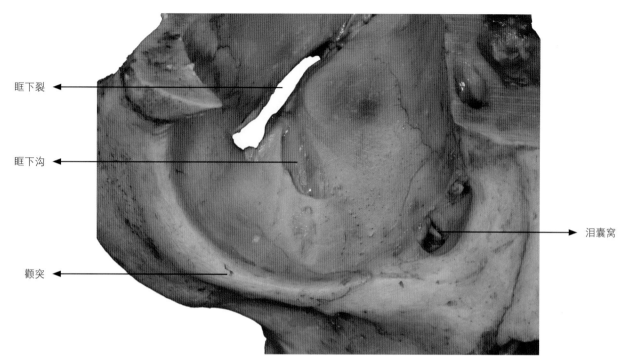

眶下裂

眶下沟

泪囊窝

颧突

图1-1-5 上颌体上面观解剖图

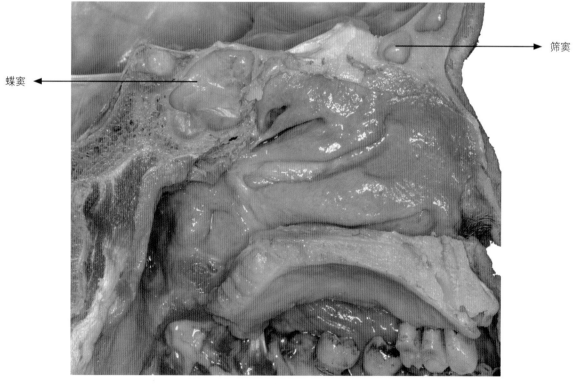

筛窦

蝶窦

图1-1-6 上颌体内面观解剖图

窦底提升术前需要充分评估上颌窦裂孔的大小及位置，避免因不通畅或术中堵塞引起引流不畅，导致上颌窦炎症。另外，鼻面与上颌窦腭侧骨壁之间形成的鼻腭凹陷角度大小，将会影响上颌窦黏膜提升的操作难度[3]。鼻侧壁倾斜种植时，要观察下鼻甲侧壁骨量，以便为种植体植入的位点明确方向。

（2）四突

上颌体的四突为额突、颧突、腭突及牙槽突。

1）额突（frontal process）：位于上颌体的内上方，其上、前、后缘分别与额骨、鼻骨及泪骨相接。额突参与泪沟的构成。在上颌体骨折累及鼻腔和眶底时，复位操作应保证鼻泪管的通畅（图1-1-7）。

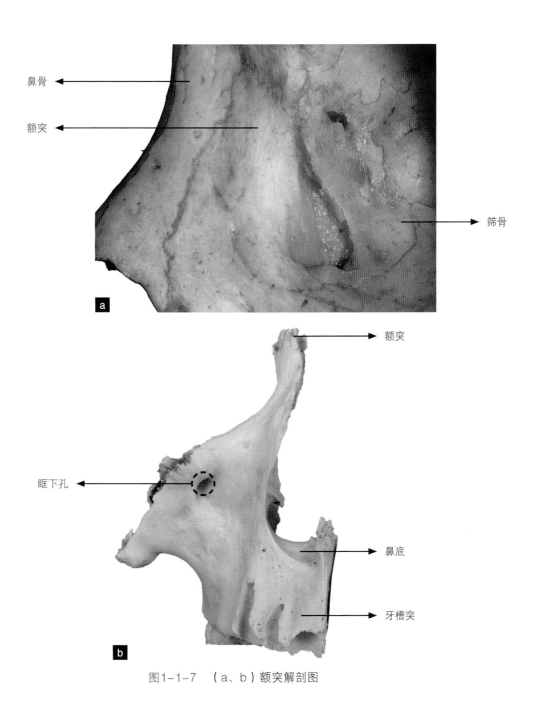

图1-1-7　（a、b）额突解剖图

2）颧突（zygomatic process）：向外上方与颧骨相接，向下至上颌第一磨牙处形成颧牙槽嵴（zygomaticoalveolar ridge）（图1-1-8）。

解剖相关临床骨增量及口腔种植意义：颧突在穿颧骨种植手术时，可以作为一个易识别的解剖标志，但在种植窝洞预备及种植体植入过程中意义不大。在正颌外科行颧弓内推手术时，需要去除部分颧突以推其向内。

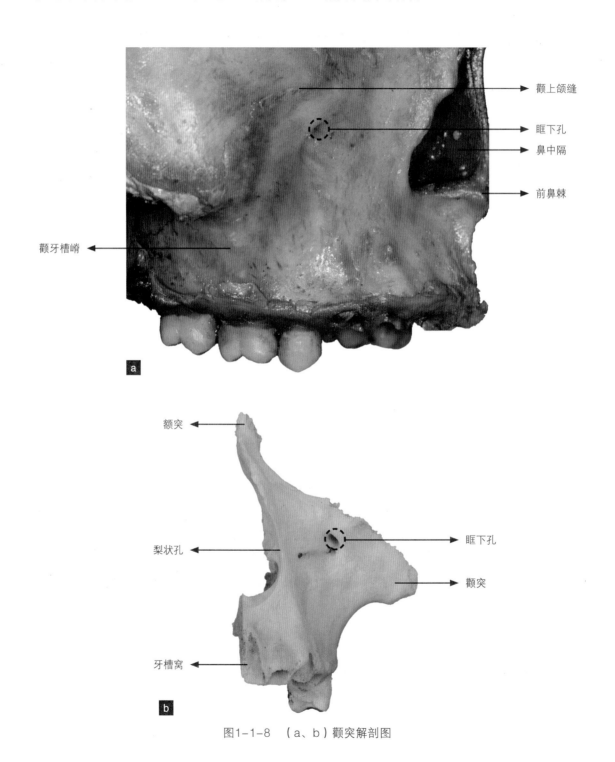

图1-1-8 （a、b）颧突解剖图

3）腭突（palatine process）：为水平骨板，在上颌体与牙槽突的移行处伸向内侧，与对侧上颌骨腭突在中线相接，形成腭正中缝（midpalatal suture），参与构成口腔顶部和鼻腔底部的大部。腭突参与构成硬腭的前3/4。该面有不少小孔，孔内有小血管通过。腭突下面在上颌中切牙的腭侧，腭中缝与两侧尖牙连线的中点上有切牙孔（incisive foramen）或称腭前孔，向上后通入切牙管（incisive canal），管内有鼻腭神经及血管通过。在麻醉鼻腭神经时，麻醉药物可注入切牙孔或切牙管内[4]。腭突下面后外侧近牙槽突处，有纵行的沟或管，腭大血管及腭前神经在沟内通过。腭突后缘呈锯齿状与腭骨水平部相接（图1-1-9和图1-1-10）。

解剖相关临床骨增量及口腔种植意义：腭突一般在种植和植骨时很少涉及，当腭骨厚度足够时，也可通过向腭侧倾斜植入种植体，避免上颌窦底提升术。腭突被认为是自体骨移植的一个可行的供体部位，但是必须小心避免损伤邻近的软组织结构[5]。

4）牙槽突（alveolar process）：即牙槽骨，为上颌骨包绕牙根周围的突起部分。两侧牙槽突在中线连接，形成牙槽骨弓。牙槽突的内、外侧骨板均为密质骨，内、外骨板间为松质骨。牙槽突唇颊侧骨板较薄，并有许多小孔通向松质骨。故临床行上颌牙、牙龈、牙槽骨及种植手术治疗时，可采用局部浸润麻醉[6]。由于唇颊侧骨板较薄，在前牙拔除后易发生吸收，造成唇侧骨量不足。上颌牙槽突与腭骨水平部共同构成腭大孔（greater palatine foramen），有腭前神经通过。该孔一般位于上颌第三磨牙腭侧牙槽嵴顶至腭正中缝弓形连线的中点。

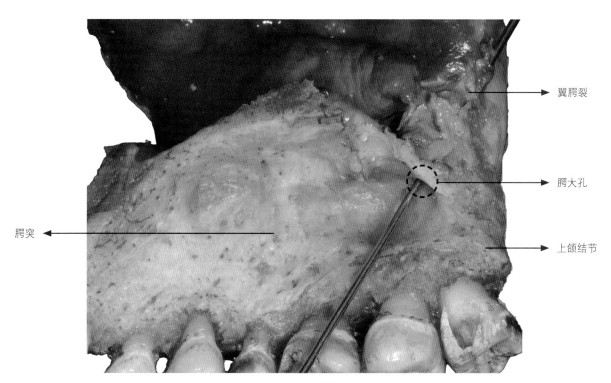

翼腭裂

腭大孔

腭突

上颌结节

图1-1-9　腭突解剖图

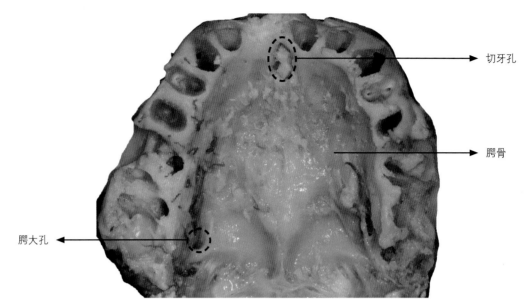

切牙孔

腭骨

腭大孔

图1-1-10 腭突解剖图

在覆盖黏骨膜的硬腭上，腭大孔的表面标志则为上颌第三磨牙腭侧牙龈缘至腭中缝连线的中外1/3的交点上，距硬腭后缘约0.5cm处。

在南非核能公司扫描的77个人类头骨中，使用专用软件对重建的腭大孔体积数据进行三维渲染、分割和可视化。结果显示腭大孔的位置范围从第一磨牙附近到第三磨牙远端，最多见于第三磨牙附近[7]。Sharma和Garud[8]评估了腭大孔位置的后部参考点，其距离钩状突起的平均距离为（11.8±2.23）mm。腭大孔的前后径平均约为5.22mm，内外侧径约为2.81mm。研究者注意到腭大孔的位置和大小与种族、性别或年龄没有显著差异。在大多数颅骨中，腭大孔与上颌第三磨牙相邻或位于其后方[9]（图1-1-9和图1-1-10）。

解剖相关临床骨增量及口腔种植意义：牙槽骨的形态、高度、宽度、密度等与种植体植入及是否需要骨增量关系密切，尤其是骨高度和宽度不足的情况下，需要通过引导骨再生技术治疗恢复理想牙槽骨形态，再进行种植体植入术。在某些无牙颌患者手术时，为了提供理想的修复空间，可对牙槽骨进行截骨处理。

2. 结构特点

（1）牙槽突结构特点

牙槽突是全身骨骼系统中变化最为显著的部分，其变化与牙齿的发育、萌出、咀嚼功能、牙齿移动以及恒牙脱落等均有密切的关系。牙槽突的变化是骨组织的改建过程，反映了破骨与成骨两者相互平衡的生理过程。当牙列缺失后，缺牙区牙槽突因缺少生理性刺激不断萎缩吸收，高度和宽度不断降低，而使其失去原有的形态[10]。牙槽突上尚有一些解剖结构与临床关系密切（图1-1-11和图1-1-12）。

1）牙槽窝（alveolar sockets）：为牙槽突容纳牙根的部分。牙槽窝的形态、大小、数目及深度与所容纳的牙根相适应，其中以上颌尖牙的牙槽窝

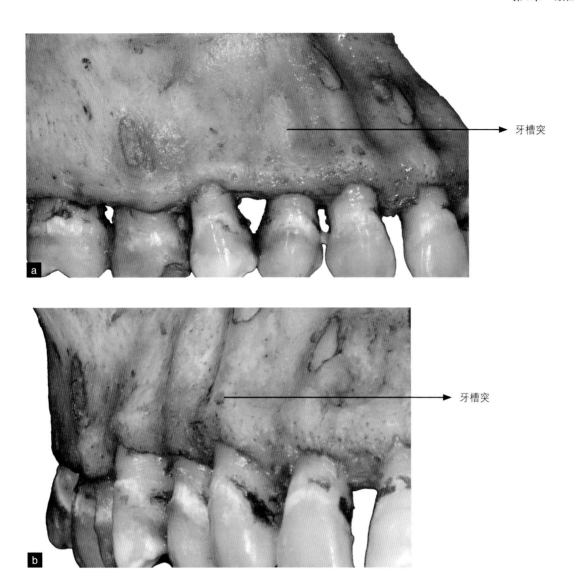

牙槽突

牙槽突

图1-1-11　（a、b）牙槽突解剖图

最深，上颌第一磨牙的牙槽窝最大。牙槽窝周壁称为固有牙槽骨，包被于牙周膜的外围。固有牙槽骨上有许多小孔，被称为筛状板或筛板。因其骨质致密，X线上呈现一白色线状影像包绕在牙周膜周围，故又称为硬板。固有牙槽骨、筛状板及硬板是指同一部位。上颌牙槽窝的唇颊侧与腭侧骨板的厚度不一。一般上颌牙的唇颊侧骨板均比腭侧薄，上颌第一磨牙颊侧骨板因有颧牙槽嵴而厚度增加，上颌第三磨牙牙根远中面的牙槽骨骨质比较疏松。牙槽窝

骨板的厚度，与包括口腔种植在内的牙槽外科关系密切。

2）牙槽嵴（alveolar ridge）：指牙槽窝的游离缘。上颌前牙区即刻种植时要特别关注唇侧牙槽嵴吸收情况。

3）牙槽间隔（interdental septa）：指两牙之间的牙槽突。口腔种植体植入时要尽量保持自然牙近远中牙槽突，其对龈乳头具有重要的支撑作用。

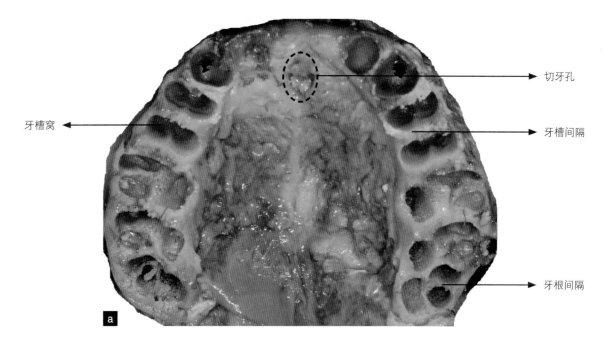

切牙孔

牙槽窝

牙槽间隔

牙根间隔

a

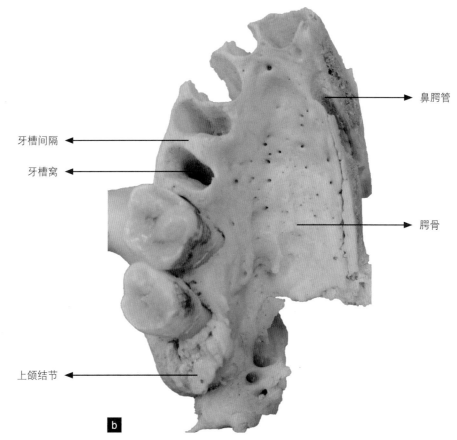

鼻腭管

牙槽间隔

牙槽窝

腭骨

上颌结节

b

图1-1-12 （a、b）牙槽突解剖图（牙槽窝、牙槽间隔及牙根间隔）

4）牙根间隔（interradicular septa）：指多根牙诸牙根之间的牙槽突。后牙区即刻种植时要充分利用牙根间隔的骨量，以期获得理想的初期稳定性。

解剖相关临床骨增量及口腔种植意义：在即刻种植时，牙槽窝内植入种植体需要获得稳定性，单根牙一般会略偏舌腭侧，利用根尖区骨量植入种植体并获得一定的初期稳定性。而对于多根牙，为了确保即刻种植理想的修复位点和良好初期稳定性，建议把种植体植入到牙根间隔处。对于无牙颌的即刻种植，可以利用牙槽间隔和牙根间隔植入种植体，甚至可以通过倾斜种植体跨越多个牙槽间隔和牙根间隔，以期获得理想的初期稳定性，满足即刻负载的要求。

（2）上颌鼻底解剖

上颌骨前部构成鼻孔的下缘（即梨状孔，因其外形酷似梨形）[11]（图1-1-13）。

上颌前部与临床相关的一个突出的骨性结构是前鼻棘（anterior nasal spine，ANS）（图1-1-14和图1-1-15）。前鼻棘是一个尖锐的骨状突起，是鼻腔内鼻棘的延续，与犁骨相连，在进入鼻前庭时为鼻中隔软骨附着处。鼻腭管（nasopalatine canal，NPC）是连接鼻腔和上腭的骨性管道（图1-1-15）。由于鼻腭管位于上颌切牙腭侧，也被称为切牙管。通常鼻腭管起源于双侧漏斗形开口（鼻腔漏斗），位于鼻底前部区域、鼻中隔外侧。

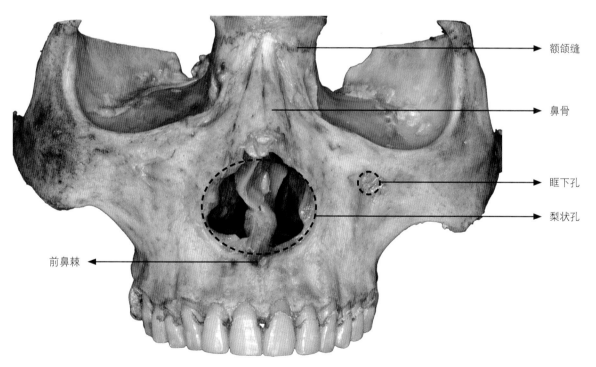

额颌缝

鼻骨

眶下孔

梨状孔

前鼻棘

图1-1-13 梨状孔解剖图

梨状孔 ←

前鼻棘 ←

牙槽突 ←

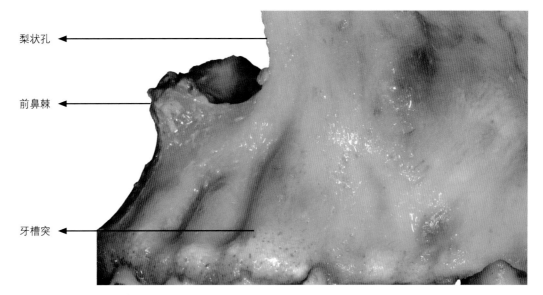

图1-1-14　前鼻棘解剖图

前鼻棘 ←

鼻腭管 ←

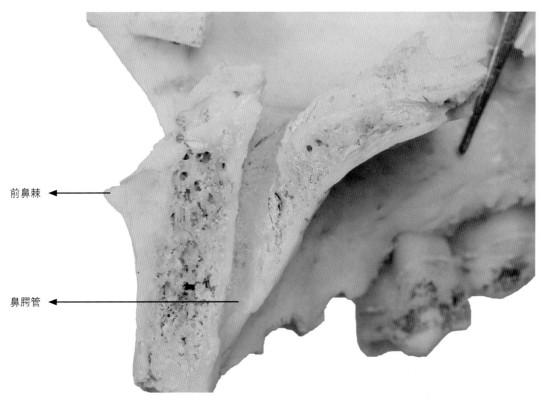

图1-1-15　鼻腭管解剖图

解剖相关临床骨增量及口腔种植意义：前鼻棘部位在上颌切牙区植骨时可用于自体骨屑收集区域，但操作必须谨慎，避免损伤附近的鼻中隔或发生鼻腔黏膜穿孔[12]。

（3）上颌翼板区解剖

上颌翼板区由多块骨构成：上颌骨（上颌窦后壁、上颌结节）、腭骨、蝶骨翼突，共同形成翼腭窝边界[13]。

1）上颌窦后壁：为上颌体的后面，与上颌窦前壁以颧牙槽嵴为界，与颞下窝和翼腭窝毗邻，为翼腭窝前壁（图1-1-16）。

2）上颌结节：是上颌牙槽突最靠后的部分（图1-1-17），当上颌第三磨牙存在或阻生时

可能会占据部分上颌结节[14]。上颌结节由松质骨和薄层皮质骨组成，主要为Ⅲ类或Ⅳ类骨质。Cheung等[13]分析了30例中国血统颅骨标本上颌结节的宽度和高度，结果表明上颌结节的平均高度为（4.89±1.87）mm，自上颌结节最低点到翼上颌联合处最高点的平均距离为（12.07±1.99）mm。

3）腭骨：为一对L形骨板，位于上颌骨和蝶骨翼突之间，分为垂直和水平两个部分。垂直部构成鼻腔的后外侧壁，其外侧面有翼腭沟与上颌体内面和蝶骨翼突前面共同形成翼腭管。水平部构成硬腭的后1/4，其外侧缘与上颌骨牙槽突共同构成腭大孔。锥突位于腭骨水平部和垂直部的连接处，其后面中部构成翼突窝底，在上颌结节与蝶骨翼突

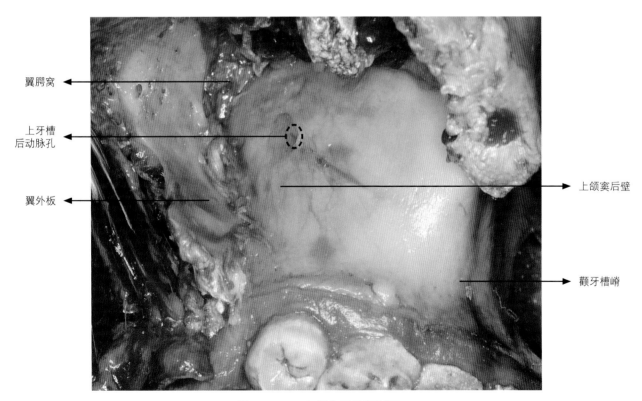

图1-1-16　上颌窦后壁解剖图

翼腭窝

上牙槽后动脉孔

翼外板

上颌窦后壁

颧牙槽嵴

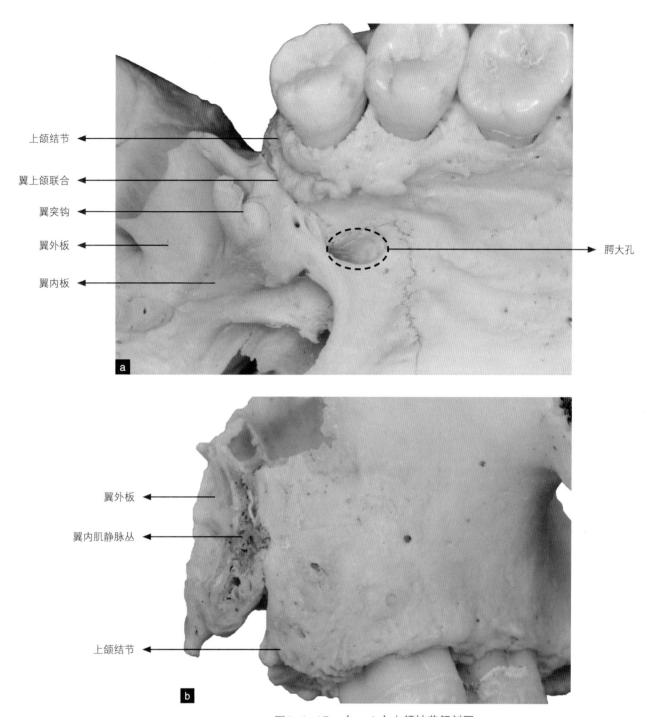

上颌结节

翼上颌联合

翼突钩

翼外板

翼内板

腭大孔

翼外板

翼内肌静脉丛

上颌结节

图1-1-17 （a、b）上颌结节解剖图

之间，它与翼突的前表面相融合（图1-1-18和图1-1-19）。

4）**蝶骨翼突**：是蝶骨最靠下的部分（图1-1-

20和图1-1-21），为蝶骨体和大翼交界处向下方的一对突起。翼突则由内侧板和外侧板构成，内外侧板的前上部融合，该部位的厚度最厚。翼突内外

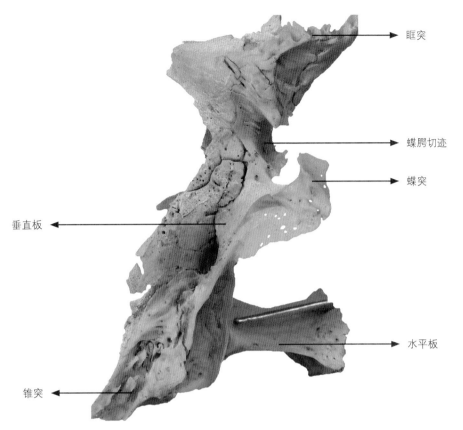

眶突

蝶腭切迹

蝶突

垂直板

水平板

锥突

图1-1-18 腭骨后面观解剖图

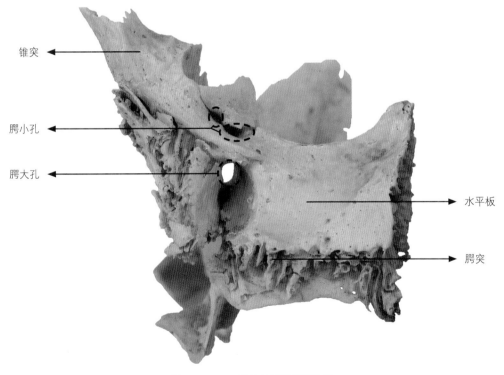

锥突

腭小孔

腭大孔

水平板

腭突

图1-1-19 腭骨下面观解剖图

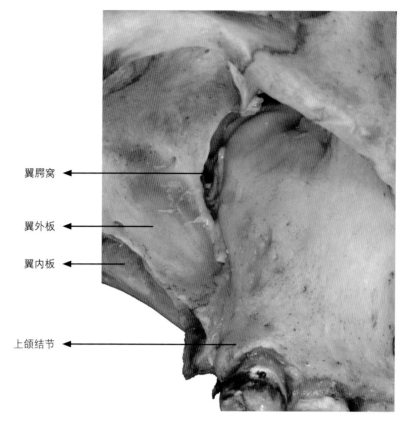

翼腭窝

翼外板

翼内板

上颌结节

图1-1-20　蝶骨翼突解剖图

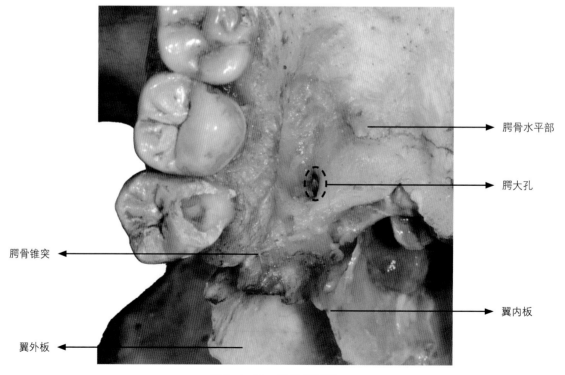

腭骨水平部

腭大孔

腭骨锥突

翼内板

翼外板

图1-1-21　翼突解剖图

侧板融合处下部分离形成翼切迹,该切迹前有腭骨锥突。翼突内外侧板和锥突后面中部共同构成翼突窝。

5)**翼腭窝**:位于面颅和脑颅的垂直分界线上,翼腭窝位于腭骨和蝶骨翼突之间,也是上颌的最后部。它的形状是长且倒置的四面锥体,顶点指向下方。翼腭窝与多个解剖区域间存在交通,包括经圆孔和翼管通往颅中窝,经眶下裂通往眶,经蝶腭孔通往鼻腔,经腭大孔通往口腔,经翼上颌裂通往颞

下窝[15]。翼腭窝由上颌骨、腭骨和蝶骨在内的3块骨组成边界,上颌骨位于翼上颌缝上方,组成了翼腭窝的前界。腭骨垂直板向后与翼内板融合,形成翼腭窝的前内侧边界。翼腭窝的后部由蝶骨翼突根前面及融合骨板围成,相互分离的翼内板和翼外板与腭骨的锥突融合并形成了翼腭窝的后下边界。翼腭窝的顶部是由蝶骨体构成(图1-1-22和图1-1-23)。翼腭窝包含下列结构:①三叉神经的分支上颌神经及其分支;②蝶腭神经节;③上颌动脉的第

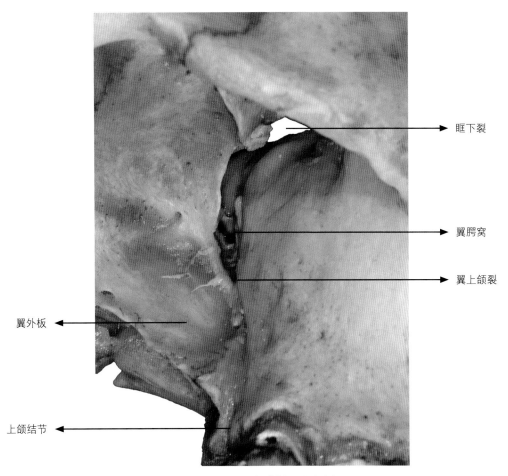

图1-1-22　翼腭窝外侧面观解剖图

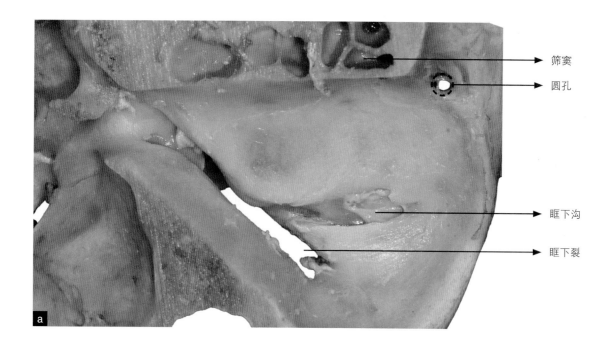

筛窦

圆孔

眶下沟

眶下裂

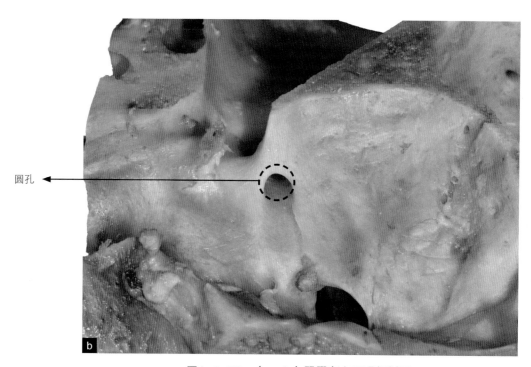

圆孔

图1-1-23 （a、b）翼腭窝上面观解剖图

三段及其分支；④伴行上颌动脉的静脉网络[16]。

（4）上颌眶底解剖

眶下区是面中份的组成部分，可以定义为梨状孔与颧骨间、眶下缘以下、上颌尖牙及前磨牙牙根以上的解剖区域（图1-1-24和图1-1-25），包括眶下孔、眶下神经和眶下动脉以及它们分布于邻近解剖结构的分支。"眶下沟-管复合体（infraorbital groove-canal complex）"位于眶底，其平均长度为25.4~31.9mm。眶下沟向前走行，其侧骨板向上延伸并覆盖眶下沟形成顶部眶板，同时

构成眶下管。随着眶下孔向前延伸，眶板增厚至0.1~0.3mm[17]。眶下孔的开口通常为前、内、下方向，形态有卵圆形、圆形和半月形[18]。眶下神经通常在出眶下孔前分为3个分支分布于邻近牙槽骨，即上牙槽前、中、后分支。

解剖相关临床骨增量及口腔种植意义：在进行上颌穿颧骨种植手术时，应特别注意保护眶内容物及眶下神经丛，以免损伤重要血管和神经，防止眼球损伤。

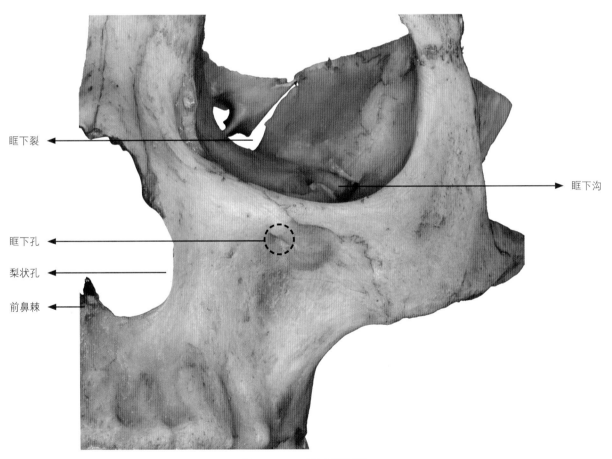

眶下裂

眶下沟

眶下孔

梨状孔

前鼻棘

图1-1-24 眶底解剖图

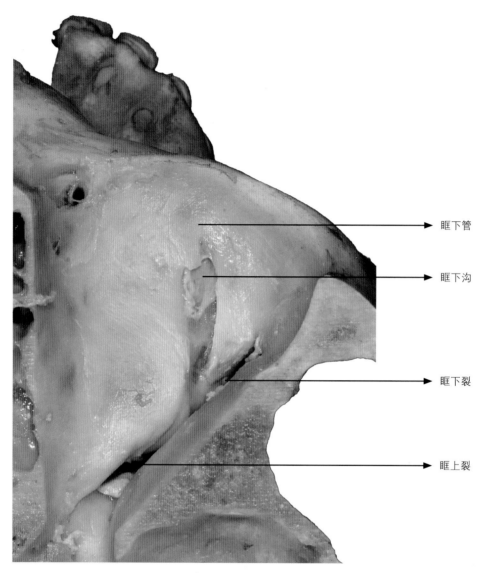

图1-1-25 眶底上面观解剖图

右侧标注（自上而下）：
眶下管
眶下沟
眶下裂
眶上裂

3. 上颌窦结构与特点

（1）上颌窦解剖

上颌窦（maxillary sinus）是最大一对鼻旁窦，位于上颌体内，呈倒置锥形的窦腔。上颌窦底壁由前向后盖过上颌第二前磨牙至第三磨牙的根尖，与牙根之间以较薄的骨板相隔，甚至无骨板而仅覆以黏膜，其中以上颌第一磨牙距上颌窦底壁最近。水平位从上往下观察，上颌窦呈三角形，其底为鼻腔的后壁，尖部伸向颧突。上颌窦的前壁为上颌骨颜面部，后面为蝶骨大翼，顶部为眶底，底部由牙槽骨构成，窦顶大约为窦底的2倍大小（图1-1-26和图1-1-27）。

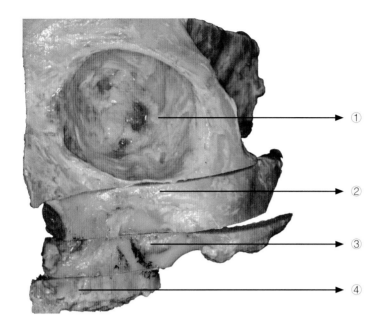

① ②上颌窦上部

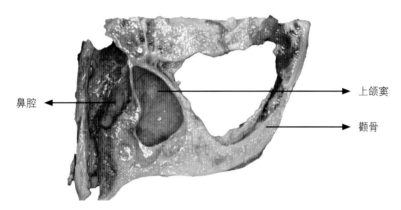

③上颌窦中部　　　④上颌窦底

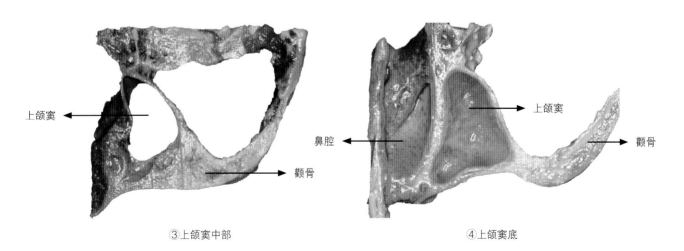

图1-1-26　上颌窦横断面解剖图

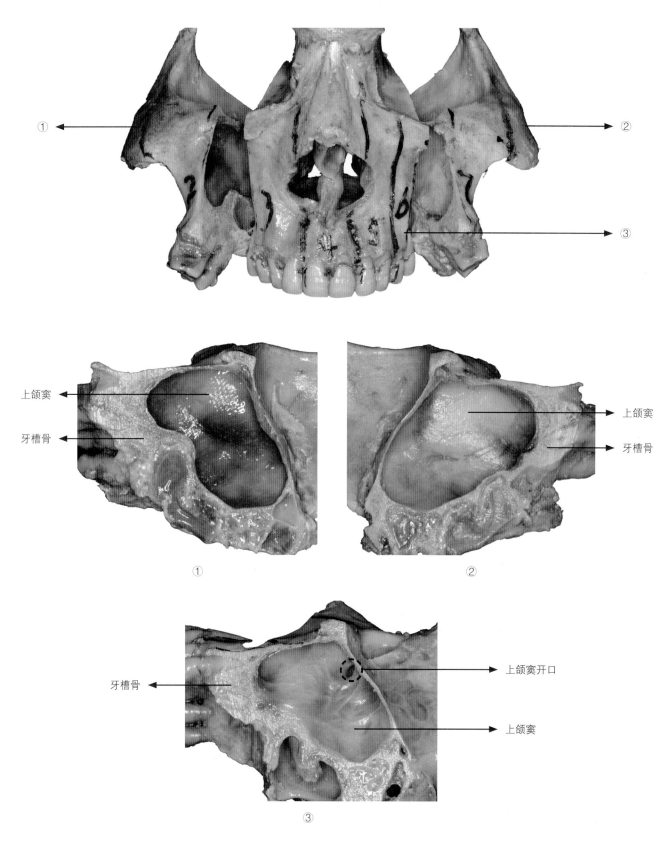

图1-1-27　上颌窦矢状面解剖图

1）上颌窦底标识：上颌第一前磨牙为前端，第三磨牙牙根为后端，与口腔种植关系最为密切的是窦底结构。窦底朝向牙槽突，因上颌后牙的影响可呈现出凹凸不平的浪形，窦底前部通常扩展至尖牙或前磨牙（图1-1-28和图1-1-29）。

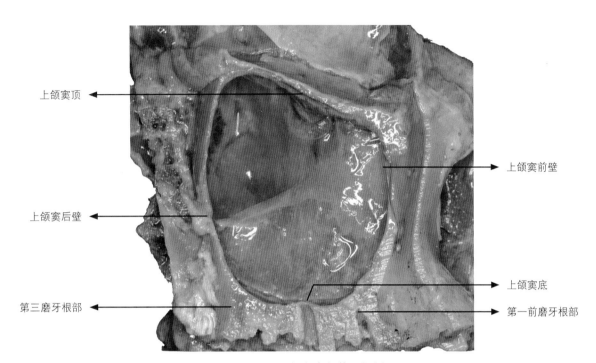

上颌窦顶

上颌窦后壁

第三磨牙根部

上颌窦前壁

上颌窦底

第一前磨牙根部

图1-1-28 上颌窦底矢状面解剖图

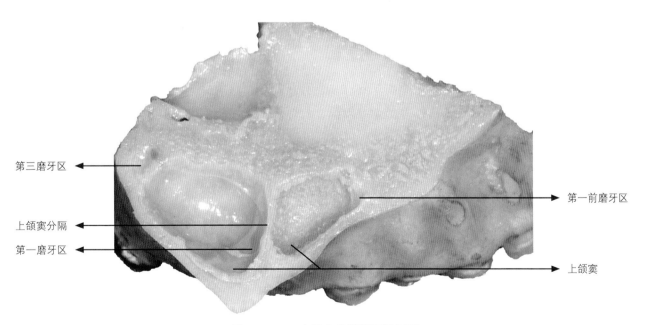

第三磨牙区

上颌窦分隔

第一磨牙区

第一前磨牙区

上颌窦

图1-1-29 上颌窦底横断面解剖图

（2）上颌窦分隔

骨性分隔常将上颌窦分割成两个或多个隔室。分隔的形成可能与不同阶段上颌窦气化相关。牙拔除后形成的上颌窦气化，可能是由于窦黏膜内破骨细胞活性增加导致基骨丧失而形成[19]。

1910年，解剖学家Underwood首先描述了上颌窦分隔。他描述分隔的形状为反向哥特式弓形，从上颌窦前侧壁开始走行，在顶部形成尖锐边缘，但其形状、大小和位置均有多样性。文献描述了上颌窦分隔的多种变异，如部分垂直分隔、部分水平分隔以及完整垂直分隔（上颌窦完全分隔）（图1-1-30）。

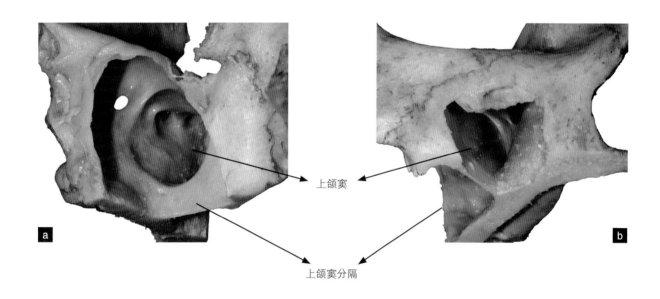

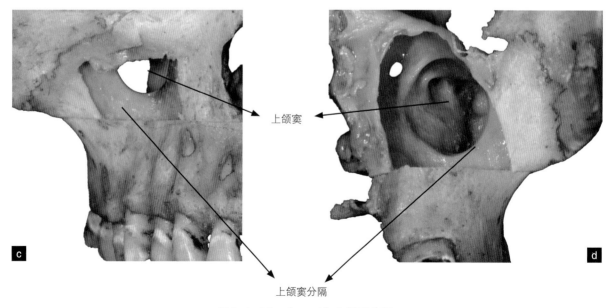

图1-1-30 （a~d）上颌窦分隔

（3）上颌窦分隔发生率

Velásquez-Plata等[20]分析了156位患者的312例上颌窦腔结构，发现24%的上颌窦以及33%的患者中均有上颌窦分隔。Kim等[21]报道，在100位患者的200例上颌窦内发现53个窦腔内（26.5%）有一个或多个分隔。Ulm等[22]发现在无牙颌患者中，上颌窦分隔的发生率可能高达32%，分隔可从上颌窦底的前、中或后部开始出现，但是大多数位于其中1/3。上颌窦分隔的存在使得口腔种植时侧壁开窗手术变得复杂，并增加上颌窦黏膜穿孔的风险。但术者可以在术前通过CT/CBCT扫描观察、分析分隔情况，在术中加以处理，避免引起并发症。常规的放射线片（如曲面断层片或华氏位片）可能无法发现分隔的存在，或可能将其认为是病理状态。在上颌窦骨增量手术时，可以通过沿着分隔制备两个开窗而保留其完整性，也可以通过细的弯止血钳或Kerrison钳将其移除。

Underwood间隔被认为是上颌窦内的薄层骨突起，通常起自上颌窦的下壁或侧壁向外上颌窦内延伸（Underwood，1910）。组织形态学上，上颌窦分隔类似于倒置的哥特式弓形，可以将窦腔分为几个相隔的空间。上颌窦分隔可以分为原发性和继发性，后者在拔牙后产生。多数研究报道了关于上颌窦分隔的发病率、位置、尺寸等[19]。上颌窦分隔在人群中的发生率为14%~58%，同时在患者内的发生率为21.6%~69%。如此大的分布差异可能是研究者对分隔高度纳入标准不同。有研究分析了其他的相关因素，例如上颌窦间隔的方向和角度、放射影像学比较术中分隔的发生率、年龄以及牙列完整性等对于上颌窦分隔发生率和高度的影响[23]。

解剖相关临床骨增量及口腔种植意义：按照窦中分隔的高度和走行将上颌窦分隔进行分类[20]（图1-1-31）：

Ⅰ类：基底单个垂直分隔；Ⅱ类：基底多个（≥2）垂直分隔；Ⅲ类：单个部分垂直分隔；Ⅳ类：多个（≥2）部分垂直分隔；Ⅴ类：部分水平分隔；Ⅵ类：完整垂直分隔（上颌窦完全分隔）。

Ⅰ类或Ⅱ类间隔：不会对上颌窦底提升术造成困难；在分离上颌窦底黏膜过程中谨慎分离，以防黏膜破损。

Ⅲ类间隔：手术中间隔前后开两个窗，再从隔膜处分离上颌窦底黏膜，根据术前CT影像准确地定位间隔和确认其大小，可以保留间隔或者用咬骨钳去除间隔。

Ⅳ类间隔：会明显增加了黏膜的穿孔风险，可能为手术禁忌。

Ⅴ类间隔：其高度决定了手术难度。如果水平间隔离上颌窦底距离较远，可以正常进行上颌窦底提升手术。水平间隔与上颌窦底距离较近时，可能为上颌窦骨移植手术禁忌。

Ⅵ类间隔：不会妨碍上颌窦骨移植手术，避开间隔处开窗，正常操作植入。

4. 毗邻关系及临床意义

上颌骨左右对称，在中线处联合，是颜面中份最大的骨。其上方构成眶底，下方构成口腔顶，内侧形成鼻腔外侧壁。上颌窦开口于其内侧壁上部中鼻道半月裂处，与鼻腔交通。

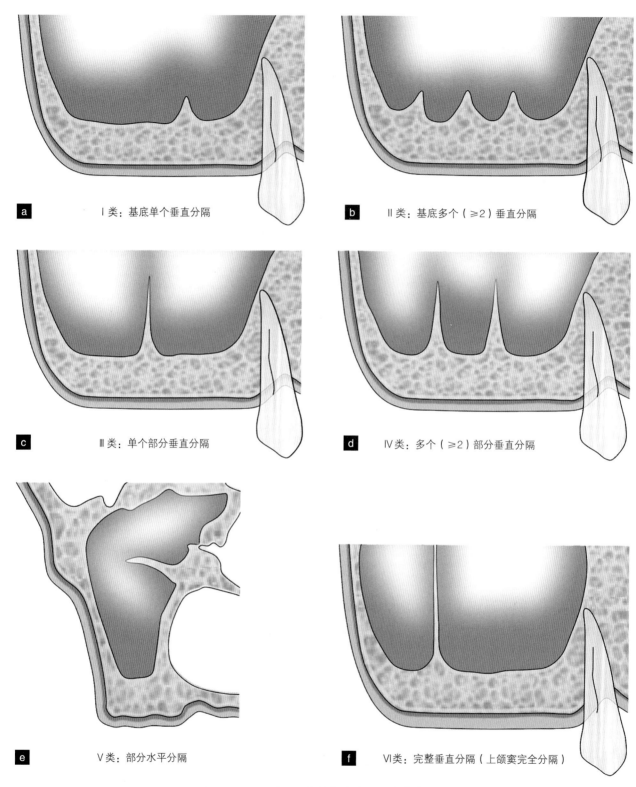

a　　　　　Ⅰ类：基底单个垂直分隔

b　　　　　Ⅱ类：基底多个（≥2）垂直分隔

c　　　　　Ⅲ类：单个部分垂直分隔

d　　　　　Ⅳ类：多个（≥2）部分垂直分隔

e　　　　　Ⅴ类：部分水平分隔

f　　　　　Ⅵ类：完整垂直分隔（上颌窦完全分隔）

图1-1-31　（a～f）上颌窦分隔示分类意图

（1）上颌骨与颧骨

上颌骨与颧骨上颌突相连形成颧上颌缝。其深部即为上颌窦的尖，这就解释了为什么颧骨骨折时，X线检查显示伤侧上颌窦内常常有阴影或积液（图1-1-32）。

解剖相关临床骨增量及口腔种植意义：穿颧骨种植手术时，翻瓣可以正确识别该区域，上颌窦侧壁开窗术时，上缘应在颧上颌缝下界。

（2）上颌骨与眶及眶内容物

上颌骨与额骨、蝶骨大翼、蝶骨小翼、颧骨、泪骨及筛骨共同构成了呈四边形的锥状骨眶，底向前方，四边为眶壁。眶壁由薄骨板构成，分为4个部分，即眶内侧壁、眶顶、眶外侧壁及眶底。上颌骨额突参与了眶内侧壁及眶底的构成，这种解剖毗邻关系解释了为什么眼眶部位受暴力时，易造成眶底骨折，以致眶内容物嵌入上颌窦内形成嵌顿和复视（图1-1-33）。

（3）上颌骨与鼻腔

上颌骨与额骨鼻突、鼻骨共同形成了鼻的骨性支架，其前面开口为梨状孔。上颌骨LeFort Ⅰ型骨折时常有鼻腔出血；反过来，行LeFort Ⅰ型截骨术至鼻腔外侧壁时，一定要分离鼻腔黏膜，保护鼻黏膜不受损伤（图1-1-34）。

解剖相关临床骨增量及口腔种植意义：上颌窦底提升术前需评估窦黏膜厚度、中鼻甲和下鼻甲大小以及鼻中隔情况，避免上颌窦底提升术后引流不畅引起上颌窦炎症。

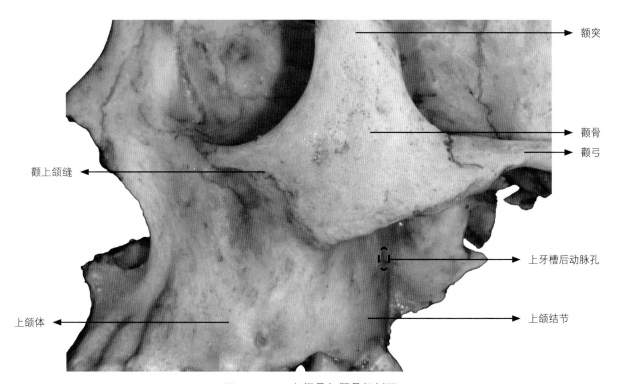

图1-1-32 上颌骨与颧骨解剖图

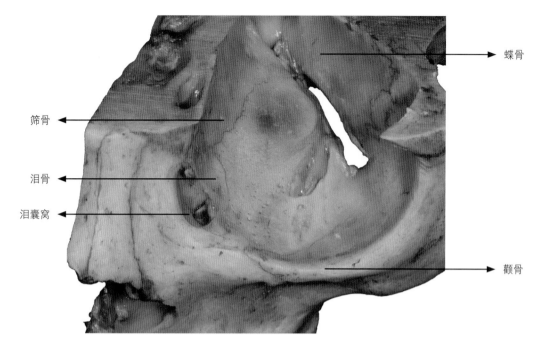

筛骨

泪骨

泪囊窝

蝶骨

颧骨

图1-1-33　上颌骨与眶及眶内容物解剖图

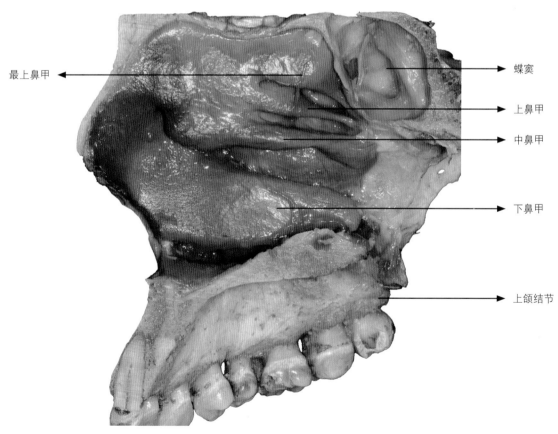

最上鼻甲

蝶窦

上鼻甲

中鼻甲

下鼻甲

上颌结节

图1-1-34　上颌骨与鼻腔解剖图

5. 小结

本节重点介绍了上颌骨以及相邻结构的解剖，上颌骨与颧骨、鼻骨、犁骨及蝶骨诸多邻骨连接，临床上很难独立分开解剖。上颌骨位于颜面中部参与眼眶底部、口腔顶部、鼻腔侧壁和底部、颞下窝和翼腭窝、翼上颌裂及眶下裂等构成。**其中和口腔种植手术及骨增量密切相关的解剖区域有尖牙窝、上颌结节、眶底、牙槽突、翼板区及上颌窦等。**通过本节解剖内容的学习，将有助于临床医生在行口腔种植及骨增量手术时，可以精准、安全及高效地完成种植体的植入（表1-1-1）。

表1-1-1 上颌与种植相关的解剖结构总结

解剖结构	与口腔种植及骨增量相关的临床意义
尖牙窝	上颌窦侧壁开窗手术和倾斜口腔种植手术时作为避开上颌窦前壁的参考标志。另外，该区域的皮质骨是采集骨屑进行GBR骨增量的理想供骨区域。
上颌结节	在即刻牙槽嵴修复术时，可以作为拔牙窝充填物。上颌结节区域种植可以作为减少修复体远中悬壁的一种方案，同时避免了上颌窦底提升术治疗。
眶底	在穿颧骨种植手术时，因预备种植窝洞的角度不正确，可能会侵入眶下区域，损伤眼外直肌和视觉神经。
牙槽突	骨高度和骨宽度不足的情况下，需要通过引导骨再生治疗恢复理想牙槽骨形态，再进行种植体植入治疗。而有些无牙颌手术，需要提供理想的修复空间，会对牙槽嵴进行截骨处理。
翼板区	穿翼板区种植时，需要把种植体穿过上颌结节，达到翼内板与翼外板之间，靠近翼内板，避免种植体进入翼腭窝。
上颌窦	根据上颌窦分隔的6种分类及相应的手术操作要点。在上颌窦底提升术式中谨慎处理中隔，避免发生上颌窦膜穿孔的并发症。

第2节 下颌骨

下颌骨（mandible）由水平的U形下颌体及两个垂直的升支组成，形成面下1/3的骨支架，是颌面部唯一能动的骨。髁突与颞骨关节窝及关节结节共同参与颞下颌关节的构成（图1-2-1）。

1. 下颌骨外形

下颌骨分为水平部和垂直部，水平部称为下颌体，垂直部称为下颌支，下颌体下缘与下颌支后缘相连接的转角处称为下颌角。

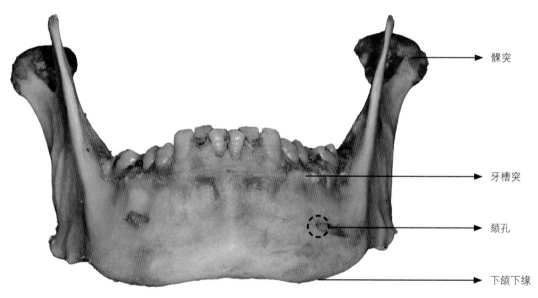

图1-2-1　下颌骨整体解剖图

（1）下颌体（mandibular body）

呈U形，有内、外两面，上缘为牙槽突，下缘为下颌体下缘。

1）外面（lateral surface）：中线处可见正中联合（symphysis）。在正中联合两旁，近下颌体下缘处，左右各有一隆起，称为颏结节（mental tubercles）。从颏结节经颏孔之下向后上延至下颌支前缘的骨嵴。称为外斜线（external oblique line），有降下唇肌及降口角肌附着。外斜线之下有颈阔肌附着。在外斜线上方，下颌第二前磨牙或第一前磨牙、第二前磨牙之间的下方，下颌体上下缘之间略偏上方处有颏孔（mental foramen），孔内有颏神经、血管通过。儿童在第一恒磨牙萌出前，颏孔位于下颌第一乳磨牙的下方，距下颌体下缘较近。老年人或牙列缺失者因牙槽突萎缩、吸收，颏孔位置相对上移。成人颏孔多朝向后、上、外方，经颏孔行颏神经麻醉时应注意进针方向（图1-2-2）。

解剖相关临床骨增量及口腔种植意义：颏部作为自体骨来源的重要区域，可获取块状或颗粒状自体骨作为骨移植材料。该区域可用骨量较大，直视下操作，术野清晰，术后并发症少。颏部取骨术后最常见的并发症是下颌前牙的敏感性改变和颏部及下唇软组织的感觉异常或丧失。

外斜线：是下颌升支的前缘与牙槽突之间的分界，为一突出的骨嵴，通常向前向下弯曲走行至第二磨牙。外斜线是下颌骨体部承受最大负载的部位，其宽度要宽于下颌升支[24]（图1-2-3）。

解剖相关临床骨增量及口腔种植意义：Park等[25]（2014）研究25位颌骨发育正常患者下颌升支厚度［平均年龄（24.3±2.8）岁］，发现升支的平均最小和最大厚度分别为（5.5±1.1）mm和（7.6±1.3）mm。下颌升支的平均前后径为30mm，骨皮质厚，质量好，比较容易获得15mm以上的骨块，安全性高。通常通过超声骨刀或高速裂钻获取块状骨，也可以通过环形骨锯获取骨环，以及其他器械获得骨屑和骨颗粒。操作中避免过深进入下颌升支，以免损伤下牙槽神经。

2）内面（medial surface）：近中线处有上下两对突起，分别称为上颏棘（upper genial tubercles）和下颏棘（lower genial tubercles）。上颏棘为颏舌肌的附着点，下颏棘为颏舌骨肌的附着点。自下颏棘下方斜向后上与外斜线相应的骨嵴称为内斜线（internal oblique line）或下颌舌骨线（mylohyoid line），有下颌舌骨肌附着。内斜线的后端有翼下颌韧带附着。内斜线将下颌体内面分为

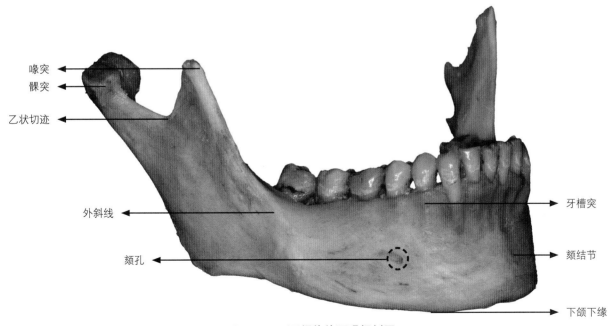

图1-2-2　下颌体外面观解剖图

喙突
髁突
乙状切迹
外斜线
颏孔
牙槽突
颏结节
下颌下缘

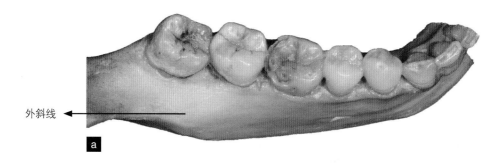

外斜线 ←

a

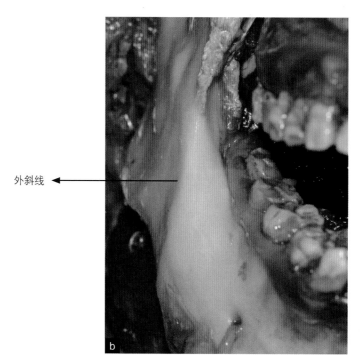

外斜线 ←

b

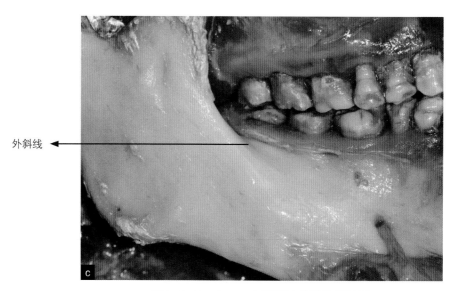

外斜线 ←

c

图1-2-3 （a～c）下颌体外斜线解剖图

上、下两部分。内斜线上方，颏棘两侧有舌下腺窝（sublingual fossa），与舌下腺相邻；内斜线下方，中线两侧近下颌体下缘处有不明显的卵圆形凹陷称为二腹肌窝（digastric fossa），为二腹肌前腹的起点。二腹肌窝后上方有下颌下腺窝（submandibular fossa）与下颌下腺相邻（图1-2-4）。

解剖相关临床骨增量及口腔种植意义：下前牙区舌侧下颌下腺窝区域种植需要评估骨形态，避免植入过长种植体，在窝洞预备过程中避免穿透舌侧凹陷区，导致口底损伤，引起口底出血的风险。

3）牙槽突（alveolar process）：下颌牙槽突与上颌牙槽突相似，但下颌牙槽窝比相应的上颌牙槽窝小，牙槽突内、外骨板均为较厚的密质骨，除切牙区外，很少有小孔通向松质骨。在下颌拔牙或行牙槽外科手术时，除切牙区可采用浸润麻醉外，一般均采用阻滞麻醉[26]。下颌切牙、尖牙唇侧牙槽窝骨板较舌侧为薄，前磨牙的颊舌侧骨板厚度相近。下颌磨牙因其牙体倾向于牙槽突的舌侧，故颊侧骨板较厚，下颌第一磨牙、第二磨牙的颊侧因有

外斜线使其骨质更为增厚（图1-2-5）。

解剖相关临床骨增量及口腔种植意义：牙槽突跟口腔种植直接相关，术前需评估其高度、宽度、骨密度以及形态。下颌前牙区因颊舌向骨宽度不理想以及特殊骨形态，术中注意舌侧骨壁穿通的风险。

4）下颌体下缘（inferior border of mandibular body）：又称下颌下缘。外形圆钝，为下颌骨骨质最致密处。下颌体下缘常作为下颌下区手术切口的标志，并作为颈部的上界（图1-2-5）。

解剖相关临床骨增量及口腔种植意义：下颌体下缘一般种植不会涉及该区域，但遇到骨吸收较严重牙缺失患者，在口腔种植治疗时，需要获取初期稳定性进行即刻负载，在颏孔之前区域种植体可以少量穿透下颌下缘皮质骨，以获得良好的稳定性。

（2）下颌支（mandibular ramus）

又称下颌升支，左右各一，为几乎垂直的长方形骨板，分为喙突、髁突两突，内、外两面和上、下、前、后四缘（图1-2-6和图1-2-7）。

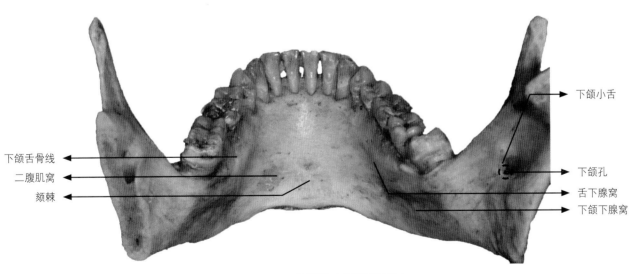

下颌舌骨线
二腹肌窝
颏棘

下颌小舌
下颌孔
舌下腺窝
下颌下腺窝

图1-2-4 下颌体内面观解剖图

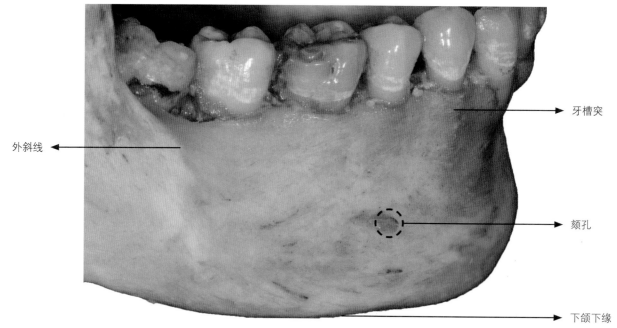

外斜线

牙槽突

颏孔

下颌下缘

图1-2-5　牙槽突与下颌下缘解剖图

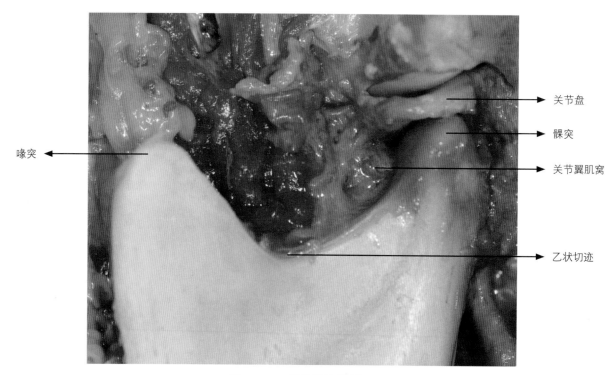

喙突

关节盘

髁突

关节翼肌窝

乙状切迹

图1-2-6　关节结构解剖图

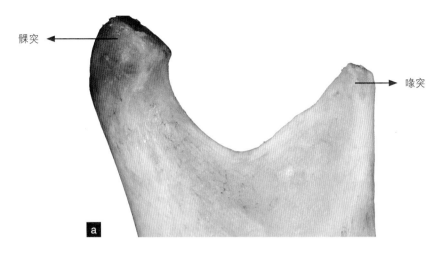

髁突

喙突

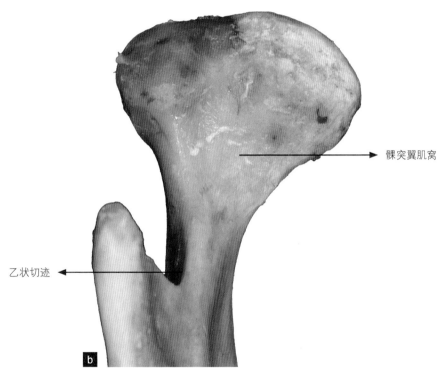

髁突翼肌窝

乙状切迹

图1-2-7 （a、b）下颌支喙突及髁突解剖图

1）喙突（coracoid process）：呈扁三角形，有颞肌和咬肌附着。

2）髁突（condylar process）：又称髁状突或关节突。髁突上端有关节面，与颞下颌关节盘相邻。关节面上有一横嵴，将关节面分为前斜面和后斜面。髁部下部缩小，称为髁突颈部（condyle neck）；其前上方有小凹陷，称为关节翼肌窝，为翼外肌下头附着处。髁突与喙突之间有下颌切迹（mandibular notch），又称乙状切迹，有进入咬肌的血管、神经通过。髁突是下颌骨的主要生长中心之一，如该处在发育完成之前受到损伤或破坏，将影响下颌骨的生长发育，导致颌面部畸形。

3）内面（medial surface）：中央略偏后上方处有下颌孔（mandibular foramen），呈漏斗状，开口朝向后上方。孔的前方有下颌小舌（mandibular lingula），为蝶下颌韧带附着处。孔的后上方有下颌神经沟，下牙槽神经、血管通过此沟进入下颌孔。下颌神经沟的位置相当于下颌磨牙殆平面上方约1cm处。行下牙槽神经阻滞麻醉经口内注射时，为了使针尖避开下颌小舌的阻挡，接近下牙槽神经时，注射器针尖应到达下颌孔上方约1cm处。在下颌孔的前上方有下颌隆突，下颌隆突是由喙突和髁突分别往后下方和前下方汇合而成的骨嵴。此处由前向后有颊神经、舌神经及下牙槽神经越过。下颌孔的下方有一向前下的沟，称为下颌舌骨沟（mylohyoid groove），沿内斜线的下方向前延伸，沟内有下颌舌骨神经、血管经过，下颌孔向前下方通入下颌管。下颌小舌的后下方骨面比较粗糙，称为翼肌粗隆，为翼内肌的附着处（图1-2-8）。

4）外面（lateral surface）：外面的后下方骨面比较粗糙，为咬肌的附着处。外面的上中部骨面略有突起或明显突起，称为下颌支外侧隆突。该突的位置大约相当于内侧的下颌孔前后与下颌孔上缘上方附近。在行下颌支手术时（如正颌手术），可以下颌支外侧隆突为标志，保护下颌支内侧的下牙槽神经、血管。下颌支后缘与下颌体下缘的移行处为下颌角（mandibular angle），此处有茎突下颌韧带附着（图1-2-9）。

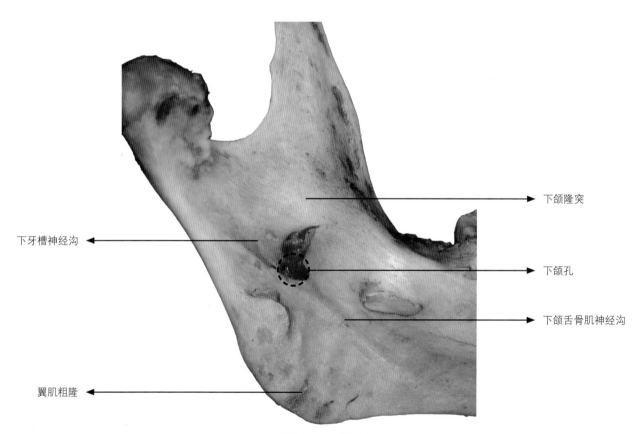

下牙槽神经沟

翼肌粗隆

下颌隆突

下颌孔

下颌舌骨肌神经沟

图1-2-8　下颌支内面观解剖图

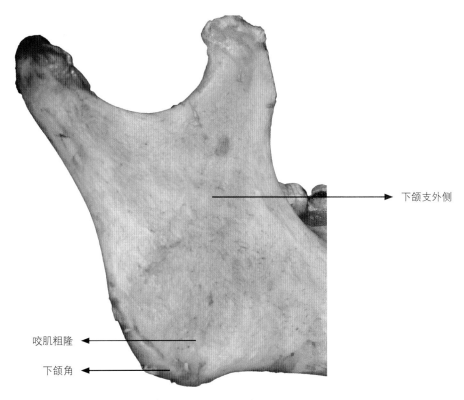

下颌支外侧

咬肌粗隆

下颌角

图1-2-9 下颌支外侧面观解剖图

2. 内部主要结构特点

（1）下颌孔（mandibular foramen）

其定位于下颌升支中央后上方，下颌小舌可位于其前方、前内方或内侧方（图1-2-10）。

（2）下颌管（mandibular canal）

是下颌骨内的重要解剖结构，为下牙槽神经血管束通过的骨性管道，准确了解其解剖结构对口腔种植手术及下牙槽神经麻醉有极其重要的意义。

近年来，口腔种植手术在临床上开展得比较广泛，当遇到选择种植体较长或钻孔方向不当等问题时，由于对下颌管解剖位置的不熟悉或X线摄片过于放大，口腔种植手术后容易出现下牙槽神经损伤并发症。因此，术前充分了解下颌管的位置、直径、走行方向、管壁厚度及副神经管等情况，对正确选

择口腔种植体、提高手术成功率及预防手术并发症等至关重要。下颌管是位于下颌骨松质骨间的密质骨管道。上起于下颌孔，在下颌支内，该管行向前下，至下颌体内侧几乎呈水平向前，在经过下颌诸牙槽窝下方时，发出小管到各个牙槽窝，下牙槽神经、血管通过小管，最后经颏管与颏孔相接，通过颏神经、血管（图1-2-11和图1-2-12）。

其在下颌骨内走行具有一定的规律性，从下颌孔至下颌第一磨牙的位置具有以下特点：①下颌管距下颌骨内板要比外板近，下颌骨内板常构成下颌管的内壁，而下颌管的上、下、外壁往往与松质骨邻接。②下颌管于下颌支内走行时，距下颌支前缘要比后缘近（除下颌孔及其下方1~2mm外）。③下颌管距下颌体下缘要比牙槽嵴顶近。由于下颌管在下颌后牙区走行中偏向舌侧骨板，而且距离下

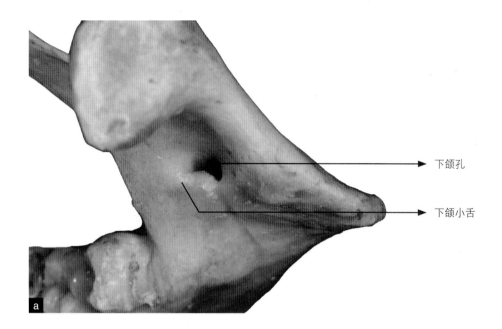

下颌孔

下颌小舌

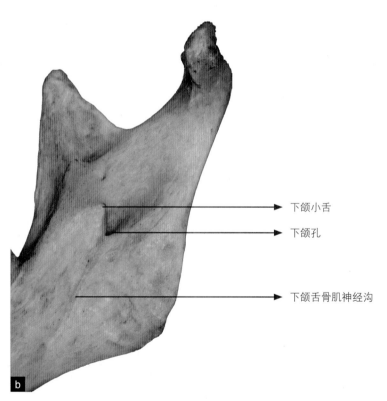

下颌小舌

下颌孔

下颌舌骨肌神经沟

图1-2-10 （a、b）下颌孔及下颌小舌解剖图

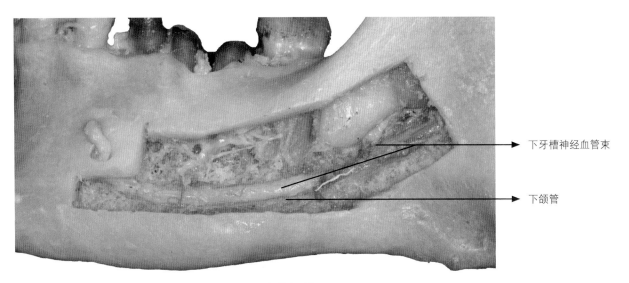

下牙槽神经血管束

下颌管

图1-2-11　下颌管解剖图

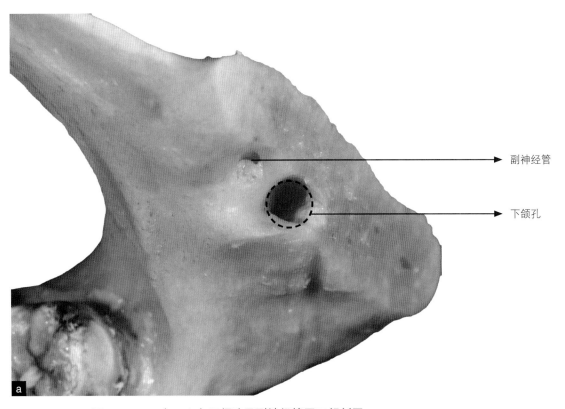

副神经管

下颌孔

a

图1-2-12　（a、b）下颌孔及副神经管开口解剖图

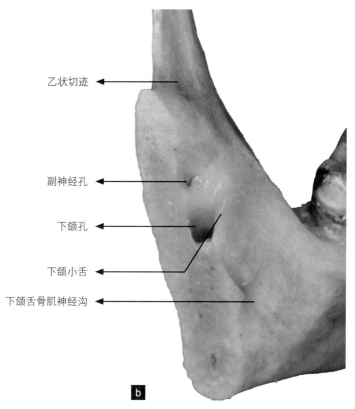

乙状切迹

副神经孔

下颌孔

下颌小舌

下颌舌骨肌神经沟

b

图1-2-12（续）

颌骨下缘较近，因此只要种植手术时钻孔方向不偏斜，可有足够的骨量来容纳适当长度的种植体。

下颌管在下颌骨体横断面近似椭圆形，上部略小，在升支部断面呈扁椭圆形，下颌管壁由一薄层密质骨构成，近下颌孔端稍厚，随着下颌管向近中延伸，管壁逐渐变薄，第一磨牙远中至颏孔段，下颌管壁不完整，并在颏孔平面形成无管壁腔道向中线延伸。下颌管在下颌骨颏孔区相当于前磨牙之下分出颏管和切牙神经管（图1-2-13）。

解剖相关临床种植意义：下颌后牙区种植需要关注下颌管的位置和走行，避免术中损伤，引起下唇感觉异常。在严重骨萎缩患者中，为实现后牙区的种植，也可以通过侧壁开放下颌管，游离下颌神经，种植体可以跨下颌管植入（图1-2-14和图1-2-15）。

（3）颏管（mental canal）

其向后、上、外转弯开口于颏孔，而切牙神经管继续向中线方向走行并缓慢变细终止于下颌侧切牙下方或侧切牙与中切牙之间的下方。在无牙颌由于牙槽骨严重萎缩，颏孔离牙槽嵴顶很近，甚至就开口在牙槽嵴顶处。无牙颌患者的后牙区种植往往需要先打开下颌管，进行下牙槽神经移位术（该术式较敏感，应用时需谨慎）。下牙槽神经自下颌神经分出后，与舌神经同经翼外肌深面，下行于翼内肌与下颌支之间进入下颌神经沟，并沿其下行，伴行的下牙槽血管经过下颌孔也进入下颌管，构成下牙槽神经血管束。在下颌管中，下牙槽神经及伴随血管有一层被膜包绕成神经血管束，血管位于神经上方，而且位置恒定，并发出小分支包绕神经。因此，在口腔种植手术中一旦穿通下颌管，首先损伤

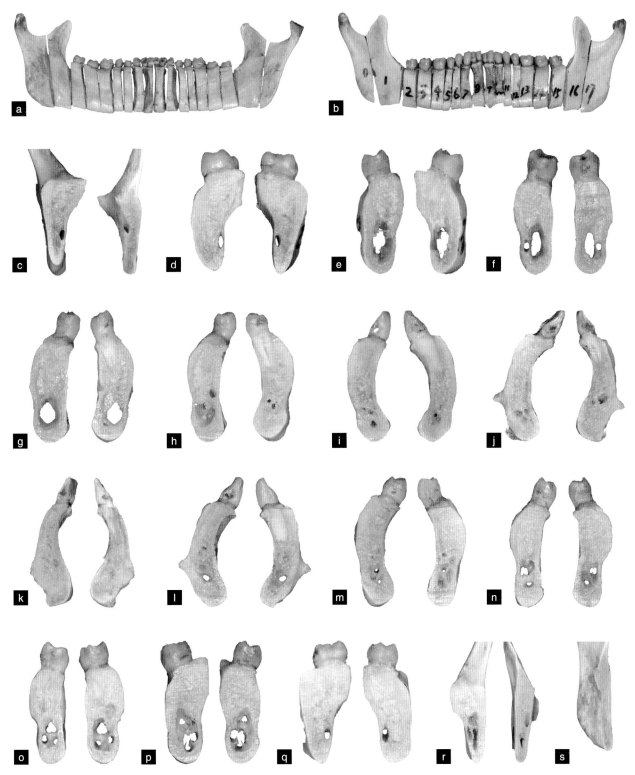

图1-2-13 （a~s）下颌管解剖图

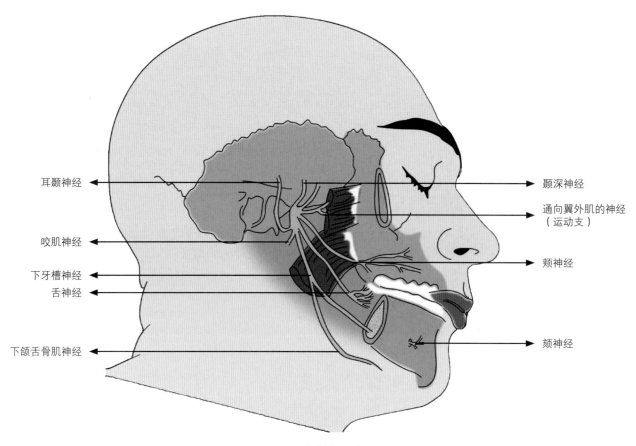

耳颞神经

咬肌神经

下牙槽神经
舌神经

下颌舌骨肌神经

颞深神经

通向翼外肌的神经
（运动支）

颊神经

颏神经

图1-2-14　下颌神经示意图

血管而致出血，此时神经尚未受损，术者可受此提示而停止手术。所以下颌管出血对神经损伤可给予早期预警提示（图1-2-14～图1-2-17）。

解剖相关临床种植意义： 颏管区域种植需要谨慎避开，术前需要充分评估颏管的长度、直径及走向，避免术中损伤。在下颌All-on-4手术时，需要充分评估其位置，使用倾斜种植体安全避开。

（4）切牙神经（incisive nerve）

下牙槽神经在下颌管的前端分出两个终末支颏神经和切牙神经走行于上述两管道之中。颏神经分布至下唇黏膜、下唇皮肤和颏部皮肤，口内则分布至第一前磨牙、尖牙和切牙的颊/唇侧牙龈。切牙神经分布到第一前磨牙、尖牙及切牙的牙髓、牙槽突和牙周膜。长期以来，由于人们一直把颏孔以前的区域作为安全区。而解剖学研究表明，颏孔前3.52mm的水平距离内以及颏孔下3.32mm的垂直距离内可有颏神经穿行。真正的手术安全区应该在颏孔4mm以前，才能不损伤颏神经[27]（图1-2-18和图1-2-19）。

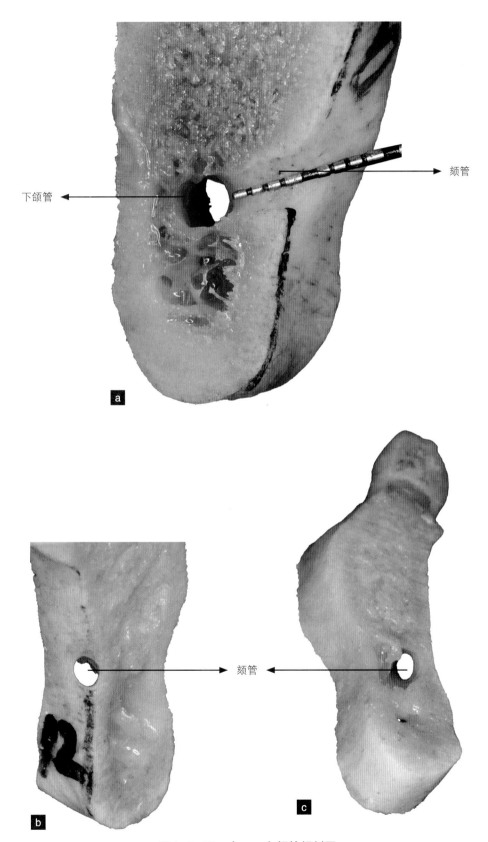

下颌管

颏管

颏管

图1-2-15　（a~c）颏管解剖图

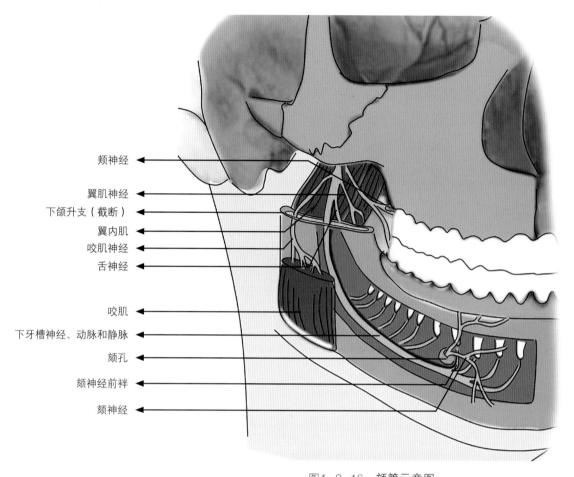

颊神经

翼肌神经

下颌升支（截断）

翼内肌

咬肌神经

舌神经

咬肌

下牙槽神经、动脉和静脉

颏孔

颏神经前祥

颏神经

图1-2-16　颏管示意图

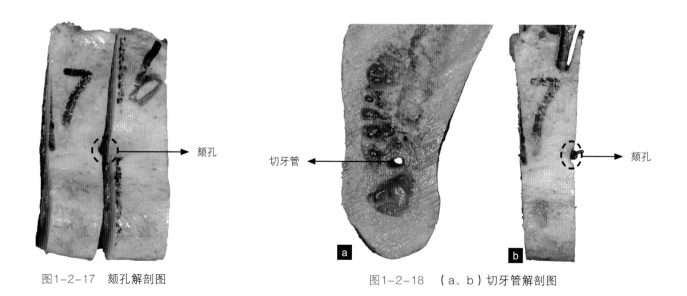

颏孔

切牙管

颏孔

a

b

图1-2-17　颏孔解剖图　　　　　图1-2-18　（a、b）切牙管解剖图

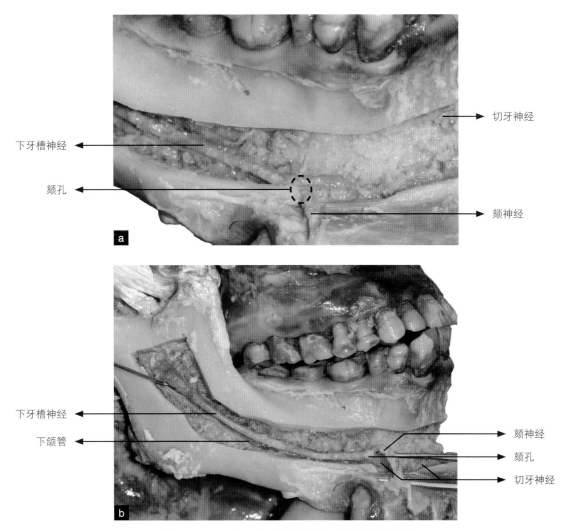

图1-2-19 （a、b）切牙神经、颏神经解剖图

（5）下颌下腺凹（submandibular fovea）

其位于下颌骨内侧面下颌舌骨肌下方。下颌下腺凹自下颌舌骨肌下方的翼内肌前缘延伸至下颌舌骨肌前缘。下颌下腺凹的内容物将在第5章详述。根据其凹陷程度，通常称为舌凹（lingual coneavily）或舌底切迹（lingual undercut），在临床上是非常受关注的。凹度越大，在外科拔牙去骨或口腔种植窝洞预备时穿入下颌下腺凹的风险越高。Emes等[28]分别测量了下颌磨牙牙根、舌侧骨板以及口底

的相对位置。一共分类测量了31位患者的CBCT。位于最舌侧的牙根根尖到舌侧骨板的平均距离为1.03mm，根中部最舌侧的点到舌侧骨板的平均距离为0.65mm。有12.5%的患者根尖与舌侧软组织接触（舌侧骨板缺如），另有12.5%的患者根尖穿过舌侧骨板进入口底。对于临床上舌侧骨板穿通并发症，需要关注紧邻下颌骨内侧面走行血管结构的破坏。由于临床触诊和曲面断层片被认为不是检测舌侧凹陷的可靠方式，三维影像（CT/CBCT）被许多

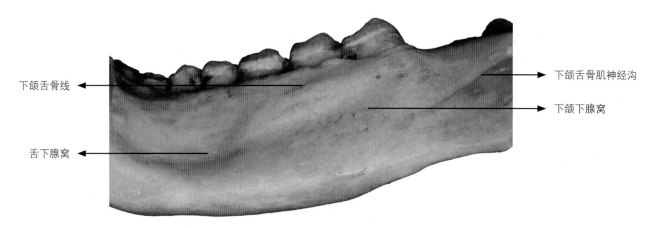

下颌舌骨线

下颌舌骨肌神经沟

下颌下腺窝

舌下腺窝

图1-2-20　下颌下腺窝解剖图

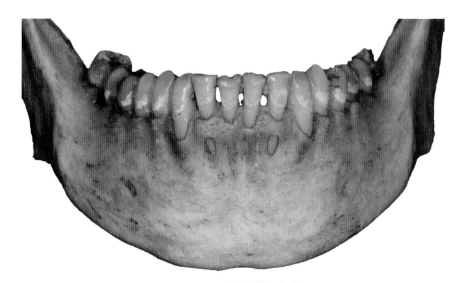

图1-2-21　下颌骨前部解剖图

学者推荐用于避开舌侧穿孔和出血，以及有潜在生命威胁的口底并发症的有效检测手段（图1-2-20和图1-2-21）。

　　解剖相关临床种植意义：下颌下腺凹对应的下颌磨牙区在种植前需要充分评估骨形态和可用骨高度，在满足口腔种植修复的需求下，确保种植体植入轴向，临床上该区域建议使用短种植体较安全，避免术中穿透舌侧骨板，引起口底损伤。

3. 下颌前牙区骨解剖特点

下颌骨前部通常被定义为下颌骨最前端到颏孔的部分，因此也被称为颏孔间区。颏部是下颌骨的最下部，常常是自体骨块移植的供区。在下颌骨的前下缘双侧有颏隆突。颏上方有一个略微凹陷的地方，称为切牙窝。颏棘位于下颌骨舌侧的下部，通常分为左右突出的和上、下类型的结节。舌下腺窝是下颌骨前部舌侧侧切牙与下颌第一磨牙之间的一种明显的骨凹陷，位于下颌舌骨肌上方。下颌骨前部的血供主要有3个来源，分别是下牙槽动脉、颏下颌动脉和舌下动脉。

下颌骨前部的感觉神经支配有多种来源，包括下颌切牙神经（又称下牙槽神经的切牙神经或切牙分支）、颏神经、下颌舌骨肌神经和舌神经（图1-2-22和图1-2-23）。

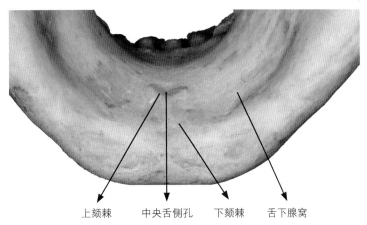

上颏棘　中央舌侧孔　下颏棘　舌下腺窝

图1-2-22 下颌骨前部内侧解剖图

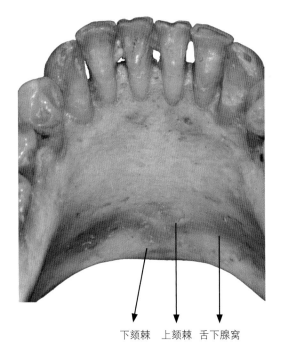

下颏棘　上颏棘　舌下腺窝

图1-2-23 颏棘及舌下腺窝解剖图

4. 小结

本节重点介绍了下颌骨的解剖特点，包括下颌神经管的走向、颏管的位置和形态、下颌舌侧区的骨凹陷以及可利用的取骨区域，其中和口腔种植手术相关的下颌骨解剖相关的区域为下颌神经管、颏管、颏部及下颌下腺凹等；另外与骨增量取骨相关的区域包括颏部及外斜线。通过本节解剖内容的学习，将有助于临床医生在行口腔种植治疗时精准、安全及高效地完成种植手术（表1-2-1）。

表1-2-1　下颌与种植相关的解剖结构总结

解剖结构	与口腔种植和骨增量相关的临床意义
下颌神经管	下颌后牙区种植需要关注下颌管的位置和走行，避免术中损伤，引起下唇功能障碍。面对严重骨萎缩牙缺失患者，为实现后牙区的种植，也可以通过侧壁开放下颌管，游离下颌神经，种植体可以跨下颌管植入
颏管	颏管区域口腔种植或GBR骨增量时需要谨慎避开，术前需要充分评估颏管的长度、直径及走向，避免术中损伤。在下颌All-on-4手术时，需要充分评估其位置，使用倾斜种植体安全避开
外斜线	外斜线区域是优质的自体骨供骨区域，该区域骨量充足，手术操作简单，术后几乎无并发症
颏部	颏部作为自体骨来源的重要区域，可以获取块状或颗粒状自体骨作为骨移植材料。颏部取骨术后最常见的并发症是下颌前牙的敏感性改变、颏部及下唇软组织的感觉异常/感觉丧失
下颌下腺凹	下前牙区下颌下腺窝区域种植需要评估骨形态，避免植入过长种植体，在窝洞预备过程中避免穿透舌侧凹陷区，导致口底损伤，引起口底出血的风险

（吕昊昕　丁熙　赵正宜　邹多宏）

参考文献

[1] Ridell A, Gröndahl K, Sennerby L. Placement of Brånemark implants in the maxillary tuber region: anatomical considerations, surgical technique and long-term results[J]. Clin Oral Impl Res, 2009, 20(1):94-98.

[2] Bedrossian E, Bedrossian EA. Prevention and the Management of Complications Using the Zygoma Implant: A Review and Clinical Experiences[J]. Int J Oral Maxillofac Implants, 2018, 33(5):e135-e145.

[3] Chan HL, Monje A, Suarez F, et al. Palatonasal recess on medial wall of the maxillary sinus and clinical implications for sinus augmentation via lateral window approach[J]. J Periodontol, 2013, 84(8):1087-1093.

[4] Meyer TN, Lemos LL, Nascimento CN, et al. Effectiveness of nasopalatine nerve block for anesthesia of maxillary central incisors after failure of the anterior superior alveolar nerve block technique[J]. Braz Dent J, 2007, 18(1):69-73.

[5] Bernades-Mayordomo R, Guijarro-Martínez R, Hernández-Alfaro F. Volumetric CBCT analysis of the palatine process of the anterior maxilla: a potential source for bone grafts[J]. Int J Oral Maxillofac Surg, 2013, 42(3):406-410.

[6] Fowler S, Drum M, Reader A, et al. Pulpal Anesthesia of Adjacent Teeth Following Infiltration of 2% Lidocaine With 1:100,000 Epinephrine in the Maxillary Lateral Incisor and First Molar[J]. Anesth

Prog, 2019, 66(1):14-19.

[7] Beetge MM, Todorovic VS, Oettlé A, et al. A micro-CT study of the greater palatine foramen in human skulls[J]. J Oral Sci, 2018, 60(1):51-56.

[8] Sharma NA, Garud RS. Greater palatine foramen—key to successful hemimaxillary anaesthesia: a morphometric study and report of a rare aberration[J]. Singapore Med J, 2013, 54(3):152-159.

[9] Beetge MM, Todorovic VS, Oettlé A, et al. A micro-CT study of the greater palatine foramen in human skulls[J]. J Oral Sci, 2018, 60(1):51-56.

[10] Carbajal Bello L. Mandibular and maxillary alveolar atrophy. Comparative analysis by sex, topography and seriousness of problem[J]. Rev ADM, 1990, 47(4):203-206.

[11] Moreddu E, Puymerail L, Michel J, et al. Morphometric measurements and sexual dimorphism of the piriform aperture in adults[J]. Surg Radiol Anat, 2013, 35(10):917-924.

[12] Lee SJ, Liong K, Lee HP. Deformation of nasal septum during nasal trauma[J]. Larnygoscope, 2010, 120(10):1931-1939.

[13] Cheung LK, Fung SC, Li T, et al. Posterior maxillary anatomy: implications for Le Fort I osteotomy[J]. Int J Oral Maxillofac Surg, 1998, 27(5):346-351.

[14] Candel E, Peñarrocha D, Peñarrocha M. Rehabilitation of the atrophic posterior maxilla with pterygoid implants: a review[J]. J Oral Implantol, 2012, 38:461-466.

[15] Hwang SH, Seo JH, Joo YH, et al. An anatomic study using three-dimensional reconstruction for pterygopalatine fossa infiltration via the greater palatine canal[J]. Clin Anat, 2011, 24(5):576-582.

[16] Erdogan N, Unur E, Baykara M. CT anatomy of pterygopalatine fossa and its communications: a pictorial review[J]. Comput Med Imaging Graph, 2003, 27(6):481-487.

[17] Scarfe WC, Langlais RP, Ohba T, et al. Panoramic radiographic patterns of the infraorbital canal and anterior superior dental plexus[J]. Dentomaxillofac Radiol, 1998, 27(2):85-92.

[18] Kazkayasi M, Ergin A, Ersoy M, et al. Certain anatomical relations and the precise morphometry of the infraorbital foramen-canal and groove: an anatomical and cephalometric study[J]. Laryngoscope, 2001, 111(4):609-614.

[19] Çakur B, Sümbüllü MA, Durna D. Relationship among Schneiderian membrane, Underwood's septa, and the maxillary sinus inferior border[J]. Clin Implant Dent Relat Res, 2013, 15(1):83-87.

[20] Velásquez-Plata D, Hovey LR, Peach CC, et al. Maxillary sinus septa: a 3-dimensional computerized tomographic scan analysis[J]. Int J Oral Maxillofac Implants, 2002, 17(6):854-860.

[21] Kim MJ, Jung UW, Kim CS, et al. Maxillary sinus septa: prevalence, height, location, and morphology. A reformatted computed tomography scan analysis[J]. J Periodontol, 2006, 77(5):903-908.

[22] Ulm CW, Solar P, Krennmair G, et al. Incidence and suggested surgical management of septa in sinus-lift procedures[J]. Int J Oral Maxillofac Implants, 1995, 10(4):462-465.

[23] Vogiatzi T, Kloukos D, Scarfe WC, et al. Incidence of anatomical variations and disease of the maxillary sinuses as identified by cone beam computed tomography: a systematic review[J]. Int J Oral Maxillofac Implants, 2014, 29(6):1301-1314.

[24] Lipski M, Tomaszewska LM, Lipska W, et al. The mandible and its foramen: anatomy, anthropology, embryology, and resulting clinical implications[J]. Folia Morphol, 2013, 72(4):285-292.

[25] Park KR, Kim SY, Kim GJ, et al. Anatomic study to determine a safe surgical reference point for mandibular ramus osteotomy[J]. J Craniomaxillofac Surg, 2014, 42(1):22-27.

[26] Abbott SM. Extraoral Mandibular Nerve Block:

Comparative Evaluation of Local Anesthetic Distribution Using Ultrasonography[J]. J Oral Maxillofac Surg, 2013, 71(9):e39-e40.

[27] Mardinger O, Chaushu G, Arensburg B, et al. Anatomic and radiologic course of the mandibular incisive canal[J]. Surg Radiol Anat, 2000, 22(3-4):157-161.

[28] Emes Y, Oncu B, Aybar B, et al. Measurement of the lingual position of the lower third molar Roots using cone-beam computed tomography[J]. J Oral Maxillofac Surg, 2015, 73:13-17.

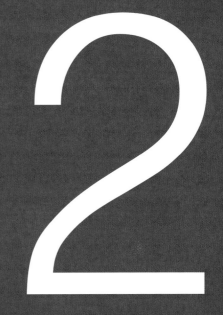

第2章　　　　　　　　颌面部神经

Maxillofacial Nerve

口腔颌面相关神经包括：三叉神经、面神经、舌下神经、舌咽神经、迷走神经、副神经等。

三叉神经主要分支有眼神经、上颌神经和下颌神经，负责传递口腔黏膜、舌、牙及颅面部皮肤的感觉，并支配颞肌、咬肌、翼内肌和翼外肌的运动。面神经支配面部表情肌、耳周肌、枕肌、颈阔肌和镫骨肌的运动，同时还支配舌下腺、下颌下腺和泪腺的分泌，并传递舌前2/3的味觉。舌下神经负责舌的运动。舌咽神经和迷走神经共同支配咽、喉诸肌运动，舌咽神经同时司腮腺分泌及舌后1/3的味觉和一般感觉。副神经控制耸肩和转头动作。

三叉神经是最粗大的一对脑神经，主要为感觉纤维，小部分为运动纤维。三叉神经节又称半月神经节，呈新月形，为最大的脑神经节（图2-1-1）。三叉神经节外侧有卵圆孔、棘孔，内邻颈内动脉及海绵窦后部；下面为三叉神经运动根、岩大神经。三叉神经节向前外侧发出眼神经、上颌神经及下颌神经[1]。

第1节　上颌神经

上颌神经（maxillary nerve）（图2-1-1和图2-1-2）起自三叉神经节前缘中部，位于粗大的下颌神经和细小的眼神经之间，粗细中等，属单纯感觉神经。向前沿海绵窦外侧壁下方，经圆孔达翼腭窝上部，由眶下裂入眶更名为眶下神经，向前行于眶下沟、眶下管，出眶下孔达面部。

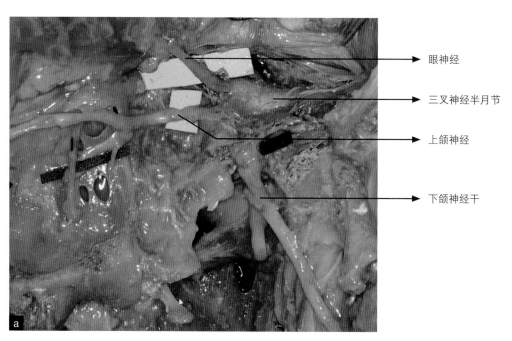

图2-1-1　（a）三叉神经半月节解剖图

眼神经

三叉神经半月节

上颌神经

下颌神经干

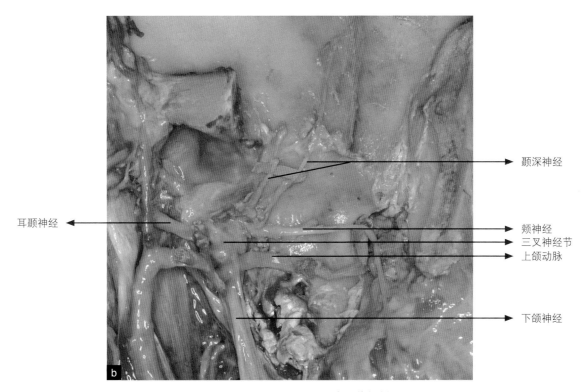

颞深神经

耳颞神经

颊神经
三叉神经节
上颌动脉

下颌神经

图2-1-1（续） （b）三叉神经节解剖图

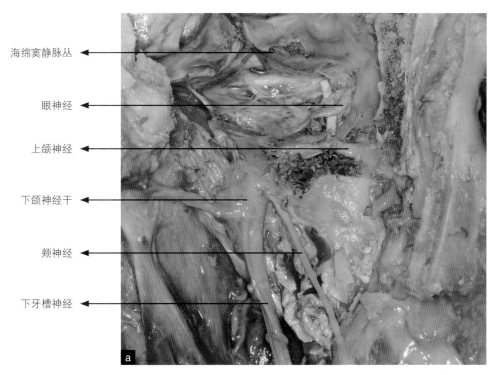

海绵窦静脉丛

眼神经

上颌神经

下颌神经干

颊神经

下牙槽神经

图2-1-2 （a、b）三叉神经及其分支解剖图

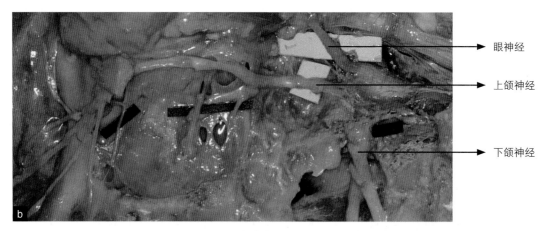

眼神经

上颌神经

下颌神经

图2-1-2（续）

上颌神经的起源及走行：上颌神经起自三叉神经节前缘的中部，三叉神经节又称Gassert's神经节，可在颞骨岩部的顶端附近找到，位于颅中窝硬脑膜下方[2]水平前行，穿海绵窦外侧壁，经圆孔出颅进入翼腭窝，在此发出脑膜中神经、颧神经、翼腭神经和上牙槽后神经等分支。穿过翼腭窝后，上颌神经作为眶下神经通过眶下裂进入眶内，此后沿眶下沟、眶下管走行，出眶下孔后走行于提上唇肌和提口角肌之间，发出下睑支、鼻支和上唇支等终末支。关于上颌神经是否穿过海绵窦，目前观点不一。有研究者认为上颌神经通过海绵窦嵌入其外侧壁。另有观点认为眼神经是三叉神经中唯一穿过海绵窦内的神经[3]。

依其行程，上颌神经可分为四段，即颅中窝段、翼腭窝段、眶下管段、面段。

1. 上颌神经颅中窝段

起自三叉神经节半月节前方，经海绵窦外侧壁

前行穿圆孔出颅，全长为（10.70±1.31）mm，宽为（4.01±0.52）mm。在入圆孔前从内侧发出脑膜中神经，分布于硬脑膜。该段神经血供来自颈内动脉海绵窦段发出的下外侧动脉[4]。

2. 上颌神经翼腭窝段

上颌神经出圆孔后行向前下外，再折向前上内入眶下裂（图2-1-3）。该段神经位于翼腭窝的后上外方，并与下前方的上颌动脉第三段相交叉，长为（16.21±1.80）mm，宽为（3.27±0.62）mm[4]。

上颌神经翼腭窝段可分为颧神经、神经节支和上牙槽后神经。

（1）颧神经（zygomatic nerve）

向前、上、外侧通过眶下裂入眶，穿过眶外侧壁的颧骨管分为颧颞神经和颧面神经（图2-1-4和图2-1-5）。在翼腭窝内，翼管神经内的副交感纤维经翼腭神经节交换后的节后纤维，连同交感节后纤维，与三叉神经上颌支的一般感觉纤维共同形成

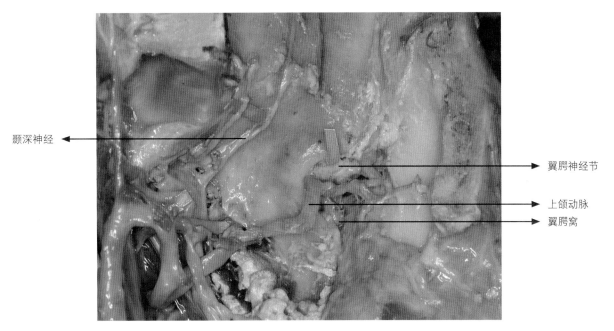

图2-1-3　上颌神经翼腭窝段解剖图

颞深神经

翼腭神经节

上颌动脉

翼腭窝

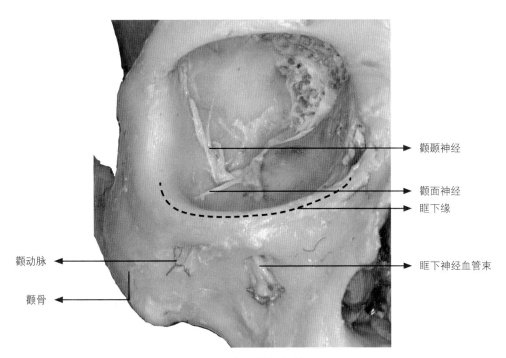

图2-1-4　颧颞神经解剖图

颧颞神经

颧面神经

眶下缘

颧动脉

颧骨

眶下神经血管束

颧神经。颧神经借交通支将副交感节后纤维（来自面神经）导入泪腺神经，支配其分泌。颧面神经和颧颞神经的走行路径相似，可通过颧骨的颧面孔支配着脸颊区域的皮肤，在其末端，颧颞神经也支配

着太阳穴周围皮肤和泪腺[5]。

走行：颧颞神经是颧神经的终末分支之一（图2-1-4）。它通过颧骨上一条骨性小管进入颞窝前部，在骨骼和颞肌之间上行，最终穿过颞筋膜到达

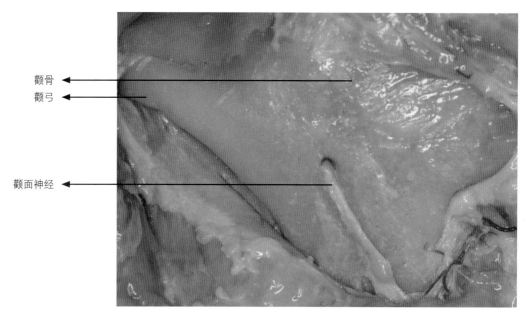

颧骨

颧弓

颧面神经

图2-1-5　颧面神经解剖图

颧弓上2cm支配颞区皮肤，并与面神经和耳颞神经相交通。当它穿过颞筋膜深层时，在两层筋膜间向眼角发出一条细小分支。这条分支从翼腭神经节运送交感神经节后纤维到泪腺。颧面神经从颧骨侧方的颧面孔（颧骨颊侧面向外突起，中间有小的开孔，为颧面孔）穿出骨面经颧突表面向外走行来支配颧骨区域的皮肤。颧颞孔位于眶外侧缘外侧2.5～5.1cm，平均范围约3.1cm。颧面孔位于眶下缘外侧0.3～1.6cm，平均约0.7cm[6]。

解剖相关临床骨增量及口腔种植意义：在口腔颌面及整形手术时如颧骨降低术，手术剥离眶外侧壁下软组织时，通常需要分离颧神经的两个感觉分支，这会造成眶外侧缘和颧突区域的皮肤感觉缺失。在行穿颧骨种植手术时，除了翻瓣应注意眶下神经外，植入颧骨部分不可太靠近眶侧壁，容易损伤颧面神经，造成颧骨区域皮肤麻木。

（2）神经节支（ganglionic branches）

也称翼腭神经（pterygopalatine nerve），常分为2支，在翼腭窝内从上颌神经主干发出后下行，与翼腭神经节相连。其感觉纤维穿翼腭神经节后（并不在节内进行神经元交换）加入该神经节的眶支、鼻支、腭神经及咽神经等。此处仅介绍与口腔关系密切的分支[1]。

1）鼻支：经蝶腭孔入鼻腔，分布于鼻甲和鼻中隔黏膜，其中一支称为鼻腭神经（图2-1-6）。①鼻腭神经走行：是鼻分支中最大的分支，起源于翼腭神经，穿过翼腭窝内的翼腭神经节经蝶腭孔进入鼻腔到达鼻中隔，然后向内侧穿过鼻根至蝶窦自然裂口的下方，到达鼻中隔上缘，在鼻中隔黏膜和骨膜之间向前下斜行至切牙管经切牙孔离开鼻腔。②功能：鼻腭神经进入鼻腔后分内外侧两组。外侧组即外后上鼻支，约有6条，支配上、中鼻甲后上部的黏膜和后筛窦的黏膜；内侧组有2～3支，其中最大的一支是鼻腭神经，在蝶窦孔下方横过鼻腔顶，支配鼻中隔顶后部黏膜。鼻腭神经支配鼻中隔和硬腭前部的黏骨膜和上前牙的腭侧牙龈。此外，鼻腭神经中还混合了交感神经和副交感神经，支配鼻中隔和腭黏膜的黏液分泌[7]。③解剖相关临床骨增量及口腔种植意义：因切牙管解剖形态、大小及内容物的多样性，在进行局部麻醉、翻瓣手术和种植体植入时具有重要意义。在拔除腭侧阻生牙时，为使翻瓣容易经常选择切断切牙孔区域的神经及血管。大量研究证明切断鼻腭神经不会影响到硬腭的敏感度，而腭大神经一定能为硬腭提供正常感觉[8-9]。因前牙区切牙管的位置会影响部分种植体植入，部分患者可选择切除切牙管内的神经和血管，同期或延期植入种植体。切牙管内的神经、血管可与腭大神经和动脉相吻合，使其再血管化并在3～6个月内逐渐形成神经支配。少数患者半年后上腭仍有可能出现感觉障碍[10]，可配合营养神经类药物辅助治疗。但鼻腭神经损伤是可以恢复的，一般不产生影响。

2）腭神经（palatine nerve）：自翼腭神经节经翼腭管向下，分为腭前、腭中及腭后神经（图2-1-7）。

腭前神经（图2-1-8）向下延伸至腭大管（平均长度31mm，范围15～44mm）出腭大孔向前至近切牙处与鼻腭神经交通，分布于腭部黏骨膜和上颌后牙的腭侧牙龈；腭前神经在翼腭管内还发出鼻支，穿过腭骨垂直板，分布于下鼻甲和中、下鼻道。腭中及腭后神经出腭小孔，分布于软腭、腭垂及扁桃体，可与舌咽神经相吻合，在腭扁桃体周围形成一个扁桃体组丛。有学者认为腭前神经支配不会到达超过第一前磨牙的区域，另有人认为其可达切牙孔，甚至与鼻腭神经的分支相吻合，但此观点尚存争议[11-12]。

解剖相关临床骨增量及口腔种植意义：①多项研究报道了腭大孔距离腭中缝或者硬腭远中边缘的位置，但由于个体存在差异，相关数值对于特定患者仍可能不准确。如果在此区域行麻醉或翻瓣手术，需要在CT上确定腭大孔位置。②腭部角化黏膜

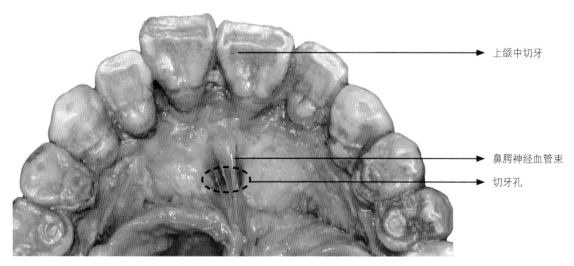

上颌中切牙

鼻腭神经血管束

切牙孔

图2-1-6　鼻腭神经解剖图

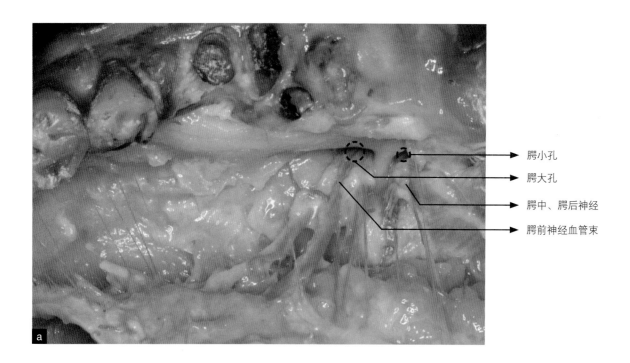

腭小孔

腭大孔

腭中、腭后神经

腭前神经血管束

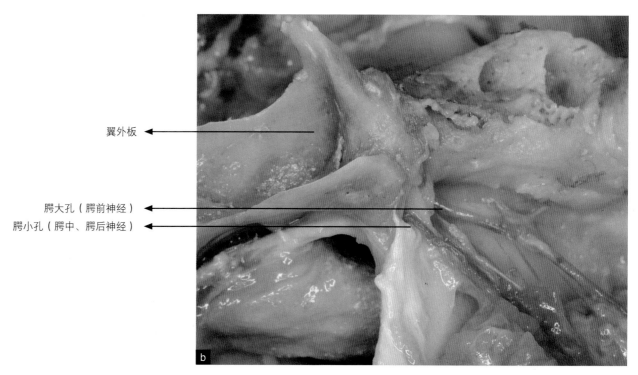

翼外板

腭大孔（腭前神经）

腭小孔（腭中、腭后神经）

图2-1-7　（a、b）腭前、腭中、腭后神经解剖图

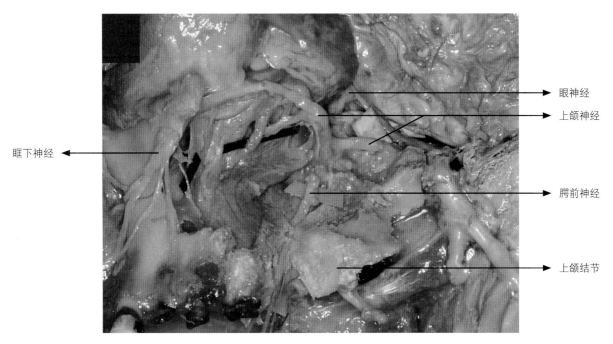

眼神经

上颌神经

眶下神经

腭前神经

上颌结节

图2-1-8　腭前神经解剖图

是获取软组织移植的常用区域，尤其是前磨牙和磨牙区。腭部的神经血管束与釉牙骨质界之间的距离相对恒定，正常人群中其平均的距离为12mm；在腭弓高的人群中，平均距离为17mm；在腭弓低平的人群中，平均的距离为7mm。腭部深层血管神经位于腭侧釉牙骨质界根方12mm的深层软组织内，只要不触及这个深度和层次，获取结缔组织通常比较安全[13]。

（3）上牙槽后神经（posterior superior alveolar nerve）

起于上颌神经翼腭窝段的下壁，经翼上颌裂进入颞下窝，贴上颌窦后外壁，至上颌骨后面中部穿入牙槽孔、牙槽管，走行于上颌窦后下壁的骨管中。在上磨牙根尖的上方与上牙槽中神经吻合成丛，在丛上方发出分支支配上颌窦后下壁和上颌磨牙（图2-1-9）。

解剖相关临床骨增量及口腔种植意义：①上牙槽后神经除支配上颌磨牙牙髓、牙周、颊侧黏膜及上颌结节骨质和骨膜外，还与上牙槽前神经、中神经及蝶腭神经节节后纤维共同支配上颌窦黏膜，涉及上颌窦的手术应同时麻醉上牙槽前、中、后神经；另外，上牙槽后神经常分布至整个上颌结节区，上颌第三磨牙尤其是颊向错位或牙冠颊倾者，其腭侧和远中的黏骨膜也可能受上牙槽后神经支配[14]。②变异：上牙槽后神经可有一个或多个分支。McDaniel发现上牙槽后神经1个分支占21%，2个分支占30%，3个及多个分支占25%[15]。到达磨牙时，上牙槽后神经形成4组终末分支，其中牙支支配磨牙和前磨牙的牙根；牙槽支支配牙槽骨和牙龈黏膜；黏膜支支配上颌窦黏膜；骨支支配上颌骨。

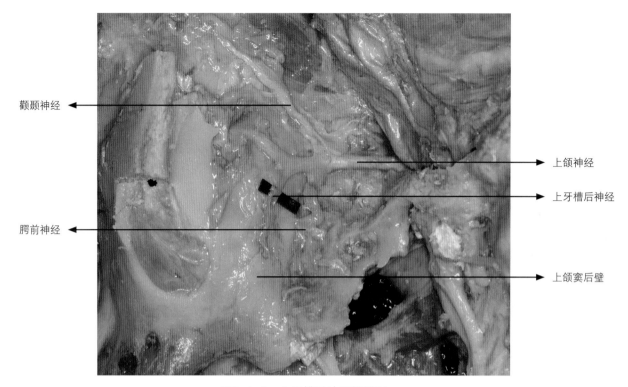

图2-1-9　上牙槽后神经解剖图

（图中标注：颧颞神经、腭前神经、上颌神经、上牙槽后神经、上颌窦后壁）

3. 上颌神经眶下管段

上颌神经进入眶下裂后更名为眶下神经，经眶下裂入眶内，穿眶底的眶下沟和眶下管，最后出眶下孔。眶下神经为感觉神经，是上颌神经第二支的终末支。眶下神经分两部分，第一部分位于眶管内，通常于眶下管的后部发出上牙槽中神经，于眶下管前部发出上牙槽前神经；第二部分神经离开眶下孔后发出4个分支，负责支配下眼睑至上唇之间面部的感觉。眶下孔通常是单孔，研究认为眶下孔数量可发生变化（即2~3个）。Aziz等[16]发现副眶下孔的发生率为15%，而Bressan[17]报告为4.7%（左侧频率较高）。眶下神经长（25.73±2.03）mm、宽（3.30±0.52）mm，该神经后段上下壁均薄，前段上壁厚而下壁薄。

（1）上牙槽中神经

根据Fitzgerald（1956）的记载，上牙槽中神经的判定标准：①位于上牙槽前神经和上牙槽后神经之间；②组成前磨牙牙槽神经丛；③排除是上牙槽前神经的分支[18]（图2-1-10）。

走行：该神经在眶下沟的后段起于眶下神经，起点距离眶下孔（16.23±2.25）mm，经上颌窦外壁向外下或外前下，在前磨牙的上方与上牙槽后神经和上牙槽前神经吻合成丛，支配上颌窦外侧壁。Murakami等[19]在对37具尸体颅骨进行解剖发现，上牙槽中神经检出率为67.6%（25例样本）；Robinson等[20]对20具尸体颅骨进行解剖发现，上牙槽中神经检出率为23%（9例样本），上牙槽中神经

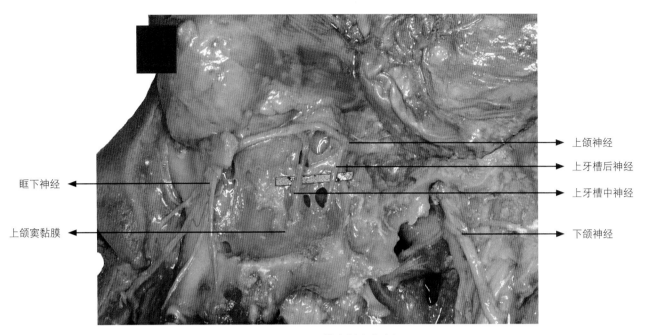

图2-1-10 上牙槽中神经解剖图

上颌神经

上牙槽后神经

上牙槽中神经

下颌神经

眶下神经

上颌窦黏膜

的分支可为单一主干，或为多条分支，该研究发现所有上牙槽中神经均包裹于骨内。

（2）上牙槽前神经

自眶下管的中段或前段起于眶下神经，起点距离眶下孔为（8.69±2.73）mm，经上颌窦前壁的牙槽管内行向前下内，在牙根尖的上方与上牙槽中神经吻合成丛，再由丛发出分支支配同侧的上颌前牙、牙槽骨、牙周膜及唇侧牙龈。另外神经丛发出鼻支丛，通过下鼻道外侧壁的一个小管供应侧壁前区域的黏膜和鼻底。根据McDaniel[15]描述，上牙槽前神经75%呈单一主干，25%的神经末梢分支形成神经丛，覆盖在尖牙窝上，并与鼻腭神经及上颌神经面段分出的鼻内侧支吻合[4]（图2-1-11）。

走行：Heasman等[21]对19具尸体进行解剖研究发现，上牙槽前神经的直径为眶下神经的1/3～1/2，并且较上牙槽中神经、上牙槽后神经粗大。自主干发出后，上牙槽前神经向前下走行

至眶缘，然后从眶下孔下方向前、下、内走行至梨状孔。Robinson等[20]解剖研究了20具尸体的上牙槽前神经走行及分支，发现在所有40个半颅骨中，上牙槽前神经的走行及分支分为5种：①只有一干，无分支比例为30%；②一主干，多分支情况约占25%；③一主干，一分支比例为20%；④双主干，并有数个分支（15%）；⑤双主干，无分支（10%），此情况少见。

解剖相关临床骨增量及口腔种植意义：行眶下神经阻滞麻醉时，术者需触诊眶下缘以确定眶下孔位置。眶下孔的位置是临床上眶下神经阻滞麻醉的重要标记点，眶下孔的开口方向通常向下、内。有研究表明眶下神经的最佳局部神经阻滞麻醉的位置在眶下缘下方约6.5mm处（在人们可以触诊颧上颌缝的地方），距离中线25mm处，在同一垂直线上眶上孔下约42mm处[22]。为了最大限度地减小尖牙区行穿刺手术和上颌窦侧壁开窗时对眶下神经和上

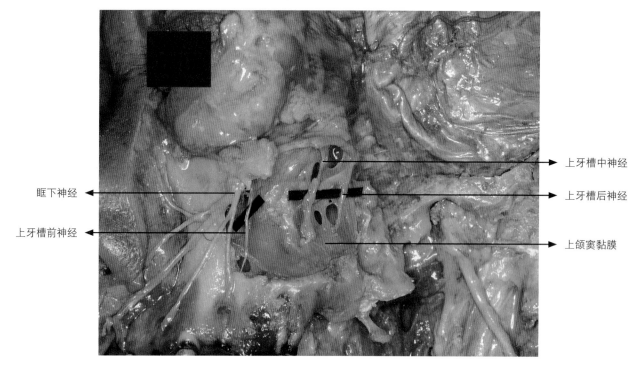

眶下神经

上牙槽前神经

上牙槽中神经

上牙槽后神经

上颌窦黏膜

图2-1-11　上牙槽前神经解剖图

牙槽前神经干的损伤，Robinson等[20]推荐了一种相对安全的入路方式：通过瞳孔中点的竖直线与过梨状孔水平线的交点上进行麻醉最安全。

4. 上颌神经面段

眶下神经面段分布于眶下区，上界睑下缘，下界为口角的水平线，内界距离中线0.5cm，外界距离眼外眦外侧2cm（图2-1-12和图2-1-13a）。眶下神经出眶下孔后在面前区分支：下睑支向上分布，其他分支向下分布从内侧到外侧依次为：鼻外侧支、鼻内侧支、上唇支（分内、外侧支），其中上唇支为最大的分支，鼻外侧支与下睑支和上唇支重叠，下睑支很少与上唇支重叠。如果眶下神经损伤会出现麻木、感觉减退或感觉异常，但是重叠的神经会在一定程度上维持这部分感觉。Hwang等[23]

观察到眶下神经的分支垂直向下，与面神经的分支水平交叉于眼眶下区的空间，此空间的神经被称为眶下神经丛。根据鼻外侧支、鼻内侧支、上唇内侧支、上唇外侧支出眶下孔的位置，将其分支的模式分为4种类型：①4支均在眶下孔处分离；②鼻外侧支与鼻内侧支分离，上唇内侧支与上唇外侧支融合；③鼻外侧支与鼻内侧支融合，上唇内侧支与上唇外侧支分离；④鼻外侧支与鼻内侧支融合，上唇内侧支与上唇外侧支融合。

（1）上唇支

是眶下神经出眶下孔的主要分支，在眼轮匝肌和提上唇肌的深面行向下，可分为上唇内侧支、上唇外侧支及上唇中间支，支配上唇的皮肤和黏膜[4]（图2-1-13b）。

（2）鼻支

眶下神经出眶下孔在提上唇肌和提上唇鼻翼肌

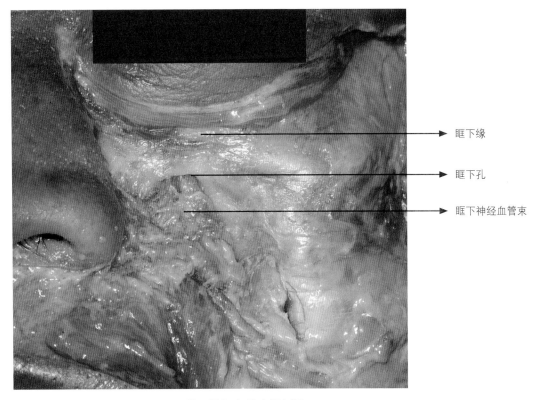

眶下缘

眶下孔

眶下神经血管束

图2-1-12　眶下神经血管束解剖图

的深面向内走行，分为鼻外侧支和鼻内侧支，鼻外侧支支配鼻外侧的皮肤；而鼻内侧支支配鼻中隔和鼻前庭的皮肤，并在鼻底部与上牙槽神经和鼻腭神经吻合（图2-1-13b）。

（3）下睑支

出眶下孔在眼轮匝肌和提上唇肌的深面行向上，支配下眼睑的皮肤和结膜（图2-1-13c）。

解剖相关临床骨增量及口腔种植意义：眶下神经是上颌神经最大的末端分支，很容易受到外科手术的伤害。经侧壁开窗行上颌窦底提升术及在严重吸收的上颌前牙区进行种植手术时，翻瓣可能损伤眶下神经。由于眶下神经与面神经在眶下区域有交联，在进行上颌、穿颧骨口腔种植手术或面深部的手术时，应特别注意这是眶下神经丛损伤的高危区域[24]。

眶下神经损伤可能出现以下症状：从下睑裂到口角至鼻旁皮肤的感觉障碍。由于眶下神经不同区域的分支有重叠，眶下神经损伤后，部分区域的感觉仍可以维持。因此，应在术前通过CT确定神经的位置，翻瓣应控制在眶下孔下方的安全距离，对于软组织分离时应轻柔避免分离过深，并在手术过程中保持拉钩与神经的安全距离。如发生眶颧骨复合骨折或切除上颌骨肿瘤时应特别小心，因为它位于面部的中间部分。另外一些严重的牙源性感染，感染的扩散会导致面中部区域的疼痛或麻木。最常见分支的类型是所有分支均从眶下孔单独发出，这些神经分支是很清楚的，可以实现选择性麻醉，将有助于在上颌肿瘤手术、颞颌面带蒂皮瓣和Lefort截骨术中神经的保留[23,25]。

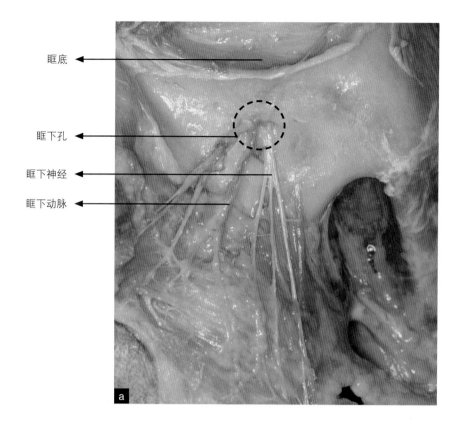

眶底

眶下孔

眶下神经

眶下动脉

a

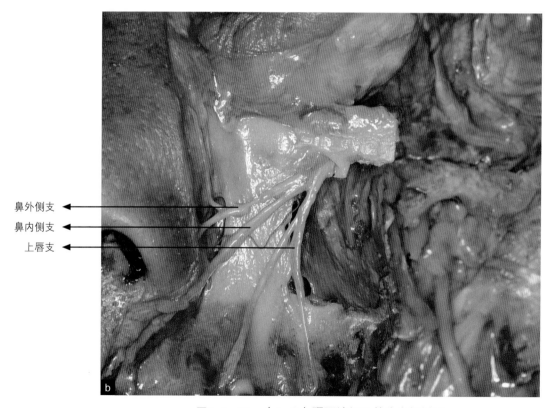

鼻外侧支

鼻内侧支

上唇支

b

图2-1-13 （a、b）眶下神经及其分支解剖图

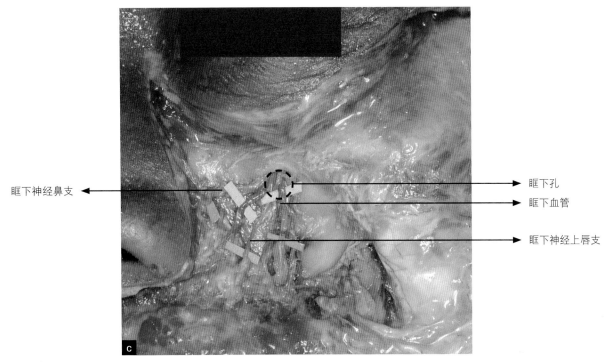

眶下神经鼻支

眶下孔

眶下血管

眶下神经上唇支

图2-1-13（续） （c）眶下神经及其分支解剖图（黄色标记为神经）

5. 小结

本节主要总结了关于上颌神经的解剖学方面的知识，扎实的解剖基础有助于更好地了解临床与种植及口腔颌面相关的外科实践。熟练地掌握上颌神经的走行、分段和分支等有助于优化种植及颌面外科手术方案，提高手术安全性，减少术后并发症。

参考文献

[1] 赵士杰, 皮昕. 口腔颌面部解剖学[M]. 北京: 北京大学出版社, 2006.

[2] Joo W, Yoshioka F, Funaki T, et al. Microsurgical anatomy of the trigeminal nerve[J]. Clin Anat, 2014, 27(1):61-88.

[3] Somayaji KS, Rao MK. Anatomy and clinical applications of the maxillary nerve in dentistry: a literature review[J]. Dent Update, 2012, 39(10):727-735.

[4] 张元鑫, 张奎启. 人上颌神经及动脉供应尸体解剖研究[J]. 中华耳鼻喉头颈外科杂志, 2012, 47(10):836-840.

[5] Totonchi A, Pashmini N, Guyuron B. The zygomaticotemporal branch of the trigeminal nerve: an anatomical study[J]. Plast Reconstr Surg, 2005, 115(1):273-277.

[6] Martins C, Li X, Rhoton AL Jr. Role of the zygomaticofacial foramen in the orbitozygomatic craniotomy:anatomic report[J]. Neurosurgery, 2003, 53(1):168-173.

[7] Chandra RK, Rohman GT, Walsh WE. Anterior palate sensory impairment after septal surgery[J]. Am J Rhinol, 2008, 22(1):86-88.

[8] Arx TV, Lozanoff S. 实用临床口腔解剖精要[M]. 徐宝华, 张晔, 岳嵚译. 沈阳: 辽宁科学技术出版社, 2021.

[9] Filippi A, Pohl Y, Tekin U. Sensory disorders after

separation of the nasopalatine nerve during removal of palatal displaced canines:prospective investigation[J]. Br J Oral Maxillofac Surg, 1999, 37(2):134-136.

[10] Urban I, Jovanovic SA, Buser D, et al. Partial lateralization of the nasopalation nerve at the incisive foramen for ridge augmentation in the anterior maxilla prior to placement of dental implants:a retrospective case series evaluating self-reported data and neurosensory testing[J]. Int J Periodontics Restorative Dent, 2015, 35(2):169-177.

[11] Tomaszewska IM, Kmiotek EK, Pena IZ, et al. Computed tomography morphometric analysis of the greater palatine canal: a study of 1500 head CTs and a systematic review of literature[J]. Anat Sci Int, 2015, 90(4):287-297.

[12] Langford RJ. The contribution of the nasopalatine nerve to sensation of the hard palate[J]. Br J Oral Maxillofac Surg, 1989, 27(5):379-386.

[13] 满毅. 腭部作为口腔软组织供区的实践要点[J]. 口腔颌面外科学杂志, 2020, 30(5):265-271.

[14] Rodella LF, Buffoli B, Labanca M, et al. A review of the mandibular and maxillary nerve supplies and their clinical relevance[J]. Arch Oral Biol, 2012, 57(4):323-334.

[15] McDaniel WM. Variations in nerve distributions of the maxillary teeth[J]. J Dent Res, 1956, 35(6):916-921.

[16] Aziz SR, Marchena JM, Puran A. Anatomic characteristics of the infraorbital foramen: a cadaver study[J]. J Oral Maxillofac Surg, 2000, 58(9):992-996.

[17] Bressan C, Geuna S, Malerba G, et al. Descriptive and topographic anatomy of the accessory infraorbital foramen. Clinical implications in maxillary surgery[J]. Minerva Stomatol, 2004, 53(9):495-505.

[18] Fitzgerald MJ. Occurrence of middle superior alveolar nerve in man[J]. J Anat, 1956, 90(4):520-522.

[19] Murakami G, Ohtsuka K, Sato I, et al. The superior alveolar nerves: their topographical relationship and distribution to the maxillary sinus in human adults[J]. Okajimas Folia Anat Jpn, 1994, 70(6):319-328.

[20] Robinson S, Wormald PJ. Patterns of innervation of the anterior maxilla: a cadaver study with relevance to canine fossa puncture of the maxillary sinus[J]. Laryngoscope, 2005, 115(10):1785-1788.

[21] Heasman PA. Clinical anatomy of the superior alveolar nerves[J]. Br J Oral Maxillofac Surg, 1984, 22(6):439-447.

[22] Gupta T. Localization of important facial foramina encountered in maxillo-facial surgery[J]. Clin Anat, 2008, 21(7):633-640.

[23] Hwang K, Suh MS, Chung IH. Cutaneous distribution of infraorbital nerve[J]. J Craniofac Surg, 2004, 15(1):3-5, discussion 5.

[24] Hwang K, Han JY, Battuvshin D, et al. Communication of infraorbital nerve and facial nerve: anatomic and histologic study[J]. J Craniofac Surg, 2004, 15(1):88-91.

[25] Hu KS, Kwak HH, Song WC, et al. Branching patterns of the infraorbital nerve and topography within the infraorbital space[J]. J Craniofac Surg, 2006, 17(6):1111-1115.

第2节 下颌神经

下颌神经（mandibular nerve）是以感觉神经为主的混合性神经，是三叉神经中最大的分支之一，自三叉神经半月节的前缘下部分发出，粗大的感觉根发自半月神经节前缘之外侧，细小的运动根走行于半月神经节下方，两根共穿卵圆孔出颅（图2-2-1）。进入颞下窝后，两根合并下行于翼外肌与腭帆张肌之间处，又分为前后二干；在其分干之前，分出棘孔神经和翼内肌神经（图2-2-2和图2-2-3）。

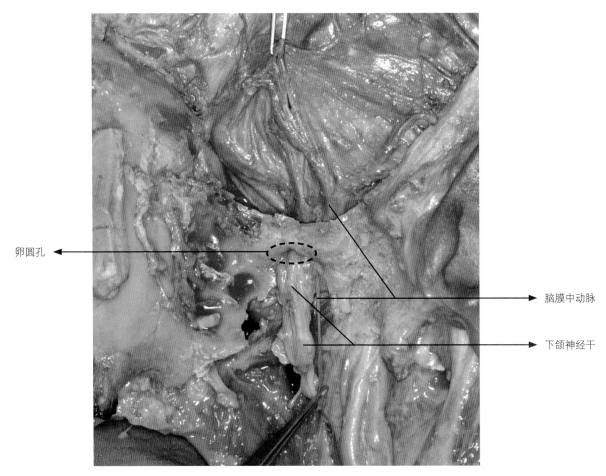

卵圆孔

脑膜中动脉

下颌神经干

图2-2-1 下颌神经干出卵圆孔解剖图

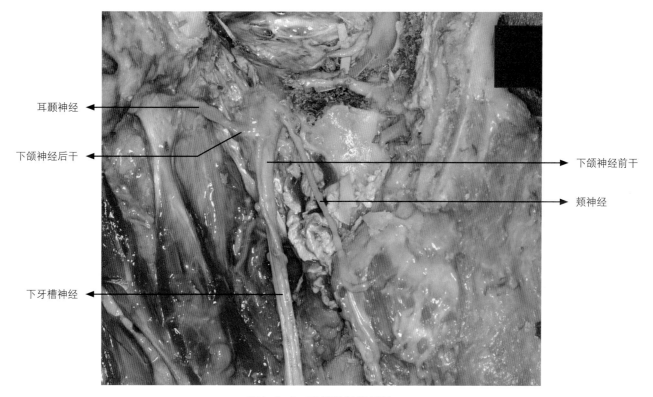

耳颞神经

下颌神经后干

下牙槽神经

下颌神经前干

颊神经

图2-2-2 下颌神经解剖图

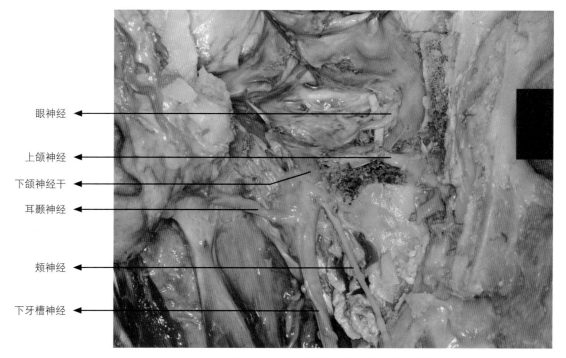

眼神经

上颌神经

下颌神经干

耳颞神经

颊神经

下牙槽神经

图2-2-3 三叉神经半月节前下部解剖图

1. 下颌神经前干

下颌神经前干较细，走行在翼外肌深面，大部分为运动神经，支配颞肌、咬肌和翼外肌，感觉神经为颊神经。

（1）颞深神经（deep temporal nerve）

一般分为前、后两支，即颞深前神经和颞深后神经，均经翼外肌上缘，绕过蝶骨大翼的颞下嵴，分布于颞肌深面（图2-2-4）。

（2）咬肌神经（masseteric nerve）

常与颞深后神经共干，两者分开后，咬肌神经向外经翼外肌上缘，在颞下颌关节颞肌之间跨越下颌乙状切迹，分布于咬肌深面（图2-2-5）。

（3）翼外肌神经（lateral pterygoid nerve）

走行于翼外肌深面，分布于该肌的上下头。

在治疗三叉神经下颌支痛的手术中往往同时也损伤下颌神经运动根，但是有文献报告下颌神经的运动神经被切断后未发现对患者的张口运动、咀嚼运动、言语功能及听功能有明显影响[1]。

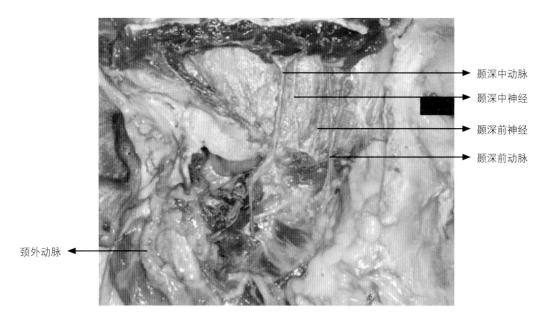

图2-2-4　颞深神经解剖图

颞深中动脉
颞深中神经
颞深前神经
颞深前动脉

颈外动脉

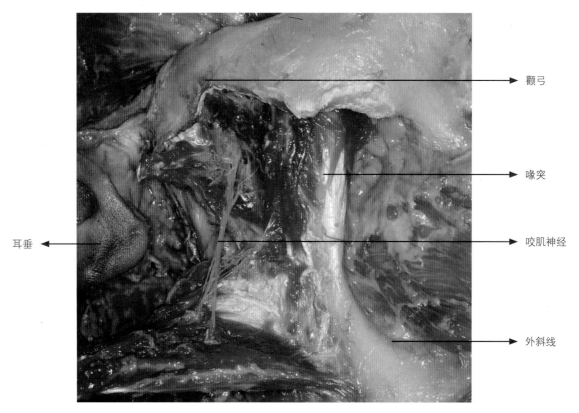

图2-2-5　咬肌神经解剖图

（4）颊神经（buccal nerve）

也称颊长神经，是下颌神经前干中唯一的感觉神经。根据姜晓钟等[2-3]研究，下颌神经出卵圆孔之后，即在其前方分出颊神经，在其后方分出耳颞神经。于翼外肌两头之间下方走行，经过颞肌和咬肌前缘，穿过颊脂垫，分布于下颌[5-8]颊侧牙龈及颊侧黏膜和皮肤。值得注意的是，颊神经在颊肌前缘才分4～6支进入颊肌，找到颊神经时一定要注意是否为分支。有时颊神经可向前延伸供应尖牙后方的下颌颊侧牙龈（图2-2-6～图2-2-8）。

解剖相关临床意义：临床上单纯下牙槽神经或颊神经撕脱术治疗三叉神经下颌支疼痛时，常伴有术后神经疼痛和复发，可能的原因是颊神经存在，下颌颊侧牙龈、黏膜、牙齿仍然有感觉神经支配。只有同时行颊神经撕脱术时，才能将唇颊侧的感觉神经离断，方可减少术后疼痛发生和复发。行颊神经撕脱时可经口内颊黏膜切口，在颊脂垫浅层钝性分离并找到颊神经的各个分支[2]。在行一侧下颌区域麻醉时，为了防止颊侧麻醉不全，也需要行颊神经的麻醉，麻醉方法和下牙槽神经口内阻滞法相同部位进针，在完成下牙槽神经阻滞注射后，针尖退出0.5cm后注射麻醉药物即可。

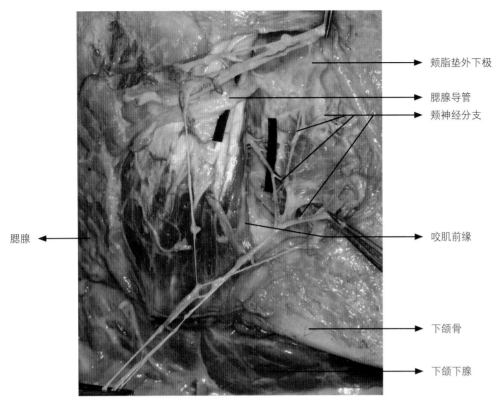

颊脂垫外下极

腮腺导管

颊神经分支

腮腺

咬肌前缘

下颌骨

下颌下腺

图2-2-6　颊神经浅层分支解剖图（显示颊神经有多个分支）

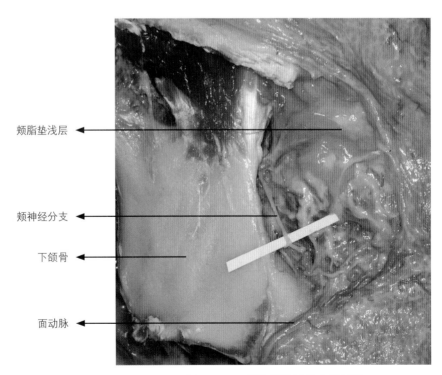

颊脂垫浅层

颊神经分支

下颌骨

面动脉

图2-2-7　颊神经深层分支解剖图

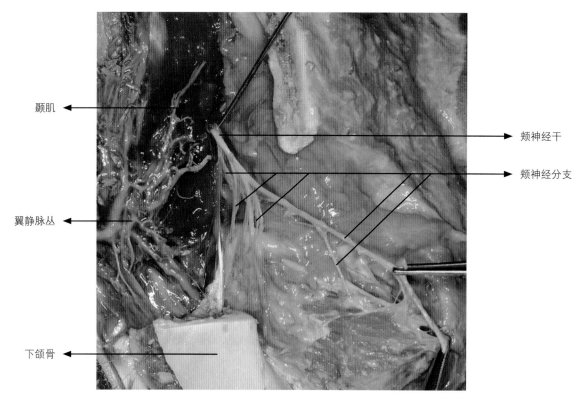

颞肌

颊神经干

颊神经分支

翼静脉丛

下颌骨

图2-2-8 去除下颌升支上部后，颊神经解剖图

2. 下颌神经后干

下颌神经后干较粗，主要分支有耳颞神经、舌神经和下牙槽神经。前两者为感觉神经，后者为混合神经。

（1）耳颞神经（auriculotemporal nerve）

自下颌神经后干发出后，向后以两根包绕脑膜中动脉后合为一干，位于翼外肌和腭帆张肌之间，经蝶下颌韧带，绕下颌髁突颈部内侧至其后方进入腮腺，在此分为上、下两支（图2-2-2、图2-2-9和图2-2-10）。

1）上支：自耳颞神经干分出后，几乎成直角弯曲向上，经腮腺上缘穿出，越过颧弓浅面进入颞区，分出以下分支：①关节支分布于颞下颌关节；

②耳前支与外耳道支：分别分布于耳廓前上部及外耳道区域；③腮腺支：分布于腮腺；④颞浅支：为上支的终末支，上行穿过颧弓浅面，经耳廓的前方，在颞浅动、静脉之间上行，分布于颞区皮肤。

2）下支：一般有两支，向前外侧，在下颌支后侧咬肌后缘处，与面神经交通。

（2）舌神经（lingual nerve）

起自下颌神经后干，位于下牙槽神经前内侧，经翼外肌深面至其下缘，于翼内肌与下颌支之间，至下颌舌骨线的后部转向前，经过下颌第三磨牙远中，到其舌侧下方，继而向前经舌骨舌肌与下颌舌骨肌之间，居下颌下腺和其导管之上。与下颌下腺导管发生紧密、螺旋式交叉关系：舌神经先从导管上方至其外侧，然后绕过导管下方至其内侧，沿颏

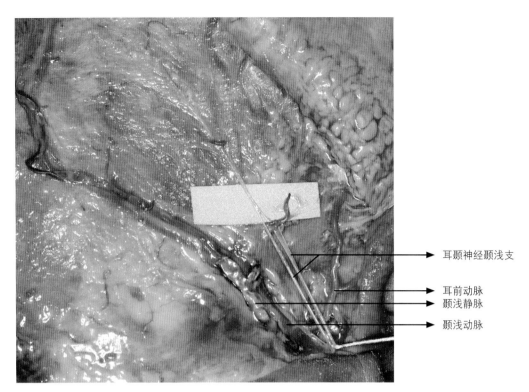

耳颞神经颞浅支

耳前动脉
颞浅静脉

颞浅动脉

图2-2-9 耳颞神经上支解剖图（耳颞神经上行的颞浅支与颞浅动静脉伴行）

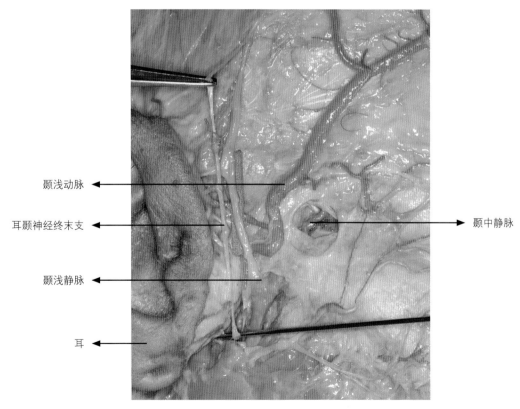

颞浅动脉

耳颞神经终末支

颞浅静脉

耳

颞中静脉

图2-2-10 耳颞神经终末支解剖图

舌肌外侧与舌深动脉伴行至舌尖。舌神经可分为4～6支，直接分布于同侧舌前2/3的黏膜、舌侧牙龈（图2-2-11～图2-2-13和图2-2-15）。

纪荣明等[3]对42例尸体解剖的研究发现舌神经与下牙槽神经的位置关系：下牙槽神经位于舌神经外侧81%（34/42），其中位于正外方为29.4%（10/34）、外方为47.2%（16/34）、外上方为23.5%（8/34）。而位于舌神经内侧19%（8/42），均位于舌神经内后方。舌神经内侧被翼内肌掩盖的长度为（19.7±5.4）mm。

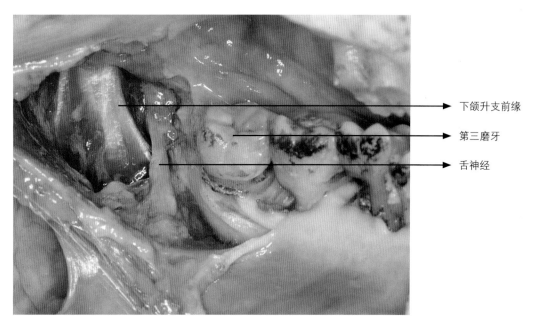

图2-2-11　舌神经在下颌第三磨牙舌侧解剖图

下颌升支前缘

第三磨牙

舌神经

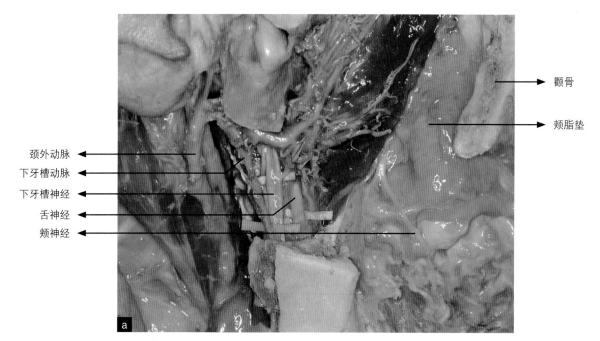

颧骨

颊脂垫

颈外动脉

下牙槽动脉

下牙槽神经

舌神经

颊神经

a

图2-2-12　（a～c）舌神经毗邻关系解剖图

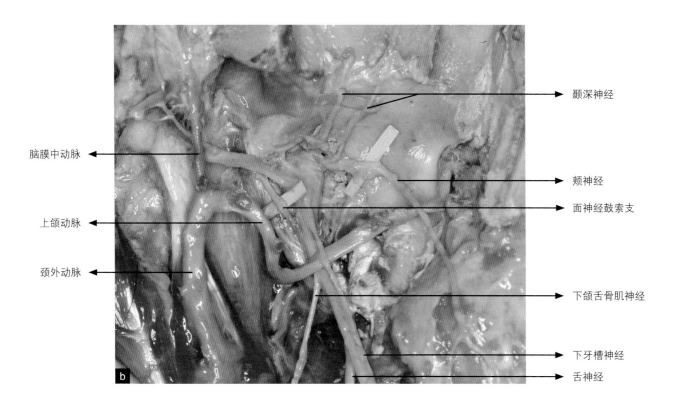

脑膜中动脉

上颌动脉

颈外动脉

颞深神经

颊神经

面神经鼓索支

下颌舌骨肌神经

下牙槽神经

舌神经

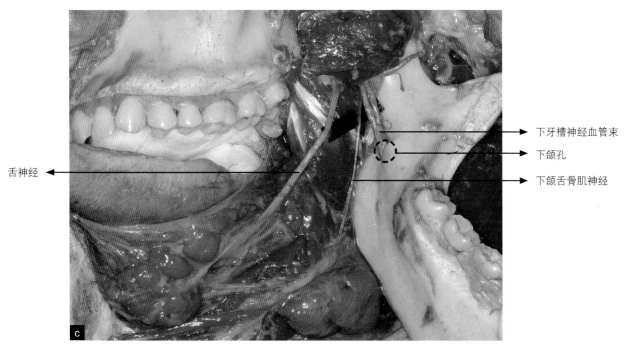

舌神经

下牙槽神经血管束

下颌孔

下颌舌骨肌神经

图2-2-12（续）

舌神经在下颌舌侧的位置关系：舌神经距下颌第三磨牙牙冠、牙龈分别为（17.2±3.2）mm、（11.7±2.8）mm；距下颌骨下缘为（11.1±4.0）mm。舌神经与下颌骨舌侧骨板间有下颌舌骨肌相隔，此处舌神经仅被口腔黏膜覆盖。

舌神经在标线1处（下颌第三磨牙牙冠舌侧正中作垂线）横径为1.5～4.5mm；在标线2（磨牙后三角尖与下颌角连线）至下颌骨上缘和下颌角的距离分别为（2.9±2.1）mm和（26.2±3.3）mm。此处，舌神经与下颌骨内侧板紧贴，二者间借少量结缔组织相连，定位查找容易[4]（图2-2-13和图2-2-14）。

解剖相关临床骨增量及口腔种植意义：在下颌第三磨牙牙冠舌侧正中垂线上，舌神经至牙龈上缘的距离约为11.7mm，其中10mm以内者占40%，距离最小者仅7mm。如采用舌侧骨板切开法的拔牙

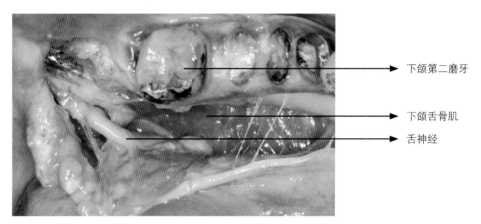

图2-2-13　舌神经与下颌磨牙舌侧毗邻关系解剖图

下颌第二磨牙

下颌舌骨肌

舌神经

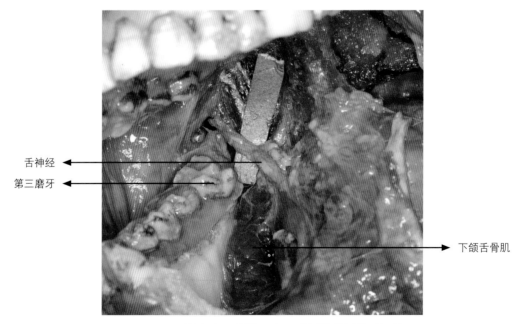

舌神经

第三磨牙

下颌舌骨肌

图2-2-14　舌神经与下颌第三磨牙舌侧的毗邻关系解剖图

术中，为防止在切开黏骨膜，去除舌侧骨板显露牙根时损伤舌神经，一定要掌握好切口长度。切口从牙龈向下，长度最好不超过7mm，或者在下颌舌骨肌上缘下3mm以内；如切口长度不能满足手术操作需要，牙龈暴露不充分（牙根尖至牙槽骨的距离为11.3mm），可从该切口下方紧贴下颌骨内侧骨板向下将黏骨膜和下颌舌骨肌钝性分离，这样既能满足手术操作需要又可减少或避免损伤舌神经。在行下颌后牙区骨增量手术时，在分离、松解舌侧黏骨膜时，应避免损伤舌神经。

（3）下牙槽神经（inferior alveolar nerve）

为下颌神经分支中最大者，主要走行于下颌管内，在临床手术中容易受到损伤。下牙槽神经自下颌神经分出后，与舌神经共同经翼外肌深面（图2-2-12a、c），下行于翼内肌与下颌支之间进入下颌神经沟，并沿其下行，伴行下牙槽血管经下颌孔入下颌管，构成下牙槽神经血管束（inferior alveolar nerve bundle），经下颌管出颏孔后分为切牙神经和颏神经，分布于下颌前牙及第一前磨牙的唇颊侧牙龈、下唇黏膜及皮肤和颏部皮肤。下牙槽神经在进入下颌孔之前，还发出下颌舌骨肌神经（图2-2-12b、c和图2-2-16），沿下颌舌骨肌沟行至下颌舌骨肌的下面，在该处发出分支，支配下颌舌骨肌、二腹肌前腹。下颌舌骨肌神经内有时可混入感觉纤维，分布至颏隆突的下面，支配下切牙及牙龈或参与同侧或对侧的下颌切牙神经。

在下颌管中，下牙槽神经及伴随血管有一层被膜包绕成神经血管束，血管位于神经上方，而且位置恒定；也有报道，下牙槽血管有66.7%位于下牙槽神经外上方，并发出小分支包绕神经（图2-2-17和图2-2-21）。

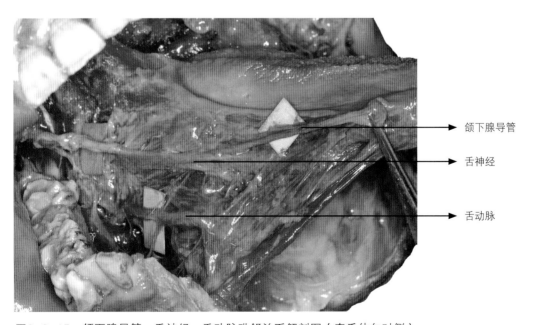

颌下腺导管

舌神经

舌动脉

图2-2-15　颌下腺导管、舌神经、舌动脉毗邻关系解剖图（牵舌体向对侧）

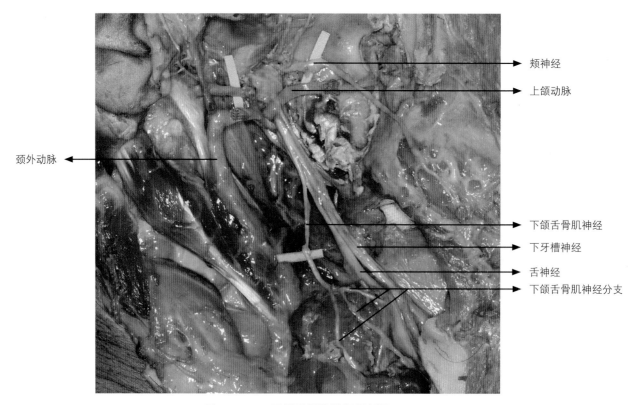

颊神经

上颌动脉

颈外动脉

下颌舌骨肌神经

下牙槽神经

舌神经

下颌舌骨肌神经分支

图2-2-16　下颌舌骨肌神经解剖图

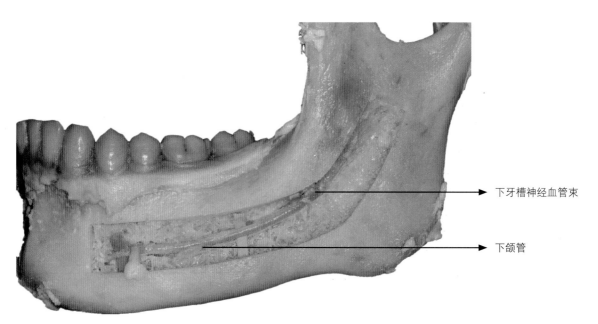

下牙槽神经血管束

下颌管

图2-2-17　下牙槽神经血管束解剖图

1）下牙槽神经在下颌管内的行程与分布：下颌管是位于下颌骨松质骨间的密质骨管道，上起于下颌孔，前出于颏孔。下颌管在下颌骨横截面近似椭圆形，上部略小，在升支部断面呈扁横椭圆形。其管壁由一薄层致密骨构成，近下颌孔端稍厚，随着下颌管向近中延伸，管壁逐渐变薄，第一磨牙远中至颏孔段，下颌管壁不完整，并在颏孔平面形成无管壁腔道向中线延伸[6]。

①下颌管距骨内板较外板近（骨内板常形成下颌管的内壁，管之上下及外侧壁邻接松质骨）；②下颌管距下颌支前缘较后缘近（下颌孔及其下方1~2mm处除外）；③下颌管距下颌下缘较牙槽嵴近。下颌管与骨外板及其间的松质骨厚度关系为：除下颌角及下颌磨牙区外，松质骨较骨外板为厚。从下颌第一磨牙至下颌第二前磨牙，下颌管从后向前外穿过松质骨开口于颏孔。

郭大锁等[5]及冯文颢等[6]对下颌管形态做了详细的测量分析，其以不锈钢丝导入下颌孔和颏孔至末端，结合下颌全景片、正侧位片测得下颌管从下颌孔到颏孔的全长平均为（64.42±1.25）mm。其直径在下牙槽神经入口处平均为（2.78±0.21）mm，在第三磨牙根尖下平均为（2.20±0.56）mm。第三至第一磨牙距下颌管平均分别为（3.87±0.32）mm、（5.76±1.24）mm、（9.57±1.65）mm，且3颗磨牙的远中根尖距下颌管的平均距离均较近中根尖为近。下颌孔向上距乙状切迹的平均距离为（21.25±2.68）mm，向下距下颌角下缘的距离平均为（28.32±2.76）mm，向前距升支前缘的距离平均为（18.60±2.83）mm，向后距升支后缘的距离平均（14.91±1.94）mm。与Obradovic等[7]报道基本一致。刘宝林等[8]以上述方法测量颏孔后1cm及2cm处颊侧骨

壁的厚度，颊侧分别为（6.48±1.19）mm、（1.79±1.27）mm，而舌侧的厚度分别为（3.98±1.29）mm、（3.30±0.98）mm，即下颌管在颏孔后12mm处颊侧骨壁厚度均大于舌侧骨壁厚度，且越往后差异越明显。

值得注意的是下颌管的大小比下牙槽神经血管束的实际直径要大。因此，临床在种植手术中，种植钻突破了下颌管常有落空感，会出现术中出血及同侧下唇麻木。

综上所述，下颌管的行经是从乙状切迹下方的下颌骨处起始，沿磨牙根尖舌侧下行，走向前磨牙根尖的颊侧下方，继续前行，靠近前牙区颊侧皮质骨板，略呈S形走向，在垂直轴内呈凸向外前下的弧形。以下颌骨内外侧骨板的中线而分，63.3%的下颌管沿中线行至颏孔，23.8%的下颌管偏于颊侧，8.3%的下颌管偏于舌侧走行，极个别下颌管偏于颊侧皮质骨板内3.5mm走行[5-6,8]。本书编者把下颌骨均分19份（按牙位划分），矢状面切开（图2-2-18），按编号1~10观察下颌管的走向及变化（图2-2-19）：①磨牙区下颌管偏向舌侧（最近处约2mm，编号1~6）；②前磨牙区逐渐偏向颊侧（编号7a、b）；③最终分为颏孔和切牙管（编号8~10）；④从下颌第一磨牙远中到颏孔，下颌管的上壁管壁皮质骨逐渐变薄，甚至不完整（编号5~8）。

解剖相关临床骨增量及口腔种植意义：下颌种植手术时，因后牙区神经偏舌侧骨板走行，钻孔方向不要过度向舌侧倾斜；更不能以是否触及皮质骨来判断下颌管上部，因为下颌管上部皮质骨不连续，特别是当下颌体部骨质比较疏松时，影像学检查也无法分辨下颌管上缘。

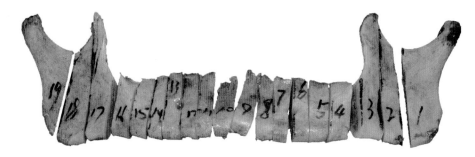

图2-2-18 下颌骨矢状面解剖图（按牙位切割19份）

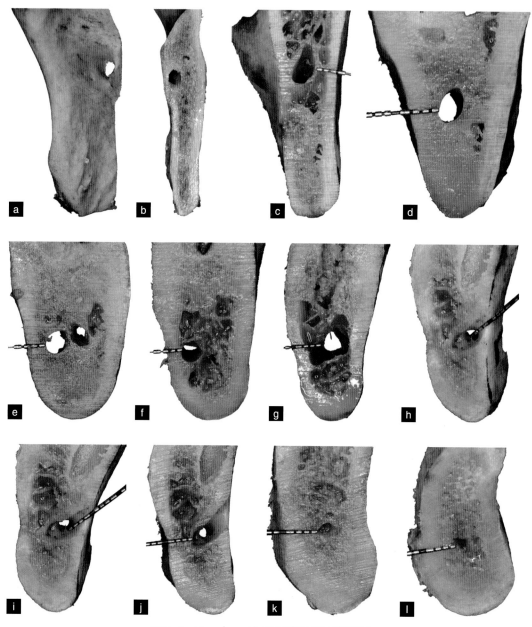

图2-2-19 （a~l）下颌管矢状面解剖图

2）**下牙槽神经在下颌管内的位置、形态和毗邻关系**：Cater[9]提出下牙槽神经在下颌管内的行程及分布分3种类型。最常见的类型是：下牙槽神经为走行于下颌管内的一支神经粗干，紧贴磨牙根尖附近，沿途分支在下颌骨牙槽基底部吻合成下牙槽神经丛。该丛分出下牙支、牙间支及根间支，分布于第一至第三磨牙及其牙周膜和牙槽骨。在颏孔处分为二支：颏神经与切牙神经。另两种类型均为下牙槽神经邻近下颌骨下缘走行，距下颌诸牙有一定的距离，由神经发出一些粗大的分支，行向上前，然后分支至牙和牙槽间隔的小支（图2-2-20和图2-2-21）。

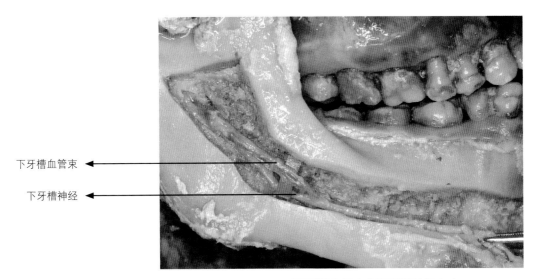

图2-2-20　下牙槽血管束在下牙槽神经上方

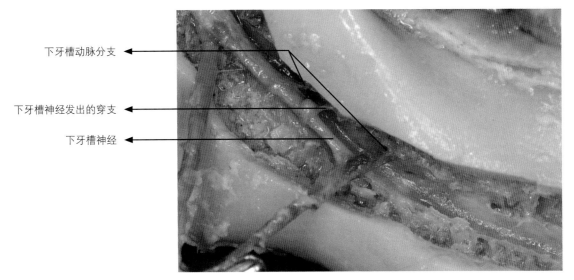

图2-2-21　下牙槽神经血管束在下颌管内向前、向下走行时，沿途发出分支进入牙根和骨间

下牙槽神经由下颌神经分支而来，起始处至下颌孔处长为（25.93±7.52）mm；管内段长为（67.97±3.96）mm。下牙槽神经起始处宽为（3.23±0.97）mm，厚为（1.72+0.31）mm；进入下颌孔处宽为（2.58±0.65）mm，厚为（1.86±0.59）mm[6,10]。

下牙槽神经经下颌孔进入下颌管，在管内同血管一起被一层被膜包裹形成下牙槽神经血管束。下牙槽血管66.7%位于下牙槽神经外上方且位置较为固定（图2-2-20和图2-2-21）。在临床上进行下颌骨相关手术操作，出现出血时应立即停止操作，防止损伤下牙槽神经。

从各截面测得下牙槽神经与下颌管关系数据显示[6]：下牙槽神经走行基本与下颌管相同，到内、外侧板的距离与下颌管近似。本书编者按牙位把一侧下颌骨矢状面切开（图2-2-22），从第二磨牙至尖牙观察根尖（牙槽底）距离下颌管及牙槽嵴顶的距离（图2-2-23）：①第二磨牙根尖距离下颌管为6.5mm，下颌管距离牙槽嵴顶为14mm；②第一磨牙根尖距离下颌管约为7mm，下颌管距离牙槽嵴顶为15mm；③第二前磨牙根尖距离下颌管为8~9mm，下颌管距离牙槽嵴顶为17mm；④第一前磨牙根尖距离下颌管为11~12mm，下颌管距离牙槽嵴顶为20mm；⑤尖牙根尖距离下颌管为12mm，距离牙槽嵴顶为22mm。

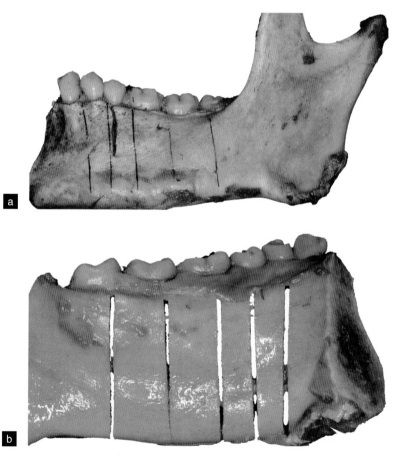

图2-2-22　下颌骨单侧矢状面切开解剖图。（a）按牙位标记矢状面切开位置；（b）舌面观矢状面切割位置

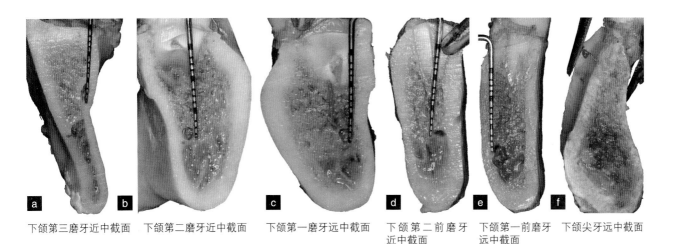

a	b	c	d	e	f
下颌第三磨牙近中截面	下颌第二磨牙近中截面	下颌第一磨牙远中截面	下颌第二前磨牙近中截面	下颌第一前磨牙远中截面	下颌尖牙远中截面

图2-2-23　（a~f）下颌骨单侧矢状面切开解剖图（从第三磨牙至尖牙）

3）下颌磨牙后管：事实上，下颌管（mandibular canal，MC）在到达颏孔之前并不是一个完整的管道，已有文献报道关于分叉的MC及MC分支存在的现象[11-12]。其中最常见的分支是下颌磨牙后管（retromolar canal，RMC），陈州莉等[13]研究认为：RMC的发生率为18.99%，分支均位于主干上方，分布于下颌第三磨牙远中或根方，若下颌第三磨牙缺失，分布于下颌第二磨牙远中。RMC及孔均属下颌骨内的解剖变异，作为下颌神经管的衍生侧支，RMC伸展达第三磨牙远中、磨牙后区等位置，穿过磨牙后孔的神经血管可继续向外延展到第一磨牙颊侧牙龈。Schejtman等[14]指出，离开磨牙后孔的神经支配部分颊肌、下颌骨后部、第三磨牙和磨牙后垫的黏膜。RMC通常在CT影像上更容易观察

到，形态变化很大，最常见的有3种（图2-2-24和图2-2-25）。在CBCT观察下颌神经管分支需注意与以下结构进行鉴别：①下颌骨骨小梁；②下颌神经管内骨间隔；③下颌磨牙牙根；④下颌磨牙区充填材料对图像的干扰。鉴别方法：在矢状面及横断面上是否能观察到分支；若不能，则视为其余结构，予以排除。

解剖相关临床骨增量及口腔种植意义：RMC与术中局部麻醉失败、正常分布的颊神经感觉丧失和局部出血等并发症有关。作为一条潜在的运输管道，它的存在为肿瘤侵袭、感染扩散提供了新的途径。下颌升支取骨时，损伤RMC，引起术中出血甚至导致术后血肿形成，还可能导致与颊神经的交通切断。

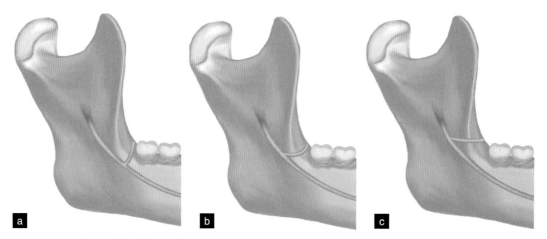

图2-2-24　磨牙后管最常见3种走行方向示意图。（a）垂直走行；（b）倾斜走行；（c）水平走行

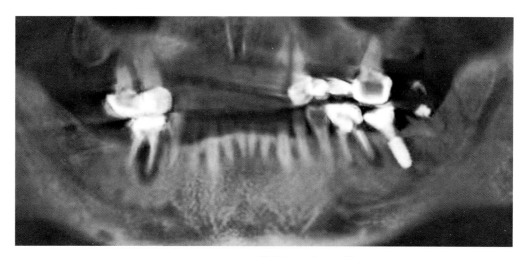

图2-2-25　下牙槽神经和磨牙后管

4）颏孔：呈圆形或卵圆形，平均高度为3.47mm、宽度为3.59mm，开口朝向后上外方；大多位于第二前磨牙下方或者下颌第一前磨牙之间下方骨质中。Kekere-Ekun等[15]报道了604例人体中，颏孔有3.3%位于第一磨牙近中根下方（图2-2-26）。多数研究都表明颏孔开口于第一前磨牙近中及尖牙根尖下方的概率小于1%（图2-2-27）。颏孔缺失右侧发生率为0.06%，左侧单发则为0。颏孔与下颌管的毗邻关系见表2-2-1和表2-2-2[16-17]。

5）副颏孔：是指位于颏孔周围较小的孔，与下颌管相连续。副颏孔的发生率为2%～14.3%，既可以是单孔，也可以是双孔；既可以单侧发生，也可以双侧同时出现。不同种族人群中副颏孔的发生率也不同：白种人1.4%、亚裔印第安人1.5%、非洲裔美国人5.7%，而在亚洲人中高达1.8%～10%[18]。

表2-2-1 颏孔下缘至下颌管上缘的垂直距离（单位：mm）

总计	左	右
例数	23	24
最大值	5.5	5.5
最小值	0	0
$\bar{x} \pm s$	3.85 ± 1.51	3.81 ± 1.42

表2-2-2 颏孔前缘至下颌管前缘的水平距离（单位：mm）

总计	左	右
例数	23	24
最大值	5.5	4.8
最小值	0	0
$\bar{x} \pm s$	3.10 ± 1.38	2.54 ± 1.14

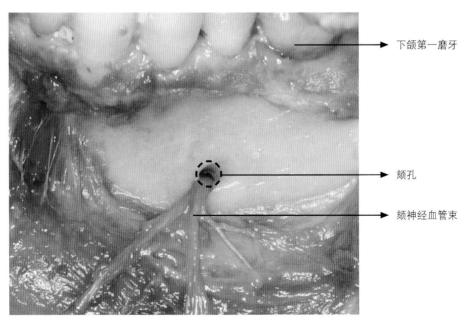

下颌第一磨牙

颏孔

颏神经血管束

图2-2-26 颏孔解剖图

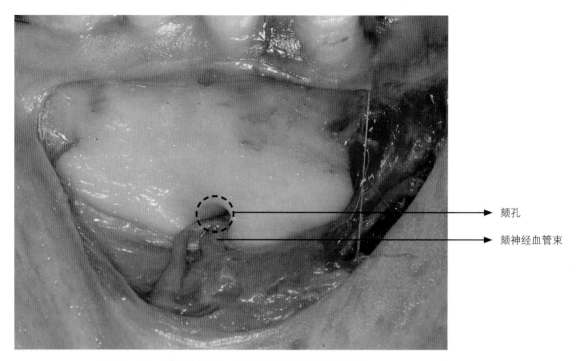

图2-2-27　颏孔位于第一前磨牙近中根下方解剖图

6）颏管：Williams等[19]提出了颏管的概念：下颌管在第一或第二前磨牙下方分为颏管和切牙神经管，颏管向后上方走行开口于颏孔。但至今我国解剖学书籍均没有颏管的命名或描述，或描述过于简单，仅为下牙槽神经出颏孔后改为颏神经。后经各种测量研究分析明确：下牙槽神经颏部的终末支进入颏管后即更名为颏神经，但不应以颏孔作为颏神经的起点[16,20-21]。

颏管的方向，下颌骨标本上发现颏孔是朝向后上外方的，与前下外方走行的下颌管开口方向不一致，说明下颌管并非直接开口于颏孔。赵士杰等[17]曾用具有较高分辨率的Sens-A-Ray技术显示下颌管的前端并用计算机辅助分析，发现下颌管在前磨牙区分成向前和向上后外方走行并通过颏孔的2个骨管，向上后外方的骨管边缘有密度较高的骨白线包绕。颏管的直径及长度统计见表2-2-3和表2-2-4。

王芳等[22]以湿性下颌骨和脱钙下颌骨为对象，分别磨除和切除两种方法显示47侧下颌管末段、颏管及切牙神经管在颏部的走行，发现颏管的出现率是100%。大多数颏管开口朝向上后外方，但也有个别颏管朝向外侧或垂直于颏部的下颌骨面。以往因为忽视了颏管的存在，进行口腔种植手术或颏部手术时以颏孔之间作为安全限，认为这样可以避免损伤下牙槽神经和颏神经。但实际上，下牙槽神经的末端即颏神经的起始处不是在颏孔处，而是在颏孔前方约2.82mm、颏孔下方3.83mm。由于颏管由深至浅通向颏孔与下颌管不在同一平面上，X线片上难以分清下颌管前端、颏管及切牙神经管。临床上应该结合X线片上颏孔的位置和解剖测量的数据指导手术操作（图2-2-28）。

7）颏神经： 出颏孔后分布至下唇黏膜、下唇皮肤及颏部皮肤，口内则分布至第一前磨牙、尖牙及切牙的唇颊侧牙龈。根据Solar对37具人下颌骨标本的解剖测量，颏神经的走向分为两种类型[23]：在22个下颌骨中可观察到"袢"的结构，为Solar I型（图2-2-29）；颏孔和袢的最前端之间距离约为5mm。在另外的15具下颌骨标本中，颏神经管直接从下颌神经管向上发出，而并未向前弯曲回旋，此为Solar II型（图2-2-28）。颏神经出孔以后，分为3支：其中2支分布于下颌牙31-34和41-44唇颊侧的牙龈、下唇黏膜和皮肤；另一支分布于颏部的皮肤，并在中线与对侧同名神经相吻合（图2-2-30）。

表2-2-3 颏管的直径（单位：mm）

总计	左	右
例数	23	24
最大值	3.6	3.6
最小值	1.8	2
$\bar{x} \pm s$	2.48 ± 0.44	2.58 ± 0.50

表2-2-4 颏管的长度（单位：mm）

总计	左	右
例数	23	24
最大值	7.0	7.8
最小值	3.1	3.5
$\bar{x} \pm s$	5.65 ± 0.89	5.54 ± 1.1

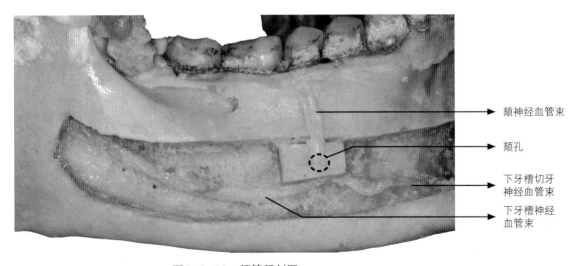

颏神经血管束

颏孔

下牙槽切牙神经血管束

下牙槽神经血管束

图2-2-28 颏管解剖图

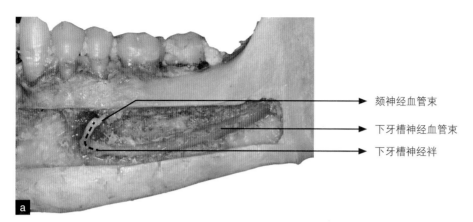

颏神经血管束

下牙槽神经血管束

下牙槽神经袢

颏神经血管束

下牙槽神经血管束

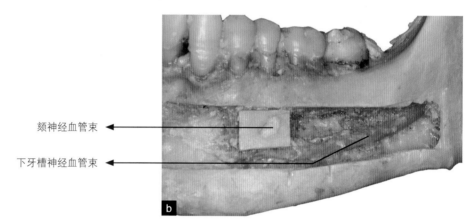

图2-2-29　（a、b）颏神经以折返的方式出颏孔解剖图

临床相关性： 鉴于颏管前缘到下颌管前缘的平均水平距离为3.1mm、最大距离为5.5mm，在行颏成形术、下颌All-on-4等倾斜种植手术或颏部取骨手术时，为了安全起见至少应在颏孔前5mm以上且不低于颏孔下缘5mm，以免损伤颏神经。特别是对于严重萎缩的无牙颌病例，可利用的骨量本身就非常有限，要达到理想的效果，应该根据影像学检查来确定倾斜种植的植入位点，而不能只根据经验或者均值来确定植入位点。

8）切牙神经： 分出颏神经后，直接向中线延续，形成较细的切牙神经。切牙神经自发起处向前下方呈弧形走行，末支约在侧切牙水平或在侧切牙

与中切牙之间弯向上行，沿途发出下尖牙神经、下侧切牙神经、终末支为下中切牙神经，均为向上前方斜行（图2-2-31）。双侧切牙神经有吻合，颏神经也有穿入下颌与切牙神经相吻合，切牙神经始端至颏孔前缘的水平距离最大值5.5mm，最小值0，均值2.82mm[24]。

切牙神经偏向下颌骨内侧面，位于下颌骨体部中下1/3处。潘巨利等[24]研究发现，切牙神经至下颌下缘、牙槽嵴顶及牙根尖的距离，在下颌的各截面上测量切牙神经内、外侧骨板的厚度，并将有牙颌和无牙颌至牙槽嵴顶的距离的分别统计，两者之间有显著差异（表2-2-5～表2-2-7）。切牙神经的长

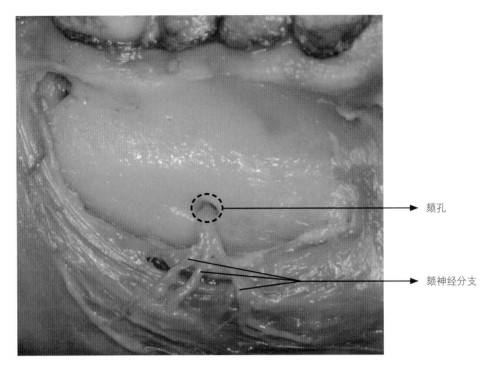

颏孔

颏神经分支

图2-2-30 颏神经分支解剖图

度和直径与前牙区有无牙齿密切相关，有牙颌和无牙颌之间有显著差异。无牙颌标本的切牙神经和它的分支变得细少，左右两侧无明显差异。

需要特别指出的是，切牙神经并不支配下唇黏膜、皮肤感觉，只是支配切牙牙髓、牙周膜的感觉，在无牙颌种植中，在切牙管内损伤或者切断切牙神经并不会引起感觉功能障碍。

临床相关性：颏部骨量充足，以皮质骨为主，其为牙槽骨增量常见的供骨区域，但取骨术后常有切牙感觉障碍或颏部软组织松弛等并发症[25]。在切牙、尖牙根尖下方5mm，颏孔前5mm，下颌下缘上方5mm，且取骨的厚度小于5mm较为安全，且可减少或避免切牙神经损伤。而在下颌无牙颌病例种植时，由于下颌前牙缺失，术中切断或者穿过切牙神经，并不会导致特殊感觉异常，所以没有必要因为切牙神经的存在/粗大，为了避开切牙神经，而向中线位置种植，减少种植修复的牙弓长度。此外，部分颏部手术仅掀起唇或舌侧骨膜，也引起下前牙麻木、下唇皮肤或黏膜感觉异常，这可能损伤了切牙神经与颏神经或下颌舌骨肌神经的吻合支，在临床手术中基于解剖实施，术前应做好细致的影像学评估。

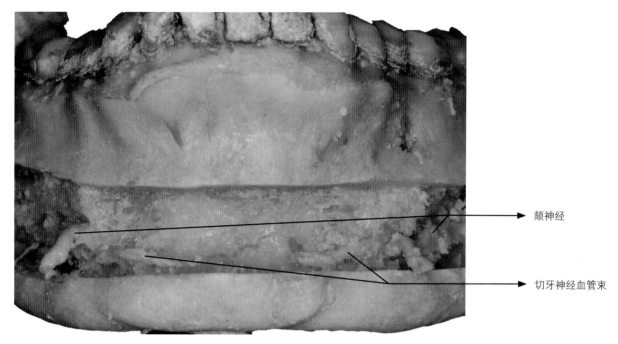

图2-2-31　切牙神经解剖图

表2-2-5　切牙神经至下颌下缘的距离（单位：mm）

部位	侧数	第一前磨牙	尖牙	侧切牙	中切牙
左	33	10.85±1.68	9.73±2.11	10.90±2.59	12.23±2.69
		13.35~8.50	12.70~7.50	15.20~7.00	16.10~8.00
右	36	10.35±1.70	9.46±1.84	9.23±2.45	12.24±2.79
		13.00~7.00	13.20~6.00	13.20~6.00	16.50~6.00

表2-2-6　切牙神经至牙槽嵴顶的距离（单位：mm）

部位	侧数	第一前磨牙	尖牙	侧切牙	中切牙
有牙颌					
左	10	24.65±2.76	26.13±3.43	25.68±2.47	24.00±0.78
右	10	23.61±3.27	25.77±4.67	27.10±4.49	23.60±3.02
无牙颌					
左	10	11.15±4.99	12.38±4.79	13.43±4.05	12.10±3.12
右	10	12.37±2.96	14.73±3.31	16.07±1.10	15.10±0.57

表2-2-7 切牙神经管各断面至下颌骨内外侧面的距离（单位：mm）

部位	侧数	第二前磨牙	第一前磨牙	尖牙	侧切牙	中切牙
内侧面						
左	10	4.39 ± 1.24	5.0 ± 1.52	4.88 ± 1.55	5.00 ± 2.09	3.26 ± 1.07
右	12	4.46 ± 1.36	4.72 ± 1.61	4.44 ± 1.25	4.10 ± 0.84	4.75 ± 0.75
外侧面						
左	10	5.20 ± 1.40	5.17 ± 1.57	5.25 ± 1.50	5.54 ± 1.31	6.03 ± 0.74
右	12	4.95 ± 1.20	4.72 ± 1.07	5.13 ± 1.45	6.24 ± 1.14	5.45 ± 1.81

3. 小结

下颌神经的主要分支：下牙槽神经、舌神经、颏神经、切牙神经与口腔种植及骨增量手术关系密切，详细了解下颌神经的解剖结构及其神经分支分布，对手术的安全性具有至关重要的作用。

（邵现红 王子硕 王丽 陶永 邹多宏）

参考文献

[1] 孙君伟. 上下颌神经高位切断术治疗顽固性神经痛（附18例初步报告）[J]. 口腔医学, 1982, 2(3):143

[2] 姜晓钟, 陈必胜, 赵云富, 等. 下颌神经高位切断术的临床应用研究（附19例报告）[J]. 上海口腔医学, 1997, 3(3):138-140.

[3] 纪荣明, 姜晓钟, 唐军, 等. 下颌神经颅外段的应用解剖[J]. 中国临床解剖学杂志, 1998, 16(2):130-132.

[4] 刘亚国, 张晓, 马大军. 舌神经的解剖观测及其临床意义[J]. 中国临床解剖学杂志, 1991, 9(3):149-151.

[5] 郭大锁, 朱联国, 戴华扬. 下颌管形态测量分析[J]. 口腔医学, 1998, 18(2):70-72.

[6] 冯文颢, 杨能瑞, 纪荣明, 等. 下颌管及下牙槽神经的应用解剖[J]. 解剖学杂志, 2014, 37(1):75-78.

[7] Obradovic O, Todorovic L, Pesic V, et al. Morphometric analysis of mandibular canal: clinical aspects[J]. Bull Group Int Rech Sci Stomatol Odontol, 1993, 36(3-4):109-113.

[8] 刘宝林, 李德华, 陈小文. 下颌管颊舌向位置的初步研究[J]. 中华口腔医学杂志, 1996, 31(5):270.

[9] Carter RB. The mandibular canal: report of the inferior alveolar nerve[J]. Anat, 1971. 108(3):433-440.

[10] 姚小武, 殷学民, 朱明仁. 下颌管的应用解剖学研究[J]. 中国口腔种植学杂志, 2001, 6(4):151-153.

[11] Yamada T, Ishihama K, Yasuda K. Inferior alveolar nerve canal and branches detected with dental cone beam computed tomography in lower third molar region[J]. Oral Maxillofac Surg, 2011, 69(5):1278-1282.

[12] Grover PS, Lorton L. Bifid mandibular nerve as a possible cause of inadequate anesthesia in the mandible[J]. Oral Maxillofac Surg, 1983, 41(3):177-179.

[13] 陈州莉, 严鸿海, 邵现红. 基于CBCT的下颌神经管磨牙后区分支的影像学研究[J]. 口腔医学, 2014, 34(5):343-346.

[14] Schejtman R, Devoto FCH, Arias NH. The origin and distribution of the elements of the human

mandibular retromolar canal[J]. Arch Oral Biol, 1967, 12(11):1261-1268.

[15] Kekere-Ekun TA. Antero-posterior location of the mental foramen in Nigerians[J]. Afr Dent J, 1989, 3(2):2-8.

[16] 王建华, 李国菊, 田铧, 等. 颏孔区域的解剖学研究[J]. 口腔颌面外科杂志, 2002, 12(4):327-328+332.

[17] 赵士杰, 东智安, 邱立新. 颏管的解剖学研究[J]. 中国口腔种植学杂志, 1996, 1(1):7-9.

[18] Arzouman MJ, Otis I, Kipnis V, et al. Observations of the anterior loop of the inferior alveolar canal[J]. Int J Oral Maxillofac Implants, 1993, 8(3):295.

[19] Williams PL, Warwick R. Gray's Anatomy[M]. 36th ed. Philadelphia: Saunder, 1980.

[20] 于频. 系统解剖学[M]. 4版. 北京: 人民卫生出版社, 1996.

[21] 全国自然科学名词审定委员会. 人体解剖学名词[M]. 北京: 科学出版社, 1992.

[22] 王芳, 潘巨利, 李医丹, 等. 颏管的应用解剖学研究[J]. 实用口腔医学杂志, 2004, 20(4):463-465.

[23] Solar P, Ulm C, Frey G, et al. A classification of the intraosseous paths of the mental nerve[J]. Int J Oral Maxillofac Implants, 1994, 9(3):339-344.

[24] 潘巨利, 谭包生, 王燕, 等. 下颌切牙神经的解剖学观察[J]. 北京口腔医学, 2004, 12(3):151-153.

[25] Hoppenreijs TJ, Nijdam ES, Freihofer HP. The chin as a donor site in early secondary osteoplasty: a retrospective clinical and radiological evaluation[J]. J Craniomaxillofac Surg, 1992, 20(3):119-124.

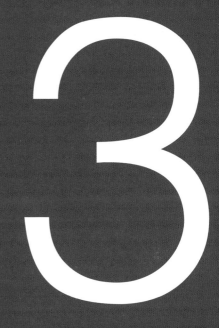

第3章

颌面部血管

Maxillofacial Vessel

口腔颌面部血运极其丰富，动脉来源于颈总动脉，颈总动脉在颈部分支为颈内动脉与颈外动脉；静脉分浅静脉和深静脉两类，行经、分布与动脉基本一致，但分支多而细，吻合更丰富，静脉血主要经颈内和颈外静脉流向心脏。

第1节 动脉（artery）

口腔颌面部血供除眼内眦、鼻背及颧部等小部分由颈内动脉分支供应外，其余大部分区域均直接或间接由颈总动脉的分支颈外动脉供应（图3-1-1）。左、右侧颈总动脉分别起始于主动脉弓、头臂动脉干，向前上方走行，在甲状软骨与舌骨之间约C4水平分为颈内动脉和颈外动脉。颈外动脉发出后，先居于颈内动脉前内侧，后转至前外侧。在下颌支的中、下1/3交界处，自后内侧面穿入腮腺实质内，与腺组织连接紧密，至腮腺的深面，行于腮腺与咽侧壁之间。颈外动脉在腮腺内发出耳后动脉后，继续向上后外侧至下颌髁突颈高度分为上颌动脉和颞浅动脉两终末支（图3-1-2）。上颌动脉向前内侧行至颞下窝内。颞浅动脉与耳颞神经伴行（图3-1-3），在颧弓下方、耳屏前方离开腮腺上缘至皮下，越过颧弓根部达颞部，分为额支与顶支，分布于颅顶的软组织（图3-1-4）。

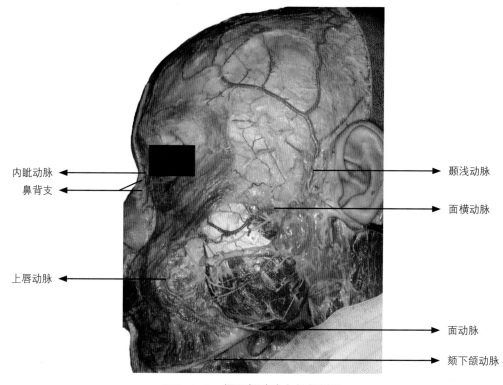

内眦动脉

鼻背支

上唇动脉

颞浅动脉

面横动脉

面动脉

颏下颌动脉

图3-1-1 颌面部动脉血供解剖图

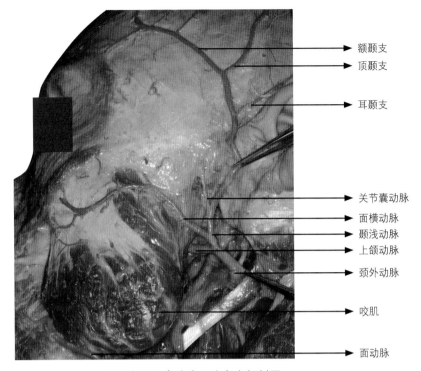

图3-1-2 上颌动脉和颞浅动脉两终末支解剖图

额颞支
顶颞支
耳颞支
关节囊动脉
面横动脉
颞浅动脉
上颌动脉
颈外动脉
咬肌
面动脉

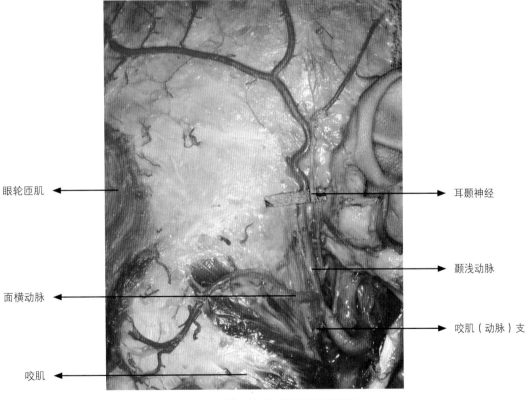

眼轮匝肌
面横动脉
咬肌
耳颞神经
颞浅动脉
咬肌（动脉）支

图3-1-3 颞浅动脉与耳颞神经解剖图

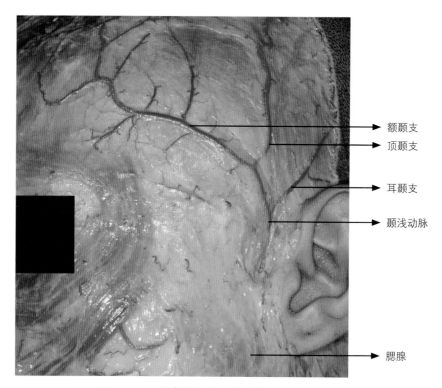

额颞支

顶颞支

耳颞支

颞浅动脉

腮腺

图3-1-4　颞浅动脉分支解剖图

1. 颈外动脉（external carotid artery）

在向远心端走行过程中，发出前、中、后和终末4组8个主要分支，供应头皮、面颊部及头颈部区域，自下而上分别为：甲状腺上动脉、咽升动脉、舌动脉、面动脉、枕动脉、耳后动脉、上颌动脉和颞浅动脉（图3-1-5）。其中面部浅层主要由面动脉分支供应（图3-1-6），深层主要由上颌动脉分支供应（图3-1-7和图3-1-8），舌、口底主要由舌动脉供应（图3-1-9）。本章节重点讨论与口腔种植外科密切相关的舌动脉、面动脉及上颌动脉的分支分布。

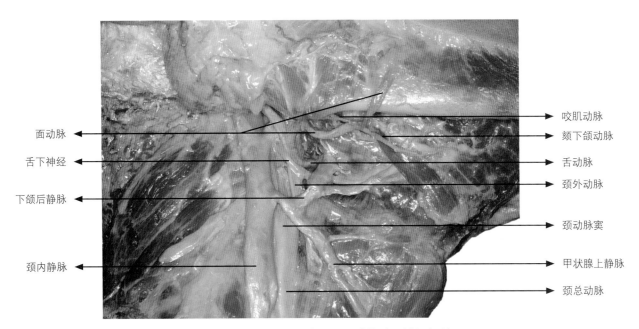

面动脉

舌下神经

下颌后静脉

颈内静脉

咬肌动脉

颏下颌动脉

舌动脉

颈外动脉

颈动脉窦

甲状腺上静脉

颈总动脉

图3-1-5　颈外动脉起始部位及周围动静脉及神经解剖图

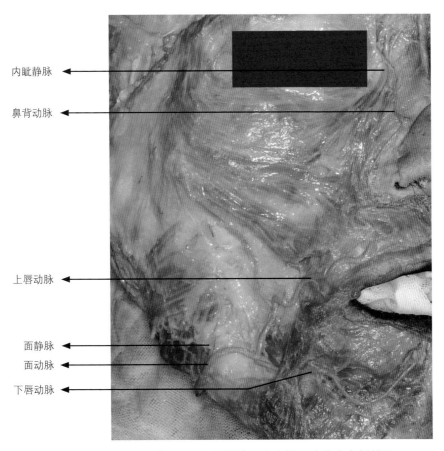

内眦静脉

鼻背动脉

上唇动脉

面静脉

面动脉

下唇动脉

图3-1-6　面部浅层的主要面动脉分支解剖图

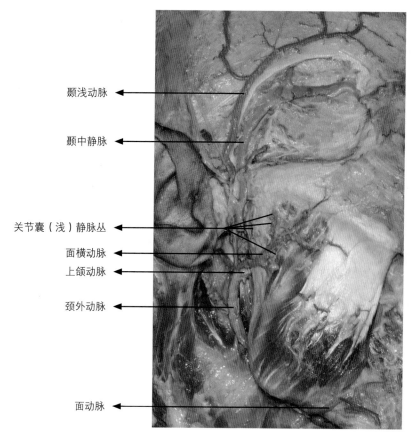

颞浅动脉

颞中静脉

关节囊（浅）静脉丛

面横动脉

上颌动脉

颈外动脉

面动脉

图3-1-7　上颌动脉分支解剖图

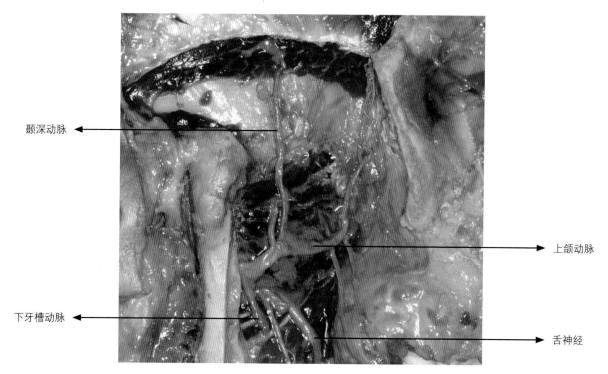

颞深动脉

上颌动脉

下牙槽动脉

舌神经

图3-1-8　上颌动脉深层分支解剖图

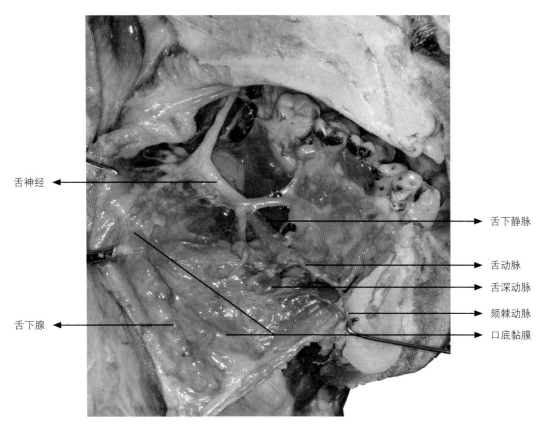

舌神经

舌下腺

舌下静脉

舌动脉

舌深动脉

颏棘动脉

口底黏膜

图3-1-9　舌动脉分支解剖图

（1）舌动脉（lingual artery）

为颈外动脉向前发出的第2条分支，管径较粗，自舌骨上缘水平发出后，向前内侧经茎突舌骨肌和舌骨舌肌之间，在舌骨舌肌和下颌舌骨肌深面进入口底，沿颏舌骨肌外侧及颏舌肌深面走行并发出分支。其起始端分支主要有舌骨上支、舌背支；终末支舌下动脉和舌深动脉，供应舌骨上肌群、会厌、舌下腺、口底及舌（图3-1-10～图3-1-12）。

（2）面动脉（facial artery）

又称颌外动脉，在距离颈总动脉分叉处起自颈外动脉的前壁，起点近50%平对下颌角或与舌动脉共干起始[1-2]，外径为（2.36±0.03）mm。

1）行程：面动脉起始后，向前上内侧行经颈阔肌深面与咽上、中缩肌之间，经二腹肌后腹、茎突舌骨肌和舌下神经的深面至下颌下三角，继而弯转向前下方，穿入下颌下腺鞘内，出下颌下腺鞘。在咬肌止端前缘处钩绕下颌体下缘转至面部，此时面动脉多位于面静脉的前方（约78%），面动、静脉的浅面仅覆以皮肤、颈阔肌以及自后向前走行的面神经下颌缘支（约78%）[3]。面动脉在咬肌前缘与下颌体下缘交界处位置浅表，是临床触摸面动脉搏动、压迫或结扎面动脉的适宜部位（图3-1-6）。

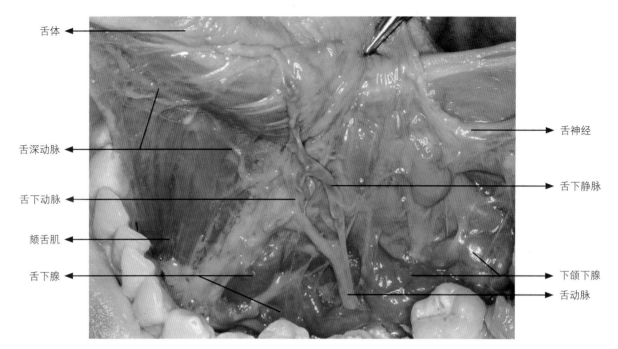

舌体

舌深动脉

舌下动脉

颏舌肌

舌下腺

舌神经

舌下静脉

下颌下腺

舌动脉

图3-1-10　舌动脉及其分支解剖图

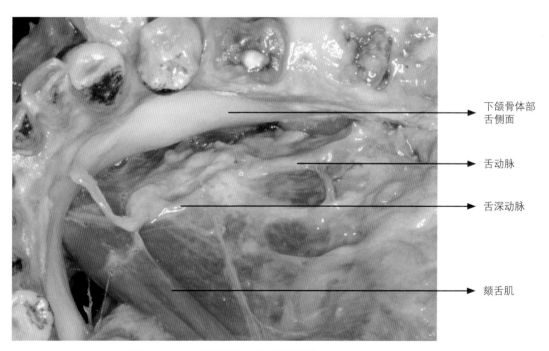

下颌骨体部舌侧面

舌动脉

舌深动脉

颏舌肌

图3-1-11　舌动脉终末分支解剖图

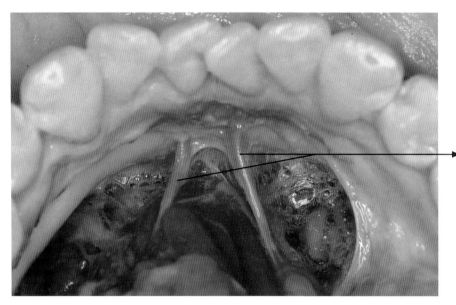

（双侧）舌动脉终末支滋养动脉

图3-1-12　舌动脉在下颌前牙区舌侧终末支解剖图（滋养动脉）

自外眦向下引一垂线，再自鼻翼下缘外侧和口角分别向外侧引上、下两条水平线与上一垂线相交，此两条水平线可将面动脉分为3段：第一段位于口角水平线以下，称为"下颌段"（图3-1-13）；第二段介于上、下水平线之间，称为"上颌段"（图3-1-14）；第三段多数起自鼻翼下缘水平线的内1/3段，称为"内眦动脉"（图3-1-15）。面动脉止点变化较大，最高可达内眦，最低仅在下唇，其中在鼻翼下缘水平线以上者占77%，在鼻翼下缘水平线与口角水平线之间者占15%，低于口角水平线者占8%[4]。通常将止于口角水平线以上的面动脉称为较弱的面动脉，此时口角水平线以上区域的血供常由对侧上唇动脉或同侧眶下动脉、面横动脉、颊动脉及鼻背动脉等增粗以补偿。

2）分支：面动脉干至内眦处易名为内眦动脉，沿途发出许多分支，依其起始位置和走行方向可分为两组。后组分支起自面动脉后壁，自下而上依次为咬肌支（2~3支）（图3-1-16）、颊支（2~3支）（图3-1-17）和眶下支（1~2支）（图3-1-18），外径多在1.0mm以下，分布至同名区域，并可与面横动脉和上颌动脉的同名分支相吻合；前组分支起自面动脉前壁，自下而上依次为下唇动脉（图3-1-13）、上唇动脉（图3-1-19）、鼻翼支和鼻外侧支动脉（图3-1-20）。

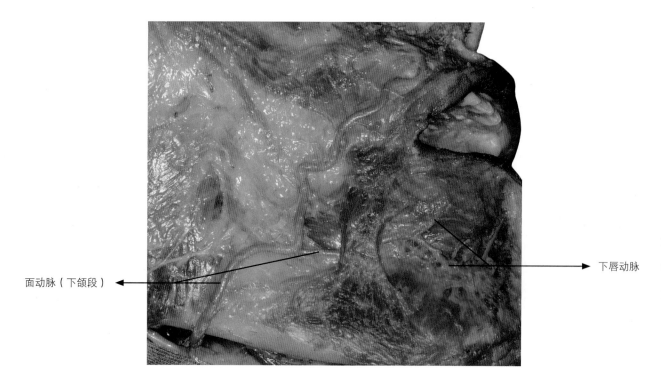

面动脉（下颌段）

下唇动脉

图3-1-13　面动脉下颌段解剖图

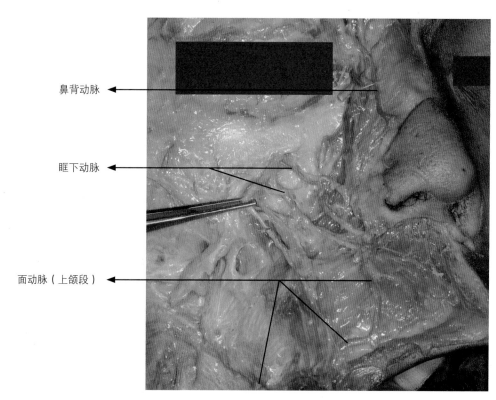

鼻背动脉

眶下动脉

面动脉（上颌段）

图3-1-14　面动脉上颌段解剖图

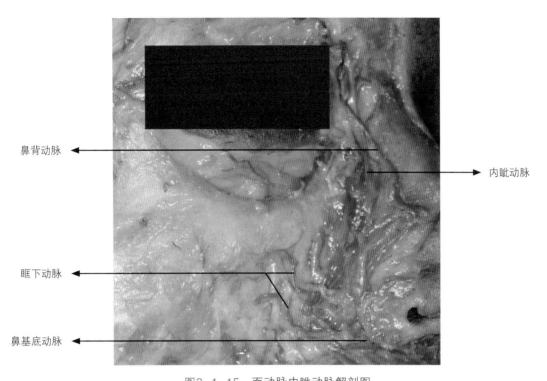

图3-1-15　面动脉内眦动脉解剖图

（注：该大体标本面动脉内眦段短小，终止于鼻翼，内眦区域血供由鼻背动脉和眶下动脉供给）

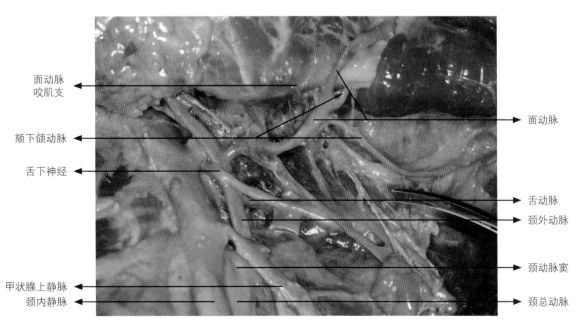

图3-1-16　面动脉咬肌支解剖图

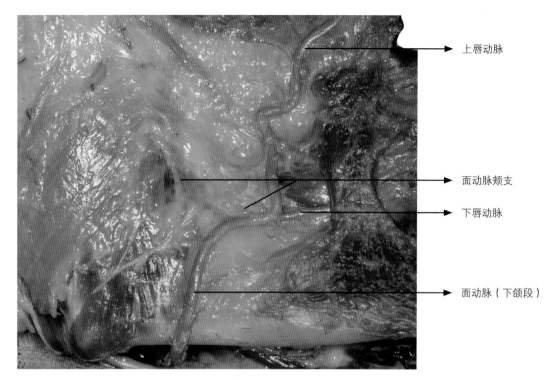

上唇动脉

面动脉颊支

下唇动脉

面动脉（下颌段）

图3-1-17　面动脉颊支解剖图

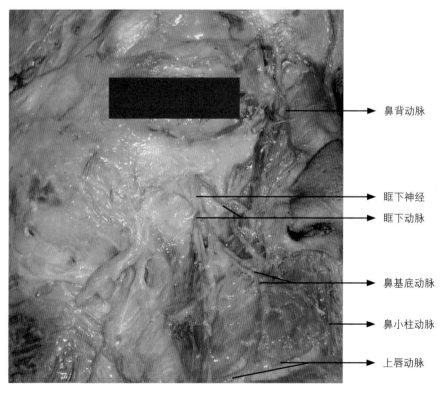

鼻背动脉

眶下神经

眶下动脉

鼻基底动脉

鼻小柱动脉

上唇动脉

图3-1-18　面动脉眶下支解剖图

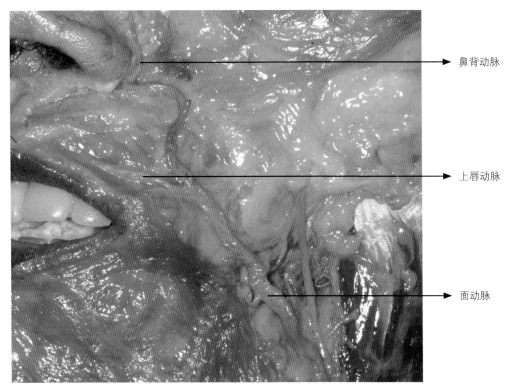

鼻背动脉

上唇动脉

面动脉

图3-1-19 面动脉上唇动脉解剖图

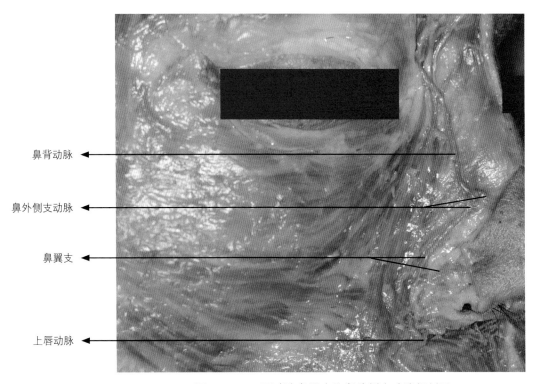

鼻背动脉

鼻外侧支动脉

鼻翼支

上唇动脉

图3-1-20 面动脉鼻翼支和鼻外侧支动脉解剖图

①下唇动脉（inferior labial artery）：多数为1支（80%），少数为2支（17%），此时远离唇缘的一支称为副下唇动脉。多在口角下外侧10～20mm处直接起自面动脉第一段的中1/3，在降口角肌的深面穿口轮匝肌，并在此肌与下唇黏膜之间，与对侧同名动脉相吻合[5]（图3-1-13）。

②上唇动脉（superior labial artery）：多数为1支（79%），少数为2支（6%），此时另一支称为副上唇动脉。多在口角上外侧5mm处起自面动脉第二段的下1/3，迂曲向前，穿口轮匝肌，并在此肌与上唇黏膜之间，与对侧同名动脉相吻合。上唇动脉在面部前正中线处多向上垂直发出一支鼻中隔支，参与组成鼻中隔前下部的Kiesselbach血管网[6-7]。

两侧上、下唇动脉虽可环绕口裂，并在唇红缘处的黏膜下层内相互吻合，但直接吻合成明显的动脉环者仅占2%～10%[8]（图3-1-19）。

③鼻翼支动脉（pterygoid artery）：多在鼻孔平面起自面动脉干（62%），有时也可起自上唇动脉、眶下动脉或内眦动脉（图3-1-20）。

④鼻外侧支动脉（lateral nasal artery）：发自内眦动脉，分布于鼻翼和鼻中隔，并可与上唇动脉的鼻翼支及鼻中隔支、眼动脉的鼻背动脉及上颌动脉的眶下动脉等相吻合（图3-1-20）。

⑤内眦动脉（angular artery）：为面动脉的终末支，可与眼动脉的鼻背动脉在鼻背处相吻合（图3-1-21）。

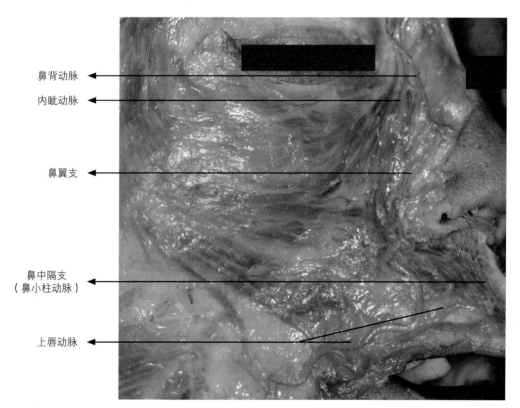

图3-1-21　面动脉终末支内眦动脉解剖图

（3）上颌动脉（maxillary artery）

为颌面部深层主要的血供来源，以翼外肌为标志分为下颌段、翼肌段及翼腭窝段。

1）下颌段：即起始点至翼外肌下缘的一段，位于下颌髁突颈深面，长约1.43cm[9]。主要发出脑膜中动脉、下牙槽动脉、耳深动脉和鼓室前动脉，后两者常共干起始，闭口肌紧张时，开口肌对抗代偿性紧张会引起耳深动脉和鼓室前动脉慢性压迫，供血减少出现耳鸣、耳聋及听力减退（图3-1-22）。

①脑膜中动脉（middle meningeal artery）：起自上颌动脉的第一段，发出部位距上颌动脉起点7～8mm。经蝶下颌韧带与翼外肌之间行向前上方，穿棘孔入颅腔，分布于颅骨和硬脑膜。此动脉与耳颞神经的关系有3种类型，即神经根夹持动脉、动脉行于神经的浅面或动脉行于深面（图3-1-23）。

②脑膜副动脉（accessory meningeal artery）：出现率约为86.6%，大多数由脑膜中动脉穿入棘孔前发出（约75.7%），也可直接起自上颌动脉（约23.6%），分布于邻近的肌和骨，而无分支入颅[10-11]（图3-1-23）。

③上牙槽动脉（superior alveolar artery）：起自上颌动脉的第一段（约94%）或第二段（约6%），偶见起自脑膜中动脉。发出部位距上颌动脉起点1.0～2.0cm[12-13]。此动脉向前经下颌孔入下颌管，分布于下颌牙；终末支出颏孔，分布于颏部皮肤（图3-1-23）。

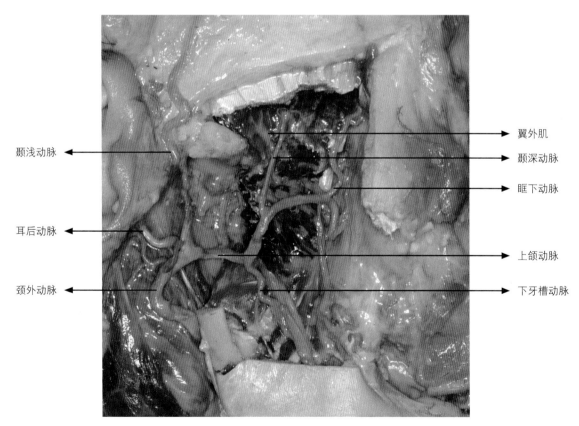

颞浅动脉

耳后动脉

颈外动脉

翼外肌

颞深动脉

眶下动脉

上颌动脉

下牙槽动脉

图3-1-22　上颌动脉下颌段解剖图

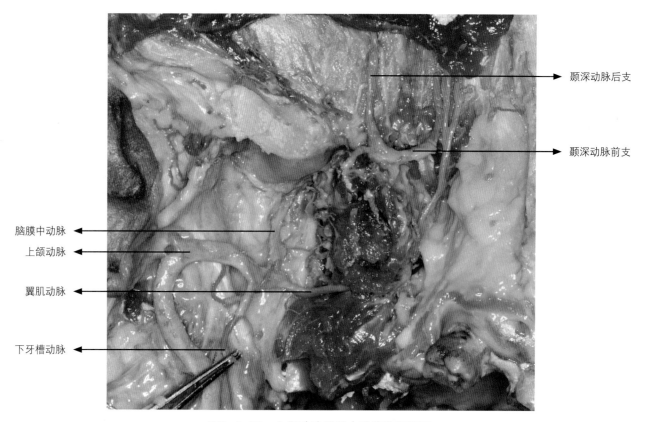

颞深动脉后支

颞深动脉前支

脑膜中动脉

上颌动脉

翼肌动脉

下牙槽动脉

图3-1-23 上颌动脉脑膜中动脉段解剖图

2）翼肌段：即行于翼外肌的浅面或深面的一段，由下颌段斜向前上方，经颞肌与翼外肌下头之间或经翼外肌深面，再穿翼外肌两头之间移行为翼腭窝段，长约2.2cm。主要发出分支至咀嚼肌，包括咬肌动脉、翼肌动脉及颞深前、后动脉，同时发出颊动脉，与颊神经伴行，经翼外肌的浅面下行，分布至颊肌和颊黏膜（图3-1-22）。

①咬肌动脉（occlusal artery）：该动脉有1~3支，在颞下窝处发自面横动脉或上颌动脉，也可与颞深后动脉共干起自上颌动脉；伴随同名神经自咬肌后缘进入该肌，行于咬肌浅、深部纤维之间，并在咬肌内与面动脉和面横动脉的分支相吻合。咬肌的血供除咬肌动脉以外，尚有来自邻近动脉的咬肌支，包括面横动脉咬肌支〔（1.8±0.72）支〕、面动脉咬肌支〔（1.4±0.56）支〕、颈外动脉咬肌支〔（1.08±0.64）支〕。这些动脉在咬肌内发出分支相互吻合，形成丰富的咬肌血管网[14-15]（图3-1-24和图3-1-25）。

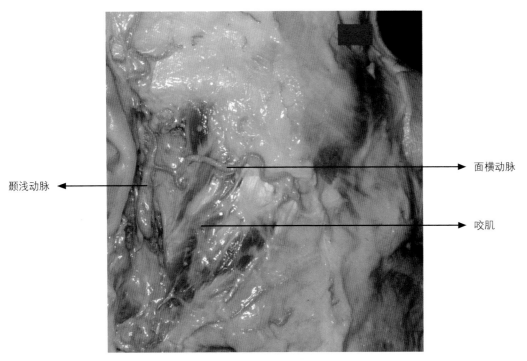

颞浅动脉

面横动脉

咬肌

图3-1-24 面横动脉咬肌支解剖图

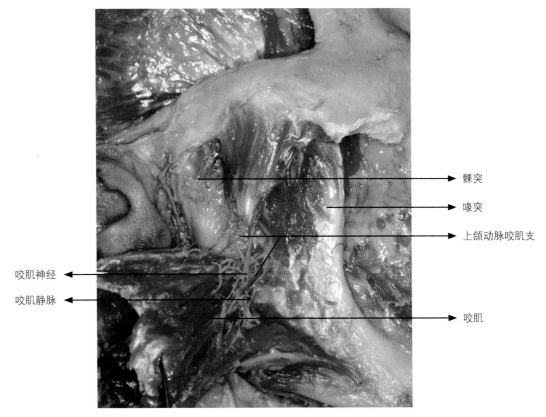

髁突

喙突

上颌动脉咬肌支

咬肌神经

咬肌静脉

咬肌

图3-1-25 上颌动脉咬肌支解剖图

②翼肌支（pterygoid branches of maxillary artery）：为翼内、外肌的血供来源，其中来自上颌动脉第二段和面动脉发出的翼肌支。翼内肌的供应动脉约有4支：面动脉翼内肌支，出现率为90.0%，在下颌体下缘与下颌下腺之间发出，自下颌角内侧翼内肌止点处穿入该肌（图3-1-26）；咽升动脉翼内肌支（图3-1-27），出现率为87.0%，在咽上缩肌与翼内肌深面之间发出，立即分为6～10支呈爪状进入翼内肌深面；上颌动脉翼内肌支，出现率为53.0%，在翼外肌浅面发出，下行进入翼内肌上份浅面；脑膜中动脉翼内肌支，出现率为47.0%，在翼外肌深面发出，与主干伴行接近颅底时转折向下进入翼内肌上部深面[16]。

③供应颞肌的动脉

颞深前动脉（anterior deep temporal artery）：起自上颌动脉第二段的前份，少数起自颊动脉（5%）。起点距离上颌动脉起点约3.9cm；经蝶骨大翼外面与颞肌前部之间，分布于颞肌前部，并可与面动脉的分支相吻合[17-18]（图3-1-28）。

颞深后动脉（posterior deep temporal artery）：为颞肌主要血供来源，起自上颌动脉。在翼外肌下缘及其附近起始，起点距离上颌动脉起点约1.9cm，很快分为咬肌支和颞肌支，经颞鳞与颞肌后部之间，上行至颞肌中、后部，并可与颞中动脉分支相吻合。

颞中动脉（middle temporal artery）：发自颞浅动脉，起点高度多平颧弓（58%），在颧弓上方穿颞筋膜入颞肌，营养颞肌及其筋膜，并可与颞深动脉相吻合（图3-1-29）。

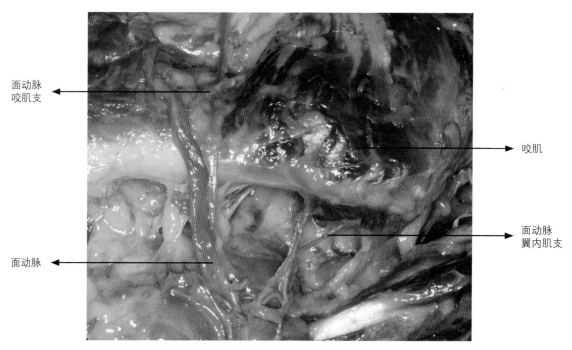

图3-1-26　面动脉翼内肌支解剖图

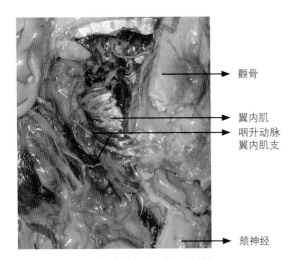

→ 颧骨

→ 翼内肌
→ 咽升动脉
翼内肌支

→ 颏神经

图3-1-27 咽升动脉翼内肌支解
剖图

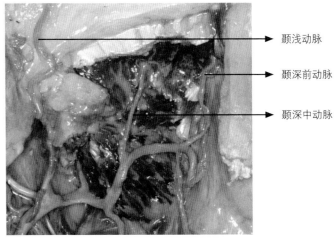

→ 颞浅动脉

→ 颞深前动脉

→ 颞深中动脉

图3-1-28 颞深前、中动脉和颞浅动脉解剖图

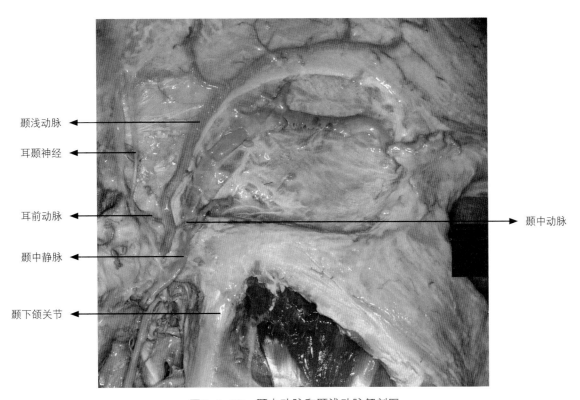

颞浅动脉 ←

耳颞神经 ←

耳前动脉 ←

颞中静脉 ←

颞下颌关节 ←

→ 颞中动脉

图3-1-29 颞中动脉和颞浅动脉解剖图

颞区血供来自颞浅、颞中、颞深、耳后、面横、颧眶、颧颞、颧面及脑膜中动脉。以上动脉在不同层次形成4个动脉网，有着丰富的吻合：皮肤-颞浅筋膜网，主要来自颞浅动脉，颧眶、颧颞、颧面及面横动脉参与形成；疏松蜂窝筋膜网，主要来自颞浅动脉，脑膜中动脉和颧眶动脉的分支参与形成；颞深筋膜网，主要来自颞中动脉，另有颧颞、颧面和面横动脉参与；颞肌网，由颞深和颞中动脉构成，其中颞肌的前、中部由颞深前、后动脉供应，后部的大部分由颞中动脉肌支供应。

3）翼腭窝段：在翼腭窝内的一段，穿翼外肌两头之间，经翼突上颌裂进入翼腭窝，至蝶腭神经节的外侧，长1.19cm；其下壁距离翼突上颌缝下端约为2.0cm（图3-1-30）。

上颌动脉翼腭窝段的分支类型有Y型（19%）、T型（23.8%）、M型（14.3%）、中间型（33.3%）等[19]；按顺序发出上牙槽后动脉、眶下动脉、翼管动脉、腭降动脉及蝶腭动脉5支。

①上牙槽后动脉（posterior superior alveolar artery）：由上颌动脉进入翼腭窝前发出，沿上颌骨体后面下行，分布于牙龈、牙槽骨骨膜、颊黏膜和颊肌等，另有部分分支经牙槽孔入牙槽管至磨牙、前磨牙及上颌窦黏膜。多为1支（约87%），常与眶下动脉共干（约43%），外径约为1.5mm；此动脉距离翼突上颌连接部的最下处15.2mm（图3-1-30和图3-1-31）。

②眶下动脉（infraorbital artery）：经眶下裂、眶下沟和眶下管，出眶下孔至下睑和眶下方皮肤，沿途还发出分支至上颌前份的牙槽突、牙及牙龈（图3-1-32）。

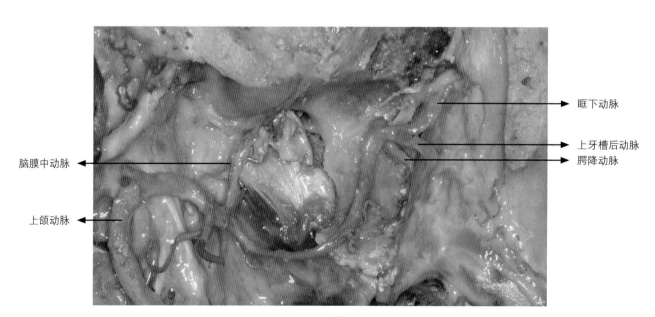

脑膜中动脉

上颌动脉

眶下动脉

上牙槽后动脉

腭降动脉

图3-1-30 上颌动脉翼腭窝段解剖图

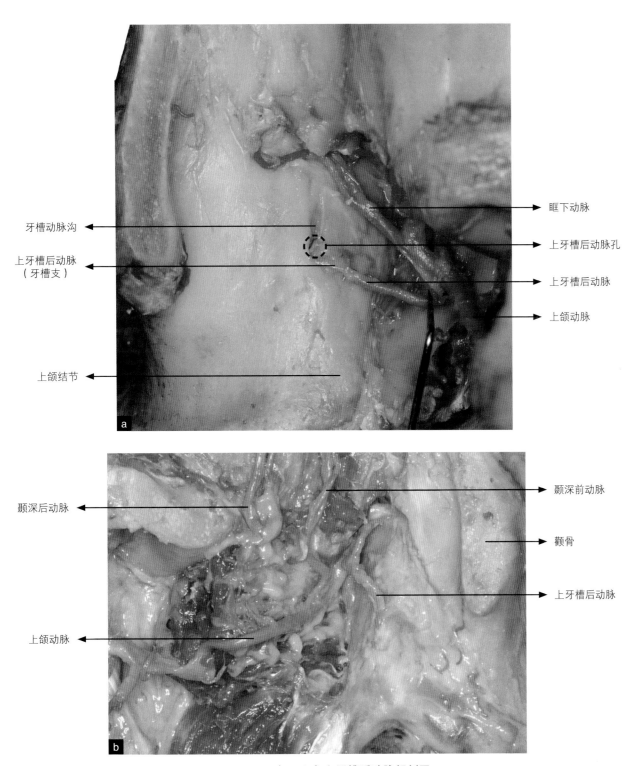

牙槽动脉沟

上牙槽后动脉
（牙槽支）

上颌结节

眶下动脉

上牙槽后动脉孔

上牙槽后动脉

上颌动脉

颞深后动脉

上颌动脉

颞深前动脉

颧骨

上牙槽后动脉

图3-1-31　（a、b）上牙槽后动脉解剖图

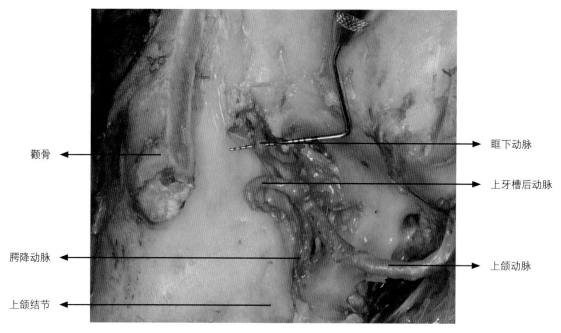

颧骨 →

← 眶下动脉

← 上牙槽后动脉

腭降动脉 →

← 上颌动脉

上颌结节 →

图3-1-32 眶下动脉解剖图

③翼管动脉（artery of the pterygoid canal）：较细小，恒定存在，起自上颌动脉或腭降动脉，伴同名神经行于翼管内。

④腭降动脉（descending palatine artery）：在翼腭窝内下行数毫米入翼腭管，向前下内侧下行10mm出腭大孔。腭降动脉距翼突上颌连接部的最下处约24.8mm，而腭大、小动脉多发自较短小的腭降动脉（95.2%）[20-21]（图3-1-31～图3-1-34）。

⑤蝶腭动脉（sphenopalatine artery）：为上颌动脉终末支，外径为2.0mm，经蝶腭孔至鼻腔，分为鼻后外侧动脉和鼻中隔后动脉，是鼻部血供的主要来源（图3-1-35）。

（4）颞浅动脉（superficial temporal artery）

为颈外动脉的终末支之一，在腮腺深面、下颌髁突颈后方起始，与颈外动脉形成向外开放的钝角。在颞下颌关节与外耳道之间上行，出腮腺上缘至皮下，后方有耳颞神经和颞浅静脉伴行，此时在耳屏前方约1cm处，可扪及搏动。颞浅动脉的分支有额、顶两终末支，此外还有面横动脉、咬肌动脉、颞中动脉及耳前动脉等。

1）腮腺支（parotid branches of superficial temporal artery）：数小分支，至腮腺。

2）面横动脉（transverse facial artery）：1～3支，在腮腺内多起自颞浅动脉或颈外动脉分叉处，少数起自上颌动脉。起始后，紧贴咬肌浅面，向前穿腮腺实质，并逐渐浅出经颧弓与腮腺管之间（92.4%）横过面侧部，此动脉沿途分支至腮腺、腮腺管、咬肌及附近皮肤，并与面动脉、颊动脉、咬肌动脉及眶下动脉的分支相吻合[22]（图3-1-1和图3-1-36）。

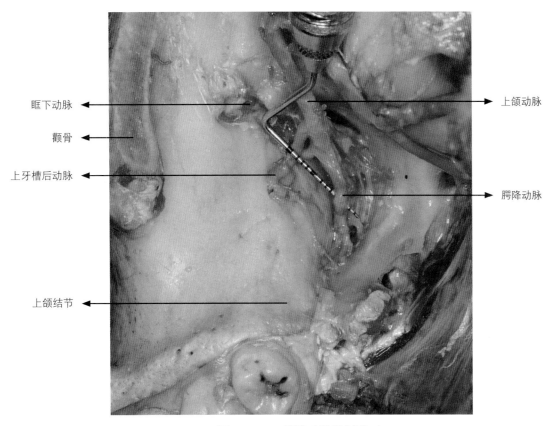

眶下动脉

颧骨

上牙槽后动脉

上颌结节

上颌动脉

腭降动脉

图3-1-33　腭降动脉解剖图

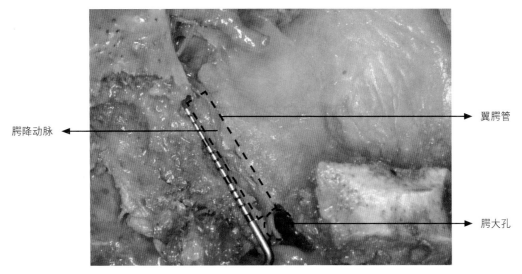

腭降动脉

翼腭管

腭大孔

图3-1-34　腭降动脉长度解剖图

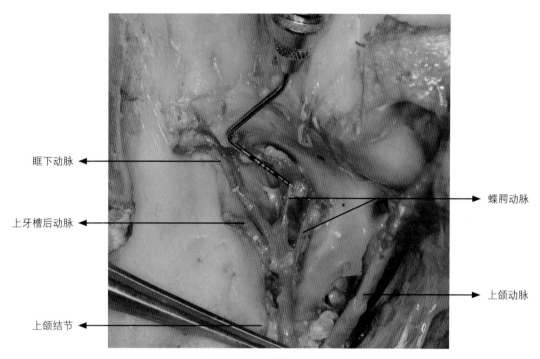

眶下动脉

上牙槽后动脉

上颌结节

蝶腭动脉

上颌动脉

图3-1-35　蝶腭动脉解剖图

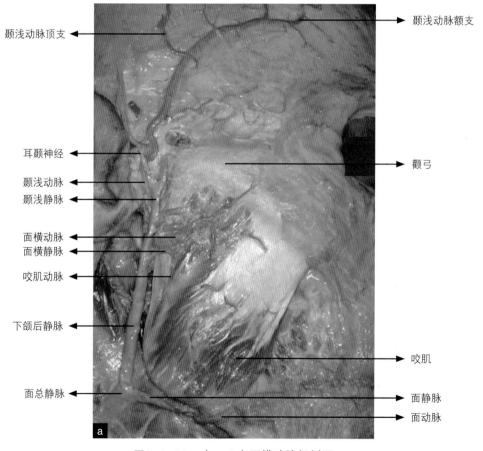

颞浅动脉顶支

颞浅动脉额支

耳颞神经

颞浅动脉

颞浅静脉

面横动脉

面横静脉

咬肌动脉

下颌后静脉

颧弓

咬肌

面总静脉

面静脉

面动脉

图3-1-36　（a、b）面横动脉解剖图

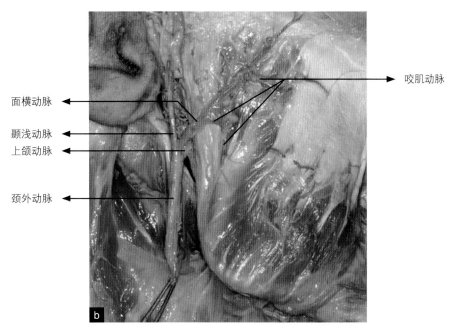

咬肌动脉

面横动脉

颞浅动脉

上颌动脉

颈外动脉

图3-1-36（续）

3）**咬肌动脉**（occlusal artery）：1～3支，起自面横动脉，也可起自颈外动脉（60.4%）或其分叉处（27.5%）、颞浅动脉（11%）、上颌动脉（1.1%）。此动脉自咬肌后缘进入该肌，行于浅、深部肌纤维之间[14]（图3-1-24和图3-1-25，图3-1-36）。

4）**颞中动脉**（middle temporal artery）：绝大多数起自颞浅动脉（93%），起点处可平对颧弓（58%）或者在颧弓稍下方（30%）。起始后，穿颞筋膜入颞肌，行于颞骨鳞部外侧面的颞中动脉沟内，并与上颌动脉的分支颞深动脉相吻合[11,23-24]（图3-1-37）。

5）**颧眶动脉**（zygomaticoorbital artery）：此动脉在颧弓平面或其稍上方起自颞浅动脉或颞浅动脉额支，沿颧弓上缘、经颞筋膜浅面前行至眶外侧，分支分布于眼轮匝肌（图3-1-38）。

6）**耳前动脉**（anterior auricular artery）**和耳上动脉**（superior auricular artery）：前者支数较多，可分别起自颞浅动脉、颞中动脉、面横动脉及颧眶动脉，当颞浅动脉分叉点较低时，也可起自颞浅动脉顶支；一般自耳廓前方中、上部进入耳廓（图3-1-37）。

7）**颞浅动脉额支**（frontal branch of superficial temporal artery）**和顶支**（parietal branch of superficial temporal artery）：均为颞浅动脉的终末支。额支较恒定，外径约为1.8mm，向前与眼动脉的分支额动脉、滑车上动脉和泪腺动脉相吻合；行程中还向前下方发出3～5支较细的额眶支，向后上方发出4～7支额顶支，分布于额肌、帽状腱膜和皮肤。顶支外径约为1.7mm，向后与耳后动脉、枕动脉及对侧同名动脉建立广泛的吻合[25-26]（图3-1-36和图3-1-38）。

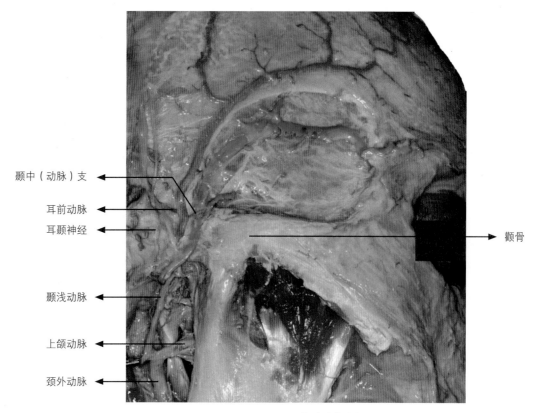

颞中（动脉）支

耳前动脉

耳颞神经

颧骨

颞浅动脉

上颌动脉

颈外动脉

图3-1-37　颞中动脉解剖图

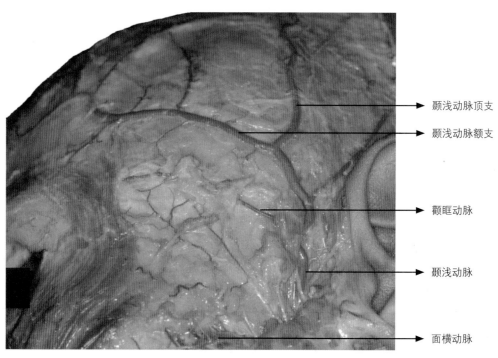

颞浅动脉顶支

颞浅动脉额支

颧眶动脉

颞浅动脉

面横动脉

图3-1-38　颧眶动脉解剖图

（5）上颌动脉（口外分支）

1）**眶下动脉**（infraorbital artery）：与眶下神经伴行，穿眶下孔，在提上唇肌深面的眶下间隙内分出下睑支、上唇支及鼻翼支，分布于同名区域，并与内眦动脉、上唇动脉、面横动脉和鼻背动脉相吻合（图3-1-39）。

2）**颊动脉**（buccal artery）：发自上颌动脉翼肌段，与颊神经伴行，在下颌支和颞肌下部的深面前行，至颞肌下部前缘处穿出，在腮腺管穿入颊肌处的上方分支至颊肌，并可与面动脉的分支相吻合（图3-1-40）。

3）**颏动脉**（mental artery）：为上颌动脉的下牙槽动脉的终末支，自颏孔穿出后，即分支至颏部的肌肉和皮肤，并可与面动脉的分支颏下颌动脉和下唇动脉相吻合（图3-1-41）。

眶下动脉、颊动脉、颏动脉和鼻背动脉均可增粗，以代偿较弱的面动脉。

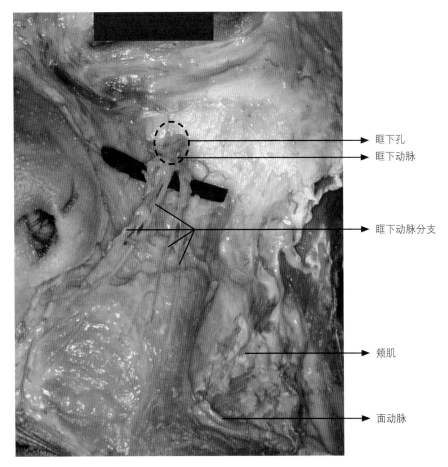

眶下孔
眶下动脉

眶下动脉分支

颊肌

面动脉

图3-1-39　眶下动脉解剖图

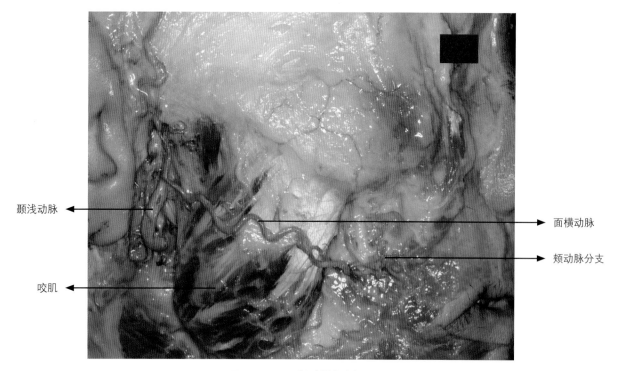

颞浅动脉

面横动脉

颊动脉分支

咬肌

图3-1-40　颊动脉解剖图

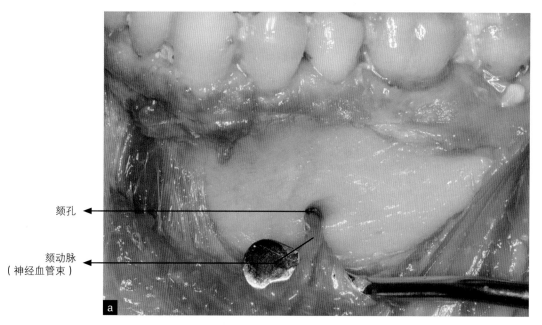

颏孔

颏动脉
（神经血管束）

图3-1-41　（a、b）颏动脉解剖图

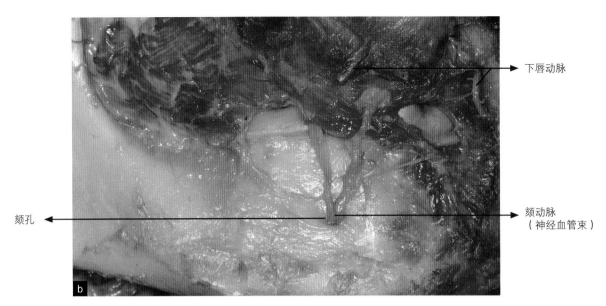

下唇动脉

颏动脉
（神经血管束）

颏孔

图3-1-41（续）

解剖相关临床骨增量及口腔种植意义：口腔颌面部动脉血管分支及其交通支吻合丰富，为组织愈合提供有利条件，特别是为种植体骨整合及骨增量骨改建手术等提供良好的组织学基础；颈外动脉分支舌动脉、面动脉和上颌动脉的次级分支及末梢支，如滋养动脉、颏棘动脉、颏下颌动脉上升支和骨穿通支、唇动脉、上牙槽后动脉、下牙槽动脉、腭降动脉等，各自分布区域同种植体植入及骨增量等相关手术操作出血风险密切相关，在麻醉、切口设计、翻瓣暴露及骨窝洞制备，自体骨移植骨制备，骨移植及软组织减张缝合，结缔组织移植等操作时，需注意血管走行和分支分布，避免损伤出血等并发症（详见"第3节口腔血管局部解剖"相关内容）。

2. 颈内动脉（internal carotid artery）

颈内动脉常在甲状软骨上缘水平发自颈总动脉，先居于颈外动脉的后外侧，后转至后内侧，在颈动脉鞘内垂直上行，沿咽侧壁至颅底外面，穿颞骨岩部的颈动脉管外口进入颅腔。在二腹肌后腹以下，舌下神经降支越过颈内动脉前方，舌静脉、下颌后静脉前支及面静脉在此汇合；在二腹肌后腹处，颈内动脉前方有茎突舌骨肌、枕动脉及耳后动脉；在二腹肌后腹以上，颈内动脉垂直上行进入颞下区，其前外侧有茎突舌肌、茎突咽肌、舌咽神经、迷走神经咽支、茎突舌骨韧带及腮腺等（图3-1-42）。

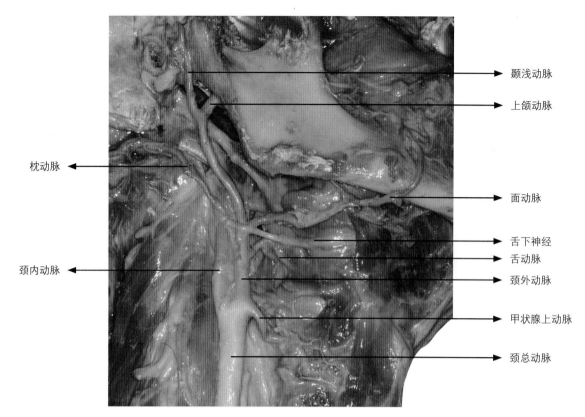

图3-1-42　颈内动脉解剖图

颞浅动脉

上颌动脉

枕动脉

面动脉

舌下神经

舌动脉

颈外动脉

颈内动脉

甲状腺上动脉

颈总动脉

第2节　静脉（vein）

口腔颌面部静脉按所在位置可分为浅静脉（图3-2-1）和深静脉（图3-2-2和图3-2-3），分别与同名动脉伴行，收集面部浅层和深层的静脉血。面部浅、深静脉之间可借交通支相互联通；面部的静脉也可借交通支与颅内静脉相交通，是颅外感染向颅内扩散的重要途径。

1. 面部浅静脉

（1）面静脉（facial vein）（图3-2-4）

多起自内眦静脉（angular vein），沿面动脉后方下行，经颧肌、笑肌、SMAS（面部表情肌筋膜）深面以及颊肌和咬肌浅面；在咬肌前缘处绕

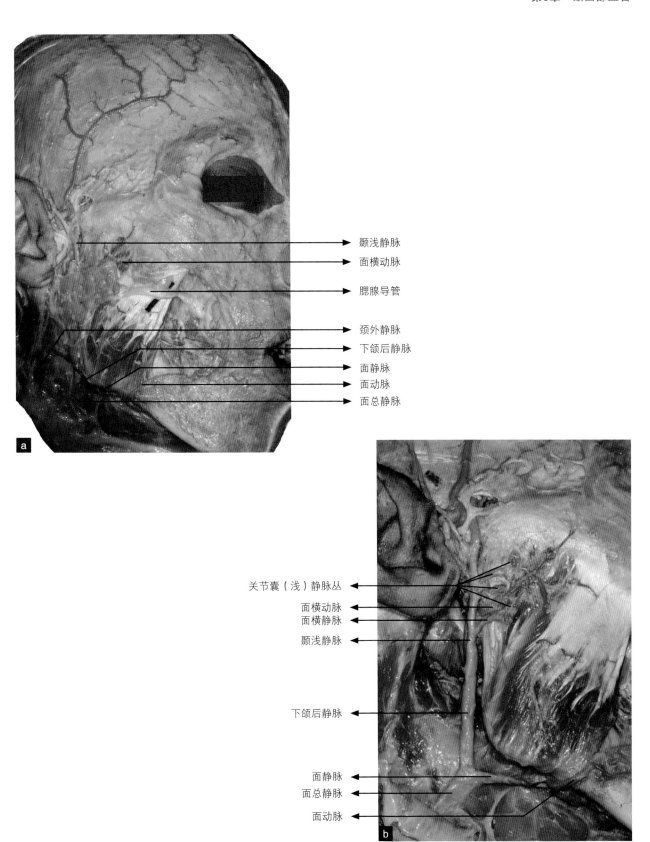

颞浅静脉

面横动脉

腮腺导管

颈外静脉

下颌后静脉

面静脉

面动脉

面总静脉

关节囊（浅）静脉丛

面横动脉

面横静脉

颞浅静脉

下颌后静脉

面静脉

面总静脉

面动脉

图3-2-1 （a、b）面部浅静脉解剖图

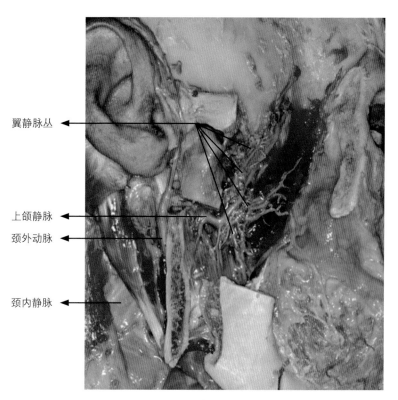

翼静脉丛 ←

上颌静脉 ←
颈外动脉 ←

颈内静脉 ←

图3-2-2　面部深静脉解剖图–翼静脉丛

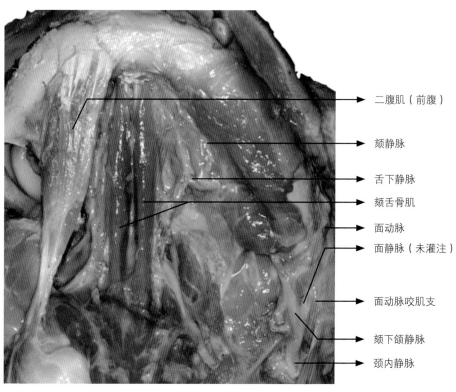

← 二腹肌（前腹）

← 颏静脉

← 舌下静脉
← 颏舌骨肌
← 面动脉
← 面静脉（未灌注）

← 面动脉咬肌支

← 颏下颌静脉
← 颈内静脉

图3-2-3　面部深静脉解剖图–舌下静脉

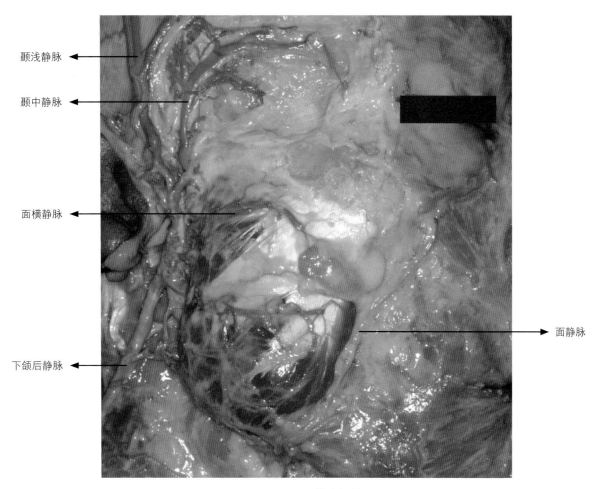

颞浅静脉

颞中静脉

面横静脉

下颌后静脉

面静脉

图3-2-4 面静脉解剖图

下颌体下缘，至下颌下三角，行于下颌下腺、二腹肌后腹及茎突舌骨肌的浅面；通常在下颌角下方与下颌后静脉前支汇合后，至舌骨大角平面再注入颈内静脉，也将汇合后的静脉干称为面总静脉（common facial vein）（图3-2-1），后者粗短且无静脉瓣，几乎收集颈外动脉分布区域的全部静脉血。面静脉在起始处通过内眦静脉经眶上静脉与海绵窦相交通，在口角平面借面深静脉经翼静脉丛与海绵窦相交通，借下睑静脉与眶下静脉相交通。通过这些吻合，面静脉可直接或间接与海绵窦相交通。因此，在面部"危险三角"区的感染，尤其是

上唇部和鼻部，存在借眼静脉、眶下静脉、面深静脉以及翼静脉丛向颅内播散的危险，故处理此区感染仍需特别慎重。

（2）颞浅静脉（superfacial temporal vein）

起始于头皮静脉网，经额支和顶支汇集而成，向下走行于颧弓根部浅面穿行腮腺，沿途回流接纳包括腮腺、颞下颌关节和耳廓小静脉，在下颌髁突颈部前方与上颌后静脉处汇合为下颌后静脉。颞浅静脉自上而下分别与眶上静脉、枕静脉和耳后静脉交通（图3-2-5）。

133

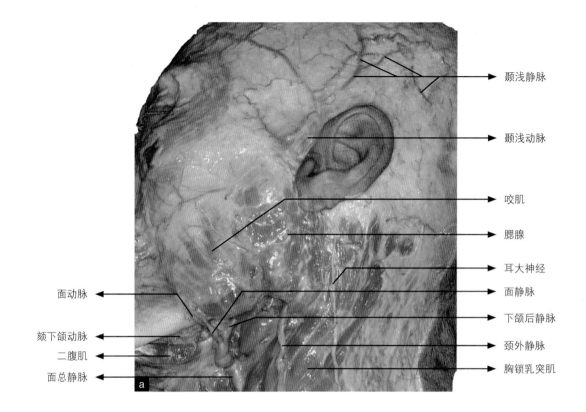

颞浅静脉

颞浅动脉

咬肌

腮腺

耳大神经

面静脉

下颌后静脉

颈外静脉

胸锁乳突肌

面动脉

颌下颌动脉

二腹肌

面总静脉

a

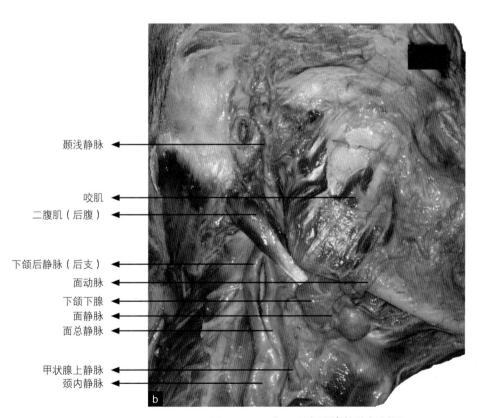

颞浅静脉

咬肌

二腹肌（后腹）

下颌后静脉（后支）

面动脉

下颌下腺

面静脉

面总静脉

甲状腺上静脉

颈内静脉

b

图3-2-5 （a、b）颞浅静脉解剖图

2. 面部深静脉

（1）下颌后静脉（retromandibular vein）（图3-2-1和图3-2-6）

由颞浅静脉与上颌静脉在腮腺内、平对下颌骨髁突颈部的后方汇合而成，走行于颈外动脉浅面和面神经各分支的深面；下行出腮腺后常分为前、后两支，前支向前下方与面静脉汇合，后支与耳后静脉合成颈外静脉。下颌后静脉约有30%未分支，直接注入颈外静脉（图3-2-4）。下颌后静脉除接受颞浅静脉和上颌静脉的血液外，沿途尚收集面横静脉以及来自耳廓和腮腺的小静脉[27-29]。

（2）翼静脉丛（pterygoid venous plexus）

面部的静脉由浅、深两个静脉丛组成，其间借交通支相连，并向深部经颅底的孔、裂与海绵窦相交通。其中深静脉丛甚为致密，称为翼静脉丛。其位于颞下窝内翼外肌的两侧，小部分可延伸至翼内肌的内侧，大部分包裹着上颌动脉。此丛属支与上颌动脉的分支相当，主要有脑膜中静脉、下牙槽静脉、颞深静脉、翼肌静脉及咬肌静脉，主要向后外经上颌静脉汇入下颌后静脉，向前也可经面深静脉通入面静脉，并可向上经卵圆孔静脉丛及颈内动脉静脉丛通向海绵窦。在上牙槽神经阻滞麻醉时，若穿刺针刺入角度不当，可刺破此丛而致血肿形成。因翼静脉丛与口腔颌面部各解剖区有着广泛交通，并可与颅内海绵窦相交通，故口腔颌面部感染可经此丛逆行播散至颅内。颞下部和翼腭窝部手术时常易显露并损伤翼静脉丛，其出血宜采用压迫填塞止血，而不宜钳夹、结扎（图3-2-2和图3-2-7）。

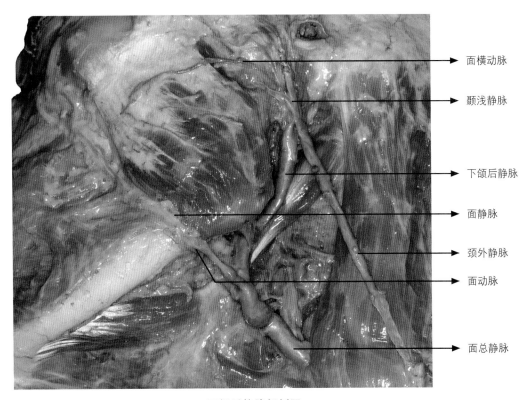

面横动脉

颞浅静脉

下颌后静脉

面静脉

颈外静脉

面动脉

面总静脉

图3-2-6 下颌后静脉解剖图

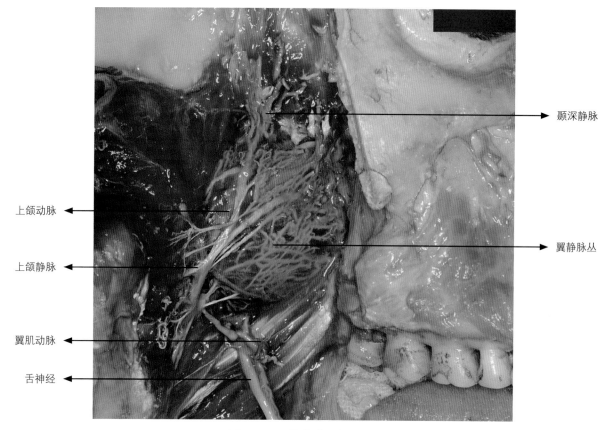

颞深静脉

翼静脉丛

上颌动脉

上颌静脉

翼肌动脉

舌神经

图3-2-7　翼静脉丛解剖图

（3）上颌静脉（maxillary vein）

位于颞下窝翼外肌的浅层，起始于翼静脉丛后端，汇集包括颞区深部、咀嚼肌、上下颌牙弓、眶周及面颊部深层等区域静脉回流（图3-2-2和图3-2-7）。

（4）面总静脉（common facial vein）

位于下颌角后下方，颈动脉三角内，由面静脉和下颌后静脉前支汇合而成的短粗静脉干，向下斜过舌下神经及颈内、外动脉浅面，经舌骨大角和胸锁乳突肌深面汇入颈内静脉。除接受面静脉及下颌后静脉回流外，有时还接受舌静脉和咽深静脉回流，并与颈外静脉相交通。有时面总静脉直接回流汇合于颈外静脉，以较小的分支静脉与颈内静脉相交通（图3-2-1和图3-2-6）。

3. 颈部静脉

包括颈内静脉和颈外静脉。

颈内静脉在颈静脉孔处续于乙状窦，在颈动脉鞘内位于颈内动脉的后外侧；两大血管在刚离开颅底时，其间隔以第Ⅸ～Ⅺ对脑神经，继而再相互靠近。颈内静脉后壁距离第1颈椎横突约5mm[30]。颈内静脉回流过程中汇集了颅内属支硬脑膜窦、脑、眼及颅骨的静脉血，以及颅外属支面静脉、下颌后静脉、舌静脉、甲状腺上静脉和甲状腺中静脉静脉血。

颈内静脉管壁薄、管腔大，且管壁与周围组织紧密相连，使管腔呈现开放状态，利于静脉血回流；但在意外破裂时，也不易闭合，易形成空气栓塞（图3-2-2、图3-2-3和图3-2-8）。

颈外静脉始于胸锁乳突肌前缘平下颌角处，沿胸锁乳突肌表面斜向后下走行，穿颈深筋膜注入颈内静脉或锁骨下静脉或静脉角。以胸锁乳突肌后缘作为参考点，可将颈外静脉分为位于胸锁乳突肌表面的上段和位于胸锁乳突肌后缘以下的下段；颈外

静脉穿刺点：下颌角和锁骨上缘中点连线的1/3处，颈外静脉外侧缘为穿刺点（图3-2-4、图3-2-5和图3-2-9）。

解剖相关临床骨增量及口腔种植意义：颌面部血供丰富，为组织愈合提供有利条件，特别是为种植体骨整合及骨增量骨改建手术等提供良好的组织学基础；同时在种植体植入及骨增量手术，麻醉、切口、翻瓣及骨制备时，需注意血管走行和分支分布，避免损伤出血等并发症。

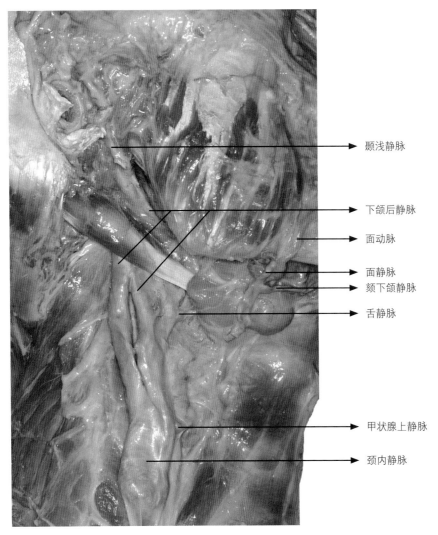

图3-2-8 颈内静脉丛解剖图

颞浅静脉

下颌后静脉

面动脉

面静脉

颏下颌静脉

舌静脉

甲状腺上静脉

颈内静脉

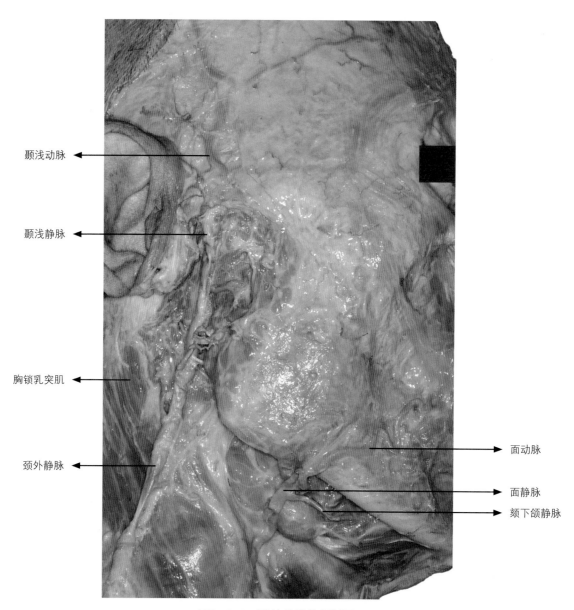

颞浅动脉

颞浅静脉

胸锁乳突肌

颈外静脉

面动脉

面静脉

颏下颌静脉

图3-2-9　颈外静脉丛解剖图

第3节 口腔血管局部解剖

1. 唇部血管

（1）唇部动脉

主要来自面动脉的分支，部分来自眼动脉和眶下动脉。面动脉在口角处发出上唇动脉和下唇动脉，在口轮匝肌的深面紧贴于黏膜，邻近上下唇游离缘。在上唇或下唇，左右侧的唇动脉自由吻合形成一围绕口的环。上唇动脉较为粗大而迂曲，向前经口角肌深部迂回于口轮匝肌与黏膜间，沿上唇下缘走行并发出分支与对侧同名动脉吻合供应口轮匝肌和黏膜的血供，同时发出细小的鼻中隔分支进入鼻中隔，与蝶腭动脉的鼻中隔分支吻合。由于唇部血供比较特殊，通常情况下，可以采用带有少量血管的组织蒂与较大体积的唇组织进行移植，以修复唇的缺损（图3-3-1和图3-3-2）。

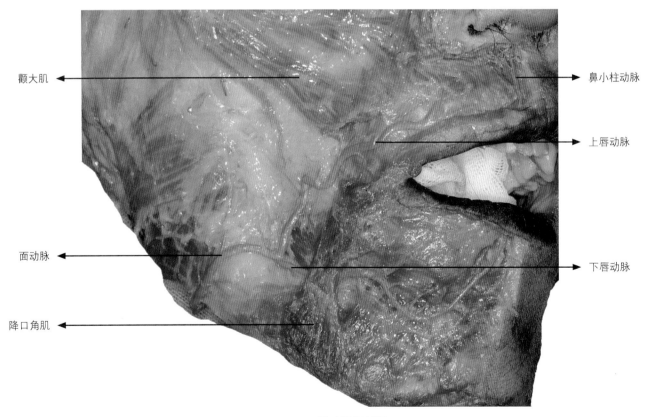

图3-3-1 唇动脉解剖图

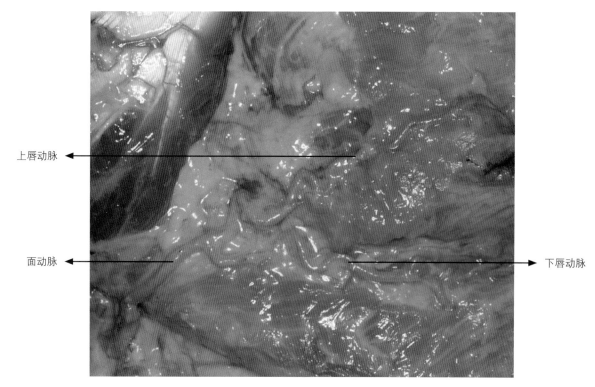

上唇动脉

面动脉

下唇动脉

图3-3-2　上唇动脉解剖图

（2）唇部静脉

与眼静脉有广泛吻合，回流入面静脉，受阻时可逆流入海绵窦。

解剖相关临床骨增量及口腔种植意义：唇部血管均位于软组织内，日常种植体植入及骨移植手术等，不易发生损伤，但在行骨增量软组织减张时需注意唇动脉的走行，避免在骨膜下层使用锐性剥离减张时发生意外损伤，避免血管损伤出血等。

2. 颊部血管

（1）动脉

颊部的血供主要有3个来源，并在颊肌的外面和

肌纤维之间广泛吻合，吻合网与眶下动脉深部的末端分支相交通。

1）**颊动脉（buccal artery）：**在翼外肌下缘处由上颌动脉发出，与颊神经伴行，向前下至颊肌后部。颊动脉为颊肌的主要动脉，也是颊肌唯一的动脉蒂（图3-3-3）。

2）**面动脉（facial artery）分支：**在距口角外侧约10mm处由面动脉发出分支至颊肌前部（图3-3-4）。

3）**上牙槽后动脉（posterior superior alveolar artery）分支：**分布至颊肌的后上部分，为颊肌3支动脉中最小的动脉分支（图3-3-5）。

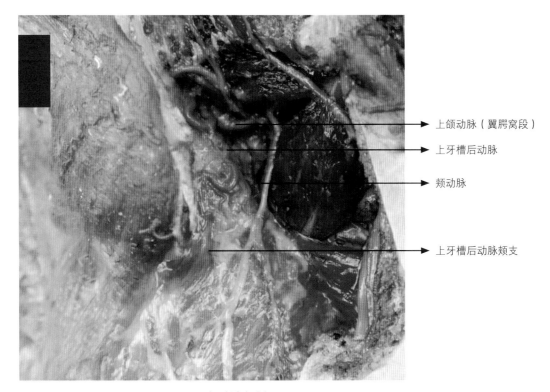

上颌动脉（翼腭窝段）

上牙槽后动脉

颊动脉

上牙槽后动脉颊支

图3-3-3　颊动脉解剖图

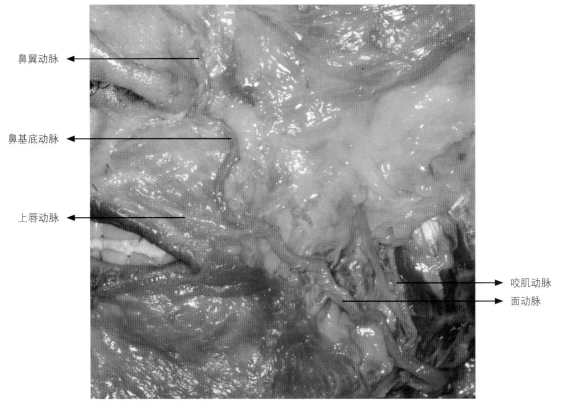

鼻翼动脉

鼻基底动脉

上唇动脉

咬肌动脉

面动脉

图3-3-4　面动脉分支解剖图

（2）静脉

颊肌的静脉十分丰富。部分静脉起于肌的外侧，部分与动脉伴行，另有部分与动脉无关（图3-2-5和图3-3-6）。

解剖相关临床骨增量及口腔种植意义：颊区血供与种植及骨增量的相关性较小，临床在行任何手术操作时需注意颊区的意外损伤，特别是锐器伤及贯通伤，引发出血和感染等并发症。

3. 硬腭血管

（1）动脉

硬腭的动脉主要来自上颌动脉的蝶腭支，在前部通过切牙管出切牙孔（鼻腭神经血管束），在后部有成对来自上颌动脉的腭大分支，通过腭大孔，称为腭大动脉，仅发出几个小支向后至软腭。腭大动脉穿出腭大孔后，行经上颌第三磨牙的内侧向前（图3-3-7和图3-3-8）。

（2）静脉

硬腭的静脉与动脉伴行，向后汇入翼静脉丛。

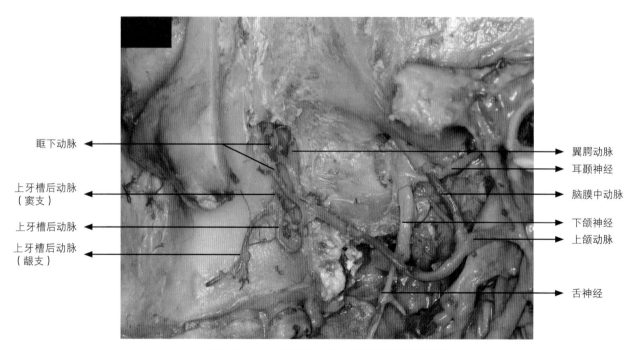

图3-3-5　上颌动脉分支上牙槽后动脉解剖图

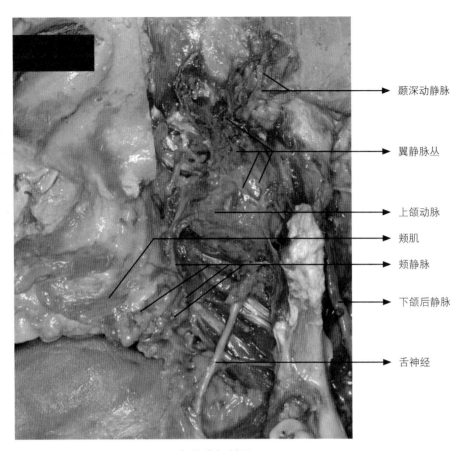

颞深动静脉

翼静脉丛

上颌动脉

颊肌

颊静脉

下颌后静脉

舌神经

图3-3-6　颊静脉解剖图

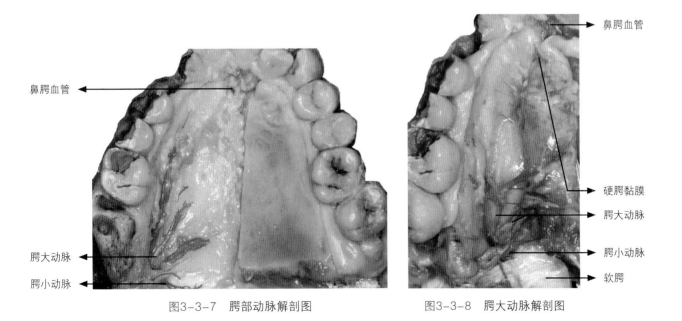

鼻腭血管

鼻腭血管

硬腭黏膜

腭大动脉

腭大动脉

腭小动脉

腭小动脉

软腭

图3-3-7　腭部动脉解剖图　　　　　　图3-3-8　腭大动脉解剖图

4. 软腭血管

软腭的动脉主要来自上颌动脉的腭小动脉、面动脉的腭升支以及咽升动脉的腭支；而静脉主要汇入咽丛和翼静脉丛，其中一支腭外侧静脉离开软腭向下前行至扁桃体床，然后穿咽上缩肌汇入咽静脉

（图3-3-7和图3-3-9）。

解剖相关临床骨增量及口腔种植意义：在上颌结节及后牙区种植及骨增量等手术操作时，如上颌结节取骨、翼板种植及腭侧结缔组织移植等手术操作，麻醉、切口、翻瓣和种植窝洞预备时，需特别注意硬腭及软腭血管的损伤出血等。

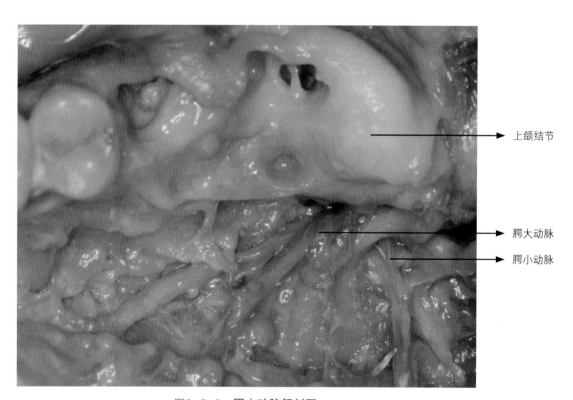

上颌结节

腭大动脉

腭小动脉

图3-3-9　腭小动脉解剖图

5. 上颌牙和牙龈血管

主要为上颌动脉的终末支。

（1）上牙槽后动脉（posterior superior alveolar artery）

在翼腭窝内起自上颌动脉，行经上颌骨的颞

下面，发出分支与上牙槽神经后支伴行进入上牙槽后管，供给磨牙及前磨牙，此动脉的末支（龈支）分布至牙龈、颊黏膜及上颌窦（图3-3-10~图3-3-12）。

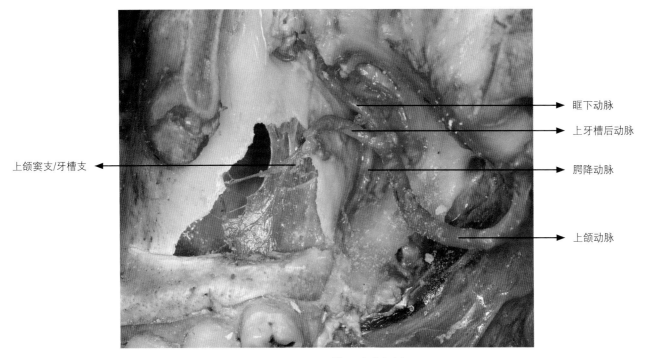

图3-3-10　上牙槽后动脉解剖图

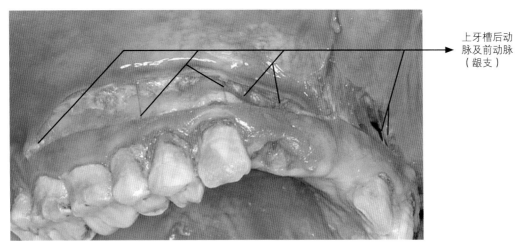

图3-3-11　上牙槽后动脉龈支解剖图

（2）上牙槽前动脉（anterior superior alveolar artery）

为眶下动脉的分支，与上牙槽神经前支伴行于上颌窦的前壁，分布于前牙，并与上牙槽后动脉吻合（图3-3-11）。舌侧牙龈由腭大动脉供血；鼻腭动脉较弱，甚至未穿出切牙管达腭侧黏骨膜，故极少或未参与腭侧牙龈的血供（图3-3-7～图3-3-9）。

（3）静脉

与上牙槽动脉伴行，引流上颌及上颌牙的静脉血，向前汇入面静脉，向后汇入翼静脉丛（图3-3-13）。

解剖相关临床骨增量及口腔种植意义：在上颌行种植及骨增量等手术操作时，麻醉、切口、翻瓣和种植窝洞预备及截骨和软组织瓣减张等手术操作时，需特别注意上牙槽后动脉、眶下动脉及腭大动脉的损伤出血等。

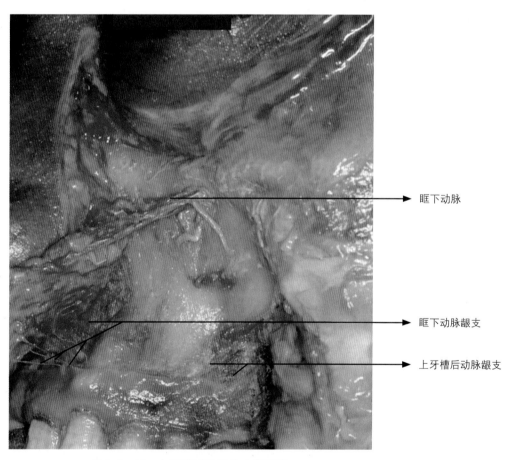

眶下动脉

眶下动脉龈支

上牙槽后动脉龈支

图3-3-12　上牙槽后动脉分支解剖图

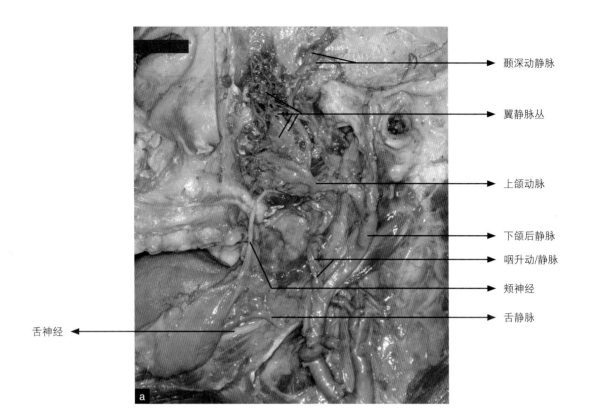

颞深动静脉

翼静脉丛

上颌动脉

下颌后静脉

咽升动/静脉

颊神经

舌静脉

舌神经

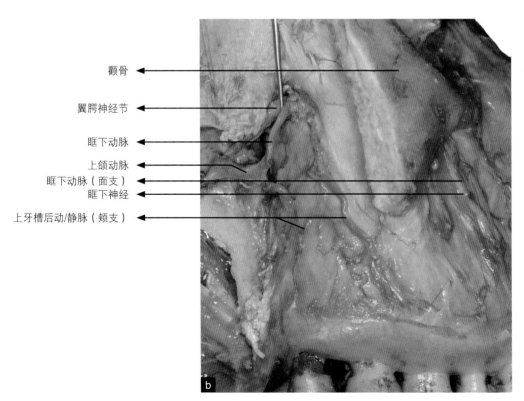

颧骨

翼腭神经节

眶下动脉

上颌动脉

眶下动脉（面支）

眶下神经

上牙槽后动/静脉（颊支）

图3-3-13　（a、b）上颌牙及牙龈静脉分支解剖图

6. 上颌窦外侧壁处血管

上颌窦外侧壁动脉主要由上牙槽后动脉的分支上颌窦动脉经上颌结节牙槽孔进入上颌窦侧壁，走行在上颌窦黏膜下或骨膜下、骨壁内，并与眶下管内的眶下动脉分支在上颌窦侧壁形成交通吻合。上牙槽后动脉颊支始于上牙槽后动脉，沿上颌窦侧壁骨外黏骨膜向前下走行，分布于上颌后牙区颊侧牙龈、黏骨膜及颊黏膜，并与眶下动脉在唇颊侧黏骨膜内形成交通吻合。上颌窦静脉血管与动脉伴行，回流于翼静脉丛及上颌静脉（图3-3-14）。

解剖相关临床骨增量及口腔种植意义：在行上颌窦植骨和颧骨种植体植入上颌窦侧壁骨开窗时，麻醉、切口、翻瓣、开窗截骨及上颌窦黏膜剥离操作，需特别注意上颌窦动脉的损伤出血，特别是当上颌窦动脉走行于侧壁骨内时。

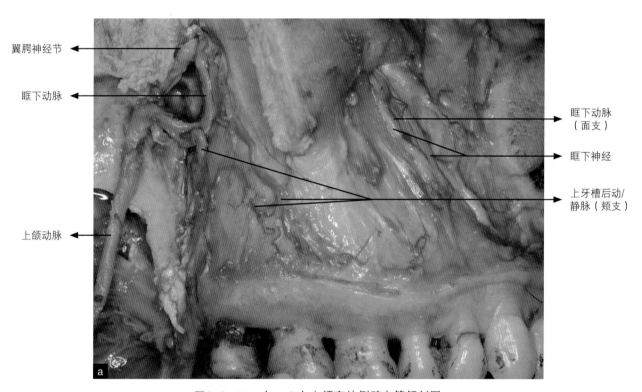

翼腭神经节

眶下动脉

上颌动脉

眶下动脉（面支）

眶下神经

上牙槽后动/静脉（颊支）

图3-3-14 （a、b）上颌窦外侧壁血管解剖图

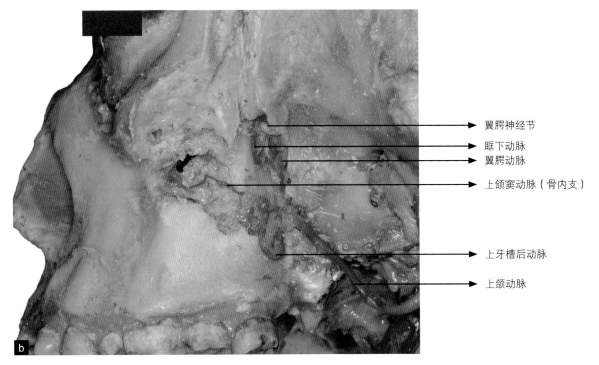

翼腭神经节

眶下动脉

翼腭动脉

上颌窦动脉（骨内支）

上牙槽后动脉

上颌动脉

图3-3-14（续）

7. 上颌结节处血管

上颌结节骨内的动脉血管主要是上牙槽后动脉的牙槽支，结节颊侧黏骨膜血供为上牙槽后动脉的龈支，结节腭侧的血供主要为上颌动脉终末支腭大及腭小动脉。静脉与同名动脉伴行（图3-3-15）。

解剖相关临床骨增量及口腔种植意义：在上颌结节区行倾斜种植及取骨等手术操作时，需特别注意该区域血管的损伤出血等。

8. 下颌牙和牙龈的血管

下牙槽动脉是供应下颌牙及牙龈的主要动脉，由上颌动脉发出，伴随下牙槽神经穿下颌孔进入下颌管。穿下颌孔之前，下牙槽动脉发出下颌舌骨肌支，穿蝶下颌韧带与下颌舌骨肌神经伴行，进入下颌支内面的下颌舌骨肌沟，发出浅支至该肌，并与面动脉的颏下支吻合。在下颌管内，下牙槽动脉分支供应下颌牙和牙槽骨，并在第一前磨牙附近发出切牙支和颏支（图3-3-16和图3-3-17）。

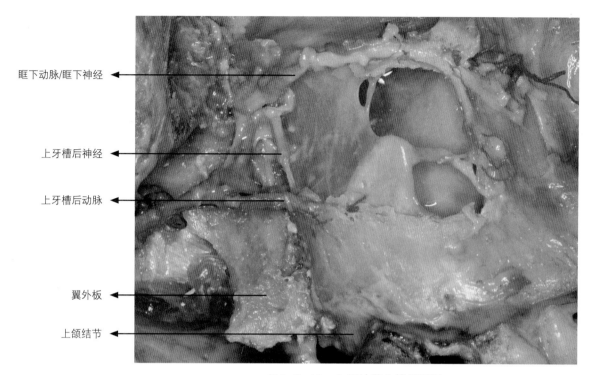

眶下动脉/眶下神经

上牙槽后神经

上牙槽后动脉

翼外板

上颌结节

图3-3-15　上颌结节血管解剖图

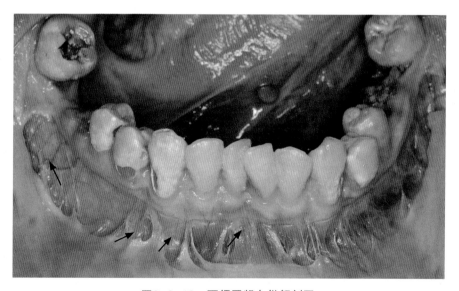

图3-3-16　下颌牙龈血供解剖图

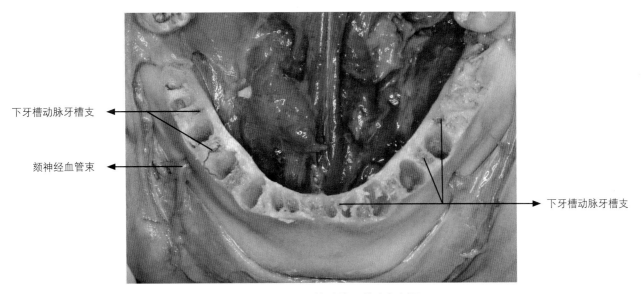

图3-3-17　下牙槽动脉牙槽支解剖图

下牙槽骨和下颌牙的静脉汇入牙槽间隔的静脉或汇入围绕根尖的静脉网内再汇入下牙槽静脉，然后向前经颏孔汇入面静脉，向后经下颌孔汇入翼静脉丛。

解剖相关临床骨增量及口腔种植意义： 在下颌后牙区行种植手术，切口、翻瓣和种植窝洞预备时，需特别注意避免下牙槽神经血管束的损伤，特别是后牙区及颏孔区，行骨窝洞预备及截骨、颏孔区切口设计、倾斜种植体植入及减张植骨等手术操作时，需注意同下颌管保留2mm及以上安全距离，同颏孔和颏神经保留5mm及以上安全距离，以避免下牙槽神经损伤导致相关感觉异常等并发症。

9. 下颌舌侧血管

下颌舌侧血管主要为颏下颌动脉和舌动脉的分支及其交通支，以下颌舌骨肌为界，分为其上方的舌下区和其下方的颏下区（图3-3-18）。

（1）下颌前牙区舌侧血管

下颌前牙区舌侧动脉主要为舌下动脉和颏下颌动脉的终末支，其中颏下颌动脉经下颌骨下缘内侧，下颌舌骨肌下方向前内走行进入口腔前部和颏部，其舌侧末端分支经下颌棘孔穿入骨内，与切牙动脉和舌动脉滋养动脉等在下颌骨内形成交通吻合，并有分支上升穿过下颌舌骨肌为口腔前部舌下区及前牙区舌侧牙龈提供额外血供；其唇侧末端分支延伸到颏部与颏唇动脉吻合。舌下动脉的末端分支经舌下区进入口底前部及下前牙舌侧，其上升支经舌侧牙龈及牙槽嵴舌侧滋养孔穿入下颌骨前部，在骨内与颏动脉形成吻合，其中间支与对侧同名血管吻合，其下行支穿下颌舌骨肌经上颏棘孔进入下颌骨体内，与颏动脉末梢支形成吻合。下颌前牙区静脉与动脉伴行，多回流于面总静脉。

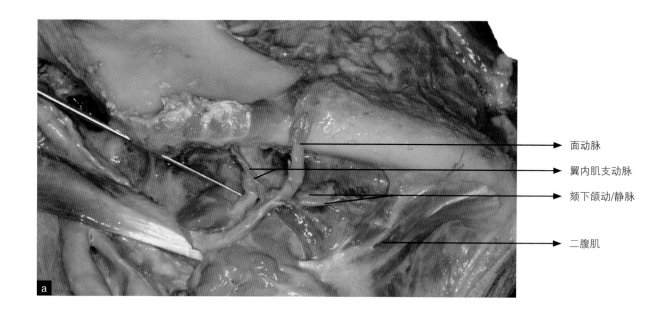

面动脉

翼内肌支动脉

颌下颌动/静脉

二腹肌

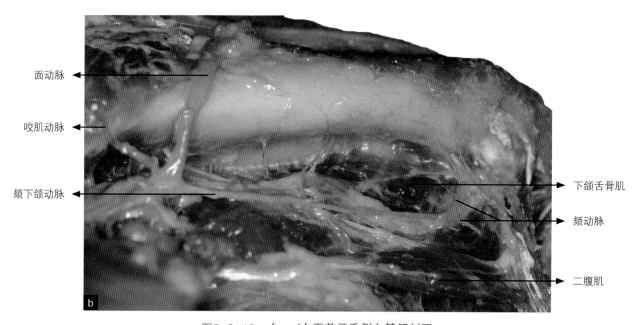

面动脉

咬肌动脉

颌下颌动脉

下颌舌骨肌

颏动脉

二腹肌

图3-3-18 （a~f）下前牙舌侧血管解剖图

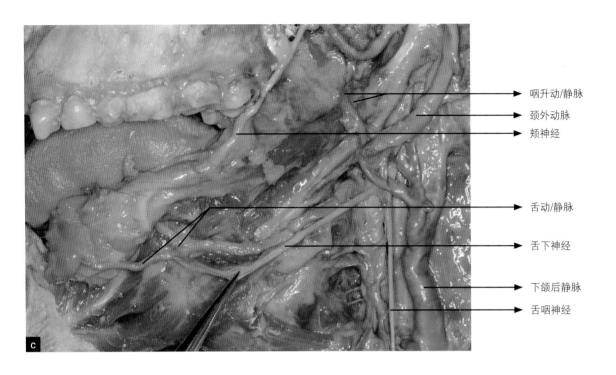

咽升动/静脉

颈外动脉

颊神经

舌动/静脉

舌下神经

下颌后静脉

舌咽神经

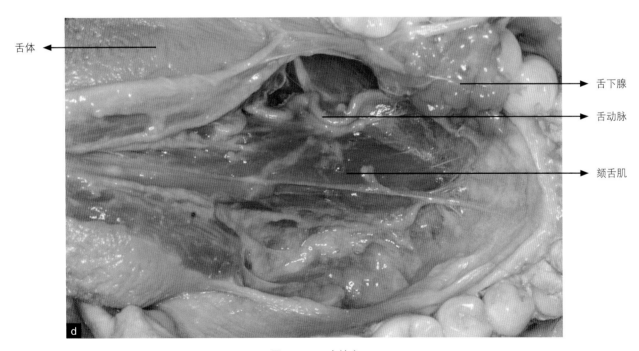

舌体

舌下腺

舌动脉

颏舌肌

图3-3-18（续）

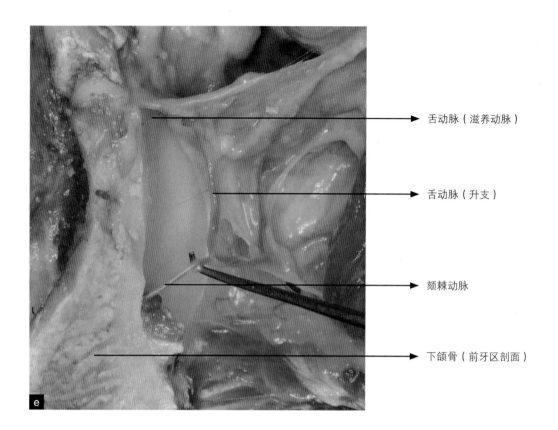

舌动脉（滋养动脉）

舌动脉（升支）

颏棘动脉

下颌骨（前牙区剖面）

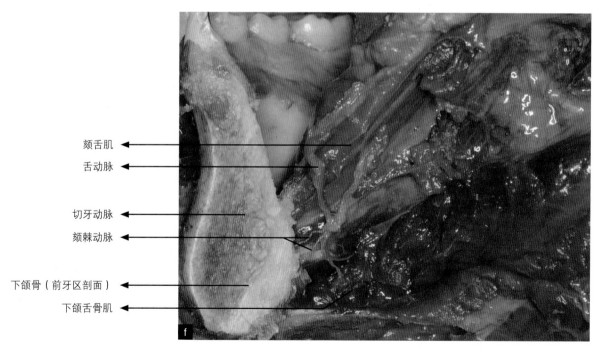

颏舌肌

舌动脉

切牙动脉

颏棘动脉

下颌骨（前牙区剖面）

下颌舌骨肌

图3-3-18（续）

解剖相关临床骨增量及口腔种植意义：在下颌前牙区行种植手术，切口、翻瓣和种植窝洞预备时，需特别注意舌侧血管的损伤，特别是窝洞预备时舌侧穿通所致绞伤，极易引发口底血肿及窒息死亡等严重并发症。

（2）下颌后牙区舌侧血管

下颌后牙区舌侧动脉血管主要为舌动脉、颏动脉及其分支，特别是颏下颌动脉的上升支穿下颌舌骨肌向上，沿舌侧黏骨膜走行分布于下颌后牙区舌侧牙龈及黏骨膜，并可见颏下颌动脉较大的穿通支穿舌侧骨板进入下颌骨（图3-3-18a～d、图3-3-19和图3-3-20）。

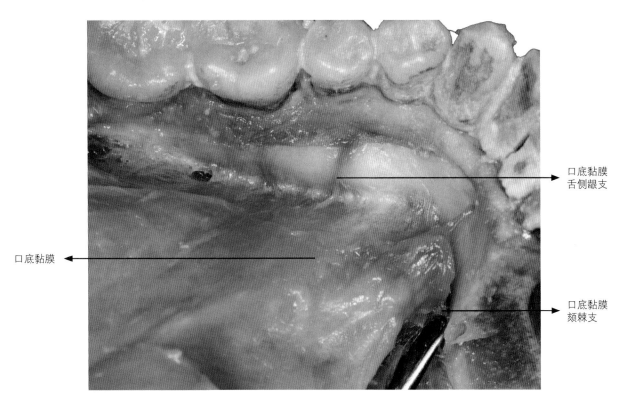

图3-3-19　口底黏膜及舌侧龈支动脉解剖图

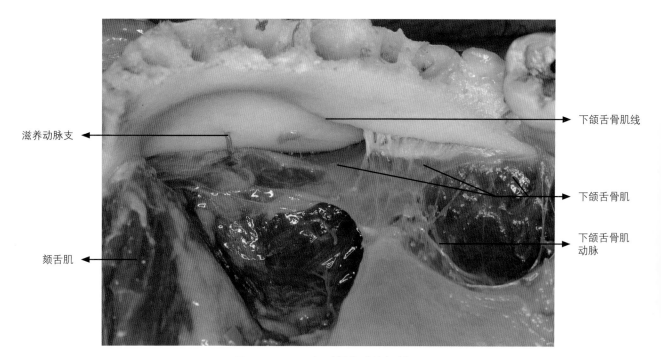

滋养动脉支

下颌舌骨肌线

下颌舌骨肌

下颌舌骨肌动脉

颏舌肌

图3-3-20　下颌舌骨肌动脉解剖图

解剖相关临床骨增量及口腔种植意义：在行下颌后牙区种植体植入及窝洞预备时，需特别注意舌侧骨板附近的口底动脉和穿通支动脉；在截骨、骨制备及骨增量舌侧软组织减张手术时，需小心避免该区域血管的损伤。

（3）磨牙后垫区域血管

磨牙后垫区域血管较少，其外侧主要为颊动脉的末梢支，舌侧主要为咽深动脉的末梢血管；有时在磨牙后垫区域可见磨牙后管，内有来自下牙槽动脉的细小分支血管（图3-3-21）。

解剖相关临床骨增量及口腔种植意义：磨牙后垫区为非供骨及种植体植入等区域，故骨增量及种植相关性低，临床在下颌远中切口设计及翻瓣，智齿拔除时需注意磨牙后管血管出血，及下颌升支前缘上方颊神经血管和第三磨牙牙槽嵴舌侧舌神经的损伤等相关并发症等。

（4）下颌外斜线处血管

下颌外斜线处血管主要有颊动脉的末梢支，以及走行在颊部咬肌前缘软组织内的面动脉和面静脉、颏动脉的外侧支，以及下颌管内的下牙槽动脉（图3-3-22和图3-3-23）。

解剖相关临床骨增量及口腔种植意义：在下颌外斜线取骨手术操作时，在切口设计及翻瓣暴露时应注意避免面颊部血管损伤，截骨时需注意截骨深度，避免下牙槽神经血管束的损伤。

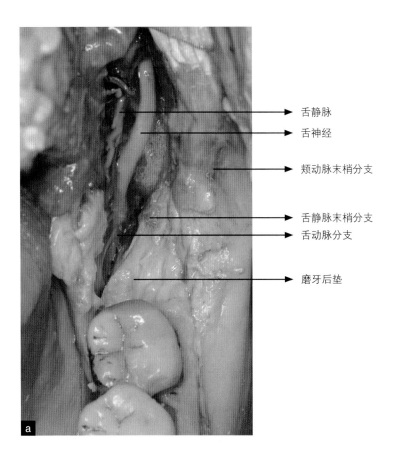

舌静脉

舌神经

颊动脉末梢分支

舌静脉末梢分支

舌动脉分支

磨牙后垫

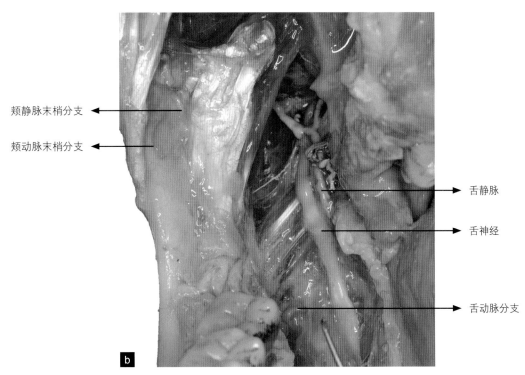

颊静脉末梢分支

颊动脉末梢分支

舌静脉

舌神经

舌动脉分支

图3-3-21 （a、b）下磨牙后垫区域血管解剖图

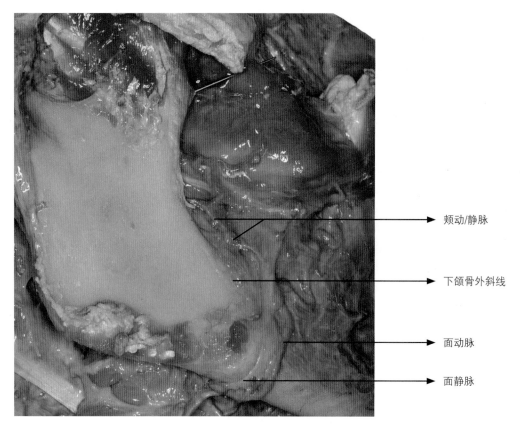

颊动/静脉

下颌骨外斜线

面动脉

面静脉

图3-3-22　下颌外斜线区域血管解剖图

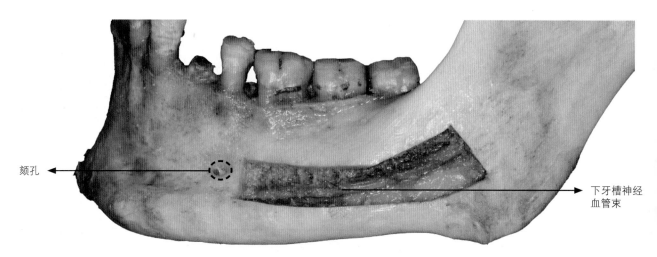

颏孔

下牙槽神经
血管束

图3-3-23　下颌外斜线区域下颌神经血管解剖图

10. 下颌颏部血管

下颌颏部血管主要为颏动脉的前支、颏下颌动脉向前延伸越过下颌骨下缘达颏唇部的末梢支，以及位于骨内的切牙动脉（图3-3-24）。

解剖相关临床骨增量及口腔种植意义： 在颏部取骨等外科手术时，需注意尽量避免纵行切口，截骨范围与前牙根尖区及颏孔区至少保留5mm间距，以尽量减少血管损伤相关并发症。

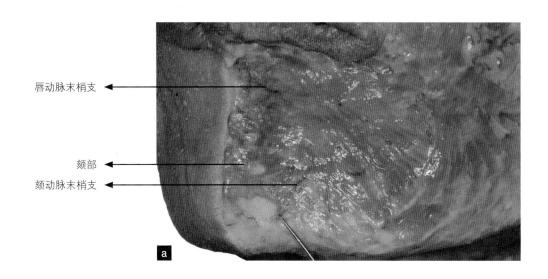

唇动脉末梢支
颏部
颏动脉末梢支

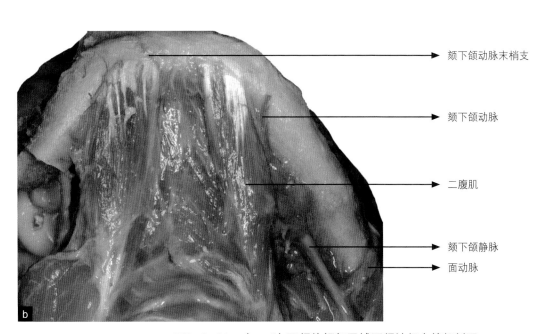

颏下颌动脉末梢支
颏下颌动脉
二腹肌
颏下颌静脉
面动脉

图3-3-24 （a~f）下颌外颏部区域下颌神经血管解剖图

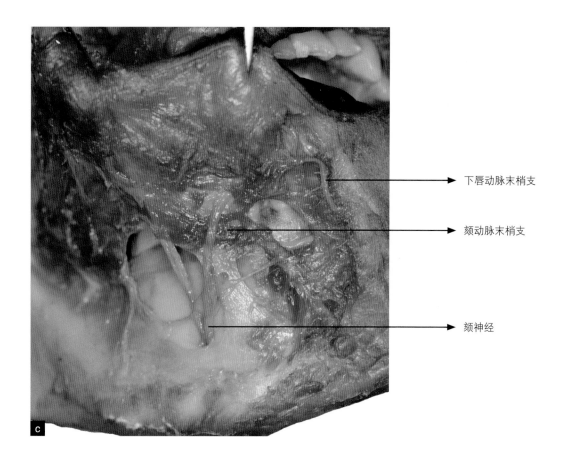

下唇动脉末梢支

颏动脉末梢支

颏神经

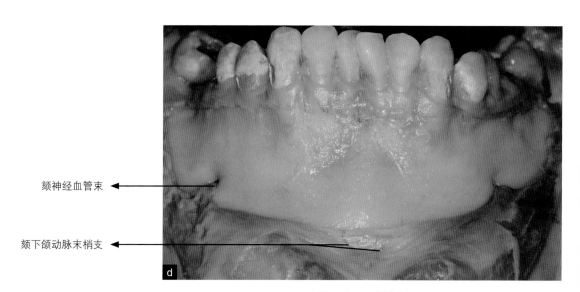

颏神经血管束

颏下颌动脉末梢支

图3-3-24（续）

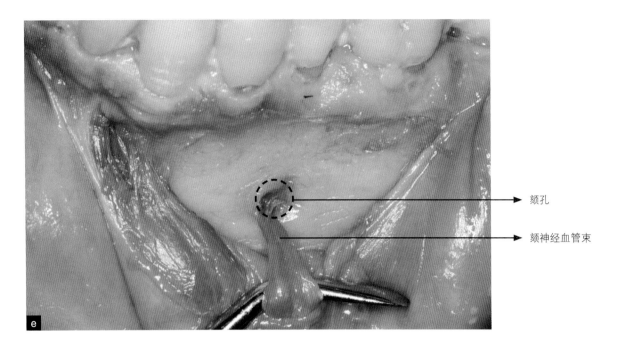

颏孔

颏神经血管束

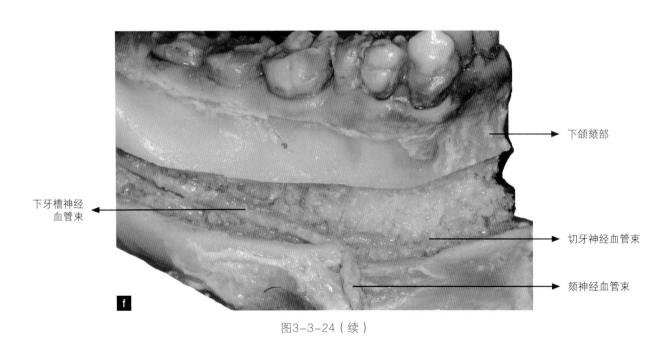

下颌颏部

下牙槽神经
血管束

切牙神经血管束

颏神经血管束

图3-3-24（续）

11. 舌动脉

（1）舌下动脉（sublingual artery）

舌下动脉为下颌口底舌下区主要的动脉血管，供应口底黏膜和舌肌，其末梢支向前延伸达前牙舌侧，并有滋养动脉和上颏棘动脉等骨穿通动脉（图3-3-25）。

1）滋养动脉：为舌下动脉的上升支，经口底黏膜经舌动脉发出后，沿舌侧牙龈上升达下颌前牙牙槽嵴顶舌侧，经骨滋养孔穿入骨内，并与切牙动脉及颏棘动脉在骨内形成吻合支，分布于前牙区舌侧牙龈黏骨膜及骨。

解剖相关临床骨增量及口腔种植意义：种植手术翻瓣暴露及组织减张时需小心该动脉的断裂和出血风险。

2）上颏棘动脉：为舌下动脉的下降末梢支，向前下走行，穿过颏舌肌，经上颏棘孔穿入骨内，并与切牙动脉及颏棘动脉在骨内形成吻合支，分布于前牙区舌侧骨膜及骨内。

解剖相关临床骨增量及口腔种植意义：在萎缩颌骨种植手术中行翻瓣，组织减张及骨窝洞制备时，需小心剥离器械及高速扩孔钻在舌侧意外穿孔，导致该动脉的损伤或断裂，引发口底出血及窒息死亡等风险。

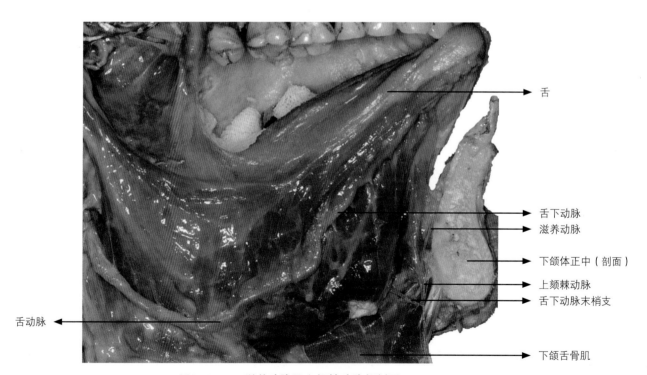

图3-3-25　滋养动脉及上颏棘动脉解剖图

12. 面动脉

（1）颏下颌动脉

为下颌口底颌下区主要的动脉血管，自下颌骨下缘下内侧咬肌前缘处发出，经下颌舌骨肌浅面前行达颏部，可与对侧同名动脉、舌动脉、颏动脉及下唇动脉吻合。供应下颌下腺、下颌下及颏部的肌肉和皮肤（图3-3-26）。

1）上升支：为颏下颌动脉在下颌舌骨肌外侧发出的数支向上的末梢支，其穿过下颌舌骨肌，分布于下颌后牙区舌侧牙龈及黏骨膜，并与舌动脉分支形成交通吻合。

解剖相关临床骨增量及口腔种植意义：临床种植手术翻瓣暴露，组织减张及骨窝洞制备时，需避免器械剥离时损伤及高速扩孔钻舌侧意外穿孔，特别是下颌下腺及舌下腺区域。该动脉的损伤或断裂，易引发口底出血、感染及窒息死亡等风险。

2）下颏棘动脉：为颏下颌动脉的终末支，向前上走行，穿过颏舌骨肌，经上、下颏棘孔穿入骨内，并与切牙动脉及舌动脉末梢支在骨内形成吻合支，分布于前牙区舌侧骨膜及骨内（图3-3-27和图3-3-28）。

解剖相关临床骨增量及口腔种植意义：萎缩颌骨种植手术翻瓣暴露，组织减张及骨窝洞制备时，需小心剥离器械及高速扩孔钻舌侧意外穿孔，导致该动脉的损伤或断裂，引发口底出血及窒息死亡等风险。

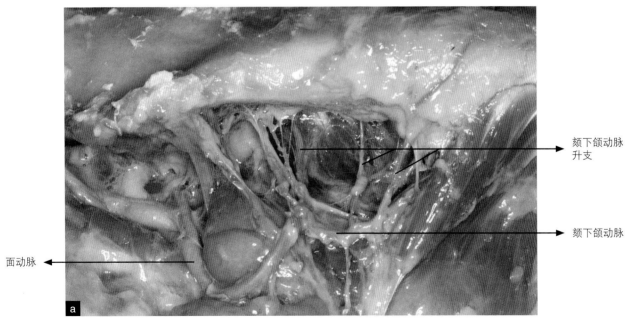

颏下颌动脉升支

颏下颌动脉

面动脉

图3-3-26 （a、b）颏下颌动脉上升支解剖图

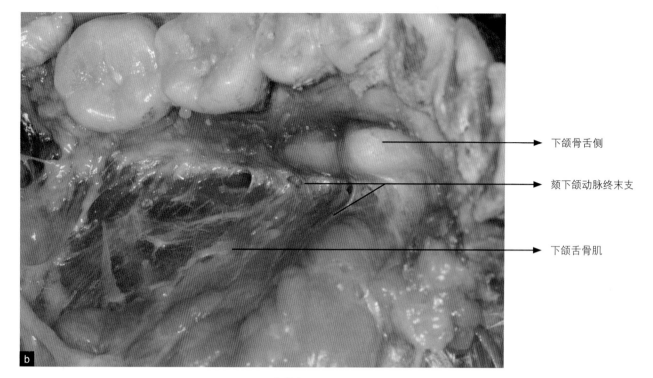

下颌骨舌侧

颏下颌动脉终末支

下颌舌骨肌

图3-3-26（续）

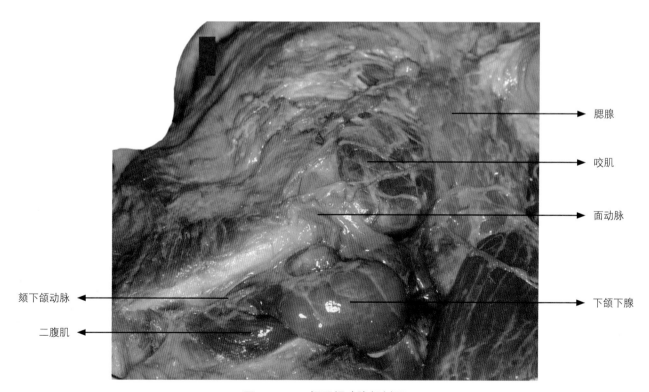

腮腺

咬肌

面动脉

颏下颌动脉

下颌下腺

二腹肌

图3-3-27　颏下颌动脉解剖图

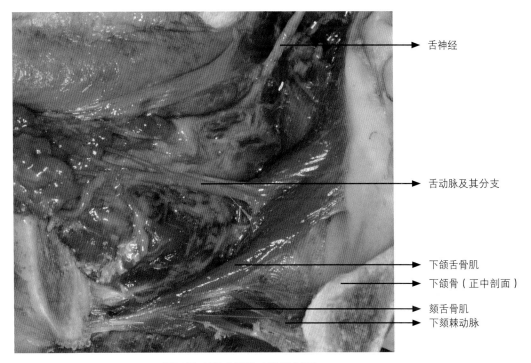

图3-3-28 颏下颌动脉下颏棘动脉解剖图

右侧标注：
舌神经
舌动脉及其分支
下颌舌骨肌
下颌骨（正中剖面）
颏舌骨肌
下颏棘动脉

3）穿通支动脉：为颏下颌动脉较粗的上升支，其穿过下颌舌骨肌达舌下区，并在第一磨牙及前磨牙区域穿通舌侧骨板进入骨内，与下牙槽动脉形成交通吻合。

解剖相关临床骨增量及口腔种植意义：临床种植手术翻瓣暴露，组织减张及骨窝洞制备时，需小心剥离器械及高速扩孔钻舌侧意外穿孔，特别是下颌下腺及舌下腺区域凹陷区，导致该动脉的损伤或断裂，引发口底出血、感染及窒息死亡等风险（图3-3-29）。

（2）下唇动脉（inferior labial artery）

口角下方发出，行于降口角肌深面，入口轮匝肌，与对侧同名动脉吻合。供应下唇皮肤黏膜、腺体和肌肉（图3-3-30）。

解剖相关临床骨增量及口腔种植意义：临床种植手术切口翻瓣暴露，组织减张及骨窝洞制备时，需小心保护唇侧软组织，并在骨膜及贴骨面进行锐性操作，突破骨膜层后组织内以钝性剥离、减张为主，避免器械滑脱或软组织保护不当，导致下唇组织及下唇动脉意外损伤，引发出血、感染及瘢痕形成等风险。

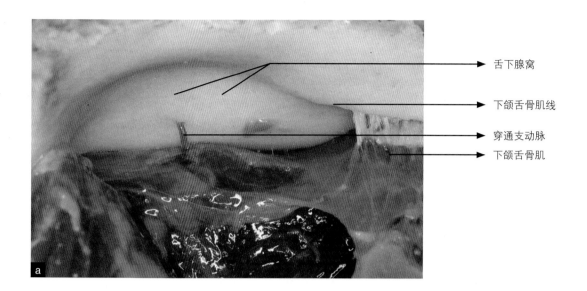

舌下腺窝

下颌舌骨肌线

穿通支动脉

下颌舌骨肌

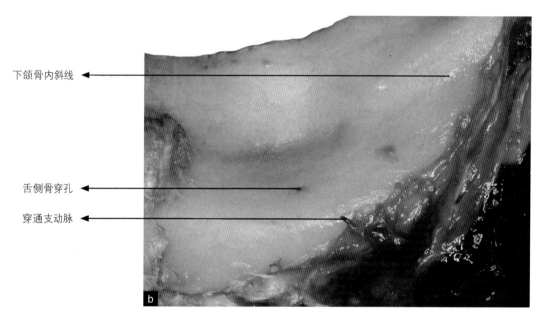

下颌骨内斜线

舌侧骨穿孔

穿通支动脉

图3-3-29　（a、b）颏下颌动脉穿通支动脉解剖图

（3）咬肌支

下颌骨下缘下内侧咬肌前缘处由面动脉向后上方发出，经咬肌前下缘穿入咬肌，供应咬肌（图3-3-31）。

解剖相关临床骨增量及口腔种植意义：咬肌受面动脉和上颌动脉的多分支供给，血供丰富，种植手术一般不会损伤该动脉，但在颧骨种植体手术中，术区暴露减张时，需注意避免咬肌的锐性剥离或意外锐性伤害，引发出血等风险。

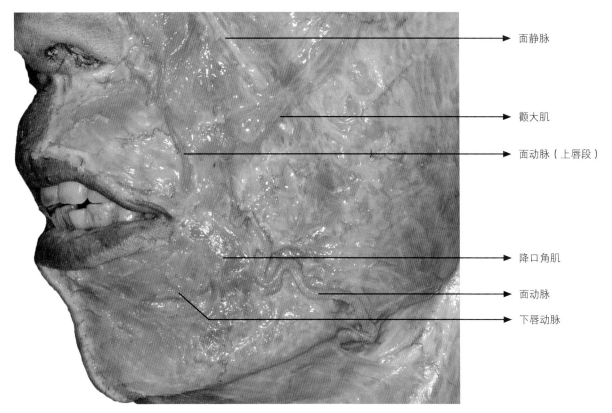

面静脉

颧大肌

面动脉（上唇段）

降口角肌

面动脉

下唇动脉

图3-3-30　下唇动脉解剖图

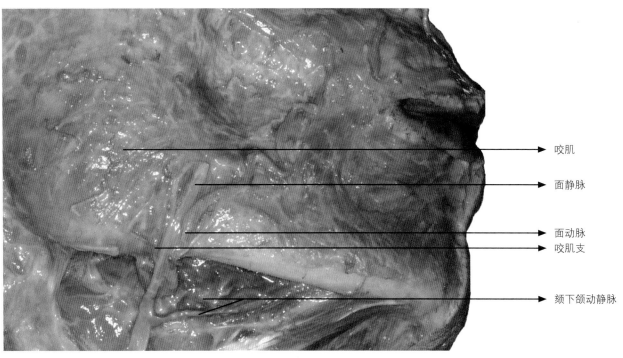

咬肌

面静脉

面动脉

咬肌支

颏下颌动静脉

图3-3-31　面动脉咬肌支解剖图

（4）上唇动脉（superior labial artery）

口角处发出，入上唇，穿入口轮匝肌，与对侧同名动脉吻合，其末梢支向上达鼻小柱和鼻腔前部黏骨膜及邻近肌肉等组织。供应上唇皮肤黏膜、腺体和肌肉（图3-3-32）。

解剖相关临床骨增量及口腔种植意义：临床种植手术切口翻瓣暴露，组织减张及骨窝洞制备时，需小心保护唇侧软组织，并在骨膜及贴骨面进行锐性操作，突破骨膜层后组织内以钝性剥离、减张为主，避免器械滑脱或软组织保护不当，导致上唇组织及上唇动脉意外损伤，引发出血、感染及瘢痕形成等风险。

（5）眶下支（suborbital branch）

由内眦动脉向后上外发出，和眶下动脉吻合，辅助供应眶下区。

解剖相关临床骨增量及口腔种植意义：种植手术眶下支一般不易损伤，但在植骨手术组织减张和颧骨种植体手术中，术区暴露减张时，需注意避免眶下支血管锐性剥离损伤或意外锐性伤害，引发出血感染等风险（图3-3-33）。

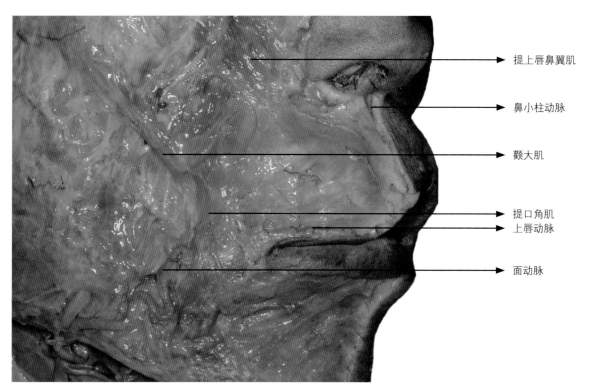

提上唇鼻翼肌

鼻小柱动脉

颧大肌

提口角肌
上唇动脉

面动脉

图3-3-32　面动脉上唇动脉解剖图

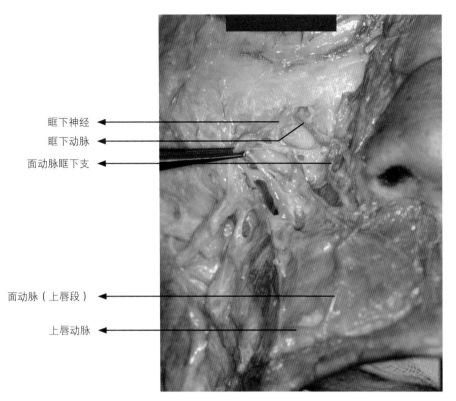

眶下神经

眶下动脉

面动脉眶下支

面动脉（上唇段）

上唇动脉

图3-3-33　面动脉眶下支解剖图

13. 上颌动脉

（1）下牙槽动脉（inferior alveolar artery）

1）下牙槽支：穿下颌孔入下颌骨，供应下颌骨、下颌牙（图3-3-34）。

解剖相关临床骨增量及口腔种植意义：下颌神经血管束的损伤在下颌种植体植入、软组织减张、颏部、下颌外斜线取骨中，及植骨手术等操作中时有发生，在下颌种植手术时种植窝洞预备、种植体植入时需严格控制工作深度，需与下颌管至少保留2mm以上的安全距离，以避免下颌神经血管束的损伤，引发受区感觉异常。

2）下颌舌骨肌支：始于下牙槽动脉入下颌孔前，供应下颌舌骨肌。

解剖相关临床骨增量及口腔种植意义：在种植手术时，需注意初始方向的控制，避免舌侧骨板的穿通，损伤下颌舌侧组织及末梢血管，引发口底出血、感染及瘢痕形成等风险。在舌侧减张时需注意在下颌舌骨肌上方切开骨膜后，行钝性分离，并避免口底末梢血管的损伤出血及窒息风险（图3-3-34和图3-3-35）。

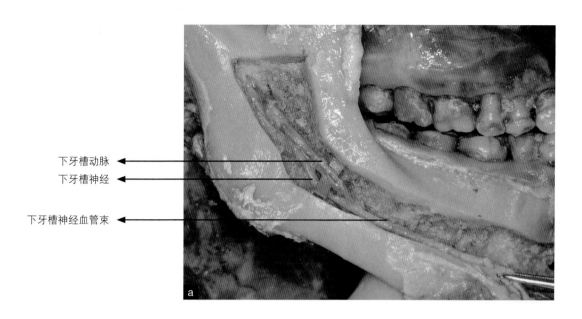

下牙槽动脉

下牙槽神经

下牙槽神经血管束

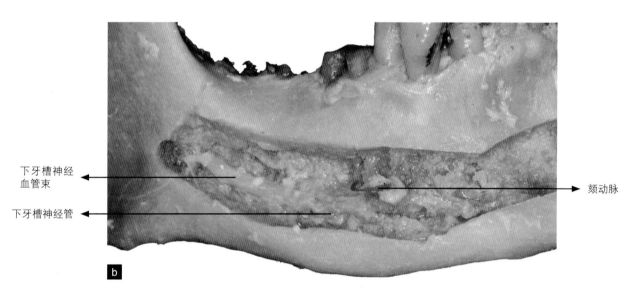

下牙槽神经
血管束

颏动脉

下牙槽神经管

图3-3-34 （a、b）下牙槽动脉解剖图

3）颏动脉：为下牙槽动脉面部终末支，出颏孔，分布于颏部皮肤及颏部肌肉。

解剖相关临床骨增量及口腔种植意义：在颏孔区常规及斜行种植体植入，颏孔区植骨和软组织处理及颏部取骨时，需注意避让颏神经血管束，避免该区域垂直向切口，减张切口需充分避让颏神经血管束，并且锐性分离仅限于骨膜，突破骨膜后即

转为钝性分离；术区暴露时避免器械卡压和过度牵拉等；植骨时需避免植骨材料的卡压等（图3-3-36a）。

（2）咬肌动脉（occlusal artery）

由上颌动脉经颞下窝发出，自乙状切迹咬肌后缘穿入咬肌，供应咬肌（图3-3-36b）。

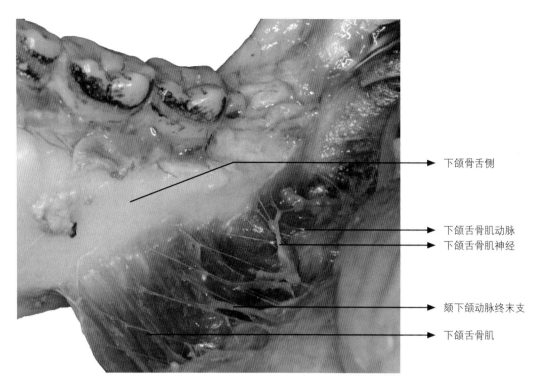

下颌骨舌侧

下颌舌骨肌动脉
下颌舌骨肌神经

颏下颌动脉终末支

下颌舌骨肌

图3-3-35　下颌舌骨肌动脉解剖图

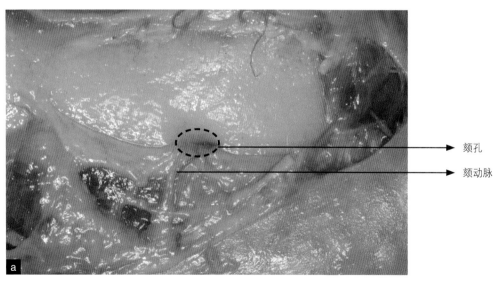

颏孔

颏动脉

图3-3-36　（a、b）颏动脉、咬肌动脉解剖图

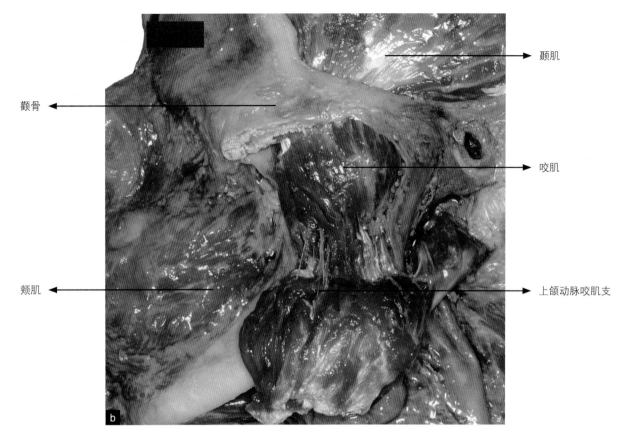

颞肌

颧骨

咬肌

颊肌

上颌动脉咬肌支

图3-3-36（续）

解剖相关临床骨增量及口腔种植意义：咬肌受面动脉和上颌动脉的多分支供给，血供丰富，种植手术一般不会损伤该动脉，但在颧骨种植体手术中，术区暴露减张时，需注意避免咬肌的锐性剥离或意外锐性伤害，引发出血等风险。

（3）翼肌支（pterygoid branch artery）

经翼肌段翼外肌浅面发出，进入翼外肌及翼内肌上份浅面，供应翼内、外肌（图3-3-37）。

解剖相关临床骨增量及口腔种植意义：常规种植外科手术不易损伤翼肌，但在翼板种植体植入时，骨窝洞预备及种植体植入需注意植入方向及深度控制，避免翼肌，特别是翼内肌的严重损伤，引发出血及感染等并发症。

（4）上牙槽后动脉（posterior superior alveolar artery）

供应上颌磨牙和前磨牙区域牙、牙槽骨、上颌窦、颊侧牙龈及黏骨膜、颊肌（图3-3-38）。

解剖相关临床骨增量及口腔种植意义：萎缩上颌骨种植手术行结节注射麻醉、翻瓣暴露及翼板种植体骨预备等操作时需注意深度和方向的控制，避免波及上牙槽后动脉，引发出血及术后感染等风险。

（5）眶下动脉（infraorbital artery）

由上颌动脉翼腭窝段发出，经眶下裂、眶下沟、眶下管出面部；供应上颌前磨牙及上颌窦区域牙及牙槽骨、邻近骨及黏骨膜等组织，出眶下孔的

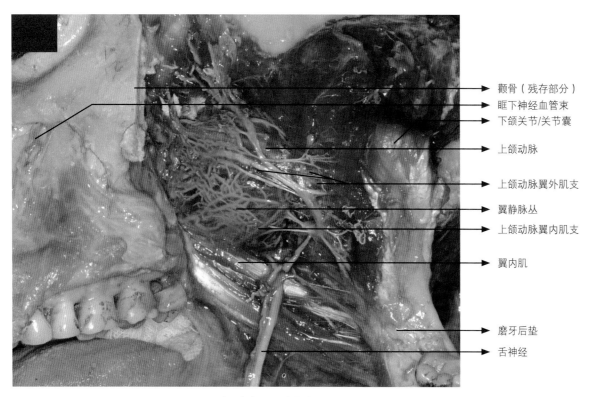

颧骨（残存部分）
眶下神经血管束
下颌关节/关节囊
上颌动脉

上颌动脉翼外肌支
翼静脉丛
上颌动脉翼内肌支

翼内肌

磨牙后垫
舌神经

图3-3-37　上颌动脉翼肌支解剖图

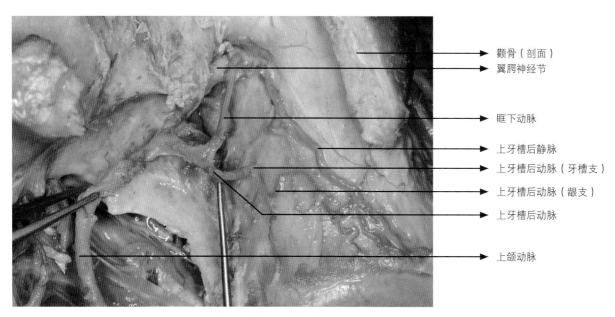

颧骨（剖面）
翼腭神经节

眶下动脉

上牙槽后静脉
上牙槽后动脉（牙槽支）
上牙槽后动脉（龈支）
上牙槽后动脉

上颌动脉

图3-3-38　上颌动脉上牙槽后动脉解剖图

面部末梢支，供应包括眶下、上唇、前牙区唇侧牙龈等区域组织（图3-3-39）。

解剖相关临床骨增量及口腔种植意义：眶下神经血管束的损伤在上颌大范围种植骨重建及颧骨种植手术中时有发生，在切口设计、软组织减张及翻瓣暴露时，需特别注意眶下神经口外支的避让，避免减张切口时的锐性损伤和过度牵拉及器械卡压等；经前牙位点颧骨种植体植入需与眶下神经血管束保留至少5mm以上的安全距离，避免损伤及颧骨种植体侵入眶底，其眶下管内分支常与上牙槽后动脉的上颌窦动脉分支在上颌窦区域形成交通吻合，且位于窦膜、骨膜下或侧壁骨内，在行后牙区种植体植入骨增量手术时，需仔细分析其走行分布，行上颌窦开窗时避免血管损伤出血等并发症，特别是走行在侧壁骨内的血管，需设法避让或预先游离结扎处理。

（6）腭降动脉（descending palatine artery）

1）腭大动脉：经翼腭管下行出腭大孔，供应上颌硬腭区黏骨膜及腭侧牙龈；末梢支达切牙孔入鼻腔与蝶腭动脉末梢支吻合。

解剖相关临床骨增量及口腔种植意义：在行腭侧软组织移植时，后牙区种植手术切口、翻瓣及上颌结节区暴露、翼板种植体窝洞制备及植入等操作时，需注意腭大血管束的走行及翼板种植体和腭降动脉的相对位置关系，避免腭降动脉或腭大动脉的损伤出血等风险。

2）腭小动脉：经翼腭管下行分出腭小动脉，出腭小孔后行，供应上颌软腭区及咽侧黏骨膜。

解剖相关临床骨增量及口腔种植意义：腭小动脉的损伤在种植手术中不常见，翼板种植体植入时，需注意植入方向的控制，避免腭小动脉的损伤（图3-3-40）。

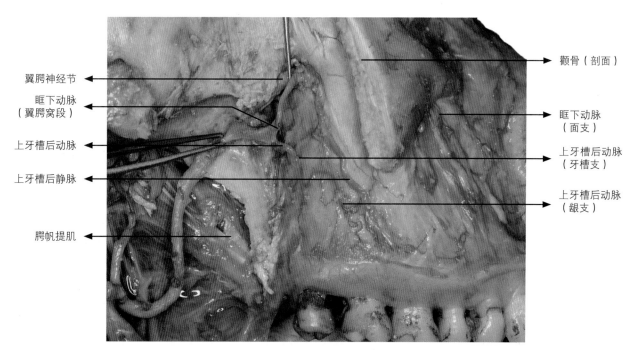

图3-3-39　上颌动脉眶下动脉解剖图

翼腭神经节
眶下动脉（翼腭窝段）
上牙槽后动脉
上牙槽后静脉
腭帆提肌

颧骨（剖面）
眶下动脉（面支）
上牙槽后动脉（牙槽支）
上牙槽后动脉（龈支）

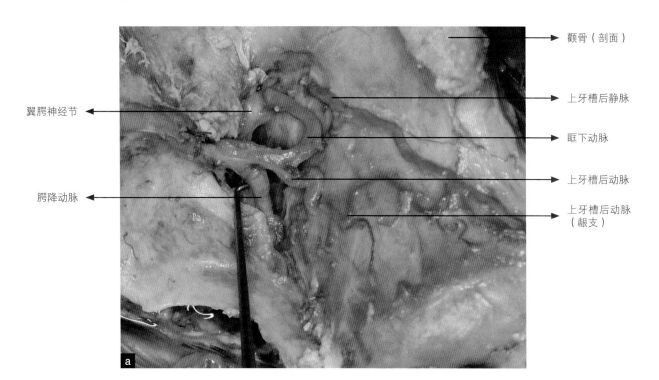

颧骨（剖面）

翼腭神经节

上牙槽后静脉

眶下动脉

腭降动脉

上牙槽后动脉

上牙槽后动脉（龈支）

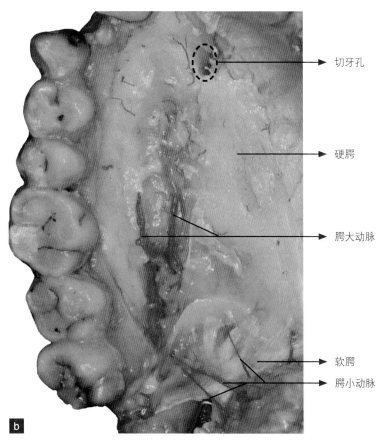

切牙孔

硬腭

腭大动脉

软腭

腭小动脉

图3-3-40 （a、b）上颌动脉腭降动脉解剖图

（7）颞浅动脉（arteria temporalis super-ficialis）

1）面横动脉：腮腺内起自颞浅动脉，于咬肌浅面向前出颧弓与腮腺导管之间横过面侧，供应腮腺、颞下颌关节、咬肌及邻近皮肤（图3-3-41）。

解剖相关临床骨增量及口腔种植意义：日常种植手术不会伤及面横动脉，在行颧骨种植手术时，需注意翻瓣及骨窝洞预备时意外侵入面部颧骨及颧弓下缘区域过多，有损伤面横动脉及面神经颧支等风险。

2）咬肌支：起自颞浅动脉的咬肌支穿咬肌后缘达咬肌浅层及深层之间（图3-3-41）。

解剖相关临床骨增量及口腔种植意义：日常种植体植入不易损伤，颧骨种植体植入翻瓣及颧上颌基底和颧牙槽嵴暴露、组织瓣减张暴露时，需注意外侵入咬肌，特别是锐性离断性操作，有引发咬肌血管出血的风险。

3）颧眶动脉：自颧弓或稍上方发出，沿颧弓上缘走行于颞筋膜浅面达眶外侧，供应眼轮匝肌（图3-3-42）。

解剖相关临床骨增量及口腔种植意义：日常种植体植入不易损伤，颧骨种植体植入骨窝洞制备时，需注意扩孔钻意外侵入面部软组织过多，特别是钻针突破颧骨体颊面皮质骨，控制不良，有引发组织绞伤及血管出血的风险。

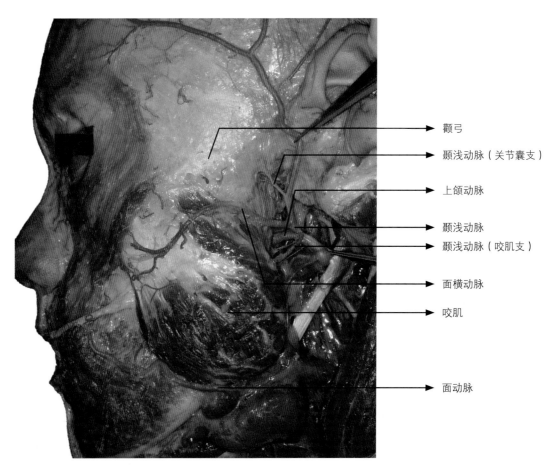

右侧标注（从上到下）：
颧弓
颞浅动脉（关节囊支）
上颌动脉
颞浅动脉
颞浅动脉（咬肌支）
面横动脉
咬肌
面动脉

图3-3-41　颞浅动脉面横动脉/咬肌支动脉解剖图

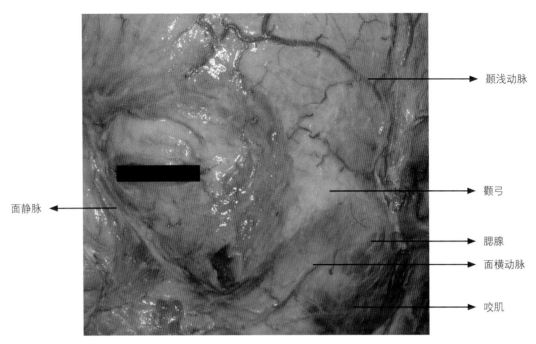

颞浅动脉

颧弓

腮腺

面横动脉

咬肌

面静脉

图3-3-42　颞浅动脉颧眶动脉解剖图

第4节　颞下颌关节血供

颞下颌关节的动脉分布和走行变异较大，约有17支动脉分支（最少9支，最多24支）通过关节附近。其中最主要的是来自颞浅动脉和上颌动脉的分支如脑膜中动脉、颞浅动脉终末支、颞深后动脉、面横动脉、上颌动脉的直接支、鼓前动脉、颞中动脉、脑膜副动脉、咬肌动脉及颞外支耳深动脉等，此外，眶动脉和颈外动脉分支也参与其中，在关节的外面互相吻合形成血管网（图3-4-1）。

（1）关节囊（articular capsule）

其血供丰富，主要来源于颞浅动脉和上颌动脉。

关节囊前方有面横动脉、颞深后动脉及颧眶动脉，后面有耳深动脉和鼓室前动脉，外侧有颞浅动脉、颞中动脉及耳深动脉，内侧有上颌动脉、脑膜中动脉及耳深动脉的分支等。这些动脉及其分支穿过关节囊，相互吻合形成关节囊内血管网。相应的静脉围绕关节囊形成静脉丛，与翼静脉丛相交通（图3-4-2）。

（2）关节盘（articular disc）

其后上附着部与后下附着部之间充满大量疏松结缔组织，此区血管最为丰富。纵切面观，关节盘前部周缘血管疏松，分支短小，呈蟹状排列，伸向关节盘中央；中部无血管；后部血管粗大，大干来自滑膜和肌肉，毛细血管沿着一个方向伸展，进入关节盘周缘，变成短小锯齿状回旋（图3-4-3）。

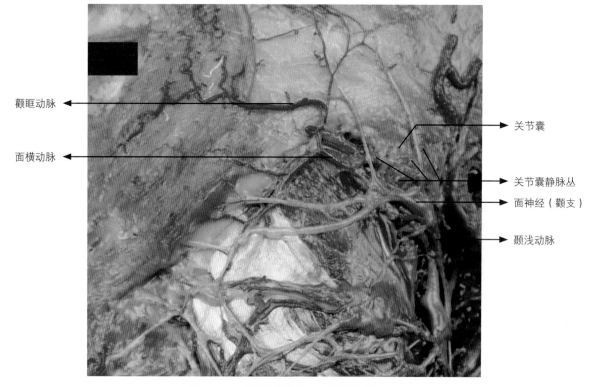

颧眶动脉

面横动脉

关节囊

关节囊静脉丛

面神经（颞支）

颞浅动脉

图3-4-1 颞下颌关节血管网解剖图

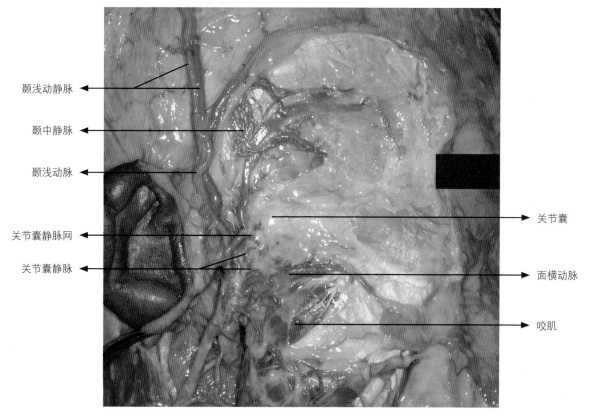

颞浅动静脉

颞中静脉

颞浅动脉

关节囊静脉网

关节囊静脉

关节囊

面横动脉

咬肌

图3-4-2 颞下颌关节关节囊解剖图

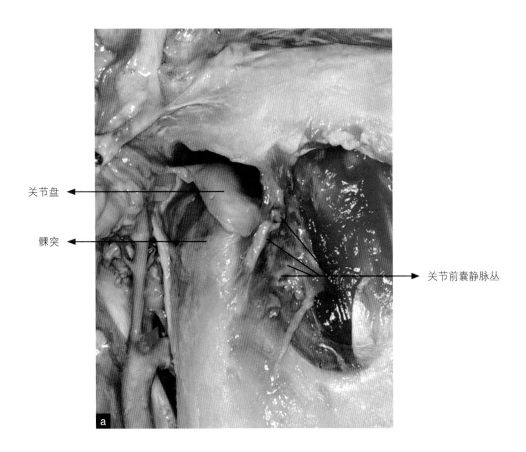

关节盘

髁突

关节前囊静脉丛

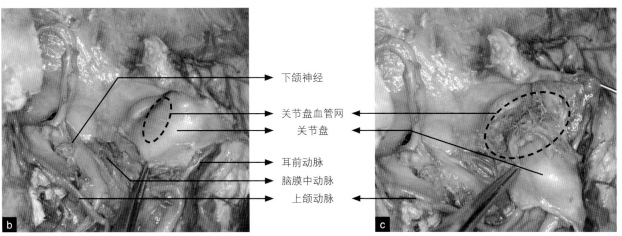

下颌神经

关节盘血管网
关节盘

耳前动脉
脑膜中动脉
上颌动脉

图3-4-3 （a）颞下颌关节关节盘解剖图；（b、c）颞下颌关节关节盘血运解剖图

（3）髁突（condylar process）

其髓内动脉主要来自滋养动脉，当其进入骨后，形成骨髓中心动脉，细直而长，分支较少，穿行于骨小梁之间，末端形成毛细血管网，分布于髓腔各部（图3-4-4和图3-4-5）。

（4）关节窝（articular fossa）

其微血管来自骨髓，通过松质骨小梁，进入覆盖关节盘的纤维结缔组织下层，并接受由前方咬肌血管丛而来的少量血管，形成花环状微血管网（图3-4-2、图3-4-3b和c、图3-4-6）。

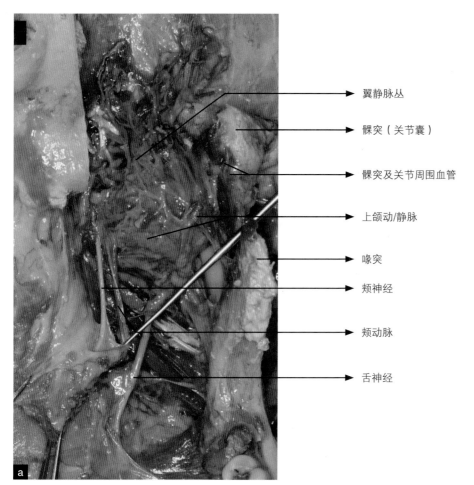

翼静脉丛

髁突（关节囊）

髁突及关节周围血管

上颌动/静脉

喙突

颊神经

颊动脉

舌神经

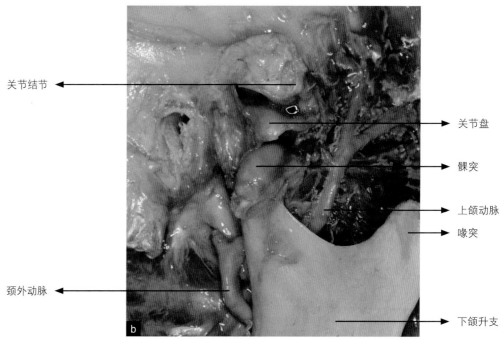

关节结节

关节盘

髁突

上颌动脉

喙突

颈外动脉

下颌升支

图3-4-4 （a、b）颞下颌关节髁突血运解剖图

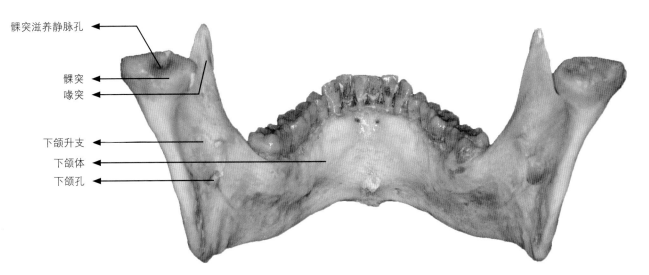

髁突滋养静脉孔

髁突

喙突

下颌升支

下颌体

下颌孔

图3-4-5 颞下颌关节髁突解剖图

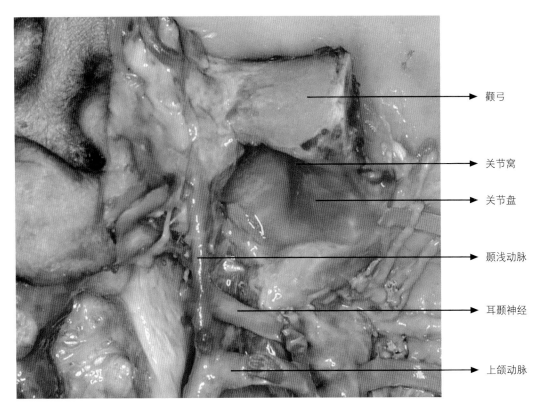

颧弓

关节窝

关节盘

颞浅动脉

耳颞神经

上颌动脉

图3-4-6 颞下颌关节关节窝解剖图

　　解剖相关临床骨增量及口腔种植意义：颞下颌关节相关血供跟口腔种植及骨增量相关性不大，临床主要考虑复杂植骨及种植咬合重建相关的垂直关系改变所导致的关节区，特别是关节间隙改变所致的关节囊及关节盘压力变化引起的供血及静脉回流不畅等影响因素。

附表1　颌面部动脉血管分布图

主动脉弓（左）	颈总动脉	颈外动脉	动脉名称	分段/描述	分支	分布
主动脉弓（左）	颈总动脉	颈外动脉	甲状腺上动脉	起于舌骨大角稍下，弓形弯曲向前入甲状腺	胸锁乳突肌支	胸锁乳突肌及附近皮肤
					舌骨下肌支	舌骨下肌群及附近皮肤
					环甲肌肌支	环甲肌及附近皮肤
					甲状腺支	甲状腺
			咽升动脉	起于颈外动脉内侧，近颈总动脉分叉处的细小分支		供应中、下咽缩肌和茎咽及咽部黏膜
			舌动脉	第一段 起始到舌骨舌肌后缘段	无分支	位置表浅，行舌动脉结扎和药物灌注区域
				第二段 位于舌骨舌肌深面段	发出舌背动脉	舌根背侧
				第三段 出舌骨舌肌前缘段	舌下动脉	供应口底黏膜和舌肌
					舌深动脉	供应舌黏膜和舌肌
			面动脉	下颌段 始于舌骨大角稍上方，二腹肌后腹下缘下	腭升动脉	始于面动脉起始端内侧，行于咽上缩肌与翼内肌之间达颅底。供应软腭及腭扁桃体等
					颏下颌动脉	下颌下缘下内侧咬肌前缘处发出，经下颌舌骨肌浅面前行达颏部，可与对侧同名动脉、舌动脉、颏动脉吻合。供应下颌下及颏部肌肉和皮肤
					下唇动脉	口角下方发出，行于降口角肌深面，入口轮匝肌，与对侧同名动脉吻合。供应下唇皮肤黏膜、腺体和肌肉
				上颌段 口角水平线到鼻翼水平线段	咬肌支	下颌骨下缘下内侧咬肌前缘处由面动脉向后上方发出，经咬肌前下缘穿入咬肌
					颊支	由下颌段向后外发出，进入颊区，供应颊肌及颊区皮肤、黏膜
					上唇动脉	口角处发出，入上唇，穿入口轮匝肌，供应上唇皮肤黏膜、腺体和肌肉
				内眦段 鼻翼水平线以上内1/3段	内眦动脉	面动脉终末支，行于鼻外侧，终于眼内眦，与眼动脉分支吻合。供应鼻背、鼻翼及眼内眦
					眶下支	由内眦动脉向后上外发出，和眶下动脉吻合，辅助供应眶下区
			枕动脉	枕动脉主要供应颈部后部和上外侧肌肉，以及后枕区域肌肉和头皮	肌支	供应胸锁乳突肌、二腹肌、头最长肌，并与椎动脉吻合
					脑膜支	经乳突孔近颅窝后颅供应硬脑膜及面神经
					神经支	供应邻近颈神经及C1和C2水平的脊神经
					头皮支	供应枕部头皮，并与颞浅动脉分支吻合

（续表）

头臂干（右）	颈总动脉	颈外动脉					供应
			耳后动脉	耳后动脉为颈外动脉的末梢支		茎乳支	供应耳郭后面
						耳郭支	供应耳郭后面
						中耳鼓室动脉	耳后鼓室部及乳突和内耳半规
		颈外动脉	上颌动脉	第一段：下颌段	髁突颈部后方至翼外肌下缘段	脑膜中动脉	穿棘孔入颅，供应颅骨、硬脑膜
						脑膜副动脉	供应邻近肌肉和骨
						下牙槽动脉——下牙槽支	穿下颌孔入下颌骨，供应下颌骨、下颌牙
						下牙槽动脉——下颌舌骨肌支	始于下牙槽动脉入下颌孔前，供应下颌舌骨肌
						下牙槽动脉——颏动脉	为下牙槽动脉面部终末支，出颏孔，分布于颏部皮肤及颏部肌
				第二段：翼肌段	上颌动脉位于翼外肌浅面和深面至翼上颌裂段	咬肌动脉	由上颌动脉经颞下窝发出，自乙状切迹经咬肌后缘穿入咬肌，供应咬肌
						颞深后动脉	自翼肌段在翼外肌下缘发出，供应颞肌
						翼肌支	经翼肌段翼外肌浅面发出，进入翼外肌及翼内肌，供应翼内、外肌
						颞深前动脉	自翼肌段前份发出，供应颞肌前部及骨膜
						颊动脉	自翼肌段发出，行经下颌升支和颞肌下部深面，出颊肌，供应颊肌前部及骨膜
				第三段：翼腭窝段	经翼上颌裂入翼腭窝段	上牙槽后动脉	供应上颌磨牙及上颌磨牙前及上颌窦区域牙及牙槽骨、牙龈及颊骨膜，颊肌
						眶下动脉——眶下管内动脉	供应上颌前磨牙及上颌窦区域牙及牙槽骨、邻近骨及黏骨膜
						眶下动脉——眶下支	出眶下孔的面部末梢支，供应包括眶下、上唇、前牙区唇侧牙龈等区域组织
						腭降动脉——腭大动脉	经翼腭管下行出腭大孔，供应上颌硬腭膜及腭侧硬腭膜；末梢支达切牙孔入鼻腔与蝶腭动脉末梢支吻合
						腭降动脉——腭小动脉	经翼腭管下行分出腭小动脉，出腭小孔后行，供应上颌软腭区及咽侧黏骨膜
						蝶腭动脉	上颌动脉末梢支，经翼腭管入鼻腔，鼻部血供主要来源
						翼管动脉	上颌动脉末梢支，经翼管向后达颅底区

183

（续表）

					供应腺腺
头臂干（右）	颈总动脉	颈外动脉	颞浅动脉		为颈外动脉在下颌平腮腺内发出的较细终末支，为头皮的主要血供来源
				腮腺支	腮腺过面向前，供应腮腺
				面横动脉	腮腺内起自颞浅动脉，于咬肌浅面向前出颧弓与腮腺导管之间横过面侧，供应腮腺、咬肌、颞下颌关节
				咬肌支	起自颞浅动脉的咬肌支穿咬肌浅层及深层近邻皮肤
				颞中动脉	自颞浅动脉平颧弓或颧弓稍下处发出穿颞筋膜入颞肌，供应颞肌
				颧眶动脉	自颧弓或颧弓平上方发出，沿颧弓上缘走行于颞浅筋膜浅面达眶外侧，供应眼轮匝肌
				耳前动脉和耳上动脉	自颞浅动脉或顶支发出，经耳廓前方中上部入耳廓，供应耳廓及外耳道
				额支	向前与额动脉、滑车上动脉及泪腺动脉吻合，向后发出额顶支；供应额肌、帽状腱膜及皮肤
				顶支	向后与枕动脉、耳后动脉及对侧同名动脉吻合，供应顶部及枕部区域组织
		颈内动脉	颅外段		于颈动脉三角起于颈总动脉，经二腹肌后腹和茎突舌骨肌深面至咽侧壁向上达颅底；无分支
			颅内段	眼动脉	供应眼部组织
				大脑前动脉	供应大脑前侧额叶及顶叶区域
				大脑中动脉	供应大脑前侧颞叶及枕叶区域
				后交通动脉	与大脑后动脉吻合，实现颈内动脉和椎基底动脉的交通引流，营养供应大脑后部

附表2　与口腔种植相关口腔局部解剖血管分布

颈外动脉		分布	分支	分布	风险
颈外动脉	舌动脉	舌下动脉	为下颌口底舌下区主要的动脉血管，供应口底黏膜和舌肌，其末梢支向前延伸达颏前牙区，并有滋养动脉和上颏棘动脉、穿通支动脉	滋养动脉	为舌下动脉的上升支，经口底黏膜经舌动脉发出后，沿舌侧牙龈上升达下颌前牙槽嵴顶孔内形成吻合，经口底黏膜在颏前牙区舌侧穿入骨内，分布于前牙区舌侧牙龈骨膜及种植手术翻瓣暴露及组织减张时需小心该动脉的断裂和出血风险
				上颏棘动脉	为舌下动脉的下降末梢支，向前下走行，穿过颏舌肌，经上颏棘孔入骨内，并与切牙动脉及颏棘动脉在骨内形成吻合，舌侧骨膜及舌肌，萎缩颌骨种植手术翻瓣暴露，组织减张及骨窝洞制备，特别是下颌牙窝洞制备时，需小心剥离器械及高速意外穿孔，导致该动脉的损伤或断裂，引发口底出血及窒息死亡等风险
	颏下颌动脉		为下颌口底颏下区主要的动脉血管，下颌骨下缘下内侧咬肌前缘处发出，可与对侧同名动脉吻合，舌动脉、颏动脉及下唇动脉吻合，供应下颌下腺、下颌下及颏部肌肉和皮肤	上升支	为颏下颌动脉在下颌舌骨肌外侧发出的数支向上的末梢支，其穿过下颌舌骨肌，分布于下颌后牙区舌侧牙龈及黏骨膜，并与下颌动脉分支形成交通吻合，组织减张及骨瓣暴露，组织减张及骨窝洞制备时，特别是下颌下腺及舌下腺区域时，需小心剥离，引发口底出血、感染及窒息死亡等风险
				下颏棘动脉	为颏下颌动脉的终末支，向前上走行，穿过颏舌肌，经下颏棘孔入骨内，并与切牙动脉及舌侧区下颌骨板进入骨内，组织减张及骨瓣暴露，萎缩颌骨种植手术翻瓣暴露，器械及高速意外穿孔，需小心剥离钻舌侧区凹陷，引发口底出血及窒息死亡等风险
	面动脉			穿通支动脉	为颏下颌动脉较粗的上升支，其穿过下颌舌骨肌达舌下区，并在第一磨牙及前磨牙区域穿通舌侧骨板进入骨内，与牙槽骨动脉形成交通吻合；临床种植手术翻瓣暴露，组织减张及骨窝洞制备时，特别是下颌下腺及舌下腺区域凹陷，离器械及高速扩孔钻舌侧意外穿孔，导致该动脉的损伤或断裂，引发口底出血，感染及窒息死亡等风险
		下唇动脉	口角下方发出，行于降口角肌深面，供应下唇皮肤黏膜、腺体和肌肉，与对侧同名动脉吻合		临床种植手术切口翻瓣暴露时，并在骨膜及贴骨面进行锐性操作，突破骨膜后组织层以钝性剥离，减张为主，免器械滑脱或软组织保护不当，导致下唇组织及下唇动脉意外损伤，引发出血、感染及瘢痕畸形成等风险

（续表）

		分支	分布	临床意义及风险
颈外动脉	面动脉	咬肌支	下颌骨下缘下方发出，经咬肌前缘穿入咬肌，供应咬肌。	咬肌受面动脉和上颌动脉的多分支供给，血供丰富，种植手术一般不会损伤该动脉，但在颧骨种植体植入手术时，术区暴露咬肌减张时，需注意避免咬肌的锐性损伤，引发出血等意外
		上唇动脉	口角处发出，入上唇，与对侧同名动脉吻合，其末梢支向上达鼻小柱和鼻腔前部黏膜及邻近肌肉，供应上唇皮肤黏膜、腺体和肌肉	临床种植手术切口翻瓣暴露、组织减张及骨窗洞制备时，需小心保护唇侧软组织，并在骨膜及贴骨面进行锐性操作，突破骨膜层后组织减张以钝性减张为主，避免器械滑脱软组织及上唇组织保护不当，导致上唇动脉意外损伤，引发出血、感染及瘢痕形成等风险
		眶下支	由内眦动脉向上外发出，和眶下动脉吻合，辅助供应眶下区	种植手术中眶下支一般不易损伤，但在植骨手术组织减张和颧骨种植手术时，术区暴露减张时，需注意避免锐性剥离损伤或意外锐性伤害，引发出血、感染等风险
	上颌动脉	下牙槽动脉 下牙槽支	穿下颌孔入下颌骨，供应下颌骨、下颌牙	下颌神经血管束的损伤在下颌种植体植入、植骨手术等操作中时有发生，在下颌种植手术入时需严格控制工作深度，需与下颌管至少保留2mm以上的安全距离，以避免下颌神经血管束的损伤，引发受区感觉异常
		下颌舌骨肌支	始于下牙槽动脉入下颌舌骨肌前，供应下颌牙	在种植手术时，需注意初始方向的控制，避免舌侧骨板的穿通，损伤下颌舌侧组织和软组织处理及颏部取骨时，避免舌侧骨板的穿通，引发口底出血。在舌侧减张时需注意在下颌舌骨肌上方行钝性分离，行钝性分离，突破口底开牙膜，并避免口底未精血管的损伤出血及窒息风险
		颏动脉	为下牙槽动脉面部终末支，出颏孔，分布于颏部皮肤及颏部肌肉	在颏孔区常规斜行种植体植入，颏区植骨和软组织处理及颏部取骨时，避免该该区域垂直向切口，减张切口转为钝性切口，并且锐性分离仅限于骨膜，突破骨膜后转为钝性分离，过度牵拉等；植骨时需避免植骨材料的卡压等
		咬肌动脉支	由上颌动脉经颞下窝发出，自乙状切迹咬肌后肌后缘穿入咬肌，供应咬肌	咬肌受面动脉和上颌动脉的多分支供给，血供丰富，种植手术一般不会损伤该动脉，但在颧骨种植体植入手术时，术区暴露咬肌减张时，需注意避免咬肌的锐性损伤，引发出血等意外
		翼肌支	经翼肌段翼外肌浅面发出，进入翼内、外肌，翼内肌上份浅面，供应翼内、外肌	常规种植外科手术不易损伤翼肌，但在翼板种植体植入时，骨窝板种植体骨预备，特别是翼内肌的严重损伤，避免翼肌，术区暴露翼内肌及种植体植入需注意翼肌入方向及深度控制，引发出血及感染等术后并发症
		上牙槽后动脉	供应上颌磨牙区域牙、牙槽骨、上颌窦、颊侧牙龈、黏骨膜及颊肌	萎缩上颌骨行种植手术结节注射麻醉，翻瓣暴露及翼板种植体骨预备等操作时需注意深度和方向的控制，避免波及上牙槽后感染意外，引发出血及术后感染等并发症

（续表）

		分布	临床意义
颈外动脉	上颌动脉	**眶下动脉**　由上颌动脉翼腭窝段段出，经眶下裂、眶下沟、眶下管出面部 供应上颌前磨牙及上颌窦区域牙及牙槽骨、邻近骨及黏膜骨膜等组织，出眶下孔的面部末梢支，供应包括眶下、上唇、前牙区唇侧牙龈等区域组织	眶下神经血管束的损伤在上颌大范围种植骨植重建及颧骨种植手术中时有发生，在切口设计、软组织及翻瓣及翻瓣牵拉及过度牵拉时的避让，需特别注意眶下神经口外支的避让，避免减张切口时的锐性损伤及器械卡压等；经前牙位点颧骨种植体侵入眶底神经血管束保留至少5mm以上的安全距离，避免损伤及颧骨种植体侵入眶底 其眶下管内分支常于上牙槽后动脉的上颌窦后外侧支在上颌窦区域形成交通吻合，目位于窦膜、骨膜下或侧壁骨内，在行后牙区种植体入骨增量手术时，需仔细分析其走行分布，行上颌窦开窗时避免血管损伤出血等并发症，特别是走行在侧壁骨内的血管，需设法避让或预先游离结扎处理
	腭降动脉	**腭大动脉**　经翼腭管下行出腭大孔，供应上颌硬腭区黏骨膜及腭侧牙龈；末梢支达切牙孔入鼻腔与蝶腭动脉末梢支吻合	在行腭侧软组织移植，后牙区种植手术切口、翻瓣及上颌结节区暴露、翼板种植体植入等操作时，需注意腭大血管束的走行及翼板种植体和腭降动脉的相对位置关系，避免腭大动脉或腭降动脉的损伤出血等风险
		腭小动脉　经翼腭管下行分出腭小动脉，出腭小孔后行，供应软腭及咽侧黏膜上腭黏膜及咽侧黏膜	腭小动脉的损伤在种植手术中不常见，翼板种植入方向的控制，避免腭小动脉的损伤
	颞浅动脉	**面横动脉**　腮腺内起自颞浅动脉，于咬肌浅面向前出腮腺、颞弓与腮腺导管之间横过面侧，颞下颌关节、咬肌近面浅皮肤	日常种植手术不会伤及面横动脉，在行颧骨种植手术时，需注意外侵入面部颧骨及窝洞预备时意外侵入面部颧骨及窝洞预备，有损伤面神经额支等风险
		咬肌支　起自颞浅动脉的咬肌支穿咬肌达咬肌，浅层及深层之间	日常种植体植入不易损伤，颧骨种植体植入翻瓣及颧上颌牙槽基底和颧牙槽嵴暴露和组织瓣减张暴露时，需注意意外侵入咬肌，特别是锐性断离操作，有引发肌血管出血的风险
		颧眶动脉　自颧弓或稍上方发出，沿颧弓上缘走行于颞筋膜浅面达眶外侧，供应眼轮匝肌	颧骨种植体植入不易损伤，颧骨种植体植入骨窝洞制备时，需注意钻扩突破颧骨体颊侧皮质骨，面部软组织过多，特别是钻针扩突破颧骨体颊侧皮质骨，控制不良，有引发肌组织绞伤及血管出血的风险

附表3　颞下颌关节区域血管分布图

血管来源	颈外动脉	颞浅动脉	颞浅动脉终末支	供应关节囊外侧
			面横动脉	供应关节囊前方
			颧眶动脉	供应关节囊前方
			鼓室前动脉	供应关节囊后方
			颞中动脉	供应关节囊外侧
		上颌动脉	耳深动脉	供应关节囊后方
			脑膜中动脉	供应关节囊内侧
			颞深后动脉	供应关节囊前方
			咬肌动脉	供应关节囊内侧
			颞深动脉	供应关节囊内侧
			上颌动脉直接支	供应关节囊内侧
解剖部位	关节囊			血供丰富，前方有面横动脉、颞深后动脉及颧眶动脉；后面有耳深动脉和鼓室前动脉；内侧有上颌动脉直接支、脑膜中动脉及耳深动脉；外侧有颞浅动脉、颞中动脉和耳深动脉
	关节盘			后上及后下附着部血管丰富；前部血管疏松；中部及盘中央无血管
	髁突			滋养动脉入骨形成骨髓中央动脉，末端呈毛细血管网，分布于髓腔内
	关节窝			微血管自骨髓通过骨小梁进入关节窝结缔组织下层，同时关节窝接受咬肌血管丛微血管分支，形成花环状微血管网

第5节　总结

与口腔种植及骨增量相关口腔局部解剖血管主要为颈外动脉分支及其伴行静脉。

本章主要就颌面部动静脉，特别是面动脉和上颌动脉以及舌动脉等的分支分布做了重要阐述，并就口腔局部各区域和颞下颌关节血供逐一加以详解，通过丰富生动的大体标本解剖，力求为广大读者提供完善的头颌面血管解剖图文资料，不足之处敬请提出修改建议。

（高振华　吴靖　王锡萍　周林曦

叶馨阳　邹多宏）

参考文献

[1] Midy D, Mauruc B, Vergnes P, et al. A contribution to the study of the facial artery, its branches and anastomoses: application to the anatomic vascular bases of facial flaps[J]. Surg Radiol Anat, 1986, 8(2):99-107.

[2] Cobiella R, Quinones S, Aragones P, et al. Anatomic mapping of the collateral branches of the external carotid artery with regard to daily clinical practice[J]. Ann Anat, 2021, 238:151789.

[3] Marur T, Tuna Y, Demirci S. Facial Anatomy[J]. Clin Dermatol, 2014, 32(1):14-23.

[4] Hwang K, Lee GI, Park HJ. Branches of the Facial Artery[J]. J Craniofac Surg, 2015, 26(4):1399-1402.

[5] Schulte DL, Sherris DA, Kasperbauer JL. The anatomical basis of the Abbé flap[J]. Laryngoscope, 2001, 111(3):382-386.

[6] Park C, Lineaweaver WC, Buncke HJ. New perioral arterial flaps: anatomic study and clinical application[J]. Plast Reconstr Surg, 1994, 94(2):268-276.

[7] Lee SH, Lee HJ, Kim YS, et al. What is the difference between the inferior labial artery and the horizontal labiomental artery?[J]. Surg Radiol Anat, 2015, 37(8):947-953.

[8] Al-Hoqail RA, Meguid EMA. Anatomic Dissection of the Arterial Supply of the Lips: An Anatomical and Analytical Approach[J]. J Craniofac Surg, 2008, 19(3):785-794.

[9] Otake I, Kageyama I, Mataga I. Clinical anatomy of the maxillary artery[J]. Okajimas Folia Anat Jpn, 2011, 87(4):155-164.

[10] Dilenge D, Géraud G. Accessory Meningeal Artery[J]. Acta Radiol Diagn, 1975, 16(347suppl):63-69.

[11] Standring S. Gray's anatomy e-book: the anatomical basis of clinical practice[M]. Philadelphia: Elsevier Health Sciences, 2021.

[12] Bertl K, Hirtler L, Dobsak T, et al. Radiological assessment of the inferior alveolar artery course in human corpse mandibles[J]. Eur Radiol, 2015, 25(4):1148-1153.

[13] Toth J, Lappin SL. Anatomy, Head and Neck, Mylohyoid Muscle[M]. Treasure Island(FL): StatPearls, 2022.

[14] Rajab BM, Sarraf AA, Abubaker AO, et al. Masseteric artery: anatomic location and relationship to the temporomandibular joint area[J]. J Oral Maxillofac Surg, 2009, 67(2):369-371.

[15] Won SY, Choi DY, Kwak HH, et al. Topography of the arteries supplying the masseter muscle: Using dissection and Sihler's method[J]. Clin Anat, 2012, 25(3):308-313.

[16] Kwak HH, Hu KS, Hur MS, et al. Clinical implications of the topography of the arteries supplying the medial pterygoid muscle[J]. J Craniofac Surg, 2008, 19(3):795-799.

[17] Corrêa MB, Wafae GC, Pereira LA, et al. Arterial branches to the temporal muscle[J]. Ital J Anat Embryol, 2008, 113(2):109-115.

[18] Nikolis A, Enright KM, Troupis T, et al. Topography of the deep temporal arteries and implications for performing safe aesthetic injections[J]. J Cosmet Dermatol, 2022, 21(2):608-614.

[19] Choi J, Park HS. The clinical anatomy of the maxillary artery in the pterygopalatine fossa[J]. J Oral Maxillofac Surg, 2003, 61(1):72-78.

[20] Oz II, Aydogdu A, Yilmaz TF. Radiological evaluation of maxillary artery and descending palatine artery in the pterygopalatine fossa by 3D rotational angiography[J]. Surg Radiol Anat, 2022, 44(4):535-542.

[21] Li KK, Meara JG, Alexander A Jr. Location of the descending palatine artery in relation to the Le Fort I osteotomy[J]. J Oral Maxillofac Surg, 1996, 54(7):822-825, discussion 6-7.

[22] Koziej M, Polak J, Wnuk J, et al. The transverse

facial artery anatomy: Implications for plastic surgery procedures[J]. PloS one, 2019, 14(2):e0211974.

[23] Rubio RR, Lawton MT, Kola O, et al. The Middle Temporal Artery: Surgical Anatomy and Exposure for Cerebral Revascularization[J]. World Neurosurg, 2018, 110:e79-e83.

[24] Sakamoto Y. The branching pattern of the middle temporal artery and the relation with the temporal fascia[J]. Surg Radiol Anat, 2021, 43(11):1867-1874.

[25] Lei T, Xu DC, Gao JH, et al. Using the Frontal Branch of the Superficial Temporal Artery as a Landmark for Locating the Course of the Temporal Branch of the Facial Nerve during Rhytidectomy: An Anatomical Study[J]. Plast Reconstr Surg, 2005, 116(2):623-629.

[26] Lee JG, Yang HM, Hu KS, et al. Frontal branch of the superficial temporal artery: anatomical study and clinical implications regarding injectable treatments[J]. Surg Radiol Anat, 2015, 37(1):61-68.

[27] Von Arx T, Tamura K, Yukiya O, et al. The Face—A Vascular Perspective. A literature review[J]. Swiss Dent J, 2018, 128(5):382-392.

[28] Piagkou M, Tzika M, Paraskevas G, et al. Anatomic variability in the relation between the retromandibular vein and the facial nerve: a case report, literature review and classification[J]. Folia Morphol(Warsz), 2013, 72(4):371-375.

[29] Dalip D, Iwanaga J, Loukas M, et al. Review of the Variations of the Superficial Veins of the Neck[J]. Cureus, 2018, 10(6):e2826.

[30] Lévy D, Vacher C, Lézy JP. Relations of the accessory nerve with the internal jugular vein: surgical implications in cervical lymph node clearances[J]. Surg Radiol Anat, 2001, 23(3):155-157.

4

第4章   颌面部肌肉

Maxillofacial Muscle

口颌面颈部肌肉主要包括面颈部的表情肌、咀嚼肌群、舌部肌群、腭咽部肌群以及颈部肌群。

表情肌按部位可分为口、鼻、眶、耳及颅顶肌5组肌群，其位置表浅，起自骨面或筋膜，止于皮肤，收缩时使面部皮肤形成不同的纹理以表达喜怒哀乐等多种表情。

咀嚼肌主要包括咬肌、颞肌、翼内肌及翼外肌，广义的咀嚼肌还包括舌骨上肌群。按照对下颌运动的影响，咀嚼肌又可分为升颌肌群和降颌肌群两组，它们相互交替收缩和舒张，完成张口和闭口活动及咀嚼等功能。其中，升颌肌群包括咬肌、颞肌及翼内肌；降颌肌群包括翼外肌、二腹肌、下颌舌骨肌及颏舌骨肌等舌骨上肌群。

舌部肌分为舌内肌和舌外肌两部分，舌内肌的起止点均在舌内，收缩时改变舌的形态；舌外肌起于下颌骨、舌骨、茎突及软腭而止于舌，收缩时改变舌的位置。

腭肌由腭帆提肌、腭帆张肌、腭垂肌、腭舌肌及腭咽肌5对肌肉组成；咽部肌包括3对咽缩肌和3对咽提肌。腭肌和咽肌协调运动控制腭咽闭合，对语言、吞咽及呼吸等功能起重要作用。

颈部肌群分为颈浅肌群、舌骨上肌群、舌骨下肌群及颈深肌群。舌骨上、下肌群收缩主要产生舌骨的运动以及前面所提到的辅助降下颌运动；颈浅、颈深肌群收缩主要产生头颈的运动，并在维持头颈姿势等功能活动中发挥重要作用。

第1节　表情肌

表情肌（mimetic muscle）是颜面部表层的成对肌肉，其分布按部位可分为口、鼻、眶、耳及颅顶肌等5组肌群。表情肌多位于面部浅筋膜内，起自骨面或筋膜，止于皮肤。面部表情肌的运动由面神经诸分支支配。

1. 口周表情肌

口周表情肌包括笑肌（risorius）、颧大肌（zygomaticus major）、颧小肌（zygomaticus minor）、提上唇肌（levator labii superioris）、提上唇鼻翼肌（levator labii superioris alaeque nasi）、提口角肌（levator anguli oris）、降口角肌（depressor anguli oris）、降下唇肌（depressor labii inferioris）、颏肌（mentalis）、口轮匝肌（orbicularis oris）、颊肌（buccinator）等。在咀嚼、吞咽、语言等生理活动中起到重要作用（图4-1-1 ~ 图4-1-4），各肌的起止点、主要作用及神经支配见表4-1-1。

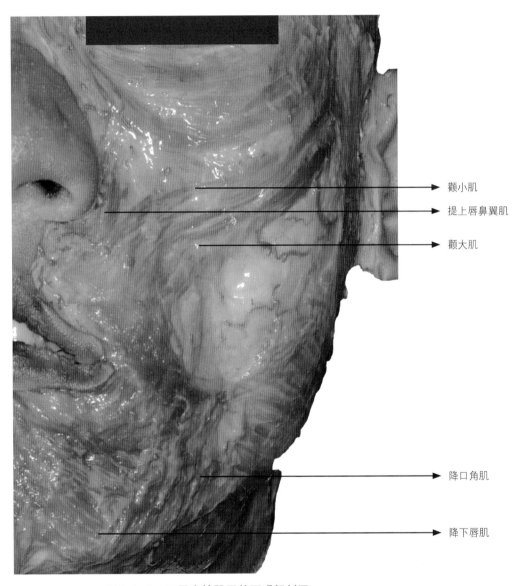

颧小肌

提上唇鼻翼肌

颧大肌

降口角肌

降下唇肌

图4-1-1　口周表情肌冠状面观解剖图

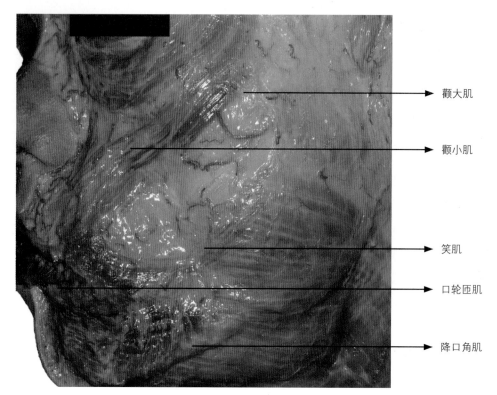

颧大肌

颧小肌

笑肌

口轮匝肌

降口角肌

图4-1-2　口周表情肌矢状面观解剖图

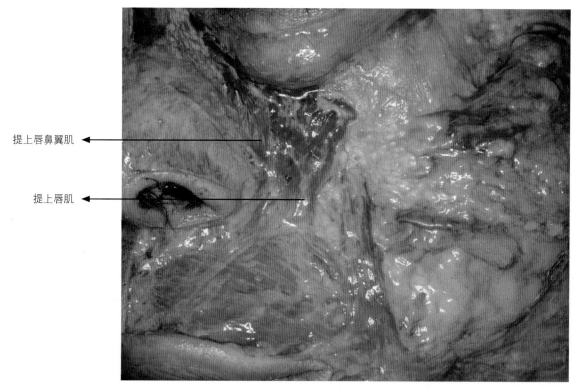

提上唇鼻翼肌

提上唇肌

图4-1-3　提上唇肌和提上唇鼻翼肌解剖图

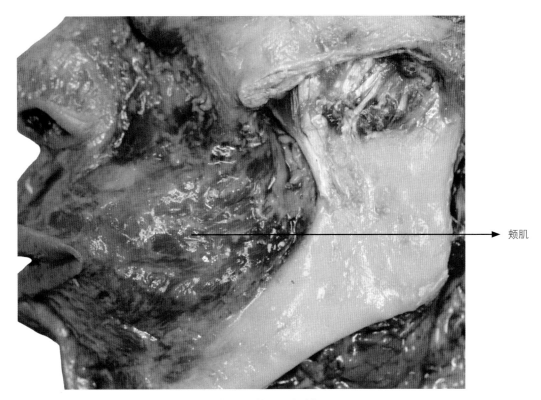

颊肌

图4-1-4　颊肌矢状面观解剖图

表4-1-1　口周表情肌的起止点、主要作用及神经支配

肌肉	起点	止点	主要作用	神经支配
笑肌	腮腺咬肌筋膜	口角和唇部的皮肤	牵拉口角向后、向外	面神经颊支
颧大肌	颧骨的颧颞缝前方	口角肌	牵拉口角向外上	面神经颧支
颧小肌	颧骨的颧颌缝后方	上唇口角	向上提拉上唇	面神经颧支
提上唇肌	上颌骨的眶下缘和颧突	上唇皮肤	牵拉上唇向上	面神经颊支和颧支
提上唇鼻翼肌	上颌骨额突和眶下缘	鼻翼软骨和上唇肌肉	提上唇和扩大鼻孔	面神经颊支和颧支
提口角肌	上颌骨尖牙窝	口角的皮肤	牵拉口角向上	面神经颊支
降口角肌	下颌骨外斜线	口角的皮肤和口轮匝肌	下降口角	面神经颊支和下颌缘支
降下唇肌	下颌骨外斜线	下唇和颏部的皮肤与黏膜	降下唇	面神经下颌缘支
颏肌	下颌骨侧切牙及中切牙根尖牙槽突骨面	颏部的皮肤	上提颏部皮肤，前伸下唇	面神经下颌缘支
口轮匝肌	上下颌的皮肤深部	嘴唇黏膜	闭唇，封闭口腔	面神经颊支和下颌缘支
颊肌	上下颌牙槽突的磨牙区	口角、上下唇和颊部的皮肤	牵拉口角向后，使颊部更接近上下牙列	面神经颊支

2. 鼻部表情肌

鼻部表情肌主要包括鼻肌、降鼻中隔肌及降眉间肌，其作用为开大或缩小鼻孔（图4-1-5和图4-1-6）。

3. 眶部表情肌

眶部表情肌主要为眼轮匝肌（orbicularis oculi），起于睑内侧韧带（internal palpebral ligament），止于皮肤及睑外侧缝（raphe palpebralis lateralis），参与面部表情的形成（图4-1-7和图4-1-8）。

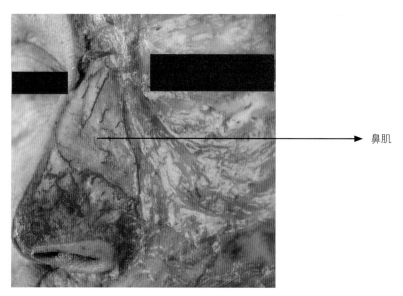

鼻肌

图4-1-5　鼻肌解剖图

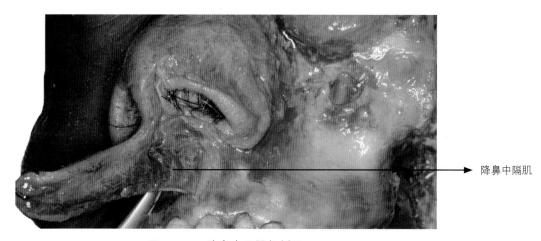

降鼻中隔肌

图4-1-6　降鼻中隔肌解剖图

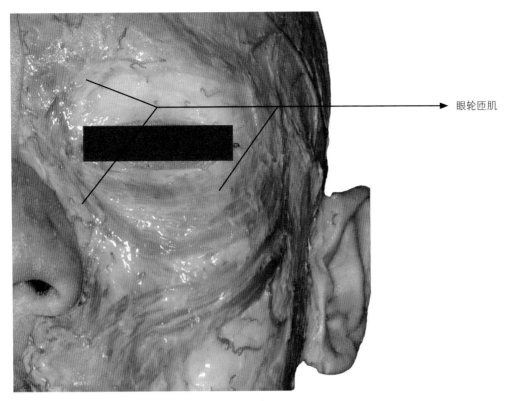

眼轮匝肌

图4-1-7　眶部表情肌冠状面观解剖图

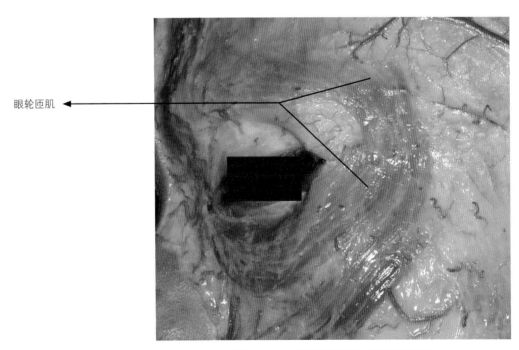

眼轮匝肌

图4-1-8　眶部表情肌侧位面观解剖图

4. 耳部表情肌

耳部表情肌位于耳廓周围，包括耳前肌、耳上肌及耳后肌，功能为牵拉耳廓向前、上、后运动（图4-1-9）。

5. 颅顶表情肌

颅顶表情肌包括枕额肌（occipitofrontalis）及颅顶帽状腱膜（galea aponeurotica）。其中枕额肌额腹起于帽状腱膜，止于额部皮肤，而其枕腹起于上项线外侧2/3及颞骨乳突，止于帽状腱膜。帽状腱膜则前连额肌，后连枕肌，紧贴骨膜（图4-1-10）。

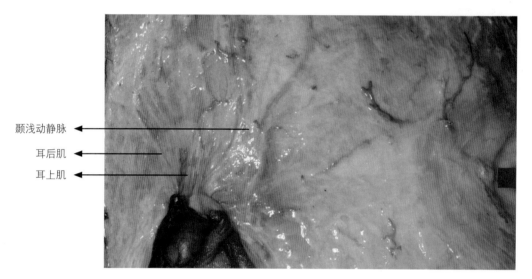

颞浅动静脉

耳后肌

耳上肌

图4-1-9　耳上肌矢状面观解剖图

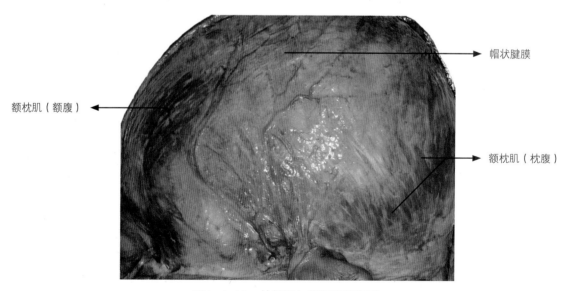

帽状腱膜

额枕肌（额腹）

额枕肌（枕腹）

图4-1-10　枕额肌矢状面观解剖图

临床口腔种植与上述解剖关系：面部表情肌多属于皮肤，位置表浅，多为薄层肌束，收缩力弱，收缩时使面部的皮肤形成不同的皱纹和凹陷，以表达喜怒哀乐等多种表情。同时表情肌也部分参与咀嚼、吮吸、吞咽、言语、呕吐及呼吸等活动。而且面部表情肌的纤维走向，多与面部皮肤的皱纹相垂直。尤其是牙列缺失的患者进行种植手术时，往往手术创伤较大、手术时间较长，这个过程会持续牵拉表情肌，对表情肌造成一定程度的损伤。所以大多数患者手术后会出现一定程度的倦怠面容，进而影响美观。但做了种植牙之后，牙列完整，脸部的牙弓形态和咬合关系恢复正常后，可以对表情肌起到很好的支撑作用。在进行语言交流、咀嚼及吞咽等也会更加自信，表情当然也会更好看。所以表情肌在口腔种植中扮演重要角色。

第2节　咀嚼肌群

咀嚼肌（masticatory muscle）是颌面部承担咀嚼功能的一组肌群。狭义咀嚼肌主要包括咬肌、颞肌、翼内肌及翼外肌，广义咀嚼肌还包括舌骨上肌群。按照对下颌运动的影响，咀嚼肌又可分为升颌肌群和降颌肌群两组。升颌肌群包括咬肌、颞肌及翼内肌；降颌肌群包括翼外肌、二腹肌、下颌舌骨肌及颏舌骨肌等舌骨上肌群。咀嚼肌相互交替收缩和舒张，形成张口和闭口活动，以完成咀嚼等功能。咬肌、颞肌及翼内肌的下颌附着点低于其起点，收缩可上提下颌产生闭颌运动。舌骨上肌群位于下颌骨与舌骨之间，当舌骨固定时，其收缩可下降下颌骨产生开颌运动；当下颌骨固定时，舌骨上肌群收缩使舌骨向上运动。翼外肌位于水平方向，主要参与前伸和开颌运动。咀嚼肌的起止点及主要作用见**表4-2-1**。

表4-2-1　升、降颌肌群的名称、起止点及主要作用

肌肉	起点	止点	主要作用
咬肌（浅层）	颧骨的上颌突和颧弓下缘前2/3	下颌角咬肌粗隆和下颌支外侧面的下后部	双侧收缩使下颌向前、向上运动，单侧收缩使下颌向收缩侧方向运动，产生咬合力
咬肌（中层）	颧弓前2/3内侧面和后1/3下缘	下颌支中部	
咬肌（深层）	颧弓深面	下颌支上部和喙突	

（续表）

肌肉	起点	止点	主要作用
颞肌（浅头）	颞肌筋膜	下颌喙突	上提下颌骨，产生咬合力，维持下颌姿势。双侧收缩使下颌做对称性运动，咀嚼时单侧收缩使下颌侧方运动
颞肌（深头）	颞窝	下颌喙突	
翼内肌（浅头）	腭骨锥突和上颌结节	下颌角内面的翼肌粗隆	上提下颌骨，并辅助下颌前伸和侧方运动
翼内肌（深头）	翼外板内面和腭骨锥突	下颌角内面的翼肌粗隆	
翼外肌（上头）	蝶骨大翼的颞下面和颞下嵴	下颌骨（关节翼肌窝）和颞下颌关节（关节盘）	咀嚼时单侧收缩引起下颌侧向运动；双侧收缩前伸下颌
翼外肌（下头）	翼外板的外侧面	下颌骨（关节翼肌窝和髁突）	
二腹肌（前腹）	下颌骨二腹肌窝	附着于舌骨体与舌骨大角的交界处的中间腱	当下颌被固定时，二腹肌可上提舌骨；舌骨被固定时，向下牵拉下颌骨，协助咀嚼
二腹肌（后腹）	颞骨乳突切迹	附着于舌骨体与舌骨大角的交界处的中间腱	
下颌舌骨肌	下颌骨内面的内斜线全程	舌骨体前面	上提口底、舌骨和下降下颌骨
颏舌骨肌	下颌骨颏棘	舌骨体前面	当下颌被固定时，牵引舌骨向前上。舌骨被固定时，牵引下颌骨向下
茎突舌骨肌	颞骨茎突	舌骨体和舌骨大角连接处	提升舌骨，辅助降下颌

1. 升颌肌群

（1）咬肌（masseter）

分浅、中、深3层。浅层起于颧骨上颌突（maxillary process of zygoma）及颧弓（zygomatic arch）前2/3的下缘，止于下颌角及升支外面下部（图4-2-1～图4-2-5）。中层起于颧弓前2/3的深面及后1/3下缘，止于升支外面中份[1]。深层起于颧弓深面，止于升支上部及喙突的外面。紧咬牙时，可触及收缩的肌束。其作用是上提下颌，由下颌神经的咬肌神经支配。

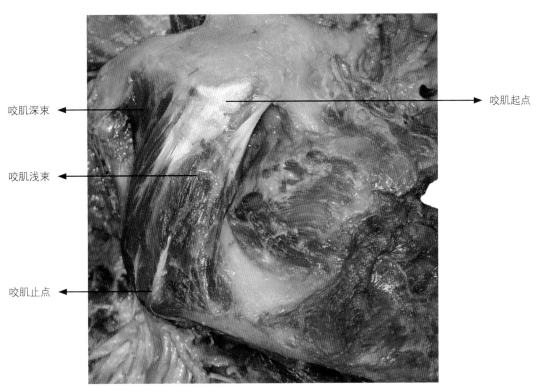

咬肌深束 ←

咬肌浅束 ←

咬肌止点 ←

→ 咬肌起点

图4-2-1 咬肌矢状面观解剖图

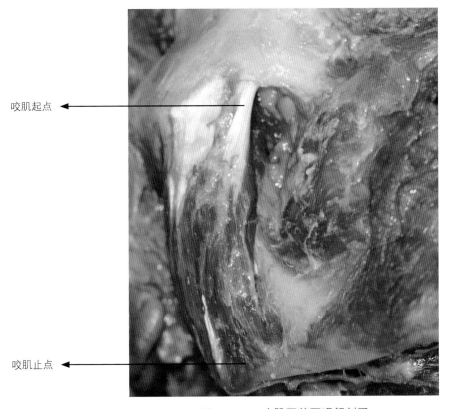

咬肌起点 ←

咬肌止点 ←

图4-2-2 咬肌冠状面观解剖图

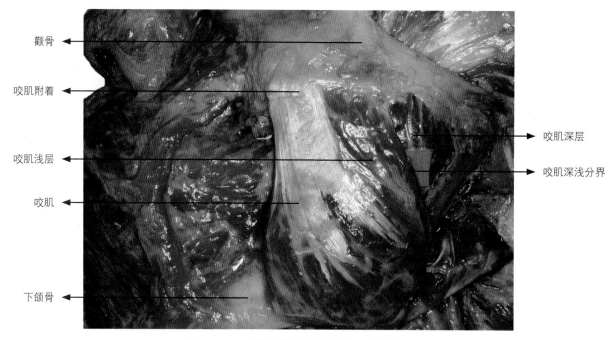

颧骨

咬肌附着

咬肌浅层

咬肌

下颌骨

咬肌深层

咬肌深浅分界

图4-2-3　咬肌深浅层分界矢状面观解剖图

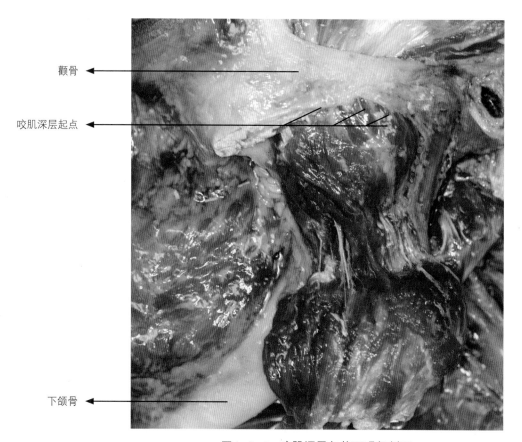

颧骨

咬肌深层起点

下颌骨

图4-2-4　咬肌深层矢状面观解剖图

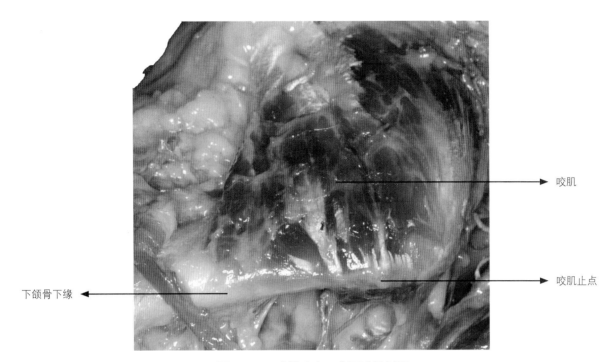

图4-2-5 咬肌止点口底面观解剖图

（2）颞肌（temporalis）

颞肌起于颞窝及颞深筋膜（deep temporal fascia）的深面，肌束呈扇形，通过颧弓深面止于喙突、升支前缘及磨牙后区。作用：上提下颌，后份纤维牵引下颌向后上方移动。由下颌神经的颞深神经支配（图4-2-6和图4-2-7）。

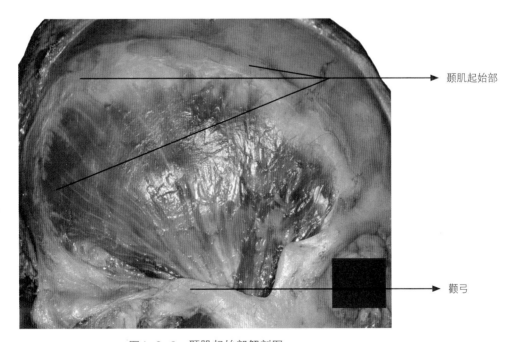

图4-2-6 颞肌起始部解剖图

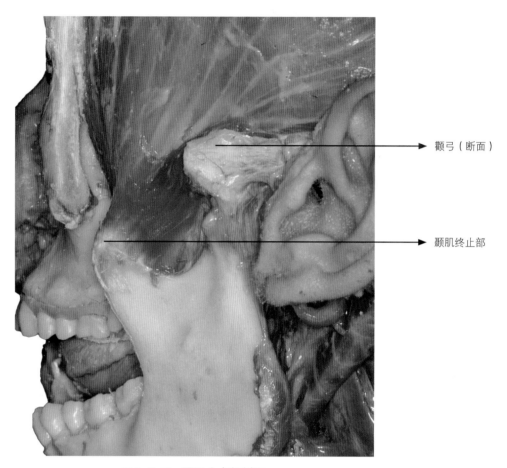

颧弓（断面）

颞肌终止部

图4-2-7　颞肌止点解剖图

（3）翼内肌（medial pterygoid）

上端有两个头，深头起于翼外板内面及腭骨锥突（pyramidal process）；浅头起于腭骨锥突及上颌结节（maxillary tuberosity），两头环抱翼外肌的

下头，向下后外方止于升支下后份及下颌角内面的翼肌粗隆。作用：上提下颌，由下颌神经的翼内肌神经支配（图4-2-8和图4-2-9）。

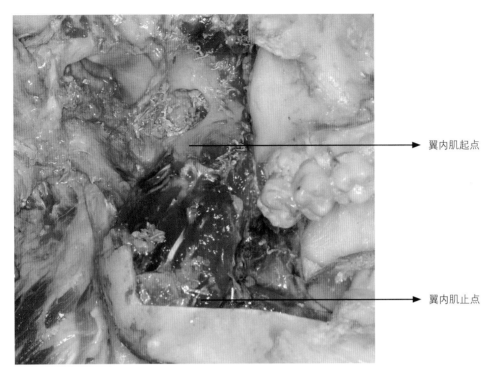

翼内肌起点

翼内肌止点

图4-2-8 翼内肌矢状面观解剖图

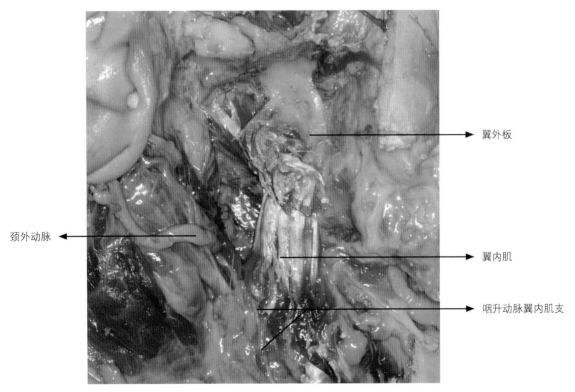

翼外板

颈外动脉

翼内肌

咽升动脉翼内肌支

图4-2-9 翼内肌冠状面观解剖图

2.降颌肌群

（1）翼外肌（lateral pterygoid）

位于颞下窝，分上、下二头。上头起自蝶骨大翼（greater wing of sphenoid bone）的颞下面和颞下嵴；下头起自翼外板的外侧面。翼外肌上头小部分纤维止于颞下颌关节的关节囊（articular capsule）和关节盘（articular disc）前缘，上头大部分肌纤维与下头大部分肌纤维一起止于髁突颈部的关节翼肌窝（fovea pterygoidea processus articularis）[2]。在种植手术中，部分骨量严重不足的患者会使用上颌翼板区种植技术，即将种植体植入翼内外侧板之间的融合区，以保证种植体初期稳定性[3]。作用：单侧收缩，使下颌移向对侧；双侧收缩时，使下颌前伸。翼外肌受下颌神经的翼外肌神经支配（图4-2-10）。

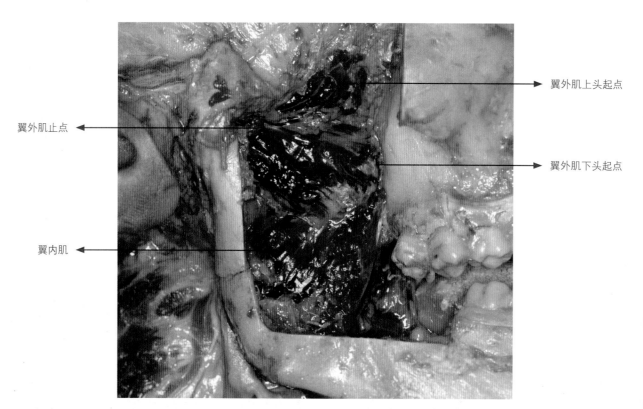

翼外肌上头起点
翼外肌止点
翼外肌下头起点
翼内肌

图4-2-10　翼外肌矢状面观解剖图

（2）二腹肌（digastric）

位于下颌骨下方，有前、后两腹及中间腱，前腹起于下颌骨内面的二腹肌窝（digastric fossa），后腹起于颞骨乳突切迹，二者汇于中间腱，借颈深筋膜形成的系带连于舌骨。作用：舌骨被固定时，可向下牵拉下颌骨，协助咀嚼；如下颌骨固定时，二腹肌可上提舌骨。前腹由下颌神经的下颌舌骨肌神经支配，后腹由面神经的二腹肌支支配（图4-2-11）。

（3）下颌舌骨肌（mylohyoid）

位于下颌骨和舌骨之间，起于下颌骨内面的下颌舌骨线，止于舌骨体（hyoid bone），两侧下颌舌骨肌前、中部肌纤维在正中纤维缝处汇合，并构成肌性和功能性口底[4]。已有研究表明，在下颌骨

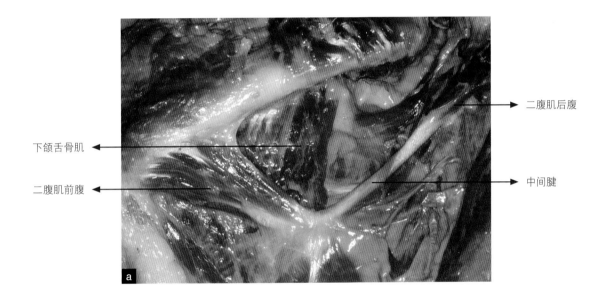

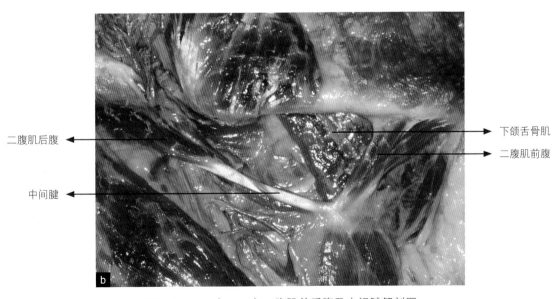

图4-2-11 （a、b）二腹肌前后腹及中间腱解剖图

截骨手术中，使用皮瓣与下颌舌骨肌联合重建比单独皮瓣重建的预后更好[5]。作用：下降下颌，上提舌骨。下颌舌骨肌受下颌神经的下颌舌骨肌神经支配（图4-2-12和图4-2-13）。

（4）颏舌骨肌（geniohyoid）

位于中线两侧，起于下颌骨内面下颏棘（lower genial tubercles），止于舌骨体。作用：下降下颌、上提舌骨。颏舌骨肌由第一颈神经并入舌下神经的分支支配（图4-2-14）。

（5）茎突舌骨肌（stylohyoid）

位于二腹肌后腹的上方并与其并行，起于颞骨的茎突（styloid process），止于舌骨体和舌骨大角连接处，其作用为提升舌骨，辅助降下颌[6]。茎突舌骨肌受面神经的二腹肌支支配（图4-2-15）。

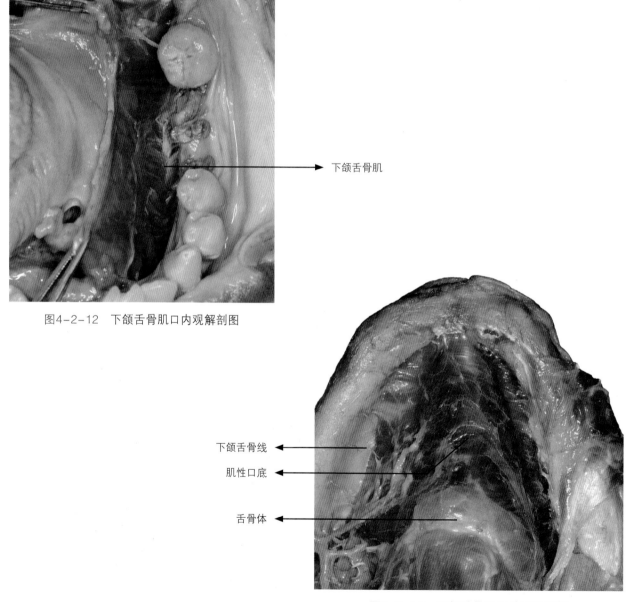

图4-2-12　下颌舌骨肌口内观解剖图

下颌舌骨肌

下颌舌骨线
肌性口底
舌骨体

图4-2-13　下颌舌骨肌口外观解剖图

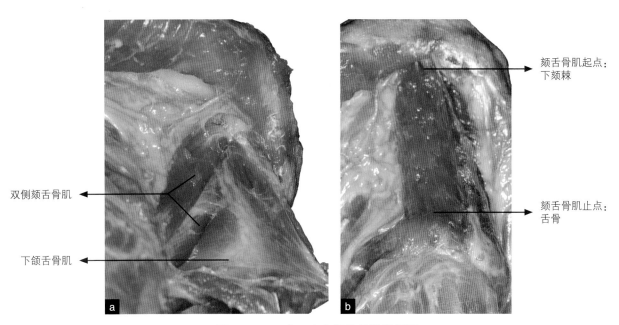

颏舌骨肌起点：
下颏棘

双侧颏舌骨肌

颏舌骨肌止点：
舌骨

下颌舌骨肌

图4-2-14　（a、b）颏舌骨肌解剖图

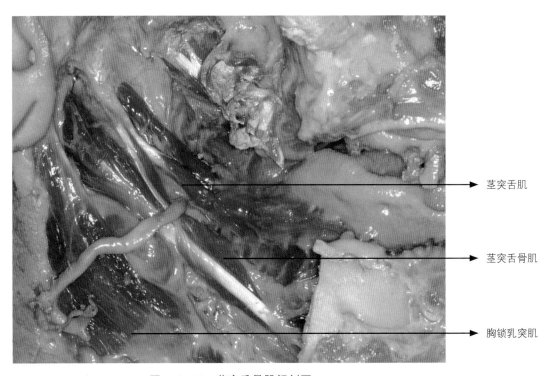

茎突舌肌

茎突舌骨肌

胸锁乳突肌

图4-2-15　茎突舌骨肌解剖图

临床口腔种植与上述解剖关系：咀嚼肌是人体进行咀嚼时需要用到的肌肉，它们通常比表情肌要更加强大而有力，并且是左右成对的。必须在有咀嚼肌的帮助下，人体才能够完成完整的咀嚼动作，舌骨上肌群也属于咀嚼肌的范畴。因为牙周病导致的牙齿松动、牙列缺失、牙列缺损、智齿冠周炎等疾病，都会导致咀嚼肌功能紊乱性疾病，常见的有肌筋膜炎、肌炎、肌痉挛、肌肉萎缩或功能减退等表现。情况严重还可能会出现一处或多处局部咀嚼肌的持续性疼痛，特别是在张口咀嚼时疼痛会明显加剧，还会出现张口歪斜。因而咀嚼肌与牙齿的关系是密切统一的。缺牙后进行种植义齿的修复，可以让患者的咀嚼功能基本恢复正常，从而进一步恢复咀嚼肌的功能，避免咀嚼肌功能紊乱等的出现。

第3节　舌部肌群

舌肌（linguales）是构成舌实质的肌群，具有运动舌的功能，分为舌内肌和舌外肌两部分，舌内肌的起止点均在舌内，收缩时改变舌的形态；舌外肌起于下颌骨、舌骨、茎突和软腭而止于舌，收缩时改变舌的位置。

1. 舌内肌（intrinsic lingual muscles）（图4-3-1和图4-3-2）

（1）舌上纵肌

为舌背黏膜下的肌层，其肌肉纤维由会厌及舌中隔向前外走行。

（2）舌下纵肌

为颏舌肌及舌骨舌肌上方薄肌层，其肌肉走行由舌根向前至舌尖。

（3）舌横肌

由舌中隔走行至舌缘。

（4）舌垂直肌

起自舌背腱膜，止于舌下面黏膜。

2. 舌外肌（extrinsic lingual muscles）

（1）颏舌肌（genioglossus）

起于下颌骨正中联合内侧面的上颏棘（upper genial tubercles），向后上扇形延伸，止于舌骨体上部，部分肌束延伸至舌根或舌腹部（图4-3-3）。作用：两侧颏舌肌同时收缩，使舌伸向前下；单侧收缩可使舌尖伸向对侧。

（2）舌骨舌肌（hyoglossus）

起自舌骨体部，止于舌侧缘。作用：牵拉舌向后下。

（3）茎突舌肌（styloglossus）

起于颞骨茎突前外侧面，行向前下方并分为前后两束，前束沿舌侧缘下面向前，横行于舌背面；

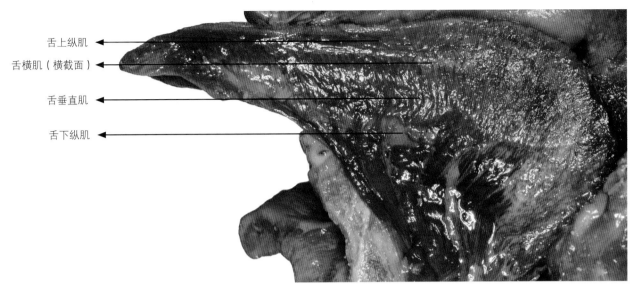

舌上纵肌 ←

舌横肌（横截面）←

舌垂直肌 ←

舌下纵肌 ←

图4-3-1 舌内肌矢状切面解剖图

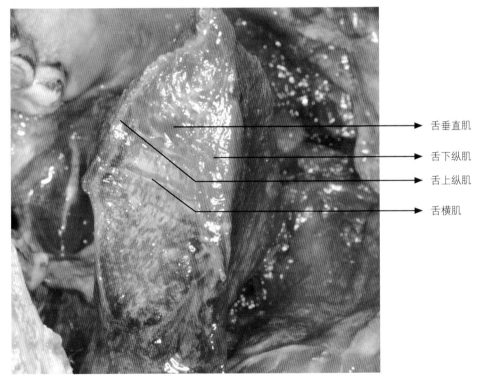

→ 舌垂直肌

→ 舌下纵肌

→ 舌上纵肌

→ 舌横肌

图4-3-2 舌内肌冠状切面解剖图

后束斜行向下与舌骨舌肌纤维相交。作用：牵舌向后上。

（4）腭舌肌（palatoglossus）

起自舌侧缘后部，向内上方分散，止于腭腱膜腹侧面的肌肉，作用：下降腭帆。

除腭舌肌受迷走神经的咽支支配外，舌肌全部受舌下神经支配。

舌外肌群全貌可见图4-3-4。

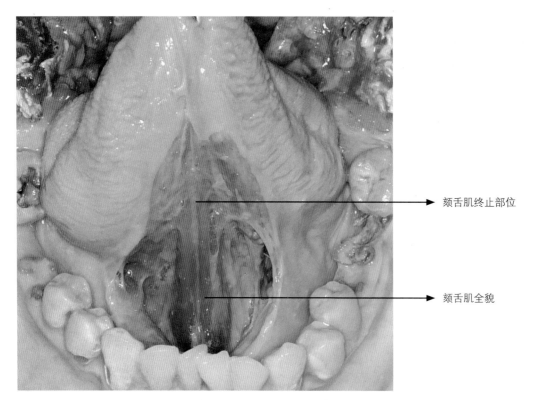

颏舌肌终止部位

颏舌肌全貌

图4-3-3 颏舌肌解剖图

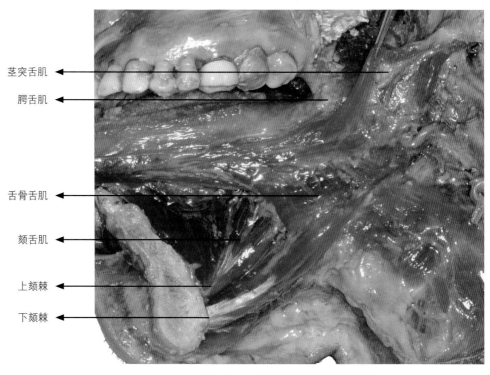

茎突舌肌

腭舌肌

舌骨舌肌

颏舌肌

上颏棘

下颏棘

图4-3-4 舌外肌矢状面观解剖图

第4节　腭咽部肌群

腭部肌群是构成软腭和咽壁的肌群，包括腭部肌和咽部肌。腭部肌由腭帆提肌、腭帆张肌、腭垂肌、腭舌肌及腭咽肌共5对肌肉组成，咽部肌由3对咽缩肌和3对咽提肌组成，两组肌协调运动控制腭咽闭合，对语言、吞咽及呼吸等功能起重要作用。

1. 腭肌

（1）腭帆提肌（levator veli palatini）

位于腭帆张肌后内侧，起于颞骨岩部颈动脉管前内侧，止于腭腱膜。作用：提升腭帆，开大咽鼓管咽口（图4-4-1）。

（2）腭帆张肌（tensor veli palatini）

位于翼内板、咽鼓管及腭帆提肌的外侧，起于蝶骨角棘至翼突根部间的骨面、蝶骨舟状窝、咽鼓管软骨外板以及咽鼓管膜板等处，止于腭腱膜。作用：紧张腭肌，扩大咽鼓管（图4-4-1）。

（3）腭垂肌（musculus uvulae）

又称悬雍垂肌，起于鼻后棘及腭腱膜，止于腭垂。作用：缩短腭垂并将其提向后上方。

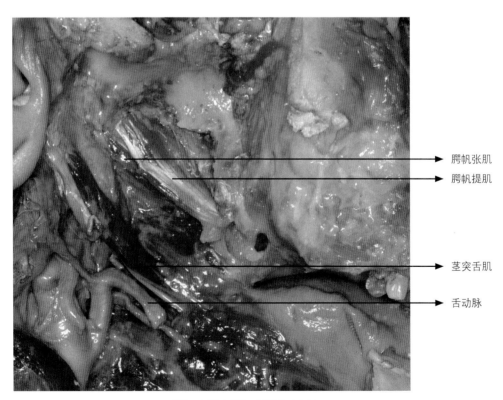

腭帆张肌
腭帆提肌
茎突舌肌
舌动脉

图4-4-1　腭帆张肌和腭帆提肌解剖图

（4）腭舌肌（palatoglossus）

位于腭舌弓内，起于舌侧缘后部，向内上方分散，止于腭腱膜腹侧面的肌肉。作用：下降腭帆。

（5）腭咽肌（palatopharyngeus）

位于腭咽弓内，起于咽部后壁的咽纤维膜和甲状软骨板后缘，止于腭腱膜。作用：紧张腭咽弓，缩小咽峡。

2. 咽肌

（1）咽缩肌（constrictor of pharynx）

分为上、中、下3对。咽上缩肌起于蝶骨翼内板后缘及翼突钩、翼突下颌缝、下颌舌骨线后部和舌根侧缘，止于咽缝；咽中缩肌起于舌骨大角和小角，止于咽缝；咽下缩肌起于甲状软骨斜线、后缘及其下角和环状软骨后外侧缘，止于咽缝。3对咽缩肌共同作用：缩小咽腔，并推食物入食管。

（2）咽提肌（levatores pharyngis）

分为茎突咽肌、咽鼓管咽肌和腭咽肌3对。其中茎突咽肌起于茎突内侧，部分止于咽缩肌及舌会厌皱襞，部分止于甲状软骨后缘；咽鼓管咽肌起于咽鼓管软骨下部，止于咽壁；腭咽肌起于咽喉后壁咽纤维膜及甲状软骨板后缘，止于腭腱膜。3对咽提肌共同作用：紧张腭咽弓，缩小咽峡。

临床口腔种植与上述解剖关系：腭部肌肉和咽部肌肉两者肌协调运动控制腭咽闭合，对语言、吞咽及呼吸等功能起重要作用。口腔种植的复杂手术，尤其是下颌后牙区的垂直骨增量、穿翼板种植手术、穿颧骨种植手术、上颌结节取骨手术等，在操作的过程中，均可能引起腭咽部肌肉的损伤或肌肉水肿，进而引起口咽腔的缩窄，以致呼吸困难，严重者甚至危及生命。

第5节　颈部肌群

颈部肌群包括颈浅肌群、舌骨上肌群、舌骨下肌群及颈深肌群，其中颈浅、颈深肌群收缩主要产生头颈的运动，维持头颈姿势，而舌骨上、下肌群则主要产生舌骨的运动以及辅助降下颌运动。

1. 颈浅肌群

主要指颈前外侧位于前部的肌肉，即颈阔肌与胸锁乳突肌，其与颈部其他肌群共同作用，维持头颈部的姿势与位置。

（1）颈阔肌（platysma）

起于胸大肌（ectopectoralis）及三角肌（deltoids）筋膜，延伸至面部，前部肌纤维止于下颌骨下缘，中部止于下唇外侧，后部则附着于面下部皮肤、皮下组织。作用：协助降下颌及表情变化。颈阔肌受面神经颈支支配（图4-5-1）。

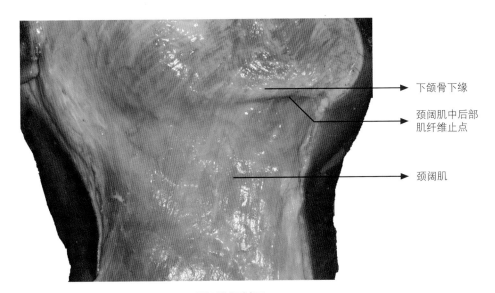

下颌骨下缘

颈阔肌中后部
肌纤维止点

颈阔肌

图4-5-1 颈阔肌解剖图

（2）胸锁乳突肌（sternocleidomastoid）

起于锁骨头及胸骨头，两头向上汇合形成一个肌腹，并向后上走行，止于颞骨乳突及枕骨上项线。作用：稳定及转动头部。胸锁乳突肌由副神经及第2、第3颈神经前支支配（**图4-5-2和图4-5-3**）。

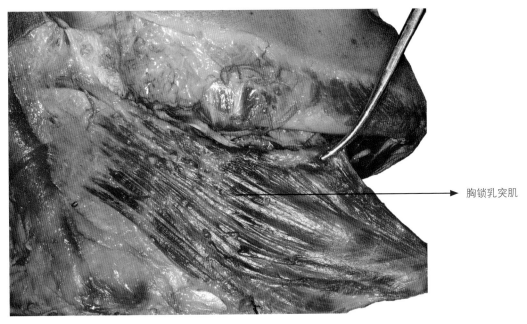

胸锁乳突肌

图4-5-2 胸锁乳突肌解剖图

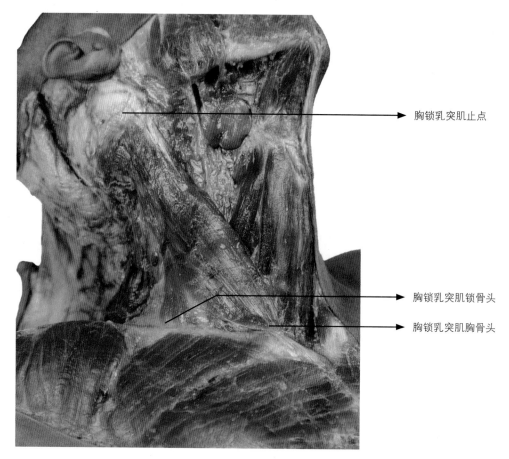

图4-5-3 胸锁乳突肌解剖图

（图中标注）
胸锁乳突肌止点
胸锁乳突肌锁骨头
胸锁乳突肌胸骨头

2. 舌骨上肌群（suprahyoid muscle）

舌骨上肌群包括二腹肌、下颌舌骨肌、颏舌骨肌、茎突舌骨肌，其主要作用为舌骨的运动以及辅助降下颌运动，在"第2节咀嚼肌群"中已有描述，此处不再赘述。

（1）二腹肌（digastric）

二腹肌有前、后两腹，前腹起于下颌骨内面的二腹肌窝，后腹起于颞骨乳突切迹，二者记于中间借颈深筋膜形成的系带连于舌骨，即二腹肌中间腱[7]。作用：如前腹固定，则收缩时下牵下颌；如二腹起端同时固定，则上提舌骨。前腹由下颌舌骨

肌神经支配，后腹由面神经二腹肌支支配。

（2）下颌舌骨肌（mylohyoid）

起于下颌骨内侧的下颌舌骨线，止于舌骨体，并形成肌性口底。作用：下降下颌，上提舌骨。由下颌舌骨肌神经支配。

（3）颏舌骨肌（geniohyoid）

起于下颌骨内面下颏棘，止于舌骨体。作用：下降下颌，上提舌骨。由第1颈神经并入舌下神经的分支支配。

（4）茎突舌骨肌（stylohyoid）

起于茎突，止于舌骨体和舌骨大角连接处。作用：提升舌骨，辅助降下颌。

3. 舌骨下肌群（infrahyoid muscle）

包括胸骨舌骨肌、肩胛舌骨肌、胸骨甲状肌及甲状舌骨肌，其作用为牵拉舌骨向下。

（1）胸骨舌骨肌（sternohyoid）

起于胸骨柄和锁骨胸骨端后面，止于舌骨体内侧部。作用：下降舌骨。胸骨舌骨肌由颈袢（C1~C3）的分支支配。

（2）肩胛舌骨肌（omohyoid）

分为上、下两腹。其中上腹起于肩胛舌骨肌中间腱（锁骨附近），止于舌骨外侧下缘；下腹起于肩胛骨上缘，止于中间腱。作用：下降舌骨。肩胛舌骨肌上腹由颈袢的上根（C1）的分支支配，下腹由颈袢（C2，C3）的分支支配。

（3）胸骨甲状肌（sternohyoid）

起于胸骨柄及第一肋软骨，止于甲状软骨斜线。作用：下牵甲状软骨及喉头。胸骨甲状肌由颈袢（C1~C3）的分支支配。

（4）甲状舌骨肌（thyrohyoid）

起于甲状软骨斜线，止于舌骨外侧面及舌骨大角。作用：下降喉头及舌骨。甲状舌骨肌受舌下神经分支支配，与支配颏舌骨肌一样，该分支内含第1颈神经的纤维。

临床口腔种植与上述解剖关系：颈浅、颈深肌群收缩主要产生头颈的运动，维持头颈姿势，而舌骨上、下肌群则主要产生舌骨的运动以及辅助降下颌运动。下颌的无牙颌种植、后牙区复杂植骨手术、前牙区的垂直骨增量手术等，都可能引起颈部肌肉的炎症、水肿甚至更加严重的并发症。

（黄圣运　代杰文　邹多宏）

参考文献

[1] 廖进民, 李忠华, 钟世镇. 咬肌的基础与临床研究现状[J]. 解剖科学进展, 2003, 9(2):186-188.

[2] Rathee M, Jain P. Anatomy, Head and Neck, Lateral Pterygoid Muscle[M]. Treasure Island(FL): StatPearls, 2022.

[3] Balshi TJ, Wolfinger GJ, Slauch RW, et al. Brånemark system implant lengths in the pterygomaxillary region: a retrospective comparison[J]. Implant Dent, 2013, 22(6):610-612.

[4] Toth J, Lappin SL. Anatomy, Head and Neck, Mylohyoid Muscle[M]. Treasure Island(FL): StatPearls, 2023.

[5] Myoken Y, Kawamoto T, Fujita Y, et al. Reconstruction using a submental island flap combined with mylohyoid muscle as a reliable surgical strategy after rim mandibulectomy for the management of stage 3 medication-related osteonecrosis of the mandible[J]. Int J Oral Maxillofac Surg, 2023, 52(7):753-759.

[6] Akbar S, Hohman MH. Anatomy, Head and Neck, Styloglossus[M]. Treasure Island(FL): StatPearls, 2023.

[7] 兰玉燕, 孙黎波, 肖金刚, 等. 二腹肌后腹的应用解剖及临床意义[J]. 华西医学, 2013, 28(12):1885-1888.

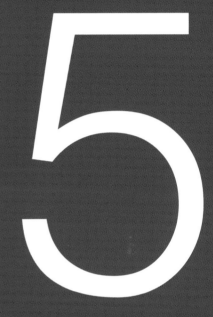

第5章　　　　　　　颌面部腺体

Maxillofacial Glands

唾液腺由3对大唾液腺和众多散布于口腔及口咽等部位的黏膜下小腺体组成。大唾液腺包括腮腺、下颌下腺以及舌下腺，其分泌的唾液通过各自的导管系统排入口腔；小唾液腺通过口腔黏膜将唾液分泌入口腔。根据唾液腺的组织学特点和分泌液性质，可将其分为浆液性、黏液性和混合性腺。腮腺属于浆液性腺，下颌下腺是以浆液性腺为主的混合性腺，舌下腺是以黏液性腺为主的混合性腺，小唾液腺多为黏液性腺。

第1节　腮腺

1. 解剖结构

腮腺（parotid gland）属浆液性腺，是人体最大的唾液腺，左右各一。腮腺位于颜面两侧，颧弓下方，外耳道前下，下颌支后外方，从颧弓后部垂直向延伸至下颌角，大部分覆盖咬肌后部表面。它的下部顶点或者尖端，延伸到耳下和下颌升支以及下颌角区域。在水平面上，腺体越过下颌升支后缘到达颞下区，至皮下脂肪组织。腺体外侧面被皮肤覆盖，腺体内嵌有小淋巴结。总体看腮腺呈尖向内侧、底向外的锥体形。腮腺表面形状近似倒三角形，其尖端位于胸锁乳突肌和下颌升支之间，底边大致跟随颧弓走向。腮腺大部分被面神经丛分成浅表和深层两部分。在腮腺前缘、腮腺导管上方，约半数人存在副腮腺。副腮腺一般位于咬肌浅面，颧弓和腮腺管之间，形态、大小、部位、数量均不恒定（**图5-1-1**）。

腮腺被厚结缔组织构成的腮腺筋膜包裹。腮腺筋膜来自颈深筋膜浅层，在腮腺后缘分为浅层和深层，包绕腮腺，形成腮腺鞘，在腮腺前缘筋膜复合为一，形成咬肌筋膜。腮腺鞘浅层特别致密，与腮腺贴连紧密，使其可膨胀性小，并且向腺体内延伸，形成很多纤维间隔，将腮腺分成数个小叶。因此，在腮腺炎症如流行性腮腺炎时，腮腺的内在压力明显增加，患者胀痛较明显。在化脓性腮腺炎形成的脓肿多为散在的多发性脓肿，分散在小叶内，切开引流时，应注意向不同方向分离，分开各个腺小叶的脓腔。腮腺鞘深层薄而不完整，脓肿穿破后可进入咽旁间隙或咽后间隙，或沿着颈部间隙往下扩散到纵隔。

2. 腮腺导管

腮腺导管为腮腺的分泌通道，也被称为斯坦森管，由Niels Stensen（1638—1686，解剖学家和地质学家）命名[1]。腮腺导管长为5～7cm，管径为0.9～4.0mm，在腺体前缘，颧弓下方约1.5cm处与颧弓平行越过咬肌表面，在咬肌前缘几乎呈直角转向内侧，穿过颊脂垫及颊肌纤维，开口于上颌第二磨牙牙冠相对的颊黏膜，开口处形成腮腺乳头（**图5-1-2**）。腮腺导管与面神经颊支的关系较恒定，故常作为解剖面神经颊支的重要标志。从耳屏中点向鼻翼至口角连线中点作一连线，在该线的中1/3处，即为腮腺导管的体表投影[2]。

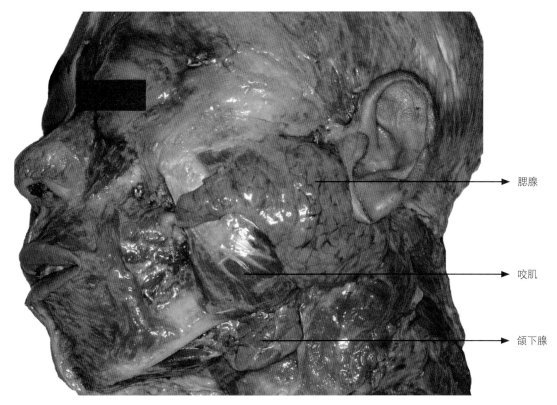

　　　　　　　　　　　　　　　　　　腮腺

　　　　　　　　　　　　　　　　　　咬肌

　　　　　　　　　　　　　　　　　　颌下腺

图5-1-1　腮腺整体解剖图

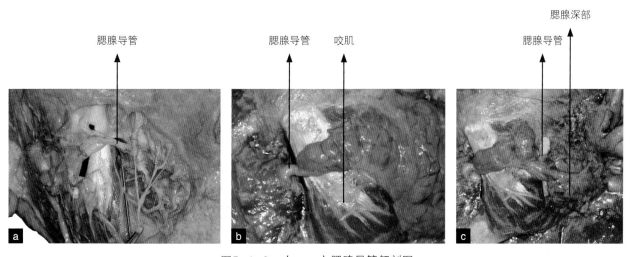

腮腺导管　　　　　　　腮腺导管　　咬肌　　　　　　　腮腺深部

　　　　　　　　　　　　　　　　　　　　　腮腺导管

图5-1-2　（a～c）腮腺导管解剖图

3. 腮腺的血供

腮腺的血供来自颈外动脉分支，静脉主要由下颌后静脉回流至颈外静脉。颈外动脉于下颌升支中、下1/3交界处进入腮腺，分出耳后动脉，向后外斜行至髁突颈部的高度处分为颞浅动脉和上颌动脉。颞浅动脉分出小支至腮腺，并发出面横动脉，然后上行经颧弓根部至颞区。上颌动脉离开腮腺向前内侧走行于面深区。颞浅静脉和颌内静脉与动脉伴行，在腮腺内合成面后静脉，向下出腮腺下缘，分为前、后两支：前支与面前静脉合并为面总静脉；后支与耳后静脉合并为颈外静脉。面神经下颌缘支在腮腺下端越过面后静脉。因此，面后静脉常作为解剖面神经下颌缘支的标志（**图5-1-3和图5-1-4**）。

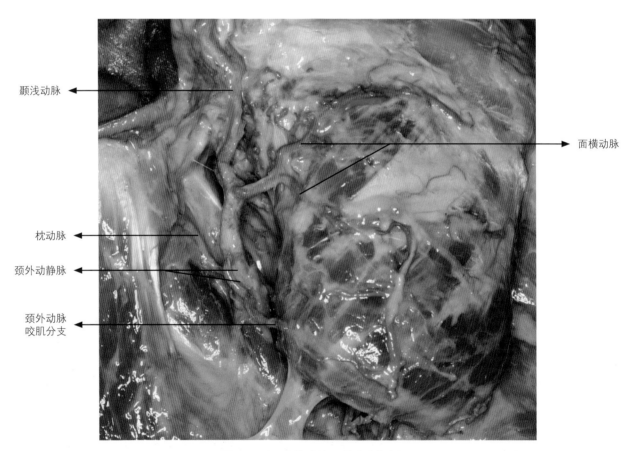

颞浅动脉

面横动脉

枕动脉

颈外动静脉

颈外动脉
咬肌分支

图5-1-3 颈外动脉及其分支解剖图

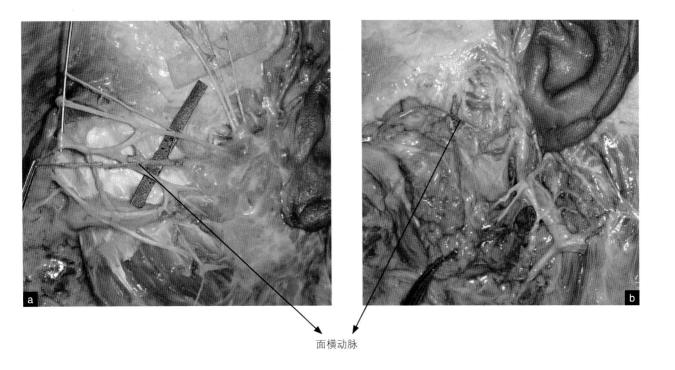

面横动脉

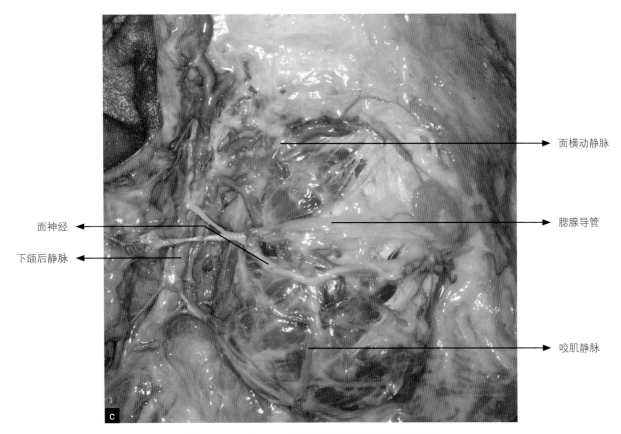

面横动静脉

腮腺导管

面神经

下颌后静脉

咬肌静脉

图5-1-4 （a～c）面横动脉及腮腺静脉解剖图

4. 腮腺的神经支配

（1）感觉神经

腮腺的感觉神经来自耳大神经和耳颞神经分支中的感觉神经纤维。

1）耳大神经：为颈神经丛皮支中最大者，自胸锁乳突肌后缘中点处穿颈深筋膜浅层，在胸锁乳突肌浅面行向前上，其前支分布于腮腺的皮肤，后支向后分布于乳突、耳廓及耳垂部皮肤。行腮腺手术时，应注意保护耳大神经的耳垂支，防止术后耳部麻木；面神经缺损修复时，常利用耳大神经作为供体神经（图5-1-5）。

2）耳颞神经：以两根分支包绕脑膜中动脉后复合成一干，沿翼外肌深面向后，绕下颌髁突颈内侧至其后方进入腮腺，其上支几乎呈直角弯曲向上，经腮腺上缘穿出，越过颧弓的浅面，进入颞区。腮腺炎或肿瘤时，可压迫耳颞神经，引起耳颞区、颞

下颌关节及颅顶区放射性疼痛。由于耳颞神经与颅内相通，某些恶性肿瘤，如腺样囊性癌，可沿此神经扩散到颅底或颅内[3]（图5-1-6）。

（2）交感神经以及副交感神经

主要支配腮腺分泌。交感神经纤维来自交感干颈上节，围绕颈外动脉及其分支分别形成颈外动脉、上颌动脉和脑膜中动脉神经丛。由脑膜中动脉丛发出纤维穿耳神经节并参入耳颞神经，分布于腮腺及耳颞神经分布区皮肤、汗腺和立毛肌。副交感神经节前纤维来自延脑的下泌涎核，随舌咽神经的鼓室神经、岩浅小神经达耳神经节，交换神经元后，节后纤维伴随耳颞神经分布于腮腺。腮腺切除术后可能会发生味觉出汗综合征（Frey's syndrome），原因可能是手术切断的耳颞神经中的副交感分泌神经支与支配皮肤汗腺、表浅血管的交感神经支错位愈合所致[4]。

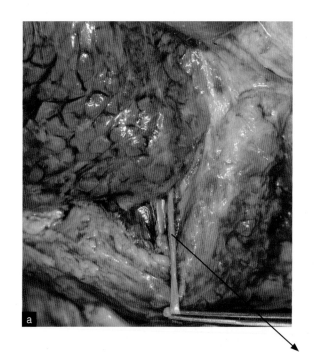
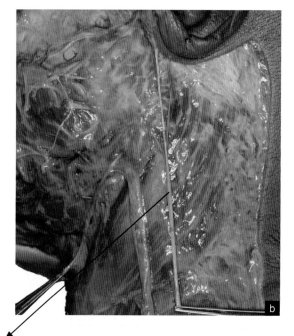

耳大神经

图5-1-5 （a、b）耳大神经解剖图

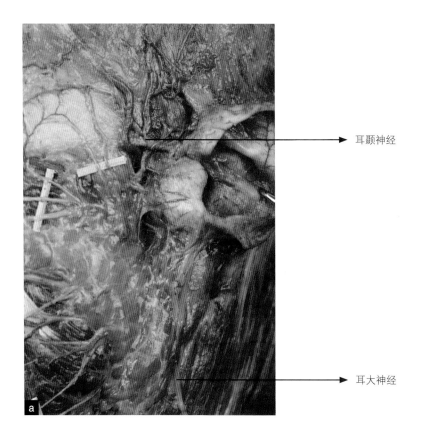

耳颞神经

耳大神经

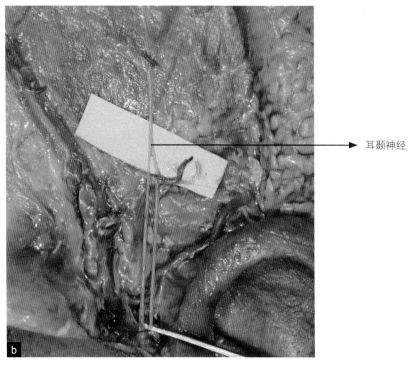

耳颞神经

图5-1-6　（a、b）耳颞神经解剖图

5. 腮腺毗邻关系

腮腺上缘为颧弓，前缘覆盖于咬肌表面，下界为下颌角的下缘、二腹肌后腹的上缘，后上界为外耳道的前下部，并延伸到乳突尖部（图5-1-7和图5-1-8）。

（1）面神经与腮腺的关系

由于面神经在颅外的行程中穿经腮腺，故以腮腺为准将之分为3段。

1）腮腺前段：为出茎乳孔至进入腮腺之前的一段，长为10～15mm。在乳突前缘中点，主干距皮肤表面为2～3cm，此处可显露面神经干（图

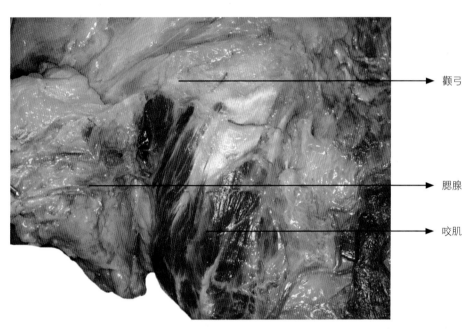

颧弓

腮腺

咬肌

图5-1-7 颧弓及咬肌解剖图

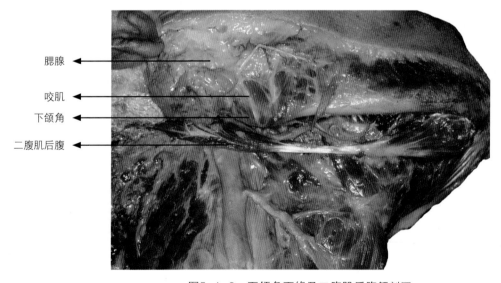

腮腺

咬肌

下颌角

二腹肌后腹

图5-1-8 下颌角下缘及二腹肌后腹解剖图

5-1-9)。

2）腮腺内段：在腺体内面神经通常分为上、下二干，上干较粗，下干略细。由二干发出若干分

支，互相交织成网。此段面神经位于颈外动脉和面后静脉的浅面，腮腺发生炎症或肿瘤时，可压迫面神经，产生面瘫（图5-1-10）。

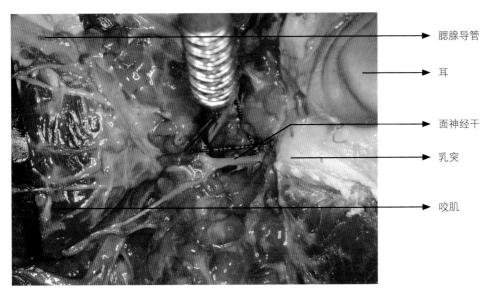

腮腺导管

耳

面神经干

乳突

咬肌

图5-1-9 面神经干解剖图（长度12~15mm）

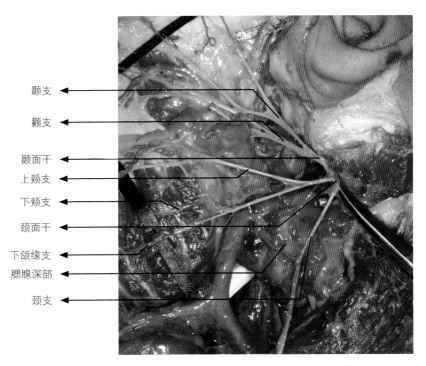

颞支

颧支

颞面干

上颊支

下颊支

颈面干

下颌缘支

腮腺深部

颈支

图5-1-10 面神经上、下干支解剖图

3）腮腺后段：腮腺内面神经网发出9～12个分支，分成颞、颧、颊、下颌缘和颈等5组，从腮腺浅部的上缘、前缘和下端穿出，呈扇形分布，支配表情肌（图5-1-11）。

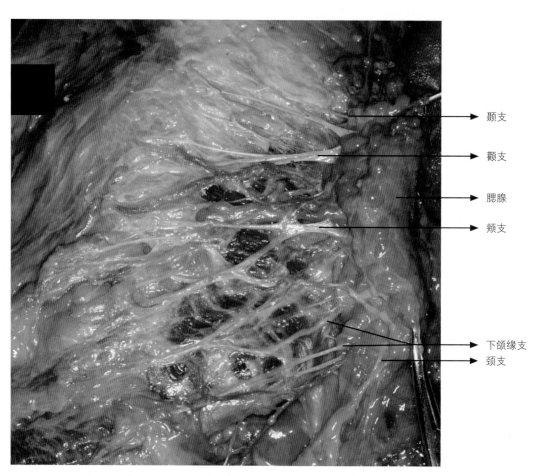

图5-1-11　腮腺内面神经网发出的9～12个分支解剖图

第2节　下颌下腺

1. 解剖结构

下颌下腺（submandibular gland）属于浆液性腺为主的混合性腺，呈扁椭圆形，左右各一，位于以下颌骨下缘、二腹肌前腹和后腹共同构成的下颌下三角内。向前紧邻二腹肌前腹，向后以茎突下颌韧带与腮腺相分隔，上至下颌骨体内侧面，向下覆盖二腹肌中间腱。下颌下腺分为较大的浅部和较小的深部。腺体浅部上邻下颌体内侧面的下颌下腺窝及翼内肌下部，下邻下颌骨下缘下方；杏仁形的下颌下腺下部向前平行于轴向平面中的二腹肌前腹，下颌下腺的浅部折叠向后在下颌舌骨肌游离后缘周围，作为指状突起并形成钩突；深面与下颌舌骨肌、舌骨舌肌等相邻。腺体深部（延长部）及下颌下腺管，位于口底后面的肌肉之上，该管于舌骨舌肌浅面和下颌舌骨肌深面进入舌下区，与舌下腺的后面接触（图5-2-1）。

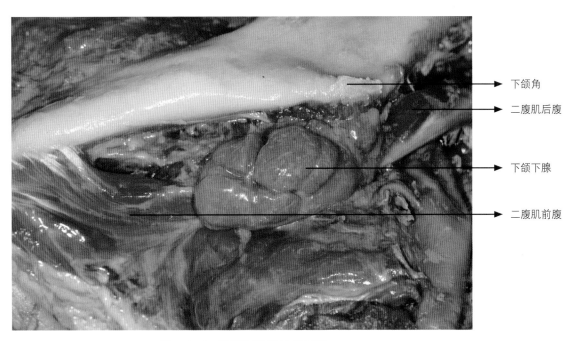

图5-2-1　下颌下腺整体解剖图

下颌角

二腹肌后腹

下颌下腺

二腹肌前腹

2. 下颌下腺导管

下颌下腺导管又称Wharton导管，长约5cm，直径2~4mm，管壁较腮腺管薄。导管起自下颌下腺浅部的深面，沿腺体的深部在下颌舌骨肌与舌骨舌肌之间前行，再经过舌下腺的内侧、颏舌肌的外侧行向前内方，途中有舌下腺管汇入，最后开口于舌系带两侧的舌下肉阜（sublingual caruncle）。英国解剖学家托马斯沃顿（Thomas Wharton，1614—1673）研究并精确描述了下颌下腺和下颌下腺导管的解剖特征[5]（图5-2-2和图5-2-3）。

（1）下颌下三角区

下颌下腺区域通常被称为下颌下三角区，由二腹肌前后腹向前和向后界定，并位于舌骨肌之上。在该区域中，下颌骨的舌骨板经常显示凹陷，即所谓的下颌下腺凹，下颌下腺位于骨凹面内（图5-2-4）。

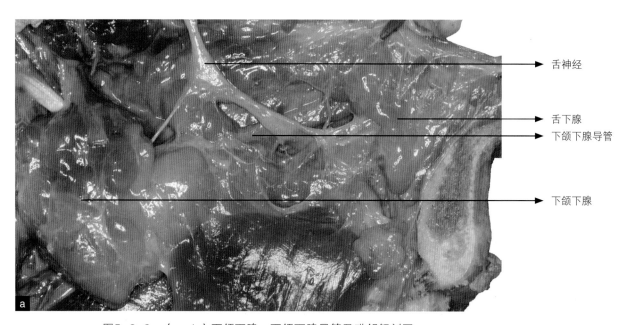

舌神经

舌下腺
下颌下腺导管

下颌下腺

图5-2-2 （a、b）下颌下腺、下颌下腺导管及毗邻解剖图

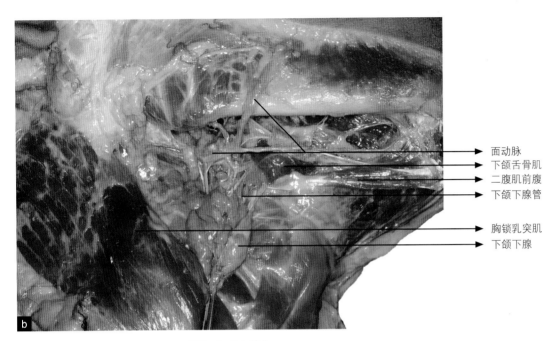

面动脉
下颌舌骨肌
二腹肌前腹
下颌下腺管

胸锁乳突肌
下颌下腺

图5-2-2（续）

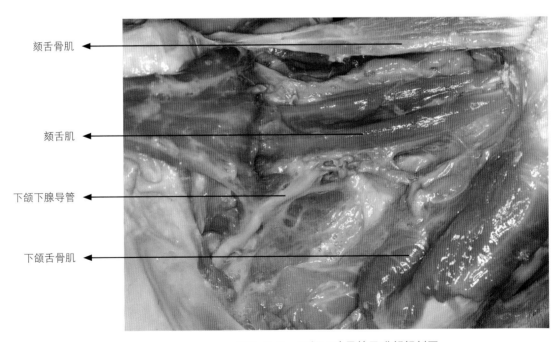

颏舌骨肌

颏舌肌

下颌下腺导管

下颌舌骨肌

图5-2-3 下颌下腺导管及毗邻解剖图

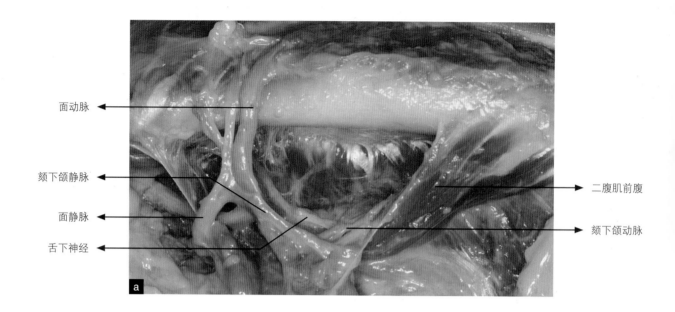

面动脉

颏下颌静脉

面静脉

舌下神经

二腹肌前腹

颏下颌动脉

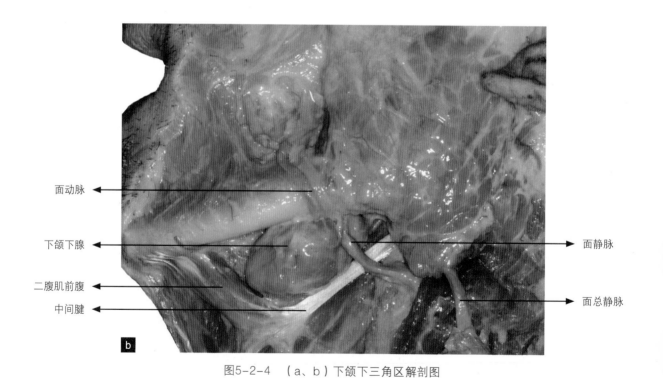

面动脉

下颌下腺

二腹肌前腹

中间腱

面静脉

面总静脉

图5-2-4 （a、b）下颌下三角区解剖图

3. 与相关肌肉的关系

（1）咬肌前下角

咬肌前缘与其附着的下颌骨下缘之间形成一个夹角，称为咬肌前下角，它是一个重要的解剖标志。咬肌前下角处有面静脉及面动脉斜行越过下颌骨下缘通向下颌下区，并有面神经下颌缘支横行越过其表面。手术时常在此处下颌骨下缘下方显露和结扎面动、静脉。在此处的下颌下缘内侧与下颌下腺之间，面静脉的前方和后方有下颌下淋巴结，位置浅表易触及。下颌骨覆盖大部分腺体，手术时拉起下颌骨能更好地显露下颌下腺（图5-2-5）。

（2）下颌舌骨肌

呈扁三角形，上起下颌骨体内面的下颌舌骨线，此线由下颌骨中线内面向后上到下颌第三磨牙骀面的牙槽骨水平，此肌向前下方斜行到舌骨体，其左右共同构成口底，中间相连。下颌舌骨肌与下颌骨体相交形成一个楔状间隙，前部浅、后部深，容纳下颌下腺的大部分，此处构成下颌下间隙的顶部。下颌下腺内面贴在下颌舌骨肌的浅面。下颌舌骨肌后缘游离，是一个重要的解剖标志。下颌舌骨肌后缘的深面容纳下颌下腺深部（图5-2-6和图5-2-7）。

（3）舌骨舌肌

呈薄板状，起自舌骨大角，垂直向上经茎突舌骨肌和下颌舌骨肌的深面，进入舌体的外侧面，与颏舌肌和茎突舌肌等交叉，形成舌外肌。舌骨舌肌的前部与下颌舌骨肌之间的大夹角形成舌下间隙的后部，容纳下颌下腺深部及舌下腺后份等。在下颌舌骨肌后方的舌骨舌肌后部，则与下颌舌骨肌一起构成下颌下间隙的内侧面（图5-2-8）。

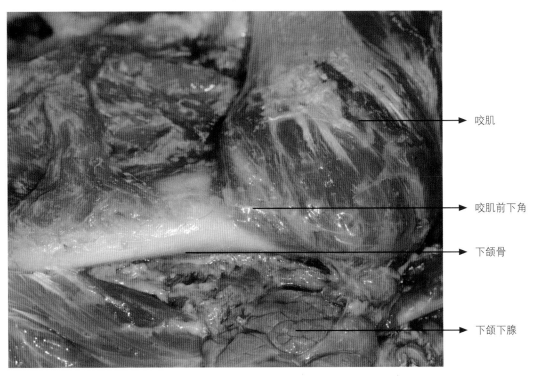

咬肌

咬肌前下角

下颌骨

下颌下腺

图5-2-5　咬肌前下角解剖图

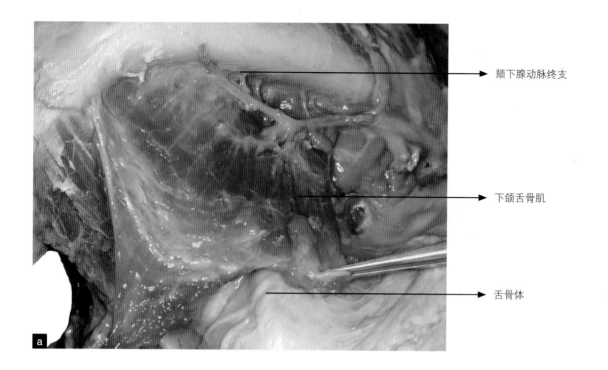

颌下腺动脉终支

下颌舌骨肌

舌骨体

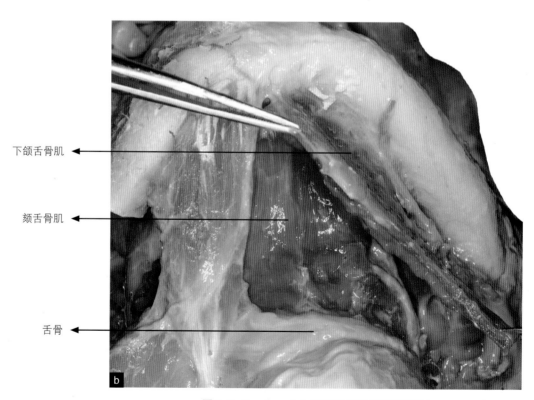

下颌舌骨肌

颏舌骨肌

舌骨

图5-2-6 （a、b）下颌舌骨肌颌下解剖图

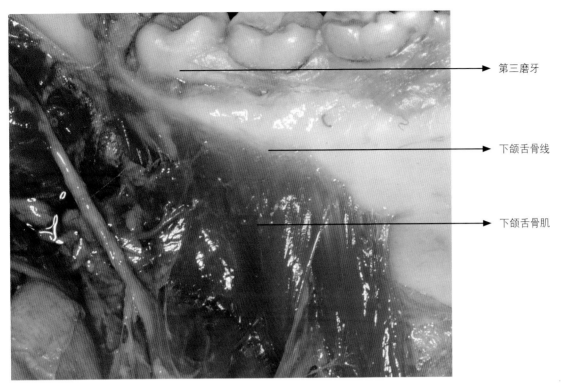

第三磨牙

下颌舌骨线

下颌舌骨肌

图5-2-7 下颌舌骨肌口底解剖图

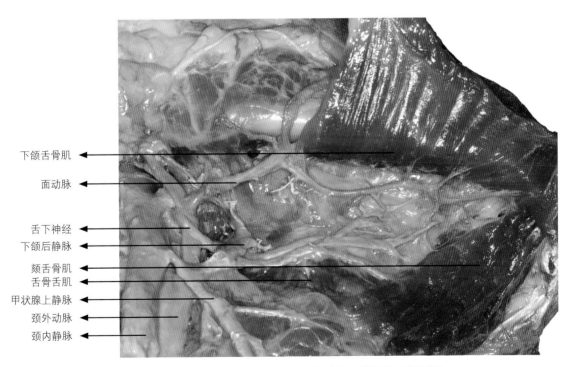

下颌舌骨肌

面动脉

舌下神经

下颌后静脉

颏舌骨肌

舌骨舌肌

甲状腺上静脉

颈外动脉

颈内静脉

图5-2-8 舌骨舌肌及毗邻关系解剖图

（4）二腹肌

由前、后腹及中间腱共同构成下颌下三角的两个边。二腹肌后腹及茎突舌骨肌是两个重要的解剖标志。在下颌下腺内上方的水平向，有面动脉从颈外动脉发出，经二腹肌后腹及茎突舌骨肌的深面，进入下颌下三角。手术时常在此处显露并结扎面动脉近心端（图5-2-9）。

（5）颈阔肌

薄而宽，位于颈部皮下，构成下颌下三角的下面，也是下颌下腺的浅面（图5-2-10）。

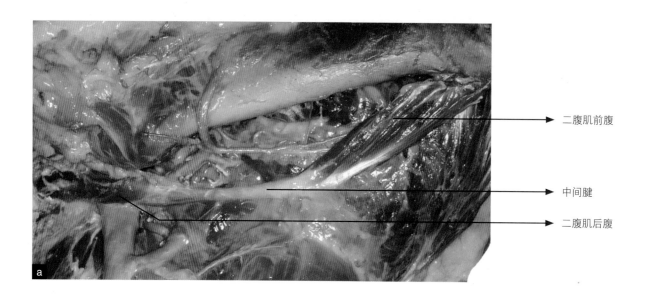

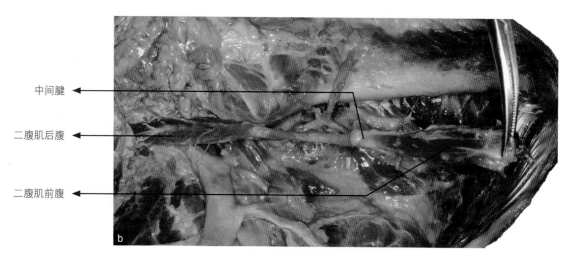

图5-2-9 （a、b）二腹肌解剖图

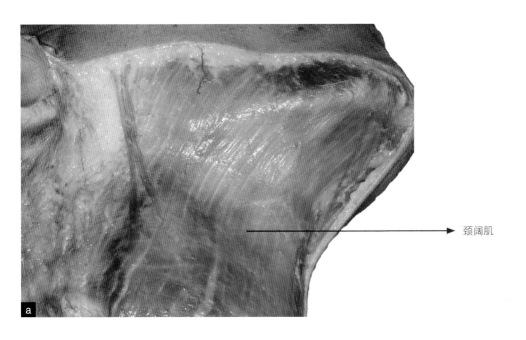

颈阔肌

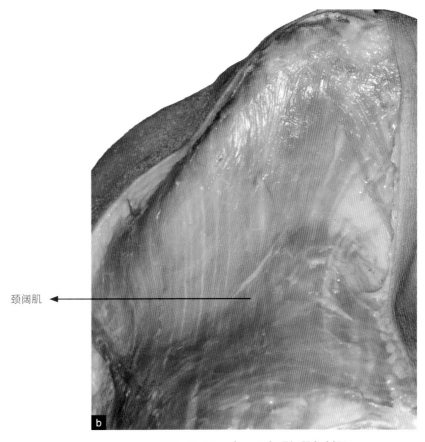

颈阔肌

图5-2-10 （a、b）颈阔肌解剖图

4. 与相关血管的关系

（1）面动脉

又称颌外动脉，在舌骨大角上方，起源于颈外动脉，绕过二腹肌和茎突舌骨肌深面时，形成第一个突向上的面动脉弓，并在弓背处发出腭动脉和扁桃体动脉。然后，在下颌下腺后上角的水平向，面动脉穿过筋膜腺鞘进入下颌下区，大多走行在下颌下腺的前上面并形成压沟，也有穿行于腺体之中，或在腺体与下颌骨之间走行，可发出腺支动脉进入腺体，并有下颌下腺静脉在外侧伴行。此后，在咬肌前下角处，面动脉向上弯绕下颌骨下缘呈第二个弓形进入面颊部，其后方有面静脉伴行。刘纯义和刘丽珍[6]测量面动脉起端的外径为2.7mm，至下颌下腺后缘的长为18.6mm，提示面动脉可作为最佳动脉蒂，供下颌下腺移植，或带血管蒂的组织瓣移植

用；同时在做下颌下腺切除手术时，粗的面动脉近心端必须认真仔细结扎，否则血管断裂并回缩，会导致严重出血[7]（图5-2-11）。

（2）颏下颌动脉

面动脉在即将转向面部时分出颏下颌动脉，起点在咬肌前下角的下颌下缘内侧上方约0.5cm处，沿下颌舌骨肌浅面与下颌下腺之间，向颏下区走行。途中常发出腺支动脉营养下颌下腺，有时还有分支动脉穿过下颌舌骨肌进入舌下区，营养舌下腺（图5-2-12）。

（3）舌下动脉

于舌骨舌肌前缘处从舌动脉分出舌下动脉，前行于颏舌肌与下颌舌骨肌之间至舌下腺，供应舌下腺、口底黏膜及舌肌。传统的解剖学认为舌下动脉多来源于舌动脉。学者在40例尸体解剖中发现有50%的舌下动脉起于面动脉主干，其起点是

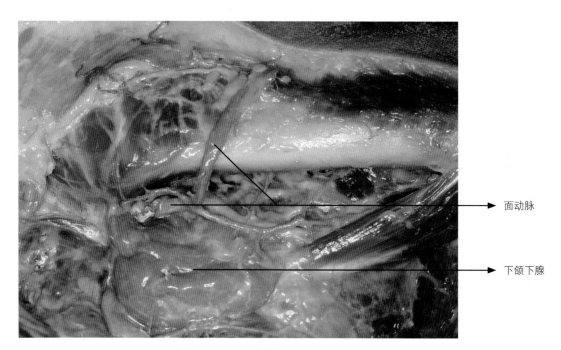

面动脉

下颌下腺

图5-2-11　面动脉解剖图

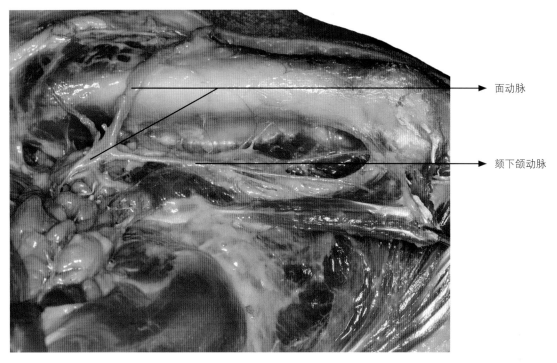

面动脉

颏下颌动脉

图5-2-12 颏下颌动脉解剖图

在颏下颌动脉起点的同处或附近，粗细与颏下颌动脉相似，向上前方越过下颌舌骨肌后缘的深面，进入舌下区，走行在下颌下腺深部及舌下腺的内下侧、舌神经及下颌下腺导管的下方，以及舌下神经的外侧。只有25%的舌下动脉来自舌动脉，20%来自颏下颌动脉，另2例情况不明。在结扎下颌下腺导管近心端时，注意勿伤其下方的舌下动脉[8]（图5-2-13）。

（4）舌动脉

在甲状腺上动脉起点稍上方，舌骨大角水平起自颈外动脉前壁，因此舌骨大角尖是寻找舌动脉起始位置的标志。在下颌下区，下颌舌骨肌后缘、舌下神经及二腹肌中间腱三者所围成的小三角，底为舌骨舌肌，浅面为下颌下腺的下内面及腺鞘筋膜，称为"Pirogoff三角"，又称舌三角、下颌舌骨肌三角。舌动脉经过"Pirogoff三角"，位于舌下神经的下方并与其平行，但穿行在此三角底舌骨舌肌的深面而非浅面。在此三角内，将纵行的舌骨舌肌纤维之间横向分开，即可显露出横行粗大的舌动脉。Homze等[8]在91例白种人下颌下区尸体解剖中发现，41.8%"Pirogoff三角"并不存在，因为其舌下神经位置低于二腹肌中间腱的上缘。据Homze统计，舌动脉低于舌下神经者有84.6%（平均距离3.2mm），在其深面者为11%，高于舌下神经者为4.4%。而且舌下神经位置越低，舌动脉在舌下神经深面的比例越高[8]（图5-2-14）。

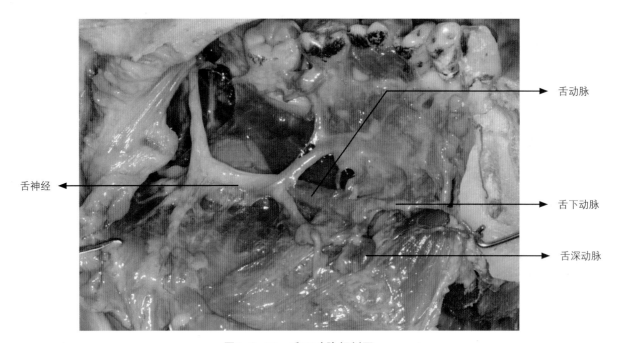

舌动脉

舌神经

舌下动脉

舌深动脉

图5-2-13　舌下动脉解剖图

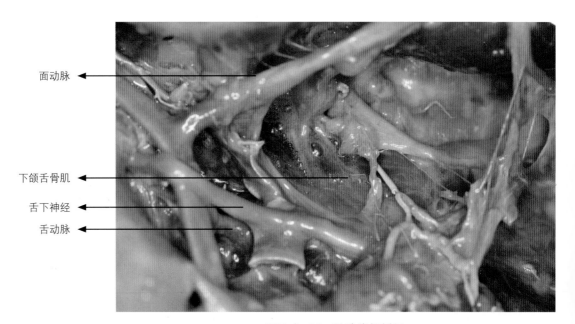

面动脉

下颌舌骨肌

舌下神经

舌动脉

图5-2-14　舌动脉解剖图

5. 与相关神经的关系

（1）面神经下颌缘支

面神经下颌缘支从出腮腺前下缘到咬肌前下角，这一段的位置会变动，在下颌下缘的上下各1cm的范围内，其中20%可能涉及下颌下区[9]。而从咬肌前下角再向前，面神经下颌缘支多在下颌骨下缘之上，不涉及下颌下区。下颌缘支可有1~3条，走行于颈阔肌的深筋膜和颈深筋膜浅层之间，下颌下区手术时要注意保护，否则易损伤下颌缘支，导致口角歪斜。张引成等[10]对120例腮腺手术中面神经解剖统计发现，下颌缘支较细，外径为0.1~0.5mm，分支为1~4条，一般不超过下颌下缘下1cm，只有1例最低至1.8cm。在咬肌前下角的下颌下缘下方，下颌缘支可以出现在面静脉、面动脉及下颌下淋巴结的表面（图5-2-15）。

（2）舌神经

在下颌舌骨肌后缘的深面，下颌下腺上端的内侧，透过薄层筋膜可见白色较粗的舌神经从翼下颌间隙下降到此处，并呈弯弓形急转弯向前上，进入下颌下腺深面。弯弓形舌神经借下颌神经节及其神经纤维与下颌下腺紧密相连。下颌神经节一方面发出神经纤维支配下颌下腺的分泌，另一方面发出神经纤维加入舌神经，支配舌下腺的分泌。因此，手术时应在下颌神经节与下颌下腺之间离断，而不是在神经节与舌神经之间。舌神经起初在下颌下腺导管的外上方，靠近下颌骨体，进入舌下间隙后，舌神经与下颌下腺导管交叉、并行，转到导管的内下侧，到达舌体。舌神经损伤会导致半侧舌前2/3的感觉和味觉障碍、半侧口底黏膜和牙龈的感觉障碍，以及舌下腺分泌功能障碍等（图5-2-16）。

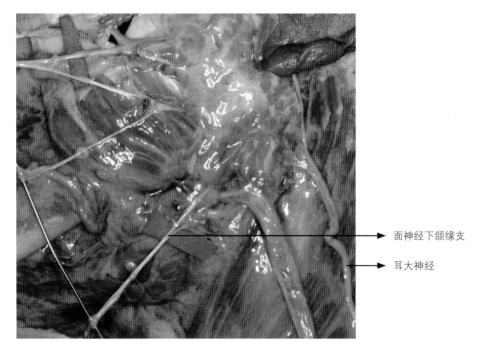

面神经下颌缘支

耳大神经

图5-2-15 面神经下颌缘支解剖图

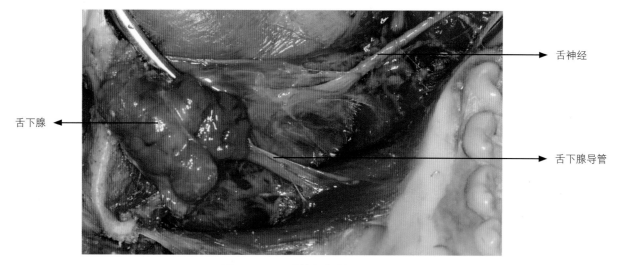

舌神经

舌下腺

舌下腺导管

图5-2-16　舌神经解剖图

（3）舌下神经

舌下神经在越过颈内、外动脉浅面之后，相当于下颌角下方水平，潜行过二腹肌后腹及茎突舌骨肌的深面，与其伴行静脉共同走在舌骨舌肌下部的浅面，到该肌前缘和颏舌肌之间进入舌体。据Homze等[8]统计，58.2%的舌下神经高于二腹肌中间腱3.1mm、高于舌骨大角4.9mm，而低于中间腱上缘者有41.8%。舌下神经的表面有一层筋膜腺鞘与下颌下腺相隔。舌下神经损伤或缺如会导致半侧舌肌瘫痪，久之则萎缩（图5-2-17）。

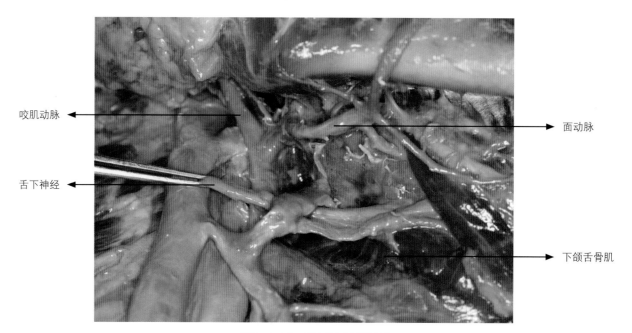

咬肌动脉

舌下神经

面动脉

下颌舌骨肌

图5-2-17　舌下神经解剖图

第3节　舌下腺

1. 解剖结构

舌下腺属于以黏液性腺为主的混合性腺，是3对唾液腺中最小的一对。舌下腺位于舌下区，呈细长扁平状，在口底黏膜舌下襞深面与下颌舌骨肌之间。舌下腺分为内、外侧两面和前、后两端。外侧面与下颌体的舌下腺窝相接，内侧面与颏舌肌相邻，舌神经及下颌下腺管通过两者之间；前端在中线处与对侧舌下腺紧邻，后端与下颌下腺深部相接。根据Philipsen等[11]研究发现，下颌骨的舌下腺窝是由舌下腺的增生、营养过剩或异常的分叶产生压力导致局部骨萎缩或吸收以应对压力（图5-3-1和图5-3-2）。

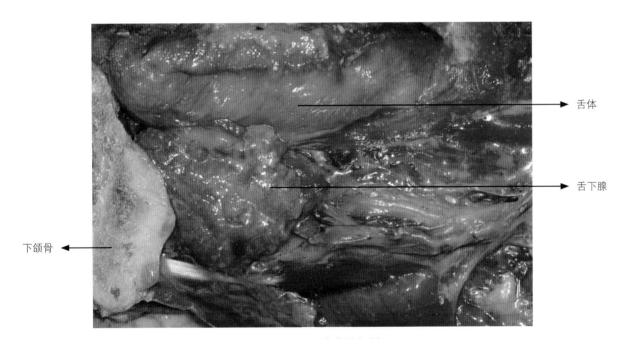

图5-3-1　舌下腺整体解剖图

（舌体　舌下腺　下颌骨）

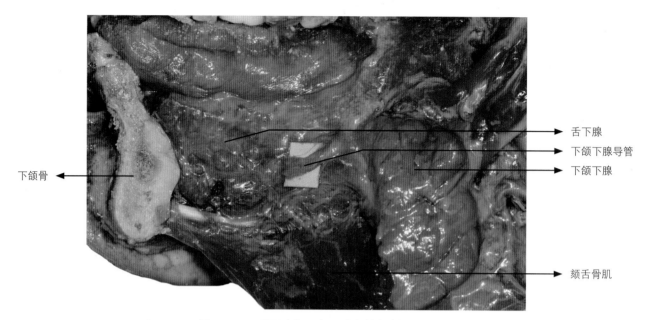

下颌骨

舌下腺

下颌下腺导管

下颌下腺

颏舌骨肌

图5-3-2　舌下腺与下颌下腺相接解剖图

2. 舌下腺管

舌下腺管包括舌下腺大管（bartholin duct）和舌下腺小管。舌下腺大管可单独开口于舌下肉阜，或与下颌下腺管汇合共同开口于舌下肉阜，舌下腺的分泌物大部分汇入此管。舌下腺小管短而细，为8~20条，多各自开口于口腔，部分汇入下颌下腺管。

由于舌下腺管的上述解剖学特点，临床上行下颌下腺造影时，自舌下肉阜导管开口处注入碘油造影剂，有时舌下腺也能显影。但因舌下腺管细，造影检查对舌下腺来说，无实际的临床意义。此外，舌下腺管细小，容易因炎症、结石、损伤等因素而引起缩窄、阻塞、分泌物外渗，形成舌下腺囊肿。

3. 毗邻关系及临床意义

重要的舌下腺毗邻结构都在舌下腺内面与诸舌肌之间，纵深的蜂窝-脂肪疏松间隙内。此间隙的上份，靠近口底黏膜，由舌下腺到舌体的方向，大体上依次排列有下颌下腺导管、舌神经、舌深静脉；间隙的下份有舌下静脉及舌下动脉贴近舌下腺，舌下神经在其舌侧斜向上进入舌体（图5-3-6）。

（1）下颌下腺导管

下颌下腺导管起于下颌下腺的深部，跨过下颌舌骨肌后缘的上面，与来自上方的舌神经交叉后，紧贴着舌下腺内面，由后向前，从深到浅，最终汇合舌下腺大导管共同开口于舌下肉阜。因为导管开口段最接近口底黏膜，所以紧贴舌下皱襞前部的内侧切开黏膜，最易显露下颌下腺导管。同理，前部导管结石容易暴露，而后部导管结石位置深，手术较困难。

下颌下腺导管长约5cm、外径为2.6mm（40例尸解测量结果），较舌下腺大导管长而粗，且在下颌第二磨牙前后处，有下颌下腺导管与舌神经交叉，交叉处和交叉后方将有舌神经贴近舌下腺内面走行[12]。这是下颌下腺导管与舌下腺大导管的辨别要点。下颌下腺导管被结石阻塞或被误扎，都可发生下颌下腺肿胀、感染甚至萎缩。导管断裂可发生唾液潴留囊肿，但临床上发生率较低（图5-3-3~图5-3-5）。

（2）舌神经

舌神经由翼下颌间隙下行，呈弧形经下颌第三磨牙舌侧骨面，水平进入舌下间隙，走行在下颌下腺深部的内上方及舌下腺后端的内侧面。先在下颌下腺导管的外侧，约在下颌第二磨牙之前后处，绕导管的下方，有时还同行一段，并转向其内侧面，继续走行在导管的内侧面，最终进入舌腹部达舌尖。在行程中，舌神经有分支到舌下腺、口底黏膜及下颌舌侧牙龈。在舌下区内，舌神经的舌侧常伴行舌深静脉，其内下方隔一层筋膜，有舌下神经伴舌体，此外其舌侧还隔着疏松筋膜与舌骨舌肌及颏舌肌相毗邻。

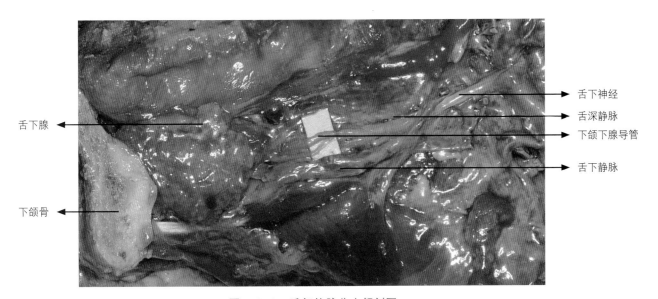

图5-3-3　舌部静脉分支解剖图

舌下腺

下颌骨

舌下神经
舌深静脉
下颌下腺导管
舌下静脉

据Castelli报道[13]，舌神经与下颌下腺导管交叉的位置常有变异，变动在下颌第二前磨牙到磨牙后区之间，其中相当于下颌第三磨牙水平者最多见（55%），其次为下颌第二磨牙。研究统计以相当下颌第二磨牙水平者最多见（60%）。有学者认为，舌神经与下颌下腺导管是螺旋式的双交叉，即后外方及前内方两处交叉（图5-3-3～图5-3-6）。

（3）舌下动脉

舌下动脉均走行于舌下腺内侧面的下缘，外贴舌下腺，内靠颏舌肌浅面，由后向前与对侧舌下动脉分支吻合，在行程中有细的动脉腺支血管进入舌下腺，术中要注意结扎腺支血管（图5-3-3～图5-3-6）。

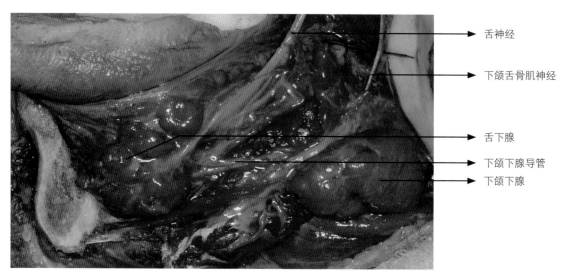

图5-3-4　舌下腺下颌下腺导管毗邻解剖图

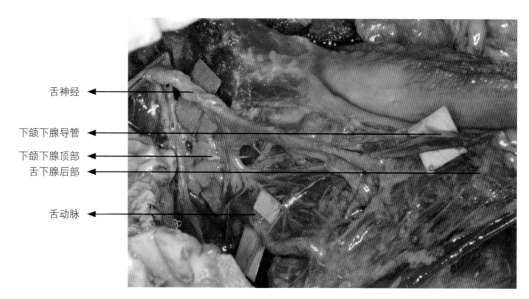

图5-3-5　舌神经动脉毗邻解剖图

（4）舌下神经

在舌神经和下颌下腺导管的下内方，舌下神经沿舌骨舌肌的表面向前进入舌下区，位于舌下腺后部的内下方，到达舌骨舌肌前缘中点，在相当于下颌第一磨牙处，进入舌肌，支配舌肌运动。舌下神经的表面被一层筋膜所覆盖，与舌下腺相隔。在单纯舌下腺摘除术时，一般不会暴露舌下神经，但是在舌下腺恶性肿瘤扩大切除或外伤时，有可能损伤舌下神经，出现舌偏瘫。表现为伸舌时舌尖偏向患侧，时日长久，患侧舌肌萎缩（**图5-3-3 ~ 图5-3-6**）。

（吕昊昕　徐袁瑾　刘来奎　邹多宏）

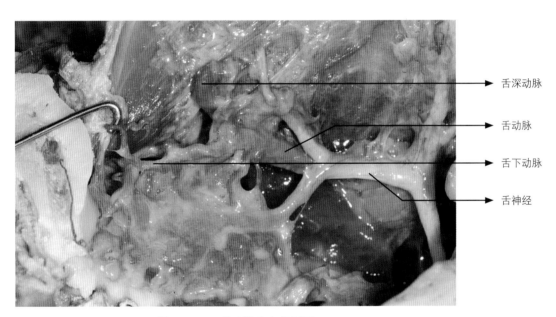

　　　　　　　　　　　　　　　　　　　　　　　　　　舌深动脉

　　　　　　　　　　　　　　　　　　　　　　　　　　舌动脉

　　　　　　　　　　　　　　　　　　　　　　　　　　舌下动脉

　　　　　　　　　　　　　　　　　　　　　　　　　　舌神经

图5-3-6　舌动脉分支解剖图

参考文献

[1] Arx TV, Lozanoff S. 实用临床口腔解剖精要[M]. 徐宝华, 张哗, 岳嵌译. 沈阳: 辽宁科学技术出版社, 2021.

[2] Stensen N. Stensen's Duct[J]. Neuroradiol J, 2002, 15(3):277-278.

[3] Toure G, Foy JP, Vacher C. Surface anatomy of the parotid duct and its clinical relevance[J]. Clin Anat, 2015, 28(4):455-459.

[4] Constantinidis J, Kyriafinis G, Ereliadis S, et al. Frey's syndrome of the external auditory canal[J]. HNO, 2004, 52(10):917-920.

[5] Chiesa-Estomba CM, Larruscain-Sarasola E, Lechien JR, et al. Facial nerve monitoring during parotid gland surgery: a systematic review and meta-analysis[J]. Eur Arch Otorhinolaryngol, 278(4):933-943.

[6] 刘纯义, 刘丽珍. 下颌下腺动静脉腺支的显微解剖[J]. 中国医科大学学报, 1997, 26(3):10-12+38.

[7] Lydiatt DD, Bucher GS. The historical evolution of the understanding of the submandibular and sublingual salivary glands[J]. Clin Anat, 2012, 25(1):2-11.

[8] Homze EJ, Harn SD, Bavitz BJ. Extraoral ligation of the lingual artery: an anatomic study[J]. Oral Surg Oral Med Oral Pathol Oral Radiol Endod, 1997, 83(3):321-324.

[9] 梅金玉, 刘业海, 赵红, 等. 舌动脉生理状态下的临床解剖学研究[J]. 临床耳鼻咽喉头颈外科杂志, 2007, 21(9):396-399.

[10] 张引成, 李家伟, 马东, 等. 腮腺切除术中面神经的解剖和观测[J]. 中华整形外科杂志, 1997, 13(05):345-348.

[11] Philipsen HP, Takata T, Reichart PA, et al. Lingual and buccal mandibular bone depressions: a review based on 583 cases from a world-wide literature survey, including 69 new cases from Japan[J]. Dentomaxillofac Radiol, 2002, 31(5):281-290.

[12] Lei Z, Xu H, Cai ZG, et al. Clinical and Anatomic Study on the Ducts of the Submandibular and Sublingual Glands[J]. J Oral Maxillofac Surg, 2010, 68(3):606-610.

[13] Castelli WA, Huelke DF, Celis A. Some basic anatomic features in paralingual space surgery[J]. Oral Surg Oral Med Oral Pathol, 1969, 27(5):613-621.

CLINICAL ANATOMY OF ORAL-MAXILLOFACIAL IMPLANTOLOGY

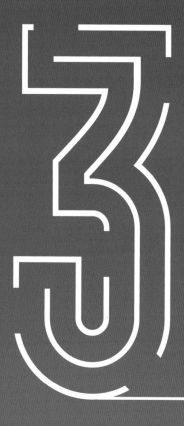

第三部分

口腔种植
临床局部解剖

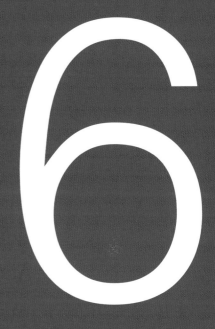

第6章

上颌窦解剖

Anatomy of the Maxillary Sinus

上颌窦是位于鼻腔两侧最大的副鼻窦（空腔），与之相邻的3个腔分别是眼眶（上颌窦顶壁）、口腔（底壁）和鼻腔（内侧壁）（图6-1）。上颌后牙缺失后，由于牙槽嵴不断向上、向内吸收以及窦腔过度气化等，常引起上颌后牙区的骨量不足。据报道，在上颌后牙缺失病例中，近54.2%需行上颌窦底提升术，以增加牙槽嵴的骨量，才能完成口腔种植修复[1]。口腔种植治疗中，上颌窦底提升是最常用且有效的骨增量方法，因此，了解和掌握上颌窦区解剖特点将有助于临床医生制订合理的治疗计划，有效处理术中、术后遇到的各种问题，进而提高手术成功率及减少临床并发症的发生。

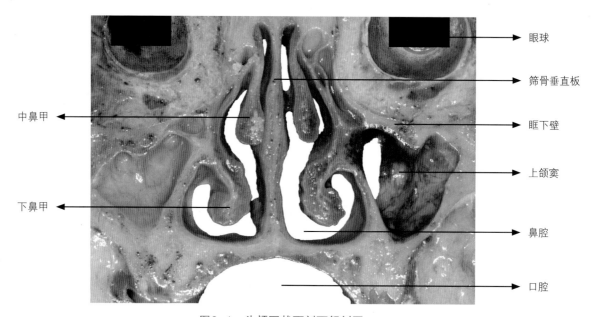

图6-1　头颅冠状面剖面解剖图

眼球

筛骨垂直板

眶下壁

上颌窦

鼻腔

口腔

中鼻甲

下鼻甲

第1节　上颌窦骨壁

上颌窦位于上颌骨体中，呈锥形，尖部延伸至上颌骨颧突，而基底形成上颌窦内侧壁（鼻腔外侧壁），下壁为牙槽突，上壁为眶底，后外侧壁与翼腭窝相邻，前外侧壁将颊部软组织与窦腔分隔开来。

1. 上颌窦前外侧壁（前壁）

在外侧壁下方有尖牙窝，是上颌窦底侧壁开窗提升的一个主要解剖标志，一般位于第一前磨牙根尖上方，是提口角肌的起始处；在眶下缘下方

0.5cm处有眶下孔，是眶下神经血管束出眶下管的部位（图6-1-1）。

根据Kawarai等[2]测量，大多数情况下，骨壁的厚度在1~2mm之间，有的外侧壁非常薄（<1mm），有的非常厚（>5mm）（图6-1-2和图6-1-3）。窦腔的过度气化可导致窦壁变薄。在尖牙窝窦壁的厚度是（1.1±0.4）mm。Joshua等[3]研究表明，软组织慢性炎症可以引起窦壁增厚，平均厚度增至2.6mm。

解剖相关临床骨增量及口腔种植意义：上颌窦外侧壁的厚度与选择上颌窦底骨增量术式有密切关系。对于过薄的外侧壁，即使窦底有足够的骨高度，在选择经牙槽嵴顶的内提升时，也要注意防止因为外侧壁过薄，导致侧方穿孔。在行侧壁入路外提升时，当外侧壁厚度>2mm时，使用铰链活板门式开窗，容易引起窦膜撕裂，可预先使用超声骨刀取出部分骨板或者先将外侧骨板磨薄后，再行开窗相对安全。而对于较薄的外侧骨壁，则往往采用骨窗再复位法或者开窗骨壁和窦膜一同提升，也不容易引起窦膜穿孔。

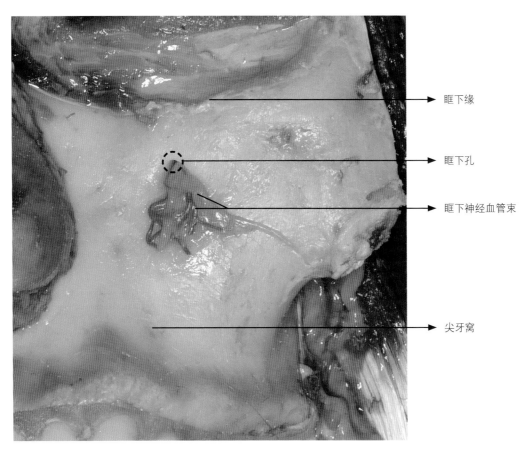

眶下缘

眶下孔

眶下神经血管束

尖牙窝

图6-1-1 眶下孔及眶下神经血管束解剖图

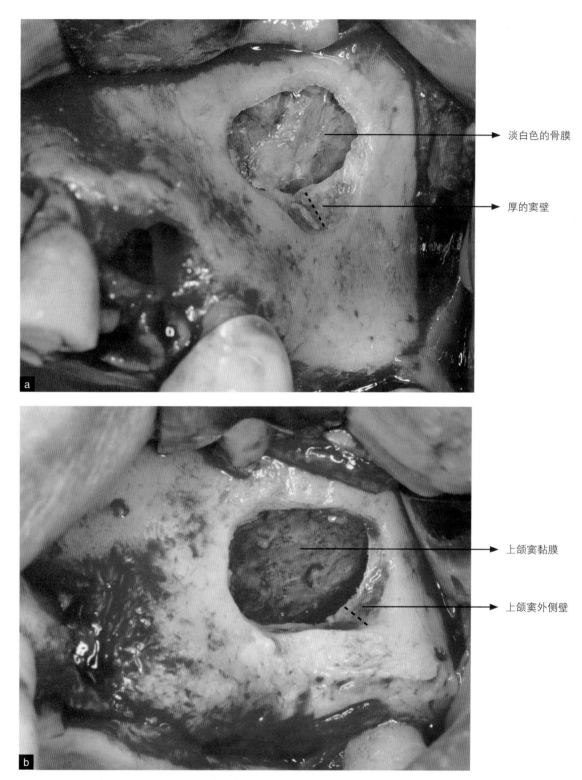

淡白色的骨膜

厚的窦壁

上颌窦黏膜

上颌窦外侧壁

图6-1-2　薄的上颌窦外侧壁，上颌窦外侧壁厚度＞2mm，虚线所示。（a、b）上颌窦外提升术中照片

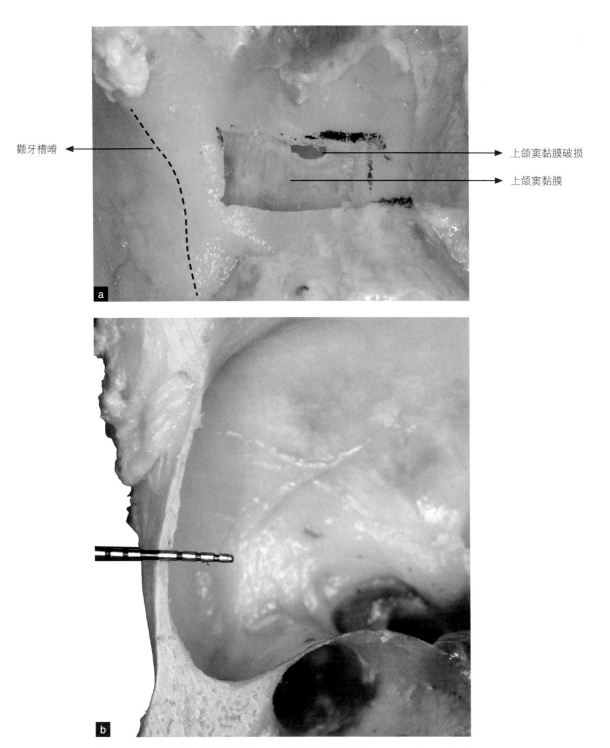

颧牙槽嵴

上颌窦黏膜破损

上颌窦黏膜

图6-1-3　薄的上颌窦外侧壁，上颌窦外侧壁厚度 < 1mm。（a）上颌窦外提升术中照片；（b）冰鲜头颅上颌窦切面图

2. 上颌窦上壁

上颌窦上壁即眶下壁/眶底壁，眶下壁菲薄，由上颌骨眶面和颧骨眶面构成。下壁和后外侧壁交界处的后方有眶下裂，裂中部有前行的眶下沟，向前经眶下管开口于眶下孔。后部则以眶下裂与外侧壁相隔。眶下壁有眶下沟，向前移行为眶下管、眶下孔（**图6-1-4**）。眶下管中走行的是眶下神经血管束（**图6-1-5**）。

上颌窦上壁解剖的临床诊疗意义：当眼球受到外伤时，上壁容易发生折断或者向窦内脱位，以缓解眶内压力，对眼球起保护作用。同时由于眼眶和上颌窦间仅有一层薄的骨板相隔，在发生上颌窦病变时，可影响眶内组织，诱发眼部不适，甚至影响视力。上颌窦手术时不慎损伤上壁，可引起眶内感染，出现眼球肿胀、出血等。窦内占位性病变如上颌窦癌，可破坏上壁，侵入眼球，导致眼球移位、视力下降，甚至失明等。临床上行穿颧骨种植手术时，如果植入方向发生偏差，可能发生种植钻从上颌窦上壁的颧骨眶面直接进入眼眶，损伤眼外肌，引起眼球运动障碍，发生严重种植并发症，但直接损伤眼球较为罕见。

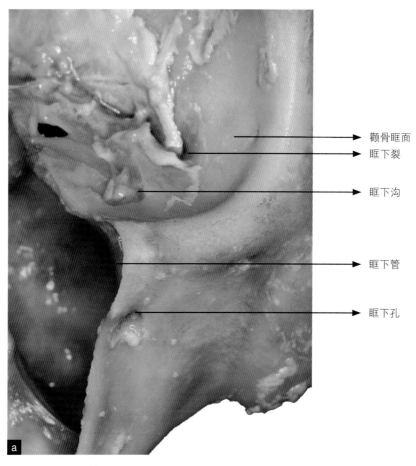

图6-1-4　眶下管、眶下孔的毗邻关系解剖图。（a）眶下孔的毗邻关系

颧骨眶面
眶下裂
眶下沟
眶下管
眶下孔

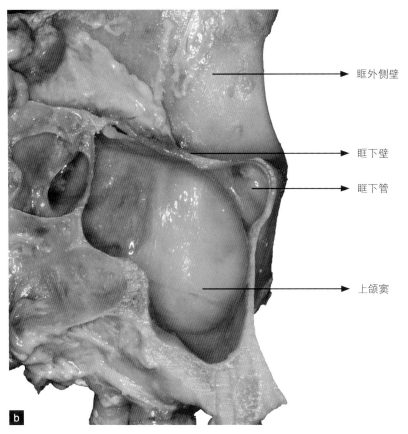

眶外侧壁

眶下壁

眶下管

上颌窦

b

图6-1-4（续） 眶下管、眶下孔的毗邻关系解剖图。
（b）眶下管的毗邻关系

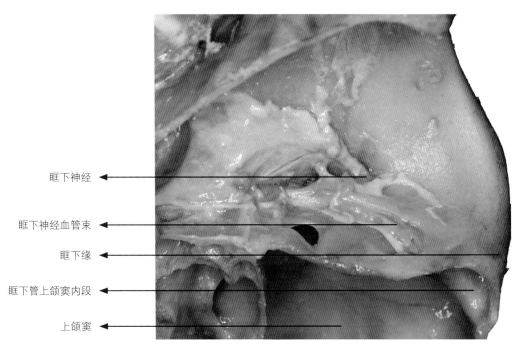

眶下神经

眶下神经血管束

眶下缘

眶下管上颌窦内段

上颌窦

图6-1-5 眶下神经血管束的走行路径解剖图

3. 上颌窦下壁

上颌窦下壁也称上颌窦底壁，是由牙槽突包绕牙根形成（图6-1-6），在第二前磨牙、第一磨牙、第二磨牙根部常仅有一层薄骨壁相隔。底壁的形态变化很大，早期的形态与牙齿的萌出和生长密切相关。在人类9~12岁间，上颌窦底和鼻腔在同一水平面。随着恒牙萌出，窦底开始下降，也有因为广泛的窦腔气化导致牙根暴露，其上仅有一薄层软组织覆盖[4]（图6-1-7）。

上颌窦底壁解剖与临床骨增量及口腔种植的临床意义：上颌窦底剩余骨高度和宽度与选择上颌窦底骨增量的手术入路密切相关。现有文献[5-6]提示上颌窦底剩余骨高度对牙槽嵴顶入路上颌窦底提升的效果有显著影响。具体来说，上颌窦底剩余骨高度越低，该技术的成功概率越小。Esposito等[7]指出，如果上颌窦底剩余骨高度≥4mm（同时牙槽嵴顶宽度≥5mm），建议采用经牙槽嵴顶入路上颌窦底提升和植入种植体，成功率与侧壁入路且同时植入种植体相比，前者并发症更少。当然，随着各种上颌窦手术专用工具的研发和临床应用，经牙槽嵴顶上颌窦底提升不再受最小上颌窦底剩余骨高度（≥5mm）的限制，而是扩展到更广泛的病例。同期植入种植体没有什么独特之处，这和侧壁入路上颌窦底提升是一样的。

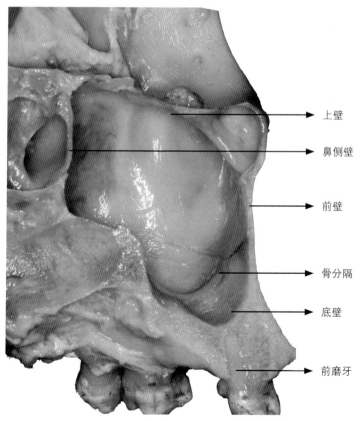

图6-1-6 上颌窦骨壁矢状面解剖图，包括上颌窦底壁、前壁、上壁及鼻侧壁（内侧壁）

上壁

鼻侧壁

前壁

骨分隔

底壁

前磨牙

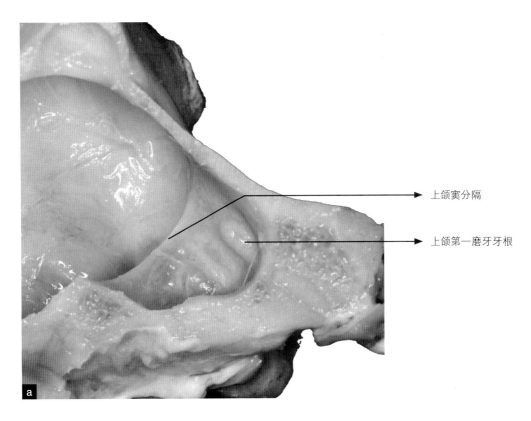

上颌窦分隔

上颌第一磨牙牙根

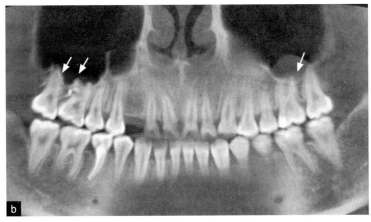

图6-1-7 牙根进入上颌窦内，根表面仅仅被窦膜包绕。（a）冰鲜头颅解剖图；（b）CBCT影像截图

4. 上颌窦后外侧壁（后壁）

上颌窦后壁与翼腭窝和颞下窝毗邻，去除部分后壁可找到上颌动脉，出现上颌骨大出血的紧急状况时可在此行上颌动脉结扎术（图6-1-8和图6-1-9）。后壁窦外骨板邻近翼内肌上头，上颌窦恶性肿瘤侵犯或者炎症波及翼内肌可引起张口受限。后壁中有数个小孔为牙槽孔，上牙槽后神经走行于其中。

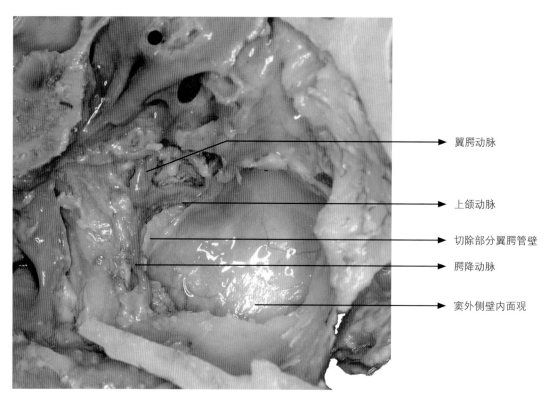

翼腭动脉

上颌动脉

切除部分翼腭管壁

腭降动脉

窦外侧壁内面观

图6-1-8 上颌动脉及其分支解剖图

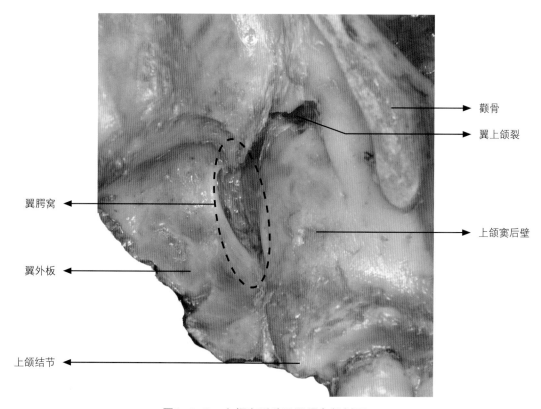

颧骨

翼上颌裂

翼腭窝

上颌窦后壁

翼外板

上颌结节

图6-1-9 上颌窦后壁及翼腭窝解剖图

5. 上颌窦内侧壁

上颌窦内侧壁即鼻腔外侧壁下面部分。骨性鼻腔外侧壁由鼻骨、上颌骨、泪骨、筛骨迷路、腭骨垂直板及蝶骨翼突等组成。在内侧壁上有3个下缘游离、向外下方卷起的骨性突起，为上鼻甲、中鼻甲及下鼻甲；3个鼻甲与鼻腔底之间的间隙，分别为上、中、下鼻道（图6-1-10）。在鼻咽的两侧壁距下鼻甲后端约1cm处，有咽鼓管咽口。在咽鼓管咽口的上方和后方，有隆起的咽鼓管圆枕（图6-1-11）。

在骨性鼻腔外侧壁上，中鼻甲的前下方为一

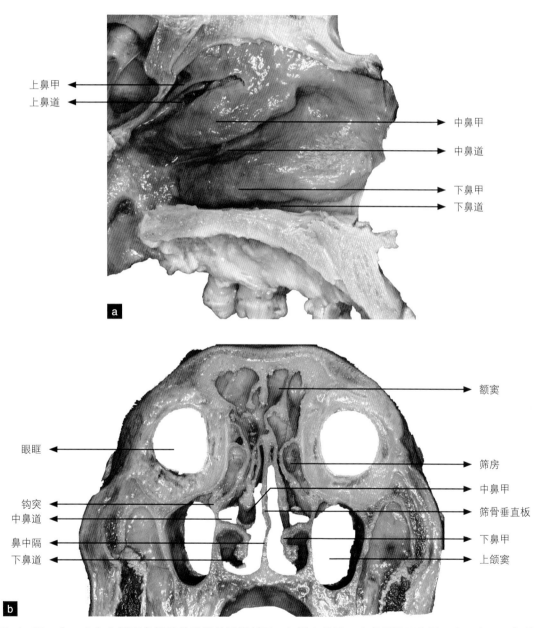

图6-1-10　（a、b）上颌窦鼻侧壁的毗邻关系解剖图，包括上鼻甲、中鼻甲及下鼻甲，上、中、下鼻道

镰刀状的钩突，为筛骨的一部分，其形状依个体不同而有较大的差异，末端可分叉或呈多角形。钩突与上鼻甲之间为一半月形的裂孔，前部为额窦的开口，后部则为上颌窦开口（图6-1-11）。上颌窦自然窦口直径大小不一，平均为2.8mm[8]。

窦口鼻道复合体：1965年，Naumann首先提出窦口鼻道复合体概念，其并不是一个独立的解剖结构，而是以筛漏斗为中心的邻近解剖区域，包括：筛漏斗、钩突、半月板、中鼻甲及基板、中鼻道、额窦及上颌窦自然开口等系列结构（图6-1-12和图6-1-13）。其主要作用是额窦、上颌窦及前组筛窦共同的引流通道。这一结构较为复杂且变异多样。窦口鼻道复合体解剖变异包括：后上部鼻中隔弯曲、泡状中鼻甲及钩突变异等，这些变异可导致上颌窦前部局灶性的上颌窦炎。

该复合体位于中鼻甲下方，从前往后依次是钩突、筛漏斗及筛泡。在筛漏斗的最下端有卵圆形的上颌窦口。大约有10%的人有一个或多个副口存在。

中鼻道在中鼻甲和下鼻甲之间。中鼻道的前、上部通过漏斗形的通道和同侧额窦相通，这个通道和筛漏斗组成了额窦与鼻腔的交通（图6-1-13）。

在中鼻道的侧壁有一深的弧形沟，该沟起始于筛漏斗，从上往后、往下走行，这条沟叫半月裂孔，是前组筛窦和上颌窦的开口所在。上颌窦狭小的开口就在半月裂孔的后部（图6-1-11）。半月裂孔的上界向上突起形成筛骨泡，在筛骨泡的上方是中组筛窦气房的开口。

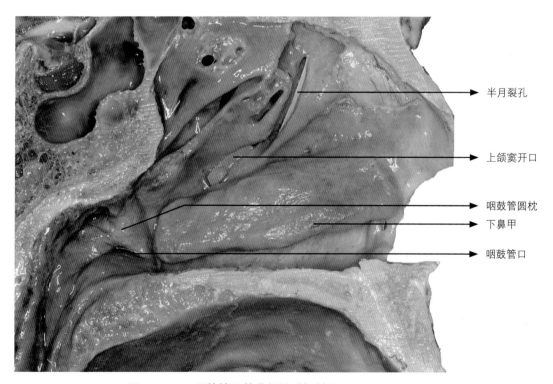

半月裂孔

上颌窦开口

咽鼓管圆枕

下鼻甲

咽鼓管口

图6-1-11　咽鼓管及其毗邻关系解剖图

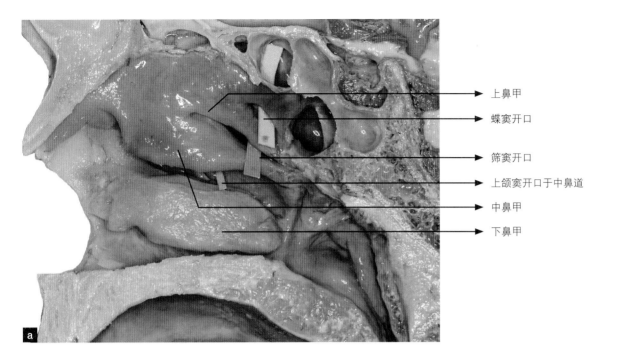

上鼻甲

蝶窦开口

筛窦开口

上颌窦开口于中鼻道

中鼻甲

下鼻甲

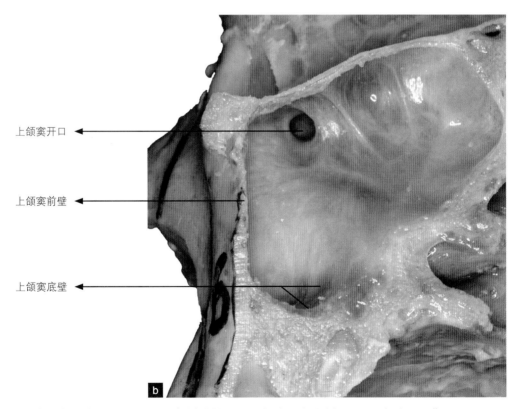

上颌窦开口

上颌窦前壁

上颌窦底壁

图6-1-12　窦口鼻道复合体解剖图。（a）鼻侧壁剖面图；（b）上颌窦剖面图，上颌窦开口位置

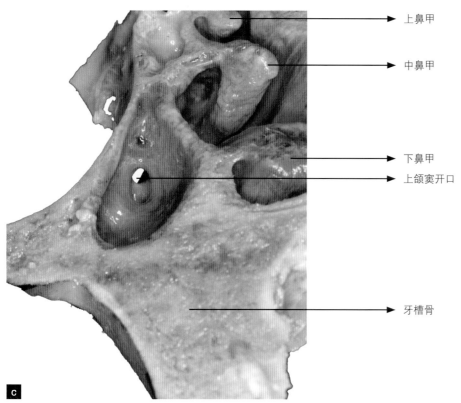

上鼻甲

中鼻甲

下鼻甲

上颌窦开口

牙槽骨

c

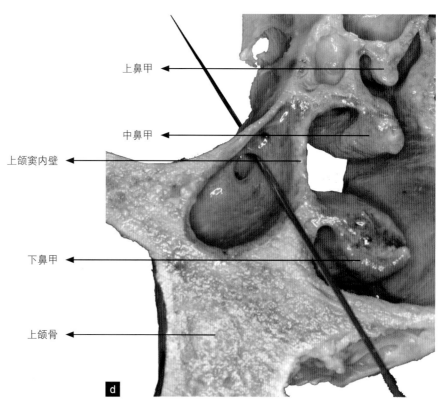

上鼻甲

中鼻甲

上颌窦内壁

下鼻甲

上颌骨

d

图6-1-12（续） 窦口鼻道复合体解剖图。（c）上颌窦口通向鼻腔解剖图；（d、e）上颌窦口在鼻腔的具体出口位置

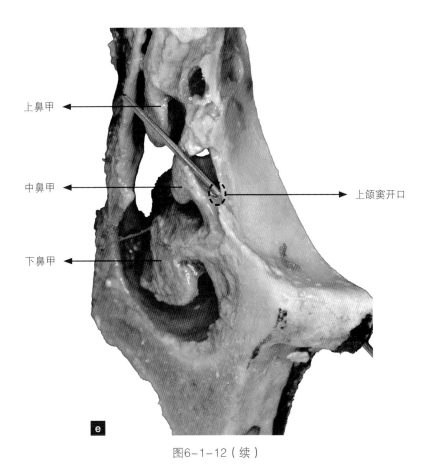

上鼻甲

中鼻甲

下鼻甲

上颌窦开口

e

图6-1-12（续）

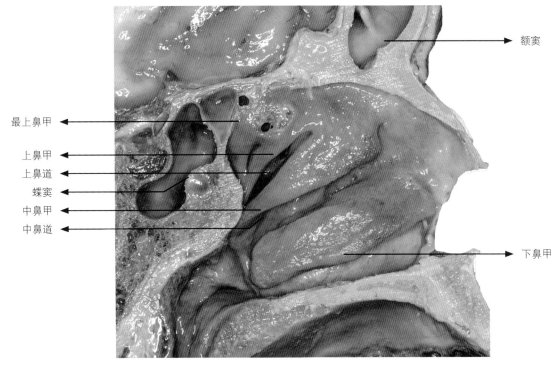

额窦

最上鼻甲

上鼻甲

上鼻道

蝶窦

中鼻甲

中鼻道

下鼻甲

图6-1-13 窦口鼻道复合体解剖图，包括鼻道、鼻甲、额窦及蝶窦解剖

上颌窦口开口在中鼻道内侧壁的最高处，而不是在中鼻道的底部，位置偏高不利于窦的通气和引流，容易导致窦内积液。

在中鼻道的下方有时可有圆形的第二副孔，第二副孔往往开口朝向中鼻道，位于下鼻甲的中部，开口位置较低（图6-1-14）。

上颌窦内侧壁解剖与临床骨增量及口腔种植的临床意义：确定窦口鼻道复合体的位置和整体性无异常，是计划行上颌窦底提升必须要做的一项工作。小视野的CBCT往往只能看到上颌窦的下部和窦底剩余可植入种植体的骨量。建议在做上颌窦CBCT时视窗的范围应该包括窦口鼻道复合体，这样可以避免因为上颌窦引流不畅而导致术后并发症。一个足够大视野的CBCT检查可以准确评估是否有发育畸形等结构异常。正是因为上颌窦开口于中鼻道，在

上颌窦底提升过程中注意窦膜的分离和植骨提升的高度绝对不能超过窦口的高度，否则会导致人为的堵塞，引起上颌窦炎。近中颊侧和内侧的骨壁是窦底提升术中最常涉及的窦壁。而内侧壁上有时有上颌窦副口存在，术前一旦发现有副口，就应该避免黏膜剥离到这个高度。

Avila等[9]的研究指出新骨形成的量是和上颌窦的颊-腭侧骨壁间的距离成反比的。这个研究提示我们应该根据上颌窦不同形状来选择窦底提升的方法。宽的上颌窦底形态，嵴顶入路窦膜分离难以到达内侧骨壁，容易出现内侧植骨材料充填不足，倾向于采用侧壁入路的方法；而窄的窦腔形态，窦底和侧壁窦膜分离困难，但植骨材料容易植入，倾向于采取嵴顶入路的方法。

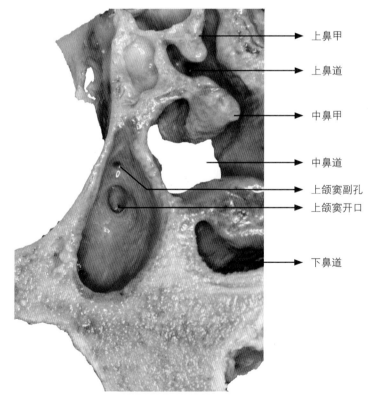

图6-1-14　上颌窦开口与副孔解剖图

第2节 上颌窦血供解剖

上颌窦血运丰富，有多支血管联合供血，从后往前依次为：上牙槽后动脉（穿过上颌结节）、腭大动脉（后壁和内侧壁）、蝶腭动脉、腭降动脉、前壁的眶下动脉及内侧壁的鼻后外侧动脉（图6-2-1~图6-2-3）。

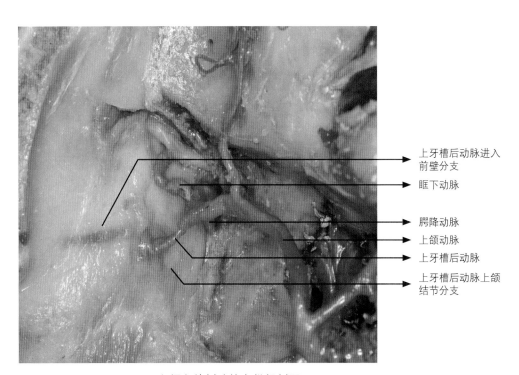

图6-2-1 上颌窦外侧壁的血供解剖图

上牙槽后动脉进入前壁分支

眶下动脉

腭降动脉

上颌动脉

上牙槽后动脉

上牙槽后动脉上颌结节分支

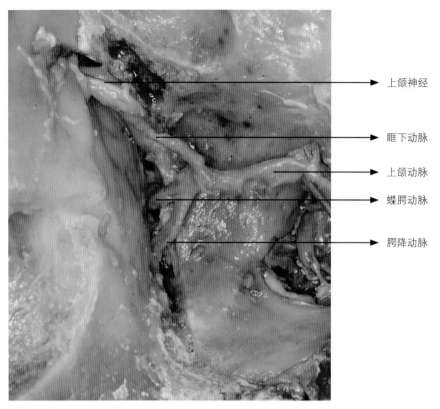

上颌神经

眶下动脉

上颌动脉

蝶腭动脉

腭降动脉

图6-2-2　上颌横动脉及其分支解剖图

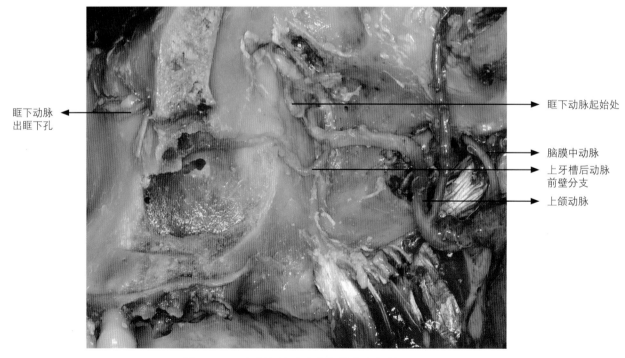

眶下动脉
出眶下孔

眶下动脉起始处

脑膜中动脉

上牙槽后动脉
前壁分支

上颌动脉

图6-2-3　上颌窦前壁动脉血管分支解剖图

1. 上牙槽后动脉（posterior superior alveolar artery）

在上颌动脉即将进入翼腭窝处发出，沿上颌体后面下行，沿途发出分支，常为2~3支，穿上颌窦后壁上的牙槽孔，进入上颌窦后壁的牙槽管，分布于上颌磨牙、前磨牙及上颌窦黏膜；另有分支沿骨面继续行向前下，供应上颌磨牙、前磨牙的牙槽突、颊侧黏膜、颊肌和牙龈（图6-2-1，图6-2-3和图6-2-4）。

2. 腭大动脉（greater palatine artery）

从翼腭管内的腭降动脉分出，出腭大孔后向前进入切牙管，并沿此管上升，在鼻中隔前下部分，与蝶腭动脉分支鼻后中隔动脉相吻合，供应腭侧牙龈、腭腺和腭黏膜。腭降动脉在翼腭管内还发出数支小分支，经腭小管，分布于软腭和扁桃体（图6-2-5）。

Benninger等[10]检查了17具尸体，发现腭大动脉主干始终位于更靠近牙槽突的外侧腭骨沟，而腭大神经主干位于内侧腭骨沟，两者之间存在骨嵴，临床上可通过触诊该骨嵴预估腭大动脉的位置。腭大神经主干位置比腭大动脉主干更接近于黏膜表面，其在后牙区更靠近内侧，在向前走行过程中才转向到腭大动脉的更外侧。根据腭大动脉走行与腭部骨嵴的关系，Yu等[11]将腭大动脉分支分为4类：第1类是最主要的分支类型，其腭大动脉主干在腭部骨嵴之后向前走行过程中逐渐发出腭中缝分支和牙槽突分支；第2类是腭大动脉主干在腭部骨嵴之前腭大孔处即发出腭中缝分支，走行于内侧腭骨沟，在腭部骨嵴之后逐渐发出牙槽突分支；第3类是腭大动

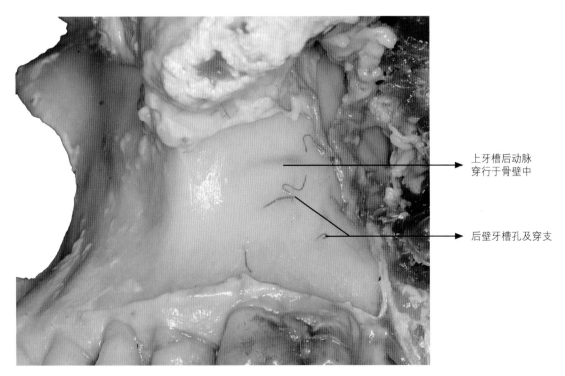

上牙槽后动脉穿行于骨壁中

后壁牙槽孔及穿支

图6-2-4 上牙槽后动脉及上颌窦外侧壁动脉分支解剖图

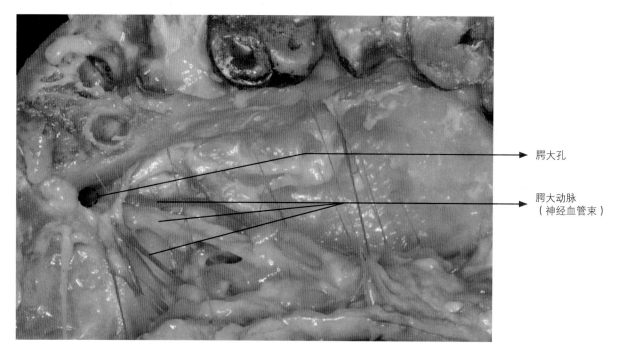

腭大孔

腭大动脉
（神经血管束）

图6-2-5　腭大动脉解剖图

脉主干在腭部骨嵴之后发出腭中缝分支，骨嵴之前腭大孔处发出牙槽突分支；第4类是腭大动脉主干在腭部骨嵴之前腭大孔处发出腭中缝分支，走行于外侧腭骨沟，腭部骨嵴之后逐渐发出牙槽突分支。

3. 蝶腭动脉（sphenopalatine artery）

是上颌动脉的终末支之一，经翼腭窝上部穿蝶腭孔到鼻腔，分为鼻后外侧支和鼻中隔后动脉。其中鼻后外侧支在鼻腔外侧壁上分支供应鼻腔外侧壁和上颌窦内侧壁，鼻中隔后动脉沿鼻中隔斜向前下走行，到切牙管与腭大动脉的鼻腭支吻合，共同供应上颌窦内侧壁（硬腭前部）（图6-2-6）。

4. 腭降动脉（descending palatine artery）

是上颌动脉的终末支之一，伴随腭神经沿翼腭管下降，分为腭大动脉和腭小动脉。前者供应腭侧牙龈、腭腺和腭黏膜，后者分布于软腭及扁桃体。翼腭管由蝶骨翼突和腭骨垂直部相接共同构成，长约3.1cm（图6-2-7）。

5. 眶下动脉（infraorbital artery）

起于上颌动脉的上牙槽后动脉起点附近，或与上牙槽后动脉共干发出，经眶下裂进入眼眶，沿眶下沟、眶下管前行，出眶下孔至面部在颧小肌，

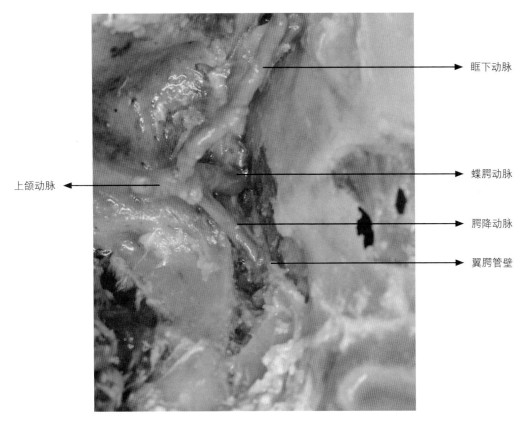

眶下动脉

上颌动脉

蝶腭动脉

腭降动脉

翼腭管壁

图6-2-6 蝶腭动脉解剖图

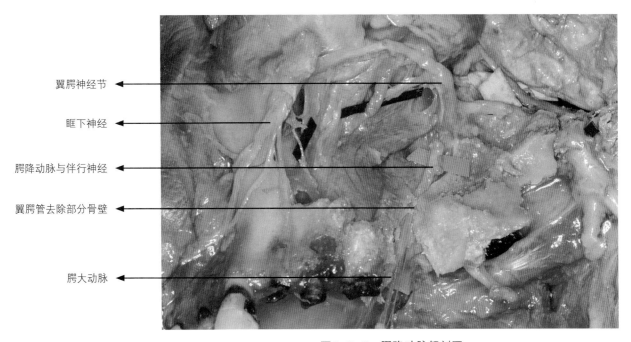

翼腭神经节

眶下神经

腭降动脉与伴行神经

翼腭管去除部分骨壁

腭大动脉

图6-2-7 腭降动脉解剖图

提上唇肌和提上唇鼻翼肌深面。眶下动脉供应颊前部、上唇根部、唇侧牙龈。眶下动脉与上唇动脉和内眦动脉相吻合。眶下动脉在眶下管内发出上牙槽前动脉，经上颌窦前外侧壁的牙槽管至牙槽突供应上前牙、牙周组织及上颌窦黏膜。上牙槽前后动脉在上颌窦前及后外侧壁内相互吻合（图6-2-8）。

上颌动脉翼腭窝段的分布：上颌动脉经翼上颌裂进入翼腭窝，延续为上颌动脉的第三段（翼腭窝段）。在翼腭窝内，分出多个分支，供应面部深部结构。上颌动脉翼腭窝段的分支主要包括：上牙槽后动脉、眶下动脉、翼管动脉、腭鞘动脉、腭降动脉和蝶腭动脉。

上颌动脉翼腭窝段分支及主要的供血范围如下[12]：

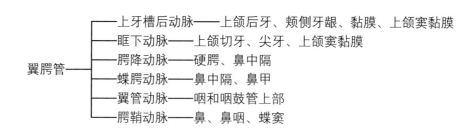

上颌动脉位于翼腭窝内，紧邻翼腭神经节。通过翼腭窝，上颌动脉分支至眼眶、鼻腔、鼻咽、海绵窦和颈动脉管。最常见的分支形式，是从上颌动脉翼腭窝段主干上发出上牙槽后动脉、眶下动脉、翼管动脉、腭降动脉、蝶腭动脉及腭鞘动脉。这种分支形式约占80%的病例[13]。但是，也有不同的变异，比如说颊动脉在上牙槽后动脉起始部远端发出；上牙槽后动脉和眶下动脉共干等（Choi 2003）。Choi等[13]根据上颌动脉翼腭窝段的轮廓形态分为5个类型，分别为Y型（19%）、中间型（33.3%）、T型（23.8%）、M型（14.3%）和其他型（9.6%不属于上述任何形态）。

6. 鼻后外侧动脉（posterior nasal lateral artery）

蝶腭动脉经蝶腭孔进入鼻腔，分为内侧支和外侧支。外侧支分成数目不等的鼻后外侧动脉，并进一步分成下鼻甲支、中鼻甲支和上鼻甲支，供应鼻腔外侧后壁、下壁、鼻腔底部。内侧支也叫鼻腭动脉，经过鼻腔的顶部，在鼻中隔后部分出鼻后中隔动脉，供应鼻中隔后部和下部（图6-2-9）。

7. 牙槽窦动脉（upper alveolar sinus artery）

是上牙槽后动脉和眶下动脉在上颌窦前壁吻合而形成的。根据Solar等[14]研究表明，上颌窦外侧壁是由上牙槽后动脉和眶下动脉及其沿途的分支上牙槽中动脉、上牙槽前动脉供血。上牙槽后动脉和眶下动脉在上颌窦外侧壁的吻合方式有两种，Rodella等[15]观察发现，其中56%的在骨内吻合，上牙槽后动脉和眶下动脉在上颌窦外侧骨壁内吻合形成牙槽窦动脉（图6-2-10）；44%在骨壁外发生吻合，发生吻合后在外侧壁的前庭沟发出3支向上的分支，5支下行的分支进入牙槽嵴，形成"环形"动脉环，供应上颌窦外侧壁和部分牙槽突的血运。

上牙槽后动脉和眶下动脉发生交通在CT影像的

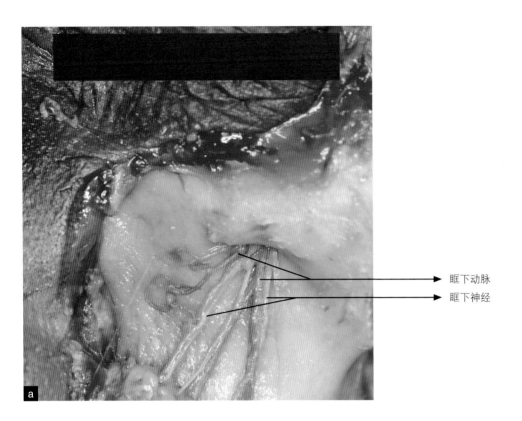

眶下动脉

眶下神经

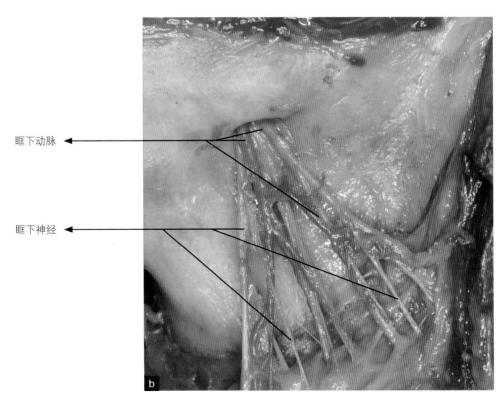

眶下动脉

眶下神经

图6-2-8 （a、b）眶下神经血管束解剖图

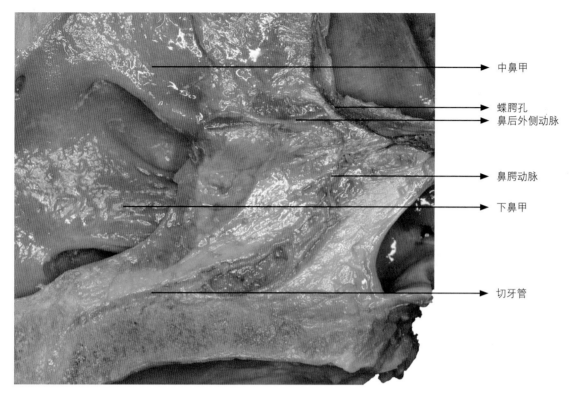

中鼻甲

蝶腭孔
鼻后外侧动脉

鼻腭动脉

下鼻甲

切牙管

图6-2-9 鼻后外侧动脉解剖图

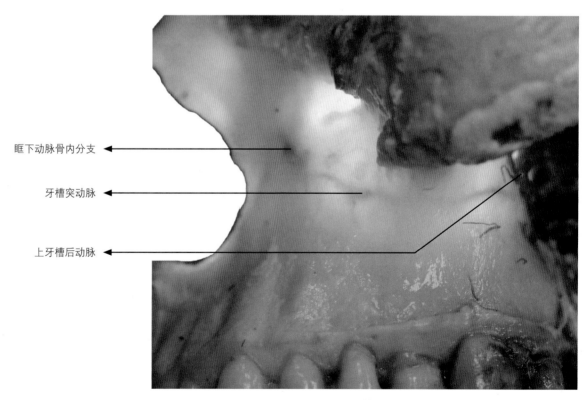

眶下动脉骨内分支

牙槽突动脉

上牙槽后动脉

图6-2-10 牙槽窦动脉解剖图

发现率为53%[16]~55%[17]，而在尸体解剖中100%可观察到这两条动脉发生交通的情况[16-18]。Jung等[19]在CBCT中观察250个病例，报告动脉交通的辨出率是52.8%，和CT概论相近。

牙槽窦动脉的骨内走行方式主要有3种：骨壁内表面、骨内和骨壁外侧面（图6-2-11和图6-2-12）。

根据解剖研究，上牙槽后动脉和眶下动脉的平均直径在1.6mm，两者只有4%的动脉直径≥2.0mm，而牙槽窦动脉的直径介于0.9~1.3mm之间[14]。Mardinger等[17]影像测量发现在颊侧骨壁中，牙槽窦动脉的管壁7%直径在2~3mm，22%在1~2mm，26%<1mm。

动脉的行程也有一些变异的情况，Rodella等[15]

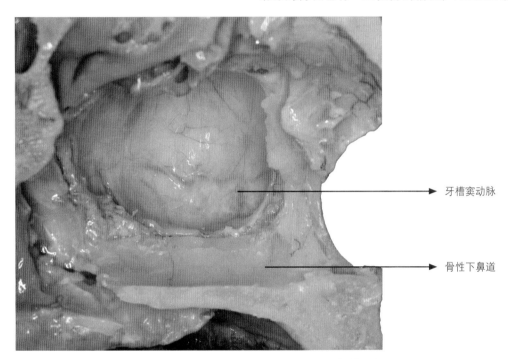

牙槽窦动脉

骨性下鼻道

图6-2-11　牙槽窦动脉在上颌窦外侧壁走行解剖图（上颌窦内侧观）

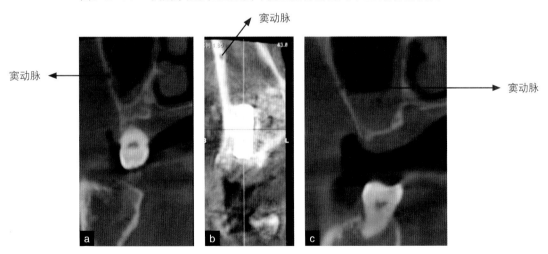

窦动脉

窦动脉

窦动脉

图6-2-12　CBCT影像资料显示牙槽窦动脉骨内走行的3种方式。（a）骨壁外侧面；（b）骨内；（c）骨壁内侧面

在研究中发现10%的解剖对象有两条动脉平行走行（图6-2-13）。在CT影像的检查中只有50%的血管的骨性管腔可辨认，左右侧都相同。血管管道位于牙槽嵴顶上方的距离在1~2cm间，不同的研究结果几乎相同：动脉吻合处到牙槽嵴顶的平均距离在尸体解剖中是19mm，而在CT中测量的平均距离是16mm[14,16-17]。

上颌窦区域血管解剖在临床骨增量及口腔种植修复中的意义：翼上颌区种植、上颌结节部位取骨进行骨增量，应注意不要损伤走行在翼腭管中的腭降动脉。在上颌窦底骨增量过程中，经常会碰到上牙槽后动脉和眶下动脉的吻合支——牙槽窦动脉。值得注意的是：在影像学检查中，只能显示走行在上颌窦外侧壁中和内、外侧骨面的血管，而且由于骨性管腔中有伴行静脉、神经和淋巴管，动脉实际直径较影像检查中要细小。根据显微外科对小血管的分类：显微小血管1.1mm≤Φ≤3mm，显微细小血管0.6mm≤Φ≤1mm，显微微小血管0.15mm≤Φ≤0.5mm[20]。牙槽窦动脉大部分属于显微细小血管，而对于直径＜2mm的动脉出血，可以自发自凝，也可以通过局部血管收缩剂、止血剂、压迫等作用下止血，在外侧壁手术中发生血管损伤，大部分可以通过常规止血方式解决。

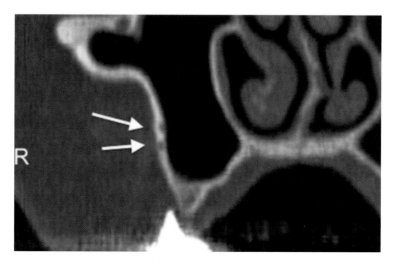

图6-2-13　CBCT影像资料显示两条牙槽窦动脉在上颌窦外侧骨壁中走行（箭头所示）

第3节　上颌窦神经解剖

支配上颌窦区域的神经包括上牙槽后神经、眶下神经和蝶腭神经的节后纤维。上牙槽后神经分出两个分支，一支支配上颌结节和上颌窦腔，另一支往下走行直接进入磨牙的根尖孔（图6-3-1）。

眶下管位于上颌窦顶壁中，管腔中走行的是眶下感觉神经，沿途发出两个分支，即上牙槽中神经和上牙槽前神经，上牙槽中神经不恒定，有时缺如。上牙槽中神经沿上颌窦后壁或者前外侧壁进入前磨牙根尖区。眶下神经在到达眶下孔前15mm处分出上牙槽前神经。这两条神经有时候跨过尖牙窝，而尖牙窝刚好是上颌窦侧壁提升的手术入路处，部

分患者出现术后神经性疼痛，可能是因为在手术过程中切断或损伤这部分神经，或者术后神经发生了异常吻合所致。这两条神经的分支在接近牙根处彼此吻合成上牙丛，支配上颌牙齿、牙髓和牙龈。

蝶腭神经节是最大的副交感神经节，与上颌神经之间有纤维连接，位于翼腭窝内，靠近腭大孔，翼腭窝为一高2mm、宽1mm的三角形或心形的红灰色凹陷。蝶腭神经节支配泪腺、副鼻窦、鼻腔黏膜和咽部的腺体，以及硬腭部分的黏膜腺体，与前方的鼻腭神经相互交联。主要有三大根：感觉根、副交感根和交感根。

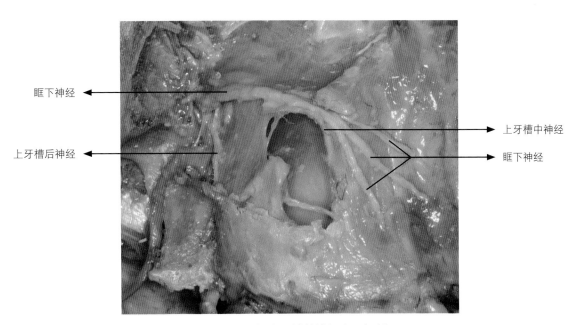

图6-3-1　上颌窦区域的神经支配解剖图

1. 感觉根

来自上颌神经的蝶腭支，大部分纤维穿过神经节组成腭神经，少量纤维进入神经节组成感觉根。

2. 副交感根

来自岩大神经（面神经一部分），分支与三叉神经深方分支共同到达鼻腔、软腭、扁桃体、悬雍垂、上腭、上唇、咽部上方的黏膜，还发出节后神经纤维到达泪神经（三叉神经第一支眼神经的分支），支配泪腺。鼻黏膜腺体由岩大神经控制分泌功能，腭黏膜腺体的分泌受鼻腭神经、岩大神经和岩小神经的控制，咽部黏膜腺体受咽神经控制，这些都是上颌神经的分支。

3. 交感根

来自颈上神经节的交感传出纤维经过颈动脉丛和岩深神经；岩深神经和岩大神经共同组成翼管神经，在进入神经节之前通过翼管。

上颌窦区域神经解剖在临床骨增量及口腔种植修复中的意义： 上颌窦的神经支配并不是单一神经支配，而是有感觉神经、副交感神经和交感神经共同支配的区域，所以牙源性疾病往往会伴有面颊部症状。而上颌窦感染往往首先表现为牙齿疼痛。在上颌窦底、鼻底骨增量过程中，单纯的局部浸润麻醉往往会有术中窦内壁、后壁、鼻底的疼痛，追加翼腭窝内上颌神经、蝶腭神经节、眶下神经麻醉可以达到良好的麻醉效果。

第4节　上颌窦黏膜解剖

上颌窦黏膜衬于窦内侧骨壁（图6-4-1），包含上皮和固有层表面覆盖假复层纤毛柱状上皮，有纤毛细胞和杯状细胞。杯状细胞有分泌黏液的作用，而纤毛细胞起黏液转运作用。固有层比较薄，富含血管，腺体少而小，为浆液黏液混合腺，位于基板下，尤其在上颌窦口周围较多。紧贴骨壁的是致密的骨膜，颜色较黏膜淡（图6-4-2）。

正常情况下，窦黏膜的厚度在0.13～0.5mm[21]。然而，炎症或者过敏反应都可以引起窦黏膜增厚，这种变化可以是局部的，也可以波及整个窦腔。

上颌窦黏膜厚度变化较大，变化度高达66%[22]。黏膜增厚和某些刺激因素有关，如牙源性病变或过敏现象。牙源性病因包括：上颌后牙牙髓坏死、牙周脓肿、残根、埋伏牙或阻生牙、深龋及口鼻瘘等。

根据Srouji研究[23]，发现窦膜在体外有异位成骨作用。这是因为窦膜中有可分化为成骨细胞的间充质干细胞。在上颌窦底骨增量术中，距离骨壁的距离和新骨形成的量相关：越靠近窦骨壁新骨形成越多，而在窦膜侧（距离越大）新骨形成明显要少，这说明窦膜在上颌窦底提升手术的骨增量成骨过程中起的作用不是最主要的[24]。

Pommer等[25]检测了20具新鲜尸体的上颌窦膜的牵拉反应，发现向一个方向拉伸时，可拉伸至原

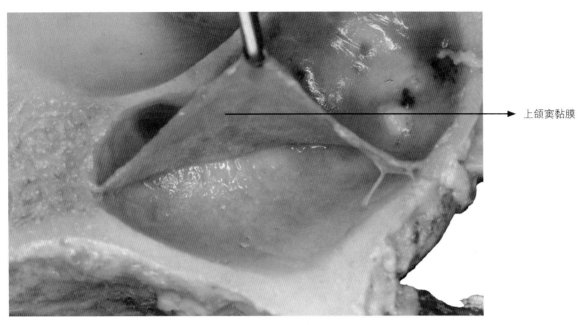

上颌窦黏膜

图6-4-1　冰鲜头颅解剖上颌窦黏膜内侧观

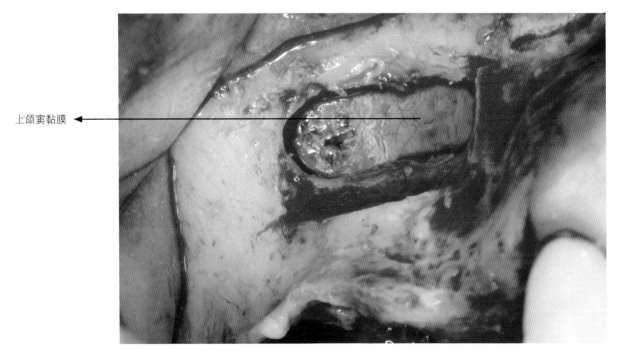

上颌窦黏膜

图6-4-2　上颌窦黏膜外侧观

大小的132.6%，两个方向时为124.7%。当张力达到7.3N/mm时窦膜出现破裂，而窦膜与窦内骨壁间的平均黏附力为0.05N/mm。Engelke和Deckwer[26]通过鼻窦内镜研究发现内提升时，窦膜提升幅度在5mm以内，不容易发生穿孔。

上颌窦膜解剖与临床骨增量及口腔种植相关性：在上颌窦底内提升不植骨的种植体上端周围可以观察到有新骨形成，这可能与窦膜具有骨膜样的成骨作用有关，但现有的研究证实，在上颌窦底外提升过程中起主要成骨作用的是骨壁[23]。窦膜的穿孔与厚度、弹性密切相关。在窦膜分离过程中，一旦最外层的骨膜发生撕裂，黏膜容易发生穿孔。窦膜在内镜手术后6周可以恢复正常，6周后就可以实施原来的种植治疗计划[27]。在术前检查中，应充分注意窦黏膜的厚度，有研究表明窦黏膜厚度与窦口阻塞风险呈正相关[28]。

第5节　常见上颌窦的解剖结构变异

1. 上颌窦体积

上颌窦是一个较大空腔，其体积变化很大，人类上颌窦的平均体积为15cm^3[27]。CT影像观察发现不同人群的窦腔大小变化很大。Uchida等[29]通过38例上颌窦CT测量发现上颌窦的平均体积为（13.6±6.4）cm^3，而体积大小从3.3cm^{3}到31.8cm^{3}不等。一项研究，在不同人群的110个上颌窦CT观察中发现男性窦腔体积大于女性（男：18cm^3；女：14.1cm^3），变化范围从5cm^{3}到34cm^{3}不等[27]。正是因为上颌窦腔的体积变化大，研究者没有发现窦腔体积和年龄在统计学上的相关性。而且随着牙齿的缺失，窦腔气化明显加剧。

根据文献报道，上颌窦近远中向的宽度为22.7～35mm，垂直高度为36～45mm，前后深度为38～45mm[27]。有时候，在全景片中上颌窦发育不全往往被误诊为上颌窦慢性炎症。有学者发现单侧上颌窦发育不良在CT影像中发生率为7.0%到10.4%不等[30]。这种发育不良也许和钩突的解剖异常有关。

术前可以利用CT/CBCT估量上颌窦的外侧壁和内侧壁间的间距，以防止窦膜的穿孔和估计需要植骨的量。在上颌窦中点部位，上颌窦内、外侧壁间的最小宽度为12.0～13.4mm[31-32]。内外侧壁形成的夹角大小是评估上颌窦膜是否容易穿孔的风险因素，Cho等[33]研究发现，当内、外壁间的夹角≤30°时，窦膜穿孔的发生率为37.5%。

上颌窦内的骨性分隔：上颌窦分隔的性质可以是骨性、膜性或者两者兼有。在上颌窦内各分隔腔隙全面积液的情况下，难于发现膜性分隔的存在，而且膜性分隔在部分腔隙积液时往往又呈现为上颌窦囊肿样影像，所以临床上对于上颌窦分隔畸形的准确定性及定位需要鼻窦冠状位及轴位CT综合分析才能明确，否则极易造成误诊。

虽然Underwood在1910年首次报告了窦内骨分隔，但是上颌窦分隔的定义在2012年才被提出[34]：分隔是指高度≥2.5mm的骨性柱状突起（图6-5-1）。他们将分隔分为原发性和继发性分隔，原发性分隔存在于第二前磨牙和第一磨牙间、第一磨牙和第二磨牙间或者第三磨牙的远中；而继发性分隔是由于牙根拔除后，窦腔过度气化导致的。分隔的好发部位在窦中后部，Neugebauer等[35]观察到76.9%的上颌窦分隔发生在磨牙区，Koymen等[36]观察到是66.6%。

多数情况下，分隔呈颊腭侧横向生长，Neugebauer等[37]观察到74.7%，但也有矢状向生长的（图6-5-2和图6-5-3），发生率从3.7%到25.3%

不等。文献报道上颌窦分隔差别较大，主要与确定骨性分隔的方法、影像的分辨率（CT/CBCT的分辨率）有关，也和分隔的确定标准有关。Rysz等[38]认为，继发性上颌窦分隔或者原发性上颌窦分隔是可能改变上颌窦结构或者手术过程的解剖变异，可以导致Schneiderian膜的破坏或者医源性上颌窦炎，所以上颌窦底扩大术之前，需要对上颌窦CT图像进行精确细致的分析。此外，上颌窦炎症的好发区域与底壁分隔类型相关，因此分隔类型直接关系到术

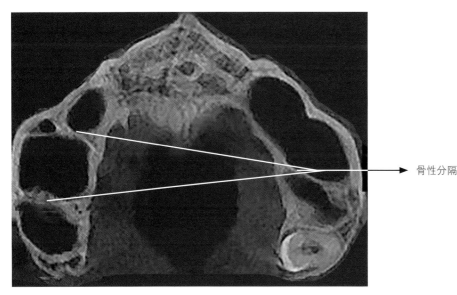

图6-5-1　CBCT横断面显示双侧上颌窦内多个骨性分隔

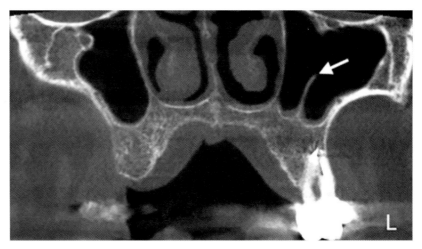

图6-5-2　CBCT矢状向切面显示左侧上颌窦内有骨性分隔（箭头所示）

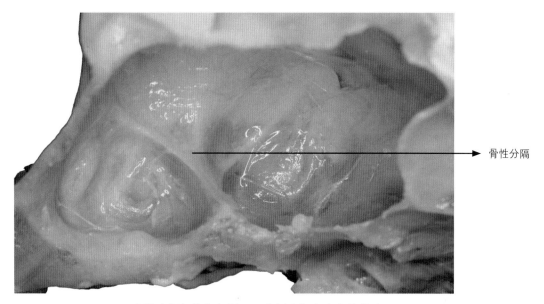

骨性分隔

图6-5-3　冰鲜头颅矢状向解剖显示右侧上颌窦内有骨性分隔

式的选择和患者的预后。

秦永等[39]根据上颌窦内骨分隔的位置和方向将其分为4类：①额状面分隔：使上颌窦腔分为前后两腔，CT扫描显示分隔多见于上颌窦腔的后部和底部，炎症的软组织影常见于完全性分隔所形成的后腔内，前腔则少见；②矢状面分隔：上颌窦分为内、外两腔，内腔开口于中鼻道，外腔或借内腔与鼻腔相通或外腔密闭与外界不通；CT扫描如见两腔均被致密均匀的软组织影所占据，说明缺乏引流的外腔更易发生黏膜病变；③水平面分隔：窦腔分为上下两腔，互不相通，上腔开口于上鼻道，下腔

开口于中鼻道；④斜面分隔：2个窦腔均开口于中鼻道。

上颌窦内骨分隔与临床骨增量及口腔种植相关性：在上颌窦底骨增量手术及口腔种植前，应通过包括整个上颌窦范围的CT检查，明确窦内骨分隔的部位、方向、高低以及是否引起炎性改变，以确定是否需要先行手术治疗这些畸形和炎性病变[40-44]。在上颌窦底提升手术过程中，窦内的分隔是影响窦膜穿孔的常见原因之一，分隔的存在也使外侧骨壁的窦膜分离更加复杂，也给骨增量手术及内提升种植手术造成一定困难。

第6节 上颌窦冰鲜头颅剖面案例展示

1. 上颌窦水平面解剖案例展示（图6-6-1～图6-6-5）

按照图6-6-1设计切面，从下向上分别做3个切面。

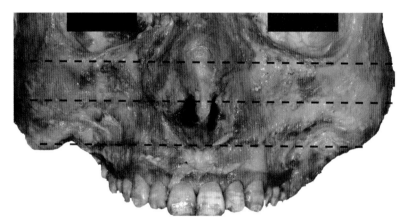

图6-6-1 冰鲜头颅水平面解剖位置示意图，沿虚线破开

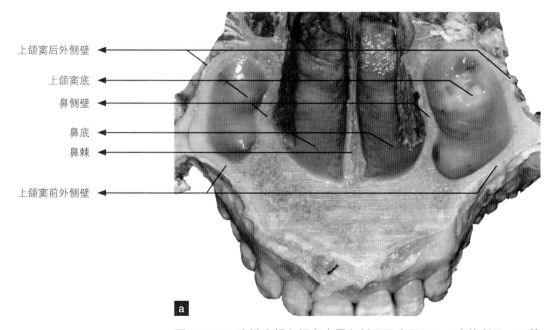

上颌窦后外侧壁

上颌窦底

鼻侧壁

鼻底

鼻棘

上颌窦前外侧壁

a

图6-6-2 冰鲜头颅上颌窦水平向剖面图（图6-6-1虚线所示，三等分靠近牙齿的解剖面）。（a）上颌窦底及鼻底的解剖图

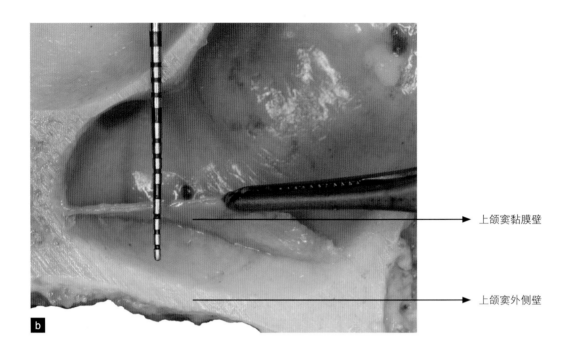

上颌窦黏膜壁

上颌窦外侧壁

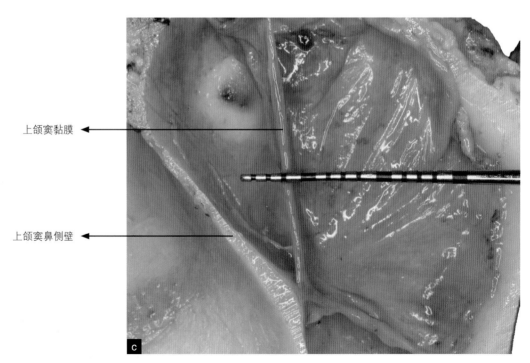

上颌窦黏膜

上颌窦鼻侧壁

图6-6-2（续）　冰鲜头颅上颌窦水平向剖面图（图6-6-1虚线所示，三等分靠近牙齿的解剖面）。（b～e）窦底黏膜厚度测量显示，不同部位黏膜厚度在0.5～1mm之间

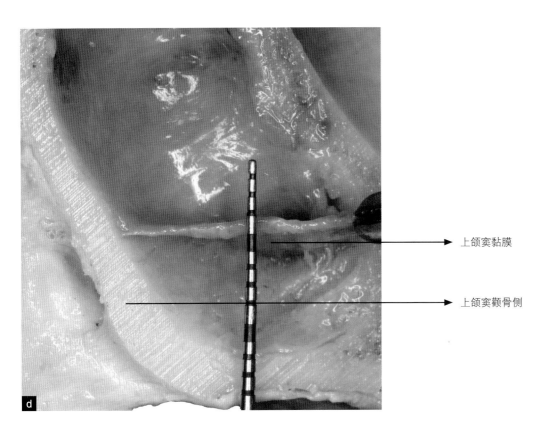

上颌窦黏膜

上颌窦颧骨侧

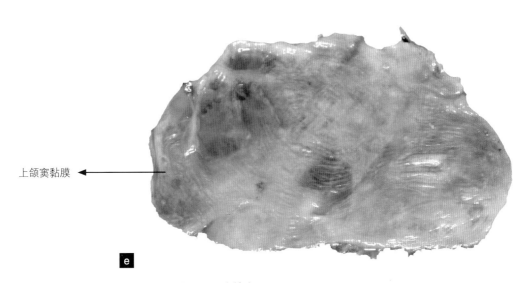

上颌窦黏膜

图6-6-2（续）

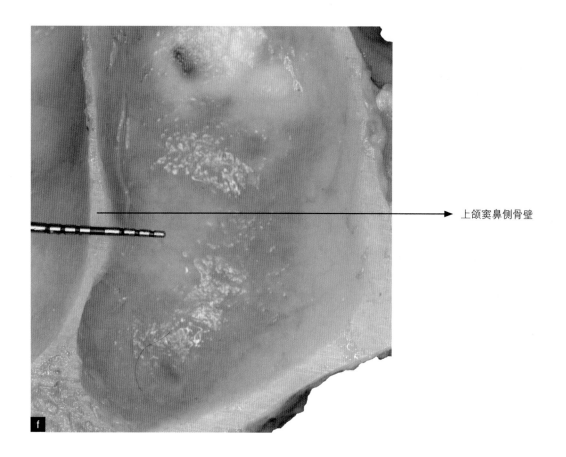

上颌窦鼻侧骨壁

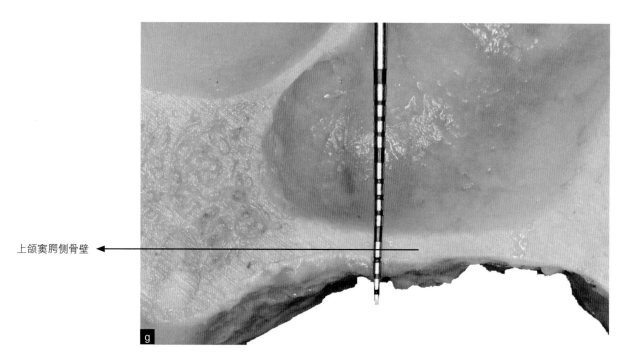

上颌窦腭侧骨壁

图6-6-2（续） 冰鲜头颅上颌窦水平向剖面图（图6-6-1虚线所示，三等分靠近牙齿的解剖面）。（f~h）上颌窦底部位各个方向的窦壁厚度测量：靠近颧骨侧最厚，＞3mm；鼻侧壁最薄，＜2mm；腭侧壁厚度＞2mm

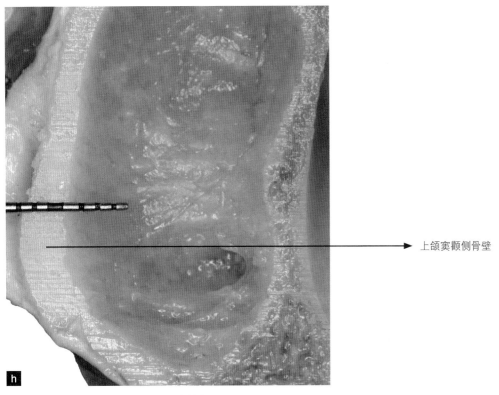

上颌窦颞侧骨壁

图6-6-2（续）

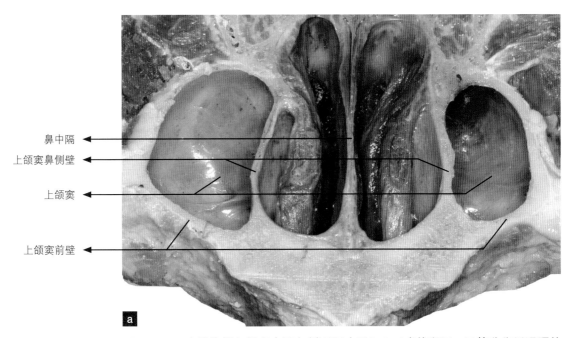

鼻中隔

上颌窦鼻侧壁

上颌窦

上颌窦前壁

图6-6-3　冰鲜头颅上颌窦水平向剖面图（图6-6-1虚线所示，三等分靠近眼眶的解剖面）。（a）上颌窦底及鼻底的解剖图

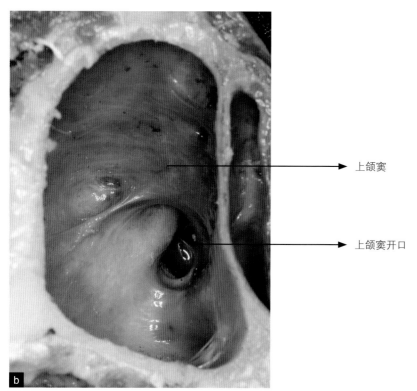

上颌窦

上颌窦开口

上颌窦

上颌窦开口

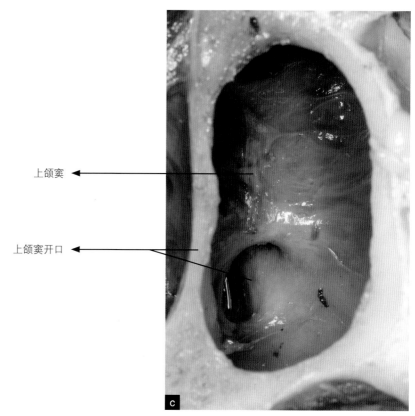

图6-6-3（续） 冰鲜头颅上颌窦水平向剖面图（图6-6-1虚线所示，三等分靠近眼眶的解剖面）。（b、c）右侧及左侧上颌窦开口解剖图

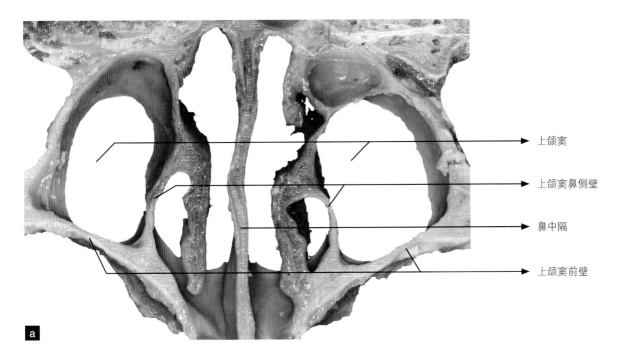

上颌窦

上颌窦鼻侧壁

鼻中隔

上颌窦前壁

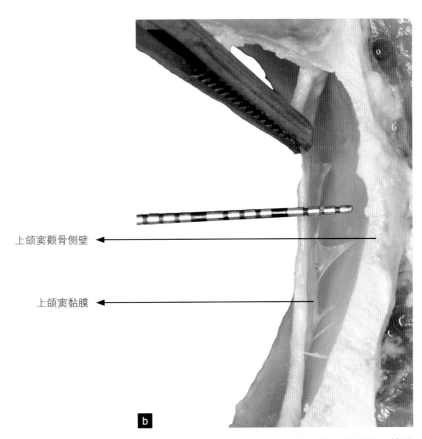

上颌窦颧骨侧壁

上颌窦黏膜

图6-6-4 冰鲜头颅上颌窦水平向剖面图（图6-6-1虚线所示，三等分中部的解剖面）。（a）上颌窦及鼻腔的三等分中部的解剖图；（b~d）窦底黏膜厚度测量显示，不同部位黏膜厚度在0.3~1mm之间

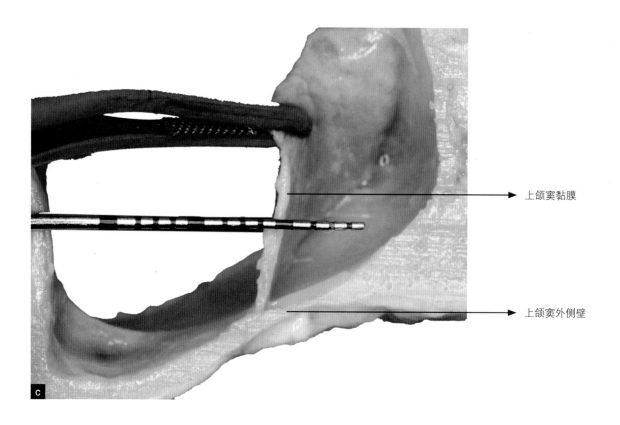

上颌窦黏膜

上颌窦外侧壁

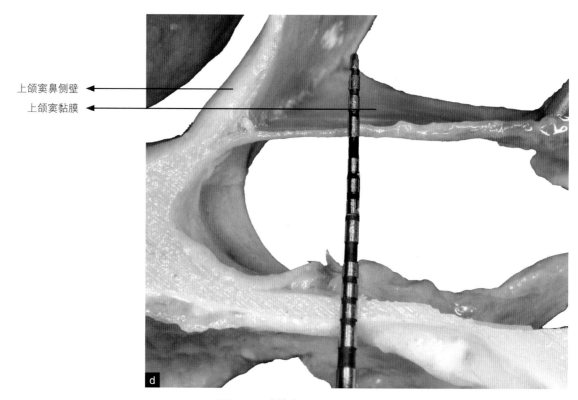

上颌窦鼻侧壁
上颌窦黏膜

图6-6-4（续）

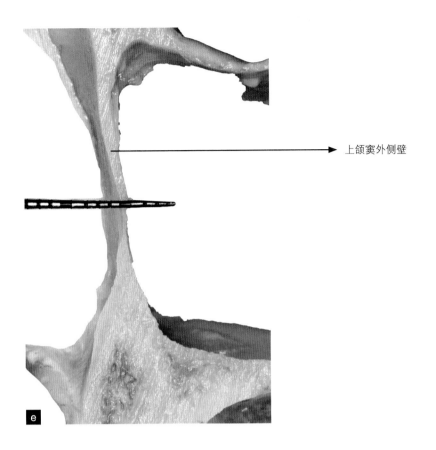

上颌窦外侧壁

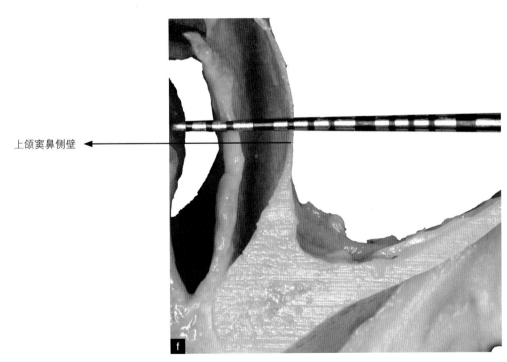

上颌窦鼻侧壁

图6-6-4（续）　冰鲜头颅上颌窦水平向剖面图（图6-6-1虚线所示，三等分中部的解剖面）。（e~g）上颌窦腔各个方向的窦壁厚度测量：靠近颧骨侧最厚，＞2mm；鼻侧壁最薄，＜0.5mm；外侧壁厚度＞0.5mm

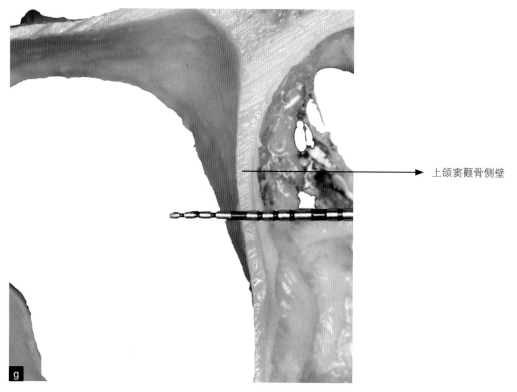

上颌窦颧骨侧壁

g

图6-6-4（续）

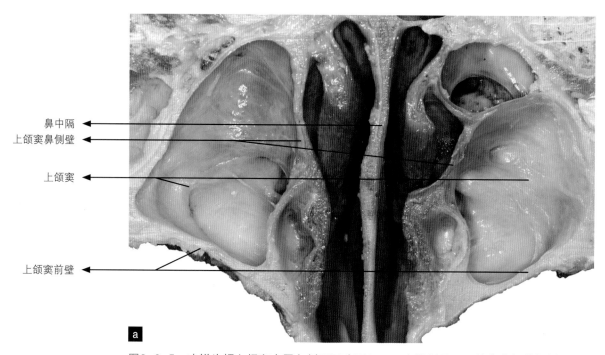

鼻中隔

上颌窦鼻侧壁

上颌窦

上颌窦前壁

a

图6-6-5　冰鲜头颅上颌窦水平向剖面图（图6-6-1虚线所示，三等分中部的解剖面）。（a）上颌窦及鼻腔靠近眼眶的解剖图

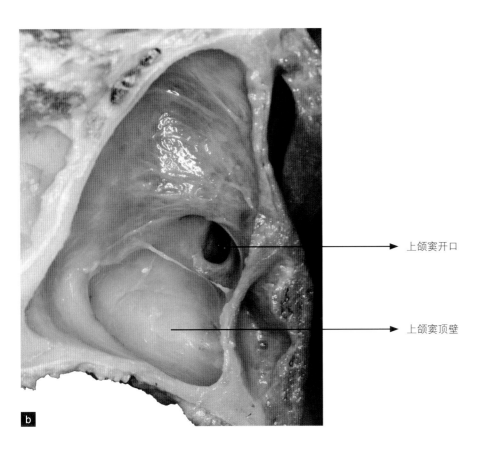

上颌窦开口

上颌窦顶壁

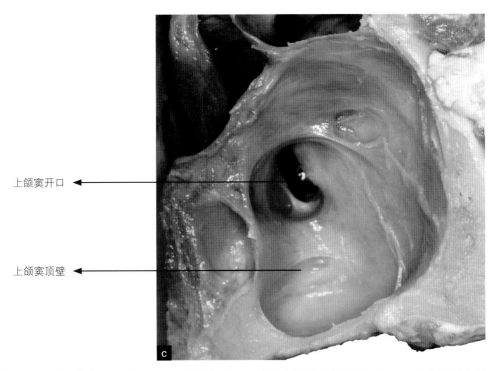

上颌窦开口

上颌窦顶壁

图6-6-5（续）　冰鲜头颅上颌窦水平向剖面图（图6-6-1虚线所示，三等分中部的解剖面）。（b、c）右侧及左侧
上颌窦开口及上颌窦顶（靠近眼眶）解剖图

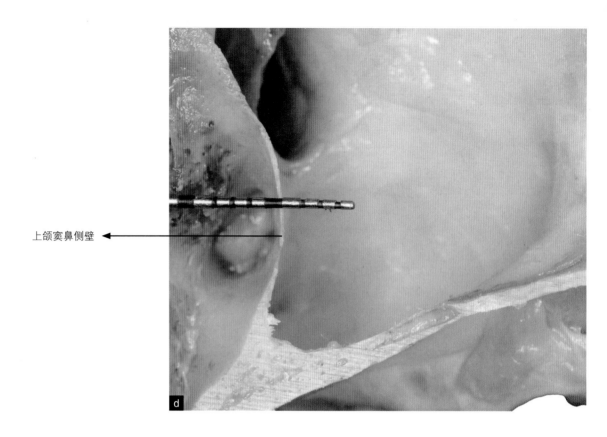

上颌窦鼻侧壁 ←

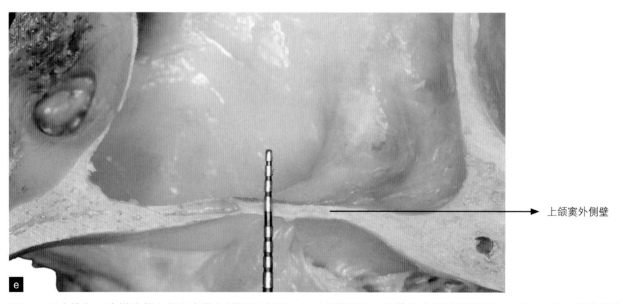

上颌窦外侧壁 →

图6-6-5（续）　冰鲜头颅上颌窦水平向剖面图（图6-6-1虚线所示，三等分中部的解剖面）。（d~f）上颌窦腔各个方向的窦壁厚度测量：外侧壁厚度约1mm；鼻侧壁厚度＜0.5mm；靠近颧骨侧最厚，＞1mm

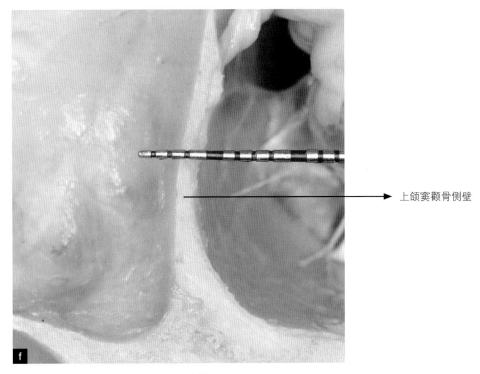

上颌窦颧骨侧壁

图6-6-5（续）

2. 上颌窦矢状面解剖案例展示（图6-6-6 ~ 图6-6-10）

按图6-6-6设计切面从正中间切开后，分别从左右侧各做2个切面。

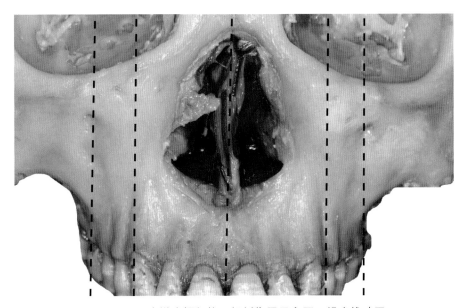

图6-6-6　冰鲜头颅矢状面解剖位置示意图，沿虚线破开

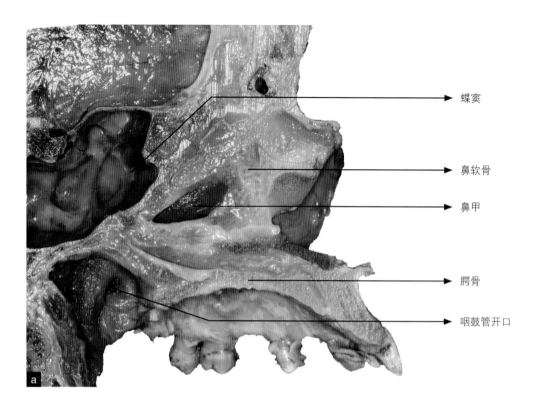

蝶窦

鼻软骨

鼻甲

腭骨

咽鼓管开口

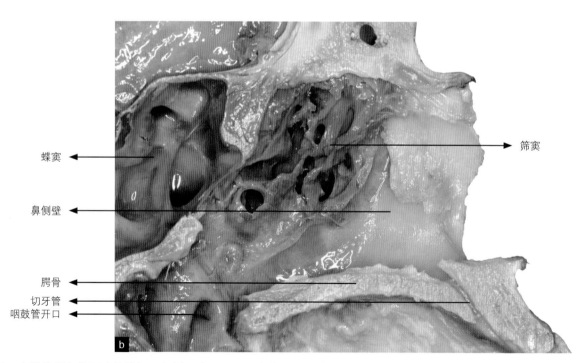

蝶窦

鼻侧壁

腭骨

切牙管

咽鼓管开口

筛窦

图6-6-7　冰鲜头颅矢状面中间线切开解剖图（图6-6-6虚线所示，中间的解剖面）。（a）左侧剖面图；（b）去除鼻软骨及黏膜后的解剖图

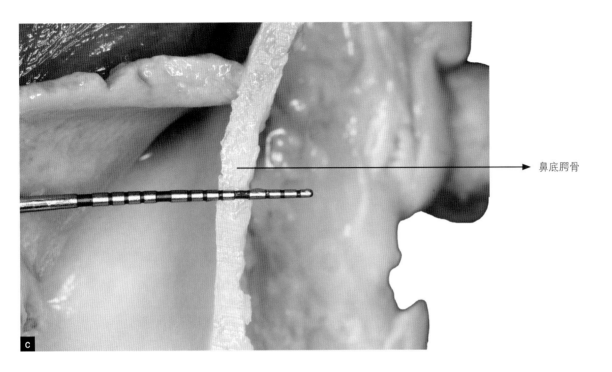

鼻底腭骨

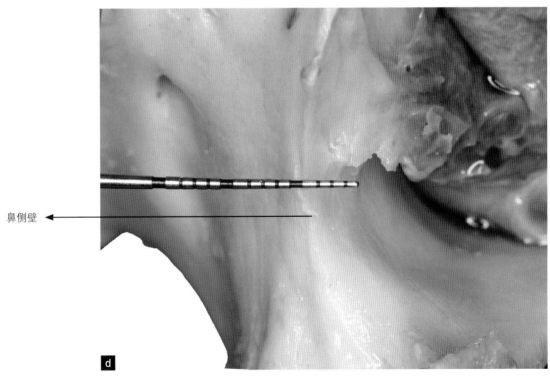

鼻侧壁

图6-6-7（续）　冰鲜头颅矢状面中间线切开解剖图（图6-6-6虚线所示，中间的解剖面）。（c）鼻底骨厚度约2mm；（d）鼻侧壁骨厚度为5～8mm

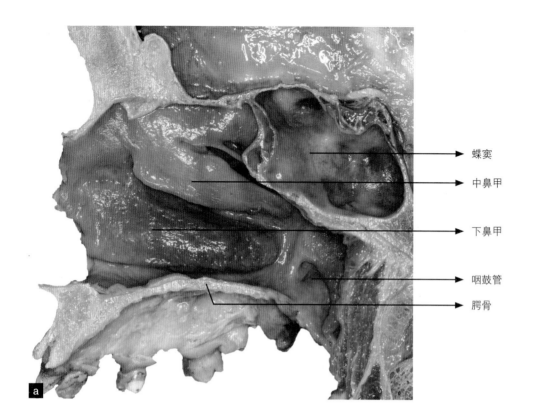

蝶窦

中鼻甲

下鼻甲

咽鼓管

腭骨

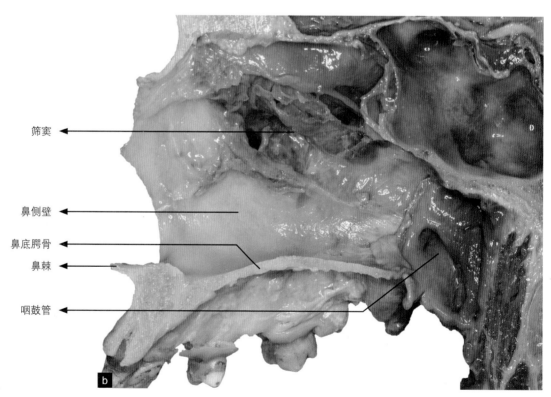

筛窦

鼻侧壁

鼻底腭骨

鼻棘

咽鼓管

图6-6-8　冰鲜头颅矢状面中间线切开解剖图（图6-6-6虚线所示，中间的解剖面）。（a）右侧剖面图；（b）去除鼻软骨及黏膜后的解剖图

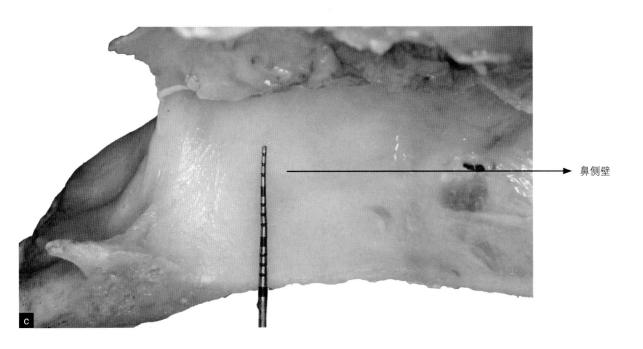

鼻侧壁

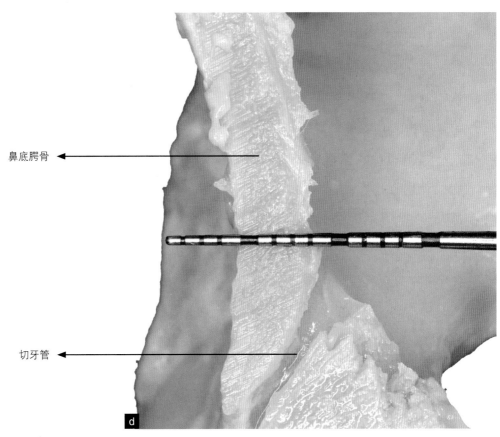

鼻底腭骨

切牙管

图6-6-8（续） 冰鲜头颅矢状面中间线切开解剖图（图6-6-6虚线所示，中间的解剖面）。（c）鼻侧壁骨高度＞15mm；（d）鼻底骨厚度为4～5mm

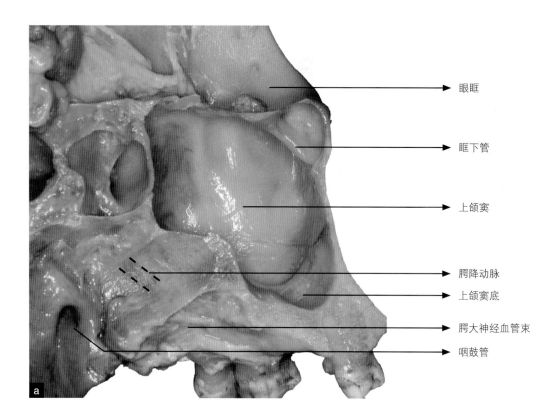

眼眶

眶下管

上颌窦

腭降动脉

上颌窦底

腭大神经血管束

咽鼓管

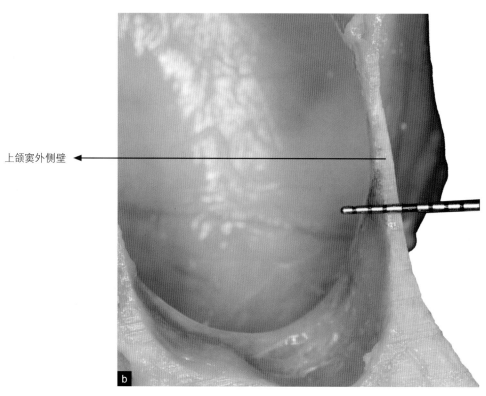

上颌窦外侧壁

图6-6-9　冰鲜头颅矢状面中间线左侧切开解剖图（图6-6-6所示，沿中间线左侧第一道虚线切开）。（a）左侧上颌窦剖面图，上颌窦颧骨侧；（b）上颌窦外侧壁骨厚度约1mm

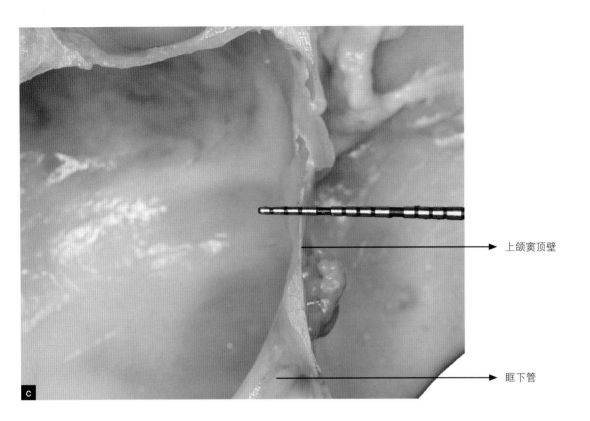

上颌窦顶壁

眶下管

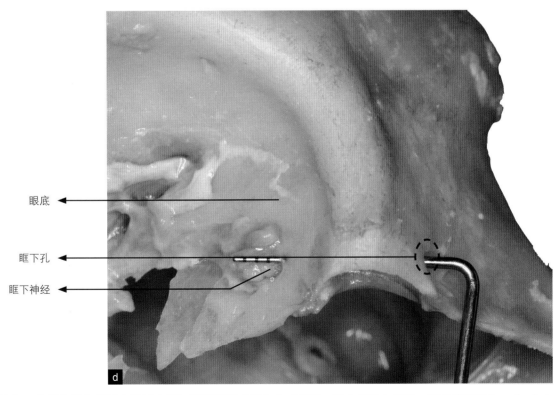

眼底

眶下孔

眶下神经

图6-6-9（续）　冰鲜头颅矢状面中间线左侧切开解剖图（图6-6-6所示，沿中间线左侧第一道虚线切开）。（c）上颌窦顶壁骨厚度为0.1~0.2mm，靠近眼底；（d~f）眶下管走行解剖图，眶下管长度约10mm

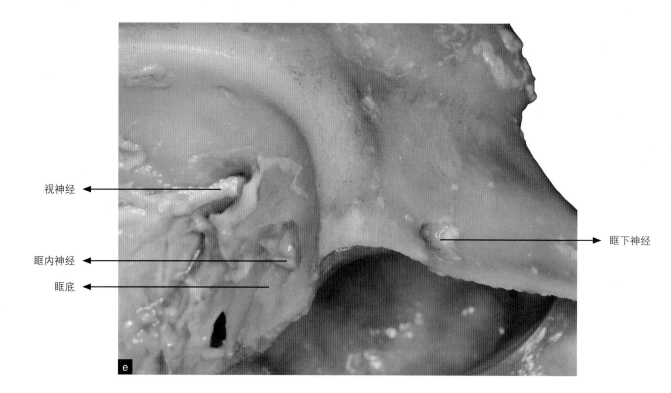

视神经

眶内神经

眶底

眶下神经

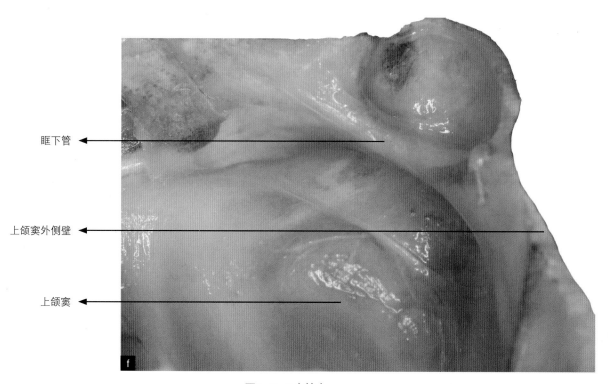

眶下管

上颌窦外侧壁

上颌窦

图6-6-9（续）

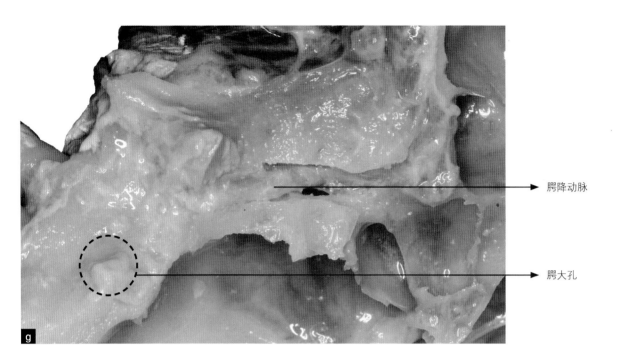

腭降动脉

腭大孔

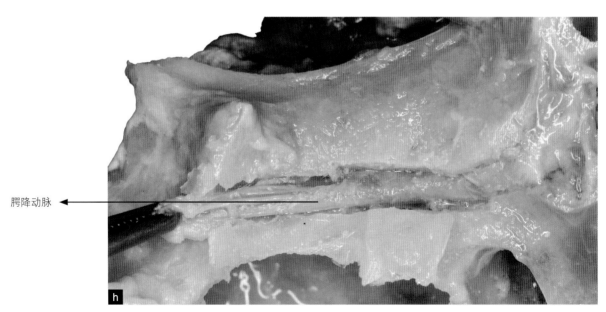

腭降动脉

图6-6-9（续）　冰鲜头颅矢状面中间线左侧切开解剖图（图6-6-6所示，沿中间线左侧第一道虚线切开）。（g~i）腭降动脉走行解剖图，腭降动脉长度＞15mm

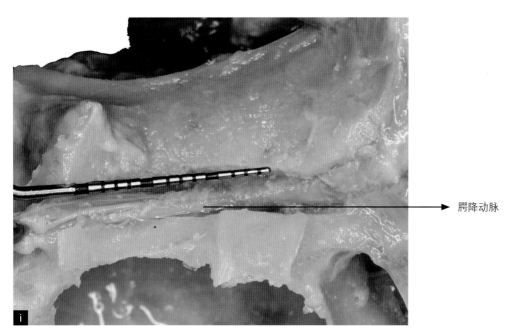

图6-6-9（续）

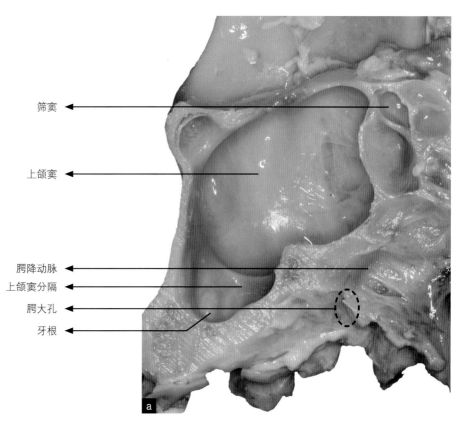

图6-6-10　冰鲜头颅矢状面中间线左侧切开解剖图（图6-6-6所示，沿中间线右侧第一道虚线切开）。（a）右侧上颌窦剖面图，上颌窦颧骨侧

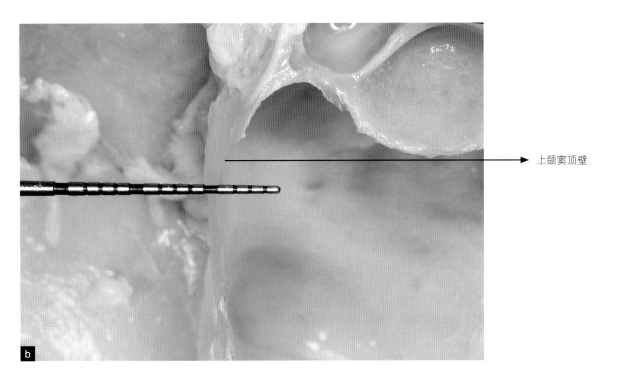

上颌窦顶壁

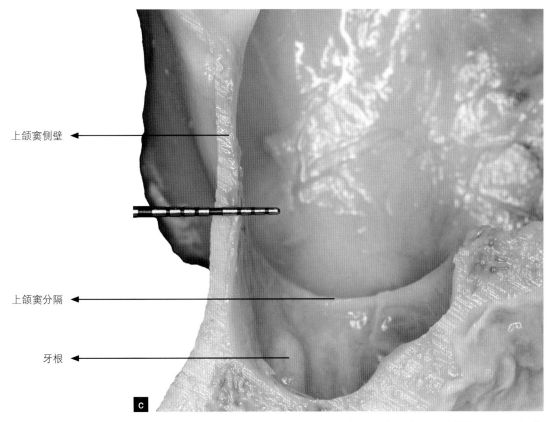

上颌窦侧壁

上颌窦分隔

牙根

图6-6-10（续） 冰鲜头颅矢状面中间线左侧切开解剖图（图6-6-6所示，沿中间线右侧第一道虚线切开）。（b）上颌窦顶壁骨厚度为0.1~0.2mm，靠近眼底；（c）上颌窦外侧壁骨厚度约1mm

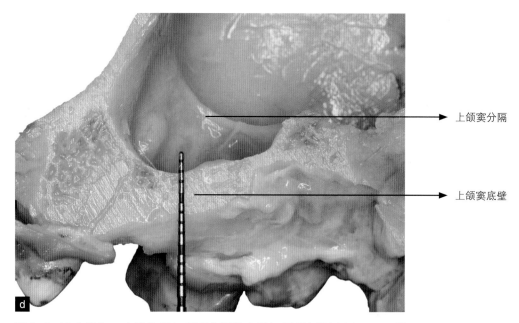

上颌窦分隔

上颌窦底壁

图6-6-10（续）　冰鲜头颅矢状面中间线左侧切开解剖图（图6-6-6所示，沿中间线右侧第一道虚线切开）。（d）上颌窦底壁骨厚度约5mm

3. 上颌窦冠状面解剖案例展示（图6-6-11~图6-6-14）

按照图6-6-11设计切面从右向左切开，做3个切面。

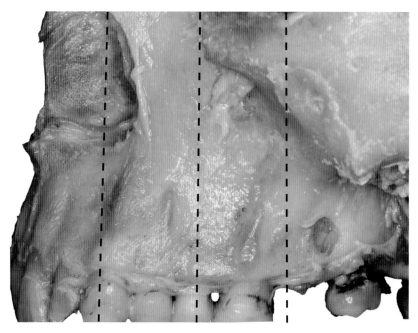

图6-6-11　冰鲜头颅冠状面解剖位置示意图，沿虚线破开

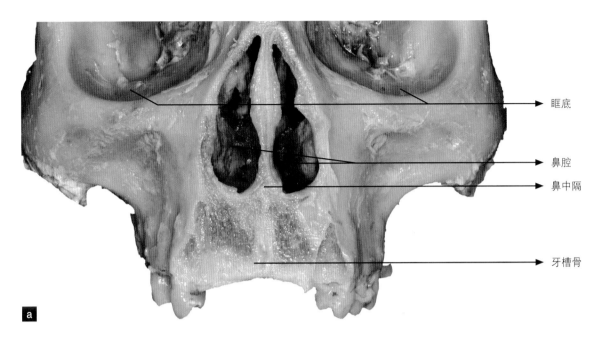

眶底

鼻腔

鼻中隔

牙槽骨

a

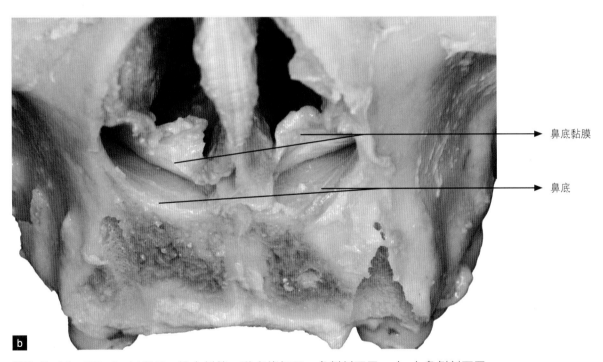

鼻底黏膜

鼻底

b

图6-6-12　图6-6-11所示，沿右侧第一道虚线切开，鼻侧剖面图。（a）鼻侧剖面图；
（b）提升鼻底黏膜

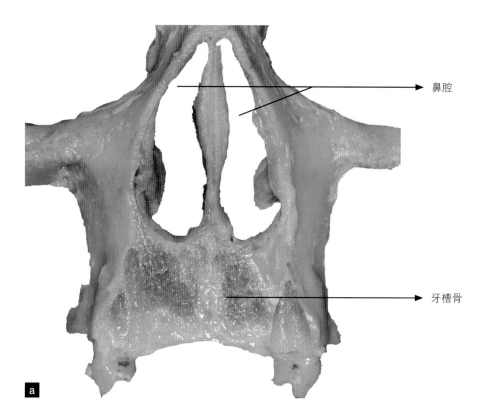

鼻腔

牙槽骨

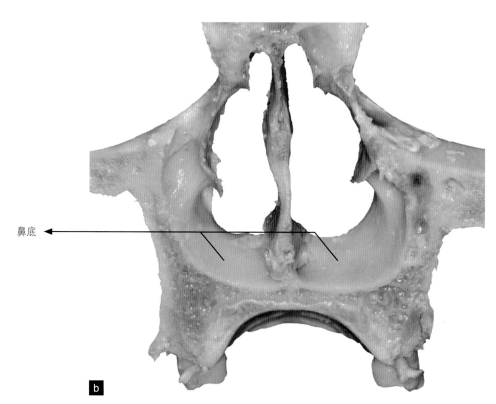

鼻底

图6-6-13　图6-6-11所示，沿中间虚线切开的解剖图。（a）切除侧即右侧第一道虚线与第二道虚线中间的部分，正面解剖图；（b）反面解剖图

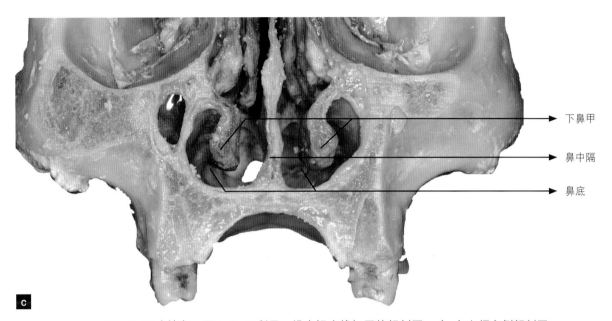

图6-6-13（续） 图6-6-11所示，沿中间虚线切开的解剖图。（c）上颌窦侧解剖图

下鼻甲

鼻中隔

鼻底

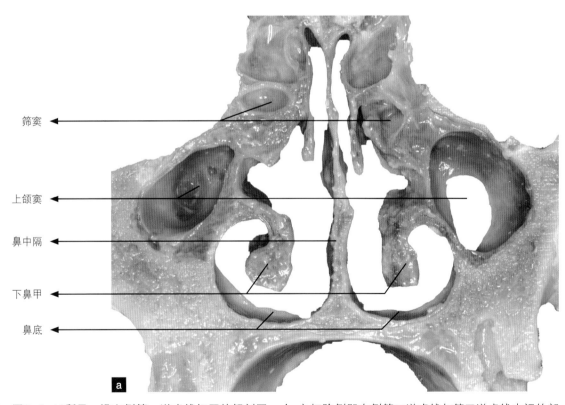

筛窦

上颌窦

鼻中隔

下鼻甲

鼻底

图6-6-14 图6-6-11所示，沿左侧第一道虚线切开的解剖图。（a）切除侧即右侧第二道虚线与第三道虚线中间的部分，反面解剖图

311

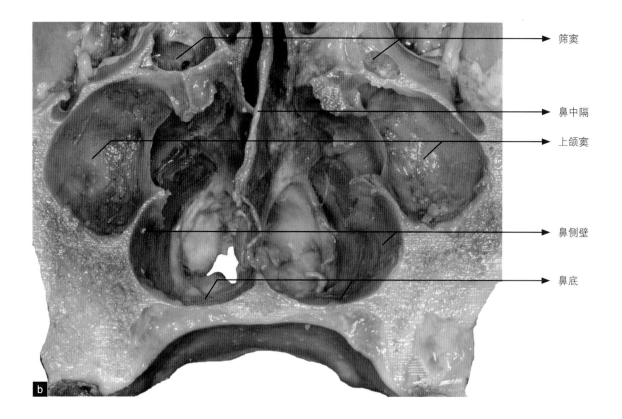

筛窦

鼻中隔

上颌窦

鼻侧壁

鼻底

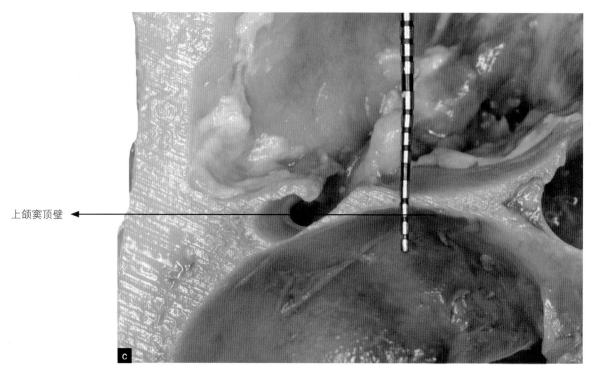

上颌窦顶壁

图6-6-14（续）　图6-6-11所示，沿左侧第一道虚线切开的解剖图。（b）上颌窦后壁侧解剖图；（c）上颌窦顶壁骨厚度约1mm

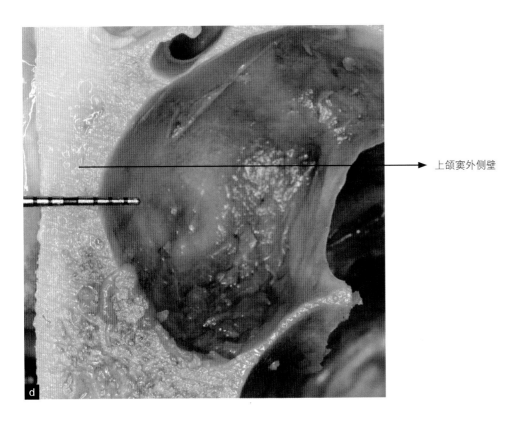

上颌窦外侧壁

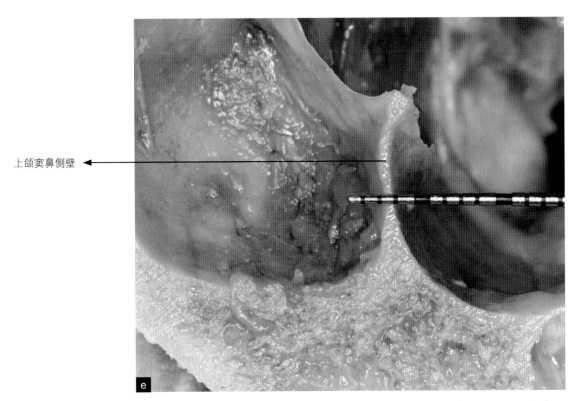

上颌窦鼻侧壁

图6-6-14（续）　图6-6-11所示，沿左侧第一道虚线切开的解剖图。（d）上颌窦外侧壁骨厚度4~6mm；（e）上颌窦鼻侧壁骨厚度0.5~2mm，靠近牙槽嵴端

4. 小结

上颌窦区域解剖结构复杂、功能各异，涉及多个学科，在进行上颌窦区域手术前，对这一区域的解剖基本知识、解剖变异（体积、结构及分隔）、动脉血供及神经支配的熟悉和掌握，将有助于在3D影像（CBCT/CT）中正确分辨这些解剖结构，这也是避免麻醉效果不佳、术中术后出血、神经损伤及手术治疗失败的关键因素。另外，鼻腔的解剖结构变异和中鼻道的异常会影响上颌窦内液体的引流，从而导致上颌窦手术后由于窦口引流受限，而引发上颌窦炎症。因此，了解这一区域解剖，熟悉并掌握相关的关键解剖结构，将会有效避免和减少上颌窦区域相关手术并发症的发生。

（邵现红　刘剑楠　江银华　李文菁　邹多宏）

参考文献

[1] Valentini P. To learn from complications. Congress Scientific Report[C]//EAO 24th Annual Scientific Meeting, Stockholm, 2015:21-22.

[2] Kawarai Y, Fukushima K, Ogawa T, et al. Volume quantification of healthy paranasal cavity by three-dimensional CT imaging[J]. Acta Otolaryngol Suppl, 1999, 540:45-49.

[3] Joshua BZ, Sachs O, Shelef I, et al. Comparison of clinical data, CT, and bone histopathology in unilateral chronic maxillary sinusitis[J]. Otolaryngol Head Neck Surg, 2013, 148(1):145-150.

[4] Wang RG, Jiang SC, Gu R. The cartilaginous nasal capsule and embryonic development of human paranasal sinuses[J]. J Otolaryngol, 1994, 23(4):239-243.

[5] Fugazzotto PA. Maxillary sinus grafting with and without simultaneous implant placement: technical considerations and case reports[J]. Int J Periodontics Restorative Dent, 1994, 14(6):544-551.

[6] Rosen PS, Summers R, Mellado JR, et al. The bone-added osteotome sinus floor elevation technique: multicenter retrospective report of consecutively treated patients[J]. Int J Oral Maxillofac Implants, 1999, 14(6):853-858.

[7] Esposito M, Grusovin MG, Rees J, et al. Effectiveness of sinus lift procedures for dental implant rehabilitation: a Cochrane systematic review[J]. Eur J Oral Implantol, 2010, 3(1):7-26.

[8] 孔祥玉, 韩德民. 眼耳鼻咽喉科临床解剖学图谱[M]. 济南: 山东科学技术出版社, 2006.

[9] Avila G, Wang HL, Galindo-Moreno P, et al. The influence of the bucco-palatal distance on sinus augmentation outcomes[J]. J Periodontol, 2010, 81(7):1041-1050.

[10] Benninger B, Anderews K, Cater W. Clinical measurements of hard palate and implications for subepithelial connective tissue grafts with suggestions for palate nomenclature[J]. J Oral Maxillofac Surg, 2012, 70(1):149-153.

[11] Yu SK, Lee MH, Park BS, et al. Topographical relationship of the greater palatine artery and palatine spine. Significance for periodontal surgery[J]. J Clin Periodontol, 2014, 41(9):908-913.

[12] Drăgan E, Rusa O, Nemțoi A, et al. Maxillary sinus anatomic and pathologic CT findings in edentulous patients scheduled for sinus augmentation[J]. Rev Med Chir Soc Med Nat Iasi, 2014, 118(4):1114-1121.

[13] Choi J, Park HS. The clinical anatomy of the maxillary artery in the pterygopalatine fossa[J]. J Oral Maxillofac Surg, 2003, 61(1):72-78.

[14] Solar P, Geyerhofer U, Traxler H, et al. Blood supply to the maxillary sinus relevant to sinus floor elevation procedures[J]. Clin Oral Implants Res,

1999, 10(1):34-44.

[15] Rodella LF, Labanca M, Boninsegna R, et al. Intraosseous anastomosis in the maxillary sinus[J]. Minerva Stomatol, 2010, 59(6):349-354.

[16] Elian N, Wallace S, Cho SC, et al. Distribution of the maxillary artery as it relates to sinus floor augmentation[J]. Int J Oral Maxillofac Implants, 2005, 20(5):784-787.

[17] Mardinger O, Abba M, Hirshberg A, et al. Prevalence, diameter and course of the maxillary intraosseous vascular canal with relation to sinus augmentation procedure:a radiographic study[J]. Int J Oral Maxillofac Surg, 2007, 36(8):735-738.

[18] Rosano G, Taschieri S, Gaudy JF, et al. Maxillary Sinus Vascularization: a cadaveric study[J]. J Craniofac Surg, 2009, 20(3):940-943.

[19] Jung J, Yim JH, Kwon YD, et al. A radiographic study of the position and prevalence of the maxillary arterial endosseous anastomosis using cone beam computed tomography[J]. Int J Oral Maxillofac Implants, 2011, 26(6):1273-1278.

[20] 邱蔚六. 口腔颌面外科学[M]. 6版. 北京: 人民卫生出版社, 2008.

[21] Tiziano T. Maxillary sinus surgery: anatomy and advanced diagnostic imaging[J]. Int Dent Afr Ed, 2012, 2(5):6-15.

[22] Shanhag S, Karnik P, Shirke P, et al. Cone beam computed tomography analysis of sinus membrane thickness, ostium patency, and residual ridge height in the posterior maxilla: implications for signs elevation[J]. Clin Oral Implants Res, 2014, 25(6):755-760.

[23] Srouji S. The innate osteogenic potential of the maxillary sinus(Schneiderian)membrane: an ectopic tissue transplant model simulating sinus lifting[J]. Int J Oral Maxillofac Surg, 2010, 39(8):793-801.

[24] Busenlechner D, Huber CD, Vasak C, et al. Sinus augmentation analysis revised: the gradient of graft consolidation[J]. Clin Oral Implants Res, 2009,

20(10):1078-1083.

[25] Pommer B, Unger E, Suto D, et al. Mechanical properties of the Scheniderian membrane in vitro[J]. Clin Oral Implants Res, 2009, 20(6):633.

[26] Engelke W, Deckwer I. Endoscopically controlled sinus floor augmentation. A preliminary report[J]. Clin Oral Implants Res, 1997, 8(6):527-531.

[27] van den Bergh JP, ten Bruggenkate CM, Disch FJ, et al. Anatomical aspects of sinus floor elevations[J]. Clin Oral Implants Res, 2000, 11(3):256-265.

[28] Shanhag S, Karnik P, Shirke P, et al. Cone beam computed tomography analysis of sinus membrane thickness, ostium patency, and residual ridge height in the posterior maxilla: implications for signs elevation[J]. Clin Oral Implants Res, 2014, 25(6):755-760.

[29] Uchida Y, Goto M, Katsuki T, et al. Measurement of maxillary sinus volume using computerized tomographic images[J]. Int J Oral Maxillofac Implants, 1998, 13(6):811-818.

[30] Kantarci M, Karasen RM, Alper F, et al. Remarkable anatomic variations in paranasal sinus region and their clinical importance[J]. Eur J Radiol, 2004, 50(3):296-302.

[31] Sahlstrand-Johnson P, Jannert M, Strömbeck A, et al. Computed tomography measurements of different dimensions of maxillary and frontal sinuses[J]. BMC Med Imaging, 2011, 11:8.

[32] Uthman AT, Al-Rawi NH, Al-Naaimi AS, et al. Evaluation of maxillary sinus dimensions in gender determination using helical CT scanning[J]. J Forensic Sci, 2011, 56(2):403-408.

[33] Cho SC, Wallace SS, Froum SJ, et al. Influence of anatomy on Schneiderian membrane perforations during sinus elevation surgery: three-dimensional analysis[J]. Pract Proced Aesthet Dent, 2001, 13(2):160-163.

[34] Ogle OE, Weinstock RJ, Friedman E. Surgical

anatomy of the nasal cavity and paranasal sinuses[J]. Oral Maxillofac Surg Clin North Am, 2012, 24(2):155-166.

[35] Neugebauer J, Ritter L, Mischkowski RA, et al. Evaluation of maxillary sinus anatomy by cone-beam CT prior to sinus floor elevation[J]. Int J Oral Maxillofac Implants, 2010, 25(2):258-265.

[36] Koymen R, Gocmen-Mas N, Karacayli U, et al. Anatomic evaluation of maxillary sinus septa: surgery and radiology[J]. Clin Anat, 2009, 22(5):563-570.

[37] Neugebauer J, Ritter L, Mischkowski RA, et al. Evaluation of maxillary sinus anatomy by cone-beam CT prior to sinus floor elevation[J]. Int J Oral Maxillofac Implants, 2010, 25(2):258-265.

[38] Rysz M, Bakoń L. Maxillary sinus anatomy variation and nasal cavity width: structural computed tomography imaging[J]. Folia Morphol(Warsz), 2009, 68(4):260-264.

[39] 秦永, 李志光. CT扫描对上颌窦骨间隔畸形的诊断价值[J]. 临床耳鼻咽喉科杂志, 1999, 13(2):53-55.

[40] Betts NJ, Miloro M. Modification of the sinus lift procedure for septa in the maxillary antrum[J]. J Oral Maxillofac Surg, 1994, 52(3):332-333.

[41] 范倩倩, 陈琳, 许胜, 等. 上颌窦底提升同期种植术后窦内黏膜厚度变化的观察[J]. 中华口腔医学杂志, 2015, 50(9):531-535.

[42] Gosau M, Rink D, Driemel O, et al. Maxillary sinus anatomy: a cadaveric study with clinical implications[J]. Anat Rec(Hoboken), 2009, 292(3):352-354.

[43] Felisati G, Borloni R, Chiapasco M, et al. Maxillary sinus elevation in conjunction with transnasal endoscopic treatment of rhino-sinusal pathoses: preliminary results on 10 consecutively treated patients[J]. Acta Otorhinolaryngol Ital, 2010, 30(6):289-293.

[44] 房宏伟, 林淑萍, 孙士铭. 鼻中隔偏曲与慢性鼻-鼻窦炎发病关系的探讨[J]. 天津医科大学学报, 2017, 23(6):67-69.

第7章 鼻底区解剖

Anatomy of the Nasal Floor

鼻底为上颌骨腭突与腭骨水平部共同构成，涉及口腔种植的解剖部位通常位于前鼻底区域。临床遇到上颌前牙区垂直骨量不足患者，有时需行鼻底提升术，这时就需要熟悉和掌握鼻底区解剖，该区域种植又称为前鼻底区口腔种植。

1. 骨性结构（bone structure）

（1）上颌骨鼻棘，又称前鼻棘（anterior nasal spine）

上颌骨腭正中缝向鼻腔的一个嵴状突起。其与犁骨下缘相接，前端明显隆起（图7-1）。

（2）下鼻甲（inferior nasal concha）

位于鼻腔外侧壁最下方，由下鼻甲骨和鼻甲构成。表面覆盖的黏膜较厚，其游离缘突向鼻底，最低点距鼻底约10mm，侧壁和鼻中隔间最短距离约7mm，后端距咽鼓管咽口1cm[1]（图7-1和图7-2）。

（3）犁骨（vomer）

是一斜三角形骨，形成鼻中隔后下部。犁骨分别与鼻中隔软骨以及筛骨的垂直板联合，将鼻腔分成左右两侧（图7-3）。

（4）上颌骨腭突（palatine process of maxilla）

为上颌骨体部向内侧水平伸出的骨性突起，与腭骨水平板相接，其上面构成鼻腔底的前部（图7-3～图7-5）。

（5）腭骨水平板（horizontal plate of palate bone）

为腭骨的组成部分，水平板在前方与上颌骨腭突相连接，左右两侧腭骨水平部在中线处连接，构成硬腭的后部，其上面为鼻腔底的后部（图7-3～图7-5）。

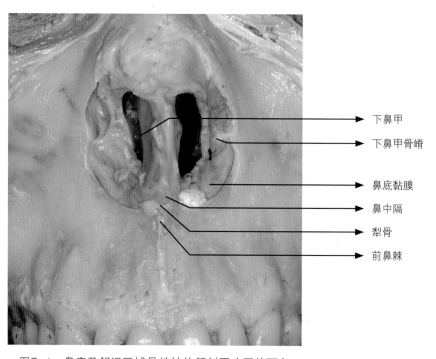

下鼻甲
下鼻甲骨嵴
鼻底黏膜
鼻中隔
犁骨
前鼻棘

图7-1　鼻底及邻近区域骨性结构解剖图（冠状面）

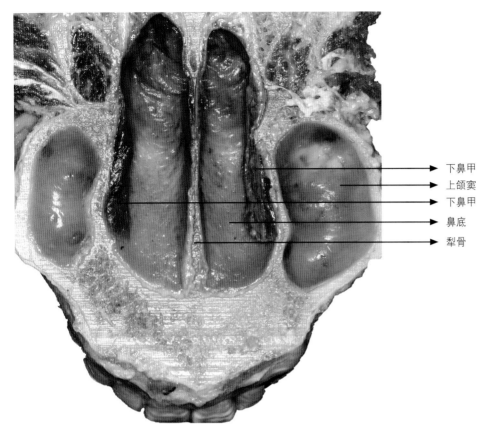

下鼻甲
上颌窦
下鼻甲
鼻底
犁骨

图7-2　鼻底及邻近区域组织结构解剖图（横断面，鼻底水平）

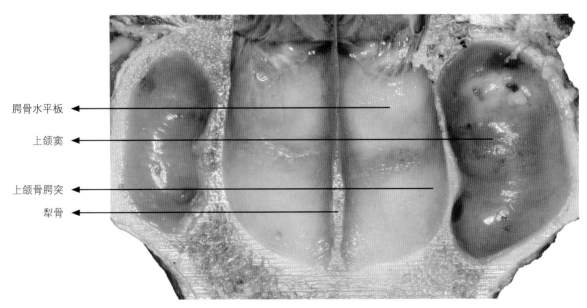

腭骨水平板
上颌窦
上颌骨腭突
犁骨

图7-3　鼻底及邻近区域骨性结构解剖图（横断面，鼻底水平，去除鼻底黏膜后）

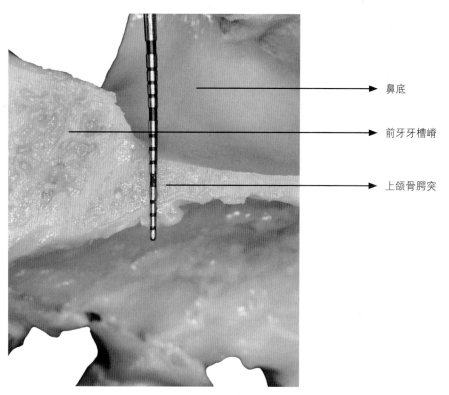

鼻底

前牙牙槽嵴

上颌骨腭突

图7-4 鼻底骨组织厚度约4mm（上颌骨腭突起始部）

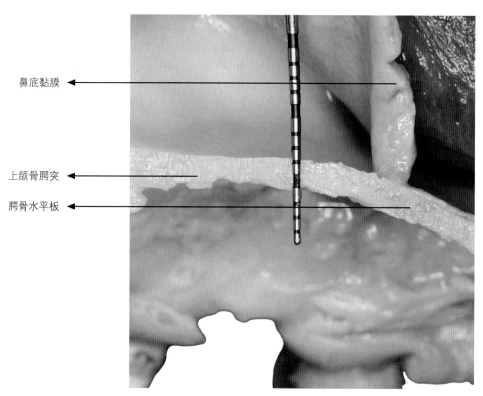

鼻底黏膜

上颌骨腭突

腭骨水平板

图7-5 鼻底骨组织厚度约2mm（上颌骨腭突与腭骨水平板交汇处）

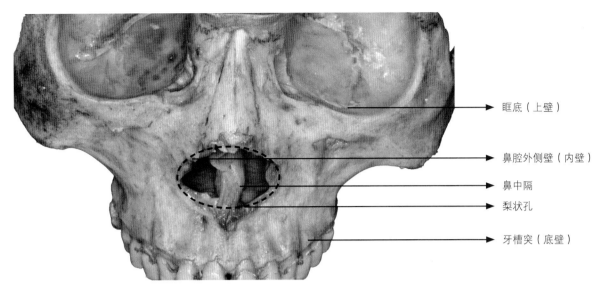

眶底（上壁）

鼻腔外侧壁（内壁）

鼻中隔

梨状孔

牙槽突（底壁）

图7-6　梨状孔及邻近组织结构解剖图

（5）梨状孔（piriform aperture）

是鼻腔前部的骨性开口，梨状孔的边缘由鼻骨下缘、双侧上颌骨额突内缘及上颌骨腭突的游离缘组成（图7-6）。

2. 神经（nerve）[3]

（1）蝶腭神经（sphenopalatine nerve）

上颌神经发出蝶腭神经，经蝶腭孔进入鼻腔，名为鼻后支，分布于鼻中隔和鼻腔外侧壁大部分，其终末支穿切牙管与腭大神经前支相吻合（图7-7）。

（2）眶下神经（infraorbital nerve）

眶下神经出眶下孔后发出下鼻甲神经分支，入鼻腔，支配下鼻甲及鼻底的感觉（图7-8）。

3. 血管（blood vessel）[1-2]

（1）鼻基底动脉（nasal alar rasal artery）

鼻外侧动脉约鼻翼角水平距鼻翼角0.5～1.0cm发出鼻底支，沿着鼻翼基底外侧行向内、前，最终至鼻底黏膜（图7-9）。

（2）鼻外侧动脉（lateral nasal artery）

面动脉发出的上唇动脉继续向上延续而成的鼻外侧动脉，鼻外侧动脉在鼻翼角水平发出鼻底支供应鼻底皮肤和鼻黏膜（图7-9）。

（3）鼻中柱动脉（nasal columella artery）

鼻中柱中有一比较恒定的血管，来自两侧上唇动脉。通过鼻底的交通支，穿过鼻小柱到达鼻尖，向后、向上与鼻翼的血管交通（图7-10）。

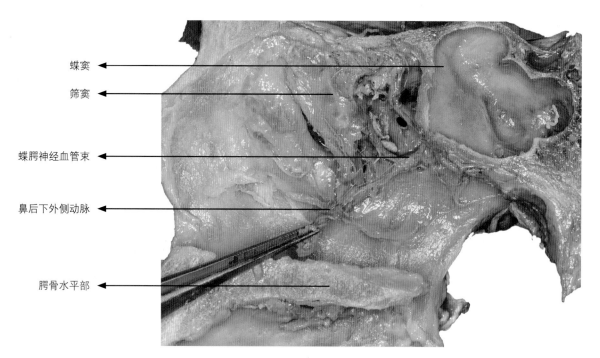

蝶窦

筛窦

蝶腭神经血管束

鼻后下外侧动脉

腭骨水平部

图7-7 鼻腔外侧壁及鼻的血管分布解剖图

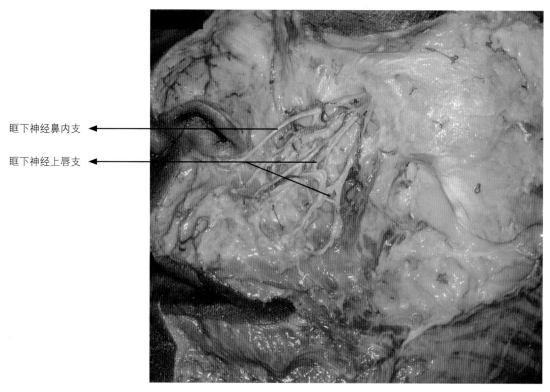

眶下神经鼻内支

眶下神经上唇支

图7-8 眶下神经鼻支解剖图

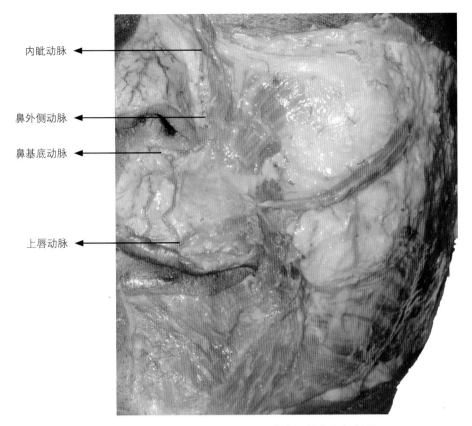

内眦动脉

鼻外侧动脉

鼻基底动脉

上唇动脉

图7-9 上唇动脉及其分支解剖图

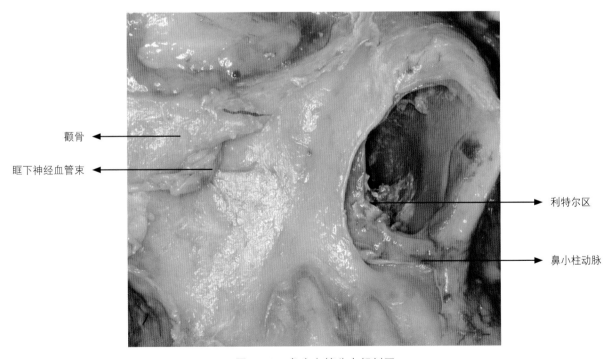

颧骨

眶下神经血管束

利特尔区

鼻小柱动脉

图7-10 鼻底血管分布解剖图

（4）利特尔区（little area）

又称为Little氏动脉丛，包括筛前、筛后动脉的鼻中隔支和蝶腭动脉的鼻腭动脉，在鼻中隔的前下部与上唇动脉中隔支及腭大动脉相吻合，在黏膜下构成网状动脉丛。动脉丛分为黏膜内动脉网和黏膜下动脉网（图7-10）。

（5）蝶腭动脉（sphenopalatine artery）

蝶腭动脉出蝶腭孔前分出鼻后外侧动脉和鼻中隔后动脉，至鼻中隔处分为上下两支，下支分布于鼻中隔后下部和鼻底部，终末支穿鼻底处切牙管出切牙孔，与腭大动脉末端鼻腭支相吻合，共同组成鼻腭动脉（图7-7）。

4. 肌肉组织（muscle tissue）

（1）上唇方肌（quadrate muscle of upper lip）

又称上唇提肌，位于上唇内侧，口轮匝肌上方。上唇方肌收缩时，将上唇皮肤向上提起（图7-11）。

（2）口轮匝肌（orbicularis oris muscle）

位于口唇内环绕口裂的环形肌，紧密与口唇皮肤和黏膜相连，口轮匝肌至口角处与颊肌相平行（图7-11）。

5. 鼻底黏膜（mucous membrane of nasal floor）

相较于上颌窦黏膜，鼻底黏膜较厚，具有良

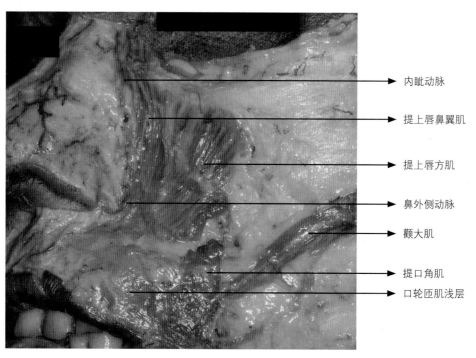

内眦动脉

提上唇鼻翼肌

提上唇方肌

鼻外侧动脉

颧大肌

提口角肌

口轮匝肌浅层

图7-11　鼻底口周肌群解剖图

好的弹性和抵抗力，很难被穿通，并且在剥离时需要很大的力量[4]。但是，未有相关报道明确指出鼻底黏膜的具体厚度，本书编者对冰鲜头颅鼻底黏膜

测量结果显示，厚度为0.2~1.0mm（图7-12~图7-21）。

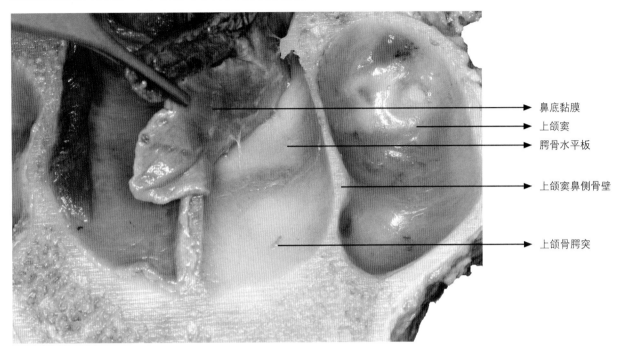

鼻底黏膜
上颌窦
腭骨水平板

上颌窦鼻侧骨壁

上颌骨腭突

图7-12 剥离左侧鼻底黏膜，可见上颌骨腭突及腭骨水平板共同构成的上腭鼻侧面

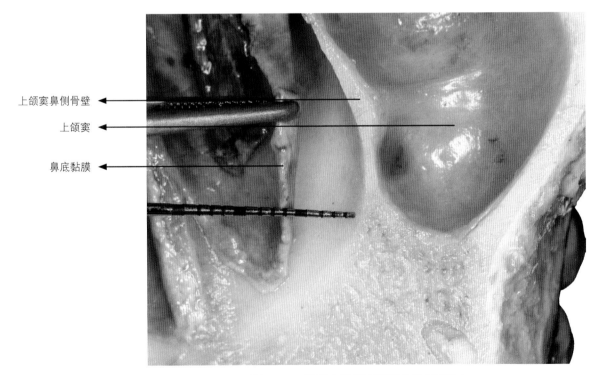

上颌窦鼻侧骨壁
上颌窦
鼻底黏膜

图7-13 测量左侧鼻底黏膜前部厚度约1mm

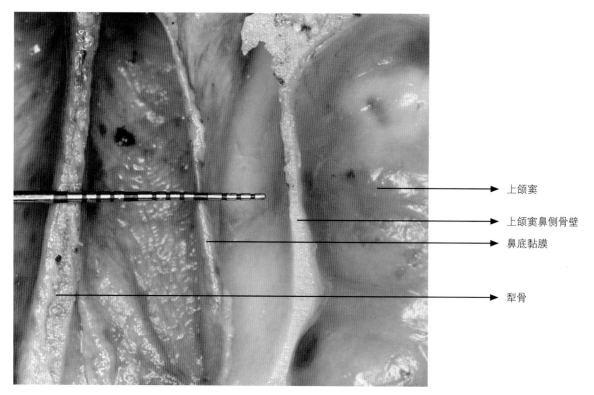

上颌窦

上颌窦鼻侧骨壁

鼻底黏膜

犁骨

图7-14　测量左侧鼻底黏膜外侧缘厚度约0.5mm

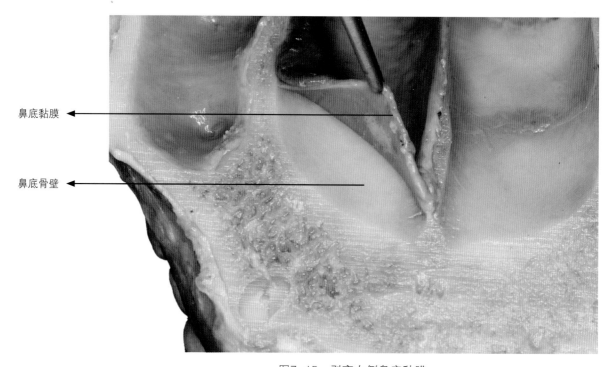

鼻底黏膜

鼻底骨壁

图7-15　剥离右侧鼻底黏膜

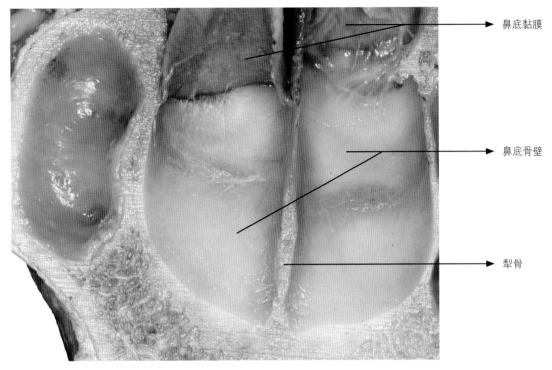

鼻底黏膜

鼻底骨壁

犁骨

图7-16 暴露右侧腭部鼻侧面

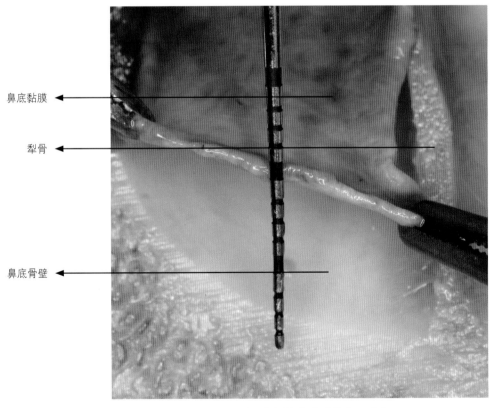

鼻底黏膜

犁骨

鼻底骨壁

图7-17 测量右侧鼻底黏膜前缘厚度约1mm

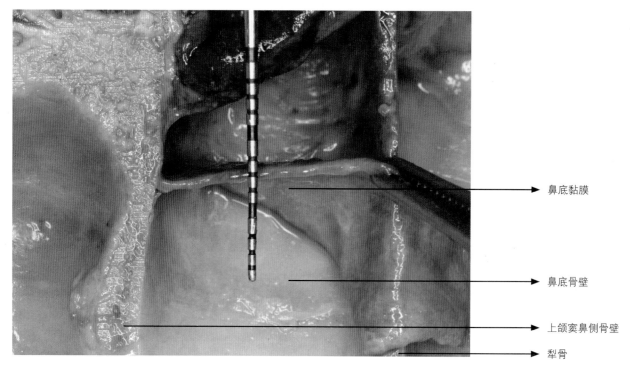

鼻底黏膜

鼻底骨壁

上颌窦鼻侧骨壁

犁骨

图7-18　测量右侧鼻底黏膜外侧缘厚度约1mm

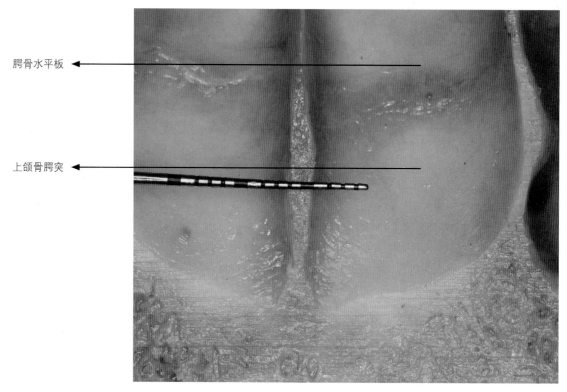

腭骨水平板

上颌骨腭突

图7-19　测量鼻底处犁骨前份的厚度约2mm

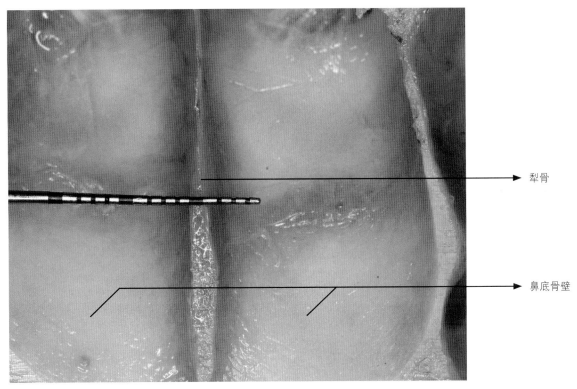

犁骨

鼻底骨壁

图7-20 测量鼻底处犁骨中部的厚度约1mm（上颌骨腭突与腭骨水平板联合水平）

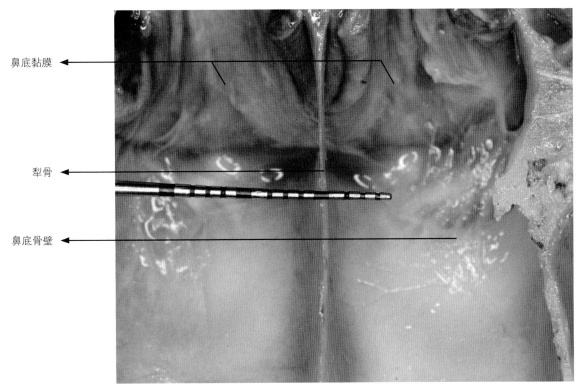

鼻底黏膜

犁骨

鼻底骨壁

图7-21 测量鼻底处犁骨后部的厚度约0.5mm

6. 鼻底区冰鲜头颅种植案例展示（图7-22～图7-29）

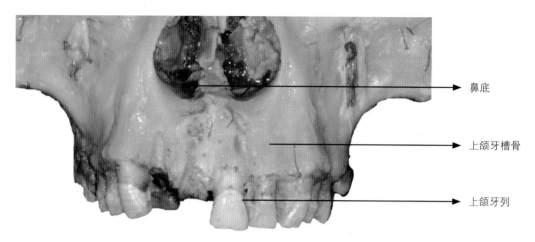

鼻底

上颌牙槽骨

上颌牙列

图7-22　冰鲜头颅上颌去除软组织，充分暴露前牙区唇侧骨板及鼻底区域，前牙区牙齿完整

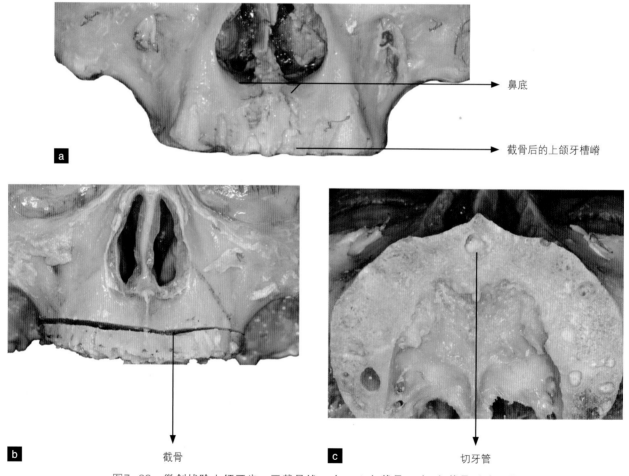

鼻底

截骨后的上颌牙槽嵴

a

b

截骨

c

切牙管

图7-23　微创拔除上颌牙齿，画截骨线。（a、b）截骨；（c）截骨后殆面观

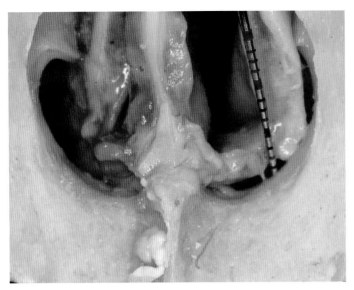

图7-24 提升鼻底黏膜，提升高度≥2mm

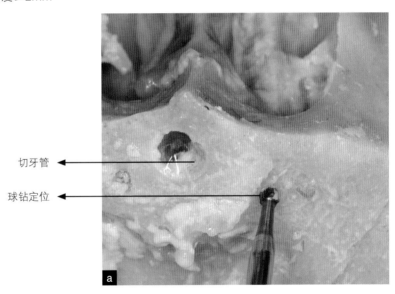

切牙管 ←

球钻定位 ←

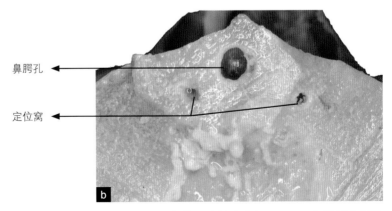

鼻腭孔 ←

定位窝 ←

图7-25 （a）使用球钻（直径=2.5mm）进行左侧种植体窝洞定位；（b）完成窝洞定位

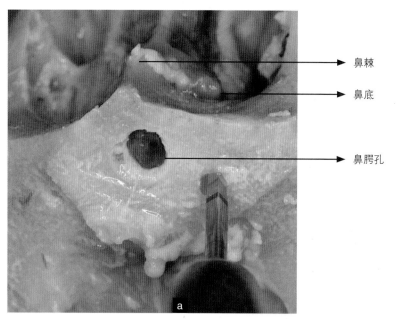

鼻棘

鼻底

鼻腭孔

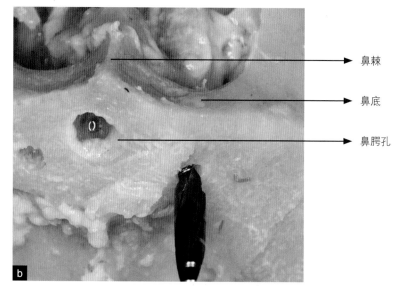

鼻棘

鼻底

鼻腭孔

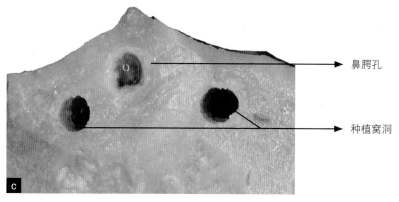

鼻腭孔

种植窝洞

图7-26　（a）基于球钻定位窝，使用先锋钻进行左侧中切牙与侧切牙交界部位预备种植窝洞，穿出鼻底骨壁；（b）换种植麻花钻逐级预备窝洞；（c）完成种植窝洞预备

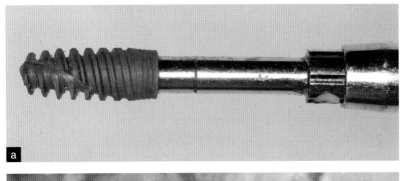

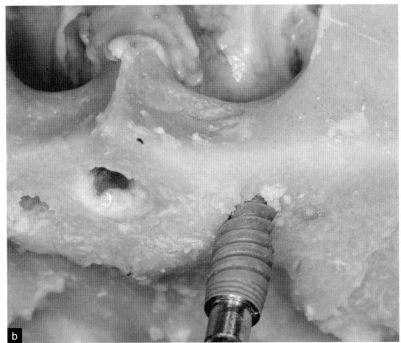

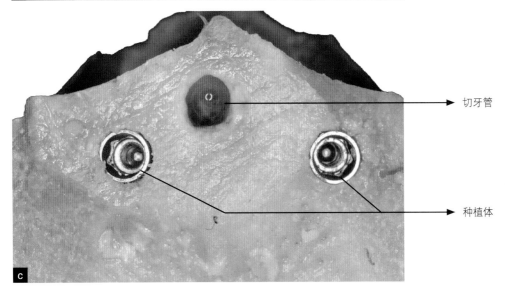

切牙管

种植体

图7-27 （a）选择合适种植体（Nobel Active，4.3mm×10mm）；
（b）植入种植体；（c）完成种植体植入后殆面观

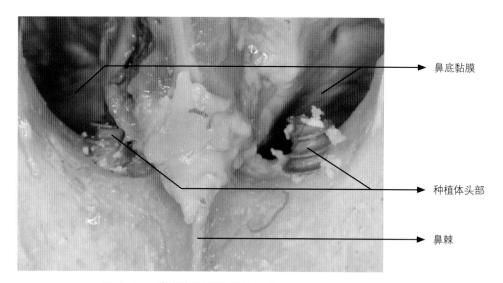

鼻底黏膜

种植体头部

鼻棘

图7-28　种植体头部出鼻底1~3mm

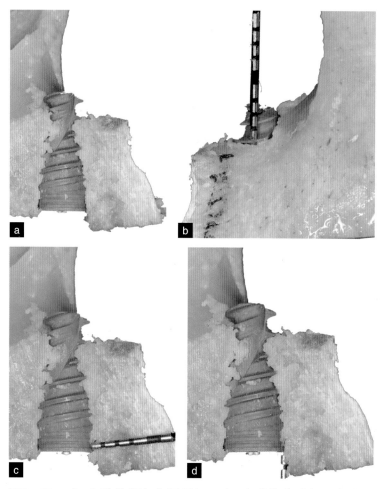

图7-29　（a）种植预备窝洞侧切；（b）种植体头部出鼻底约2mm；（c）种植体颈部唇侧骨厚度＞2mm；（d）种植体植入深度为唇侧1~2mm

7. 前鼻底区解剖结构与临床口腔种植及骨增量相关性

鼻底区种植为上颌前牙骨量不足的患者提供了另外一种治疗方案[5-7]。鼻底区种植首先出现于20世纪八九十年代，通过鼻底提升术增加可用的牙槽骨高度，确保种植体植入在理想的三维位置上[8-9]。根据一项系统性综述，鼻底区种植的成功率为97.64%[10]。正颌外科研究表明，上颌骨Le Fort Ⅰ型截骨上移上颌骨造成的下鼻道体积减小，不会引起鼻腔通气功能障碍。与上颌窦底提升类似，可通过鼻底外侧入路或牙槽嵴顶入路进行鼻底提升术，植入骨移植材料，同期或分阶段植入种植体。经鼻底外侧入路是常用的方式，在上颌前牙区翻全厚黏膜瓣直到梨状孔边缘，组织瓣由里朝外依次为口腔黏骨膜、唇腺、口轮匝肌及皮肤。注意勿损伤鼻小柱动脉、面动脉在鼻翼角处的分支、鼻底动脉和鼻外侧动脉及鼻底黏膜处的动静脉丛，引发出血和术后血肿。

暴露鼻底后可显露骨性下鼻甲嵴，在进行鼻底黏膜提升时，在此处分离黏膜较为困难，可提升的高度受到限制。有研究表明，鼻底提升仅可增高约4mm[11]。也有将下鼻甲去除后进行鼻底黏膜提升的报道，可获得超过6mm的骨增量[4]。此外，设计种植体植入位置时需避开下鼻甲和鼻中隔。

出血、肿胀、疼痛、血肿、移植物感染及鼻炎等是鼻底种植可能会出现的并发症，但是截至目前，未见鼻底种植外科并发症发生的报道[10]。

相较于上颌窦黏膜，鼻底黏膜较厚，具有良好的弹性和抵抗力，同时手术区域靠前，视野相对开阔清晰，因此鼻底提升时鼻黏膜不容易出现破裂[12]。即使破裂，也可直接缝合。若种植体穿入鼻腔，可能会造成通气障碍、感染或种植失败[13]。

总之，鼻底区口腔种植是一项应用于上颌前牙区垂直向骨量不足的种植修复方案，安全有效，并发症发生率较低。但是，关于该种术式在种植修复中应用的研究仍然较少，需要设计大量完善的临床研究进一步证实。

（周咏 李扬 李阳阳 邹多宏）

参考文献

[1] 郝鹏. 鼻部血管的应用解剖及临床意义[D]. 济南: 山东大学, 2009.

[2] 纪振华, 邓彬华, 彭浒, 等. 鼻腔外侧壁相关结构的解剖研究及其临床意义[J]. 中国临床解剖学杂志, 2013, 31(6):636-639.

[3] 刘怀涛, 周宇, 闫小会, 等. 鼻内镜下鼻后神经的应用解剖研究[J]. 宁夏医学杂志, 2017, 39(8):781-783.

[4] Lorean A, Mazor Z, Barbu H, et al. Nasal floor elevation combined with dental implant placement: a long-term report of up to 86 months[J]. Int J Oral Maxillofac Implants, 2014, 29(3):705-708.

[5] 黄建生, 周磊, 宋光保. 鼻底骨移植同期人工牙种植术的疗效观察[J]. 中国口腔颌面外科杂志, 2004, 2(2):87-90.

[6] 牛学刚, 赵铱民, 邹昌旭. 与种植体植入相关的前鼻底区骨性结构的解剖[J]. 口腔颌面外科杂志, 2003, 13(4):295-298.

[7] 康博, 郭吕华, 陈健钊, 等. 骨增量技术在种植修复上颌前牙缺失的临床应用[J]. 中国口腔种植学杂志, 2005, 10(1):34-36.

[8] Jensen J, Simonsen EK, Sindet-Pedersen S. Reconstruction of the severely resorbed maxilla with bone grafting and osseointegrated implants: a preliminary report[J]. J Oral Maxillofac Surg, 1990, 48(1):27-32, discussion 3.

[9] Garg AK. Nasal sinus lift: an innovative technique for implant insertions[J]. Dent Implantol Update,

1997, 8(7):49-53.

[10] Anitua E, Anitua B, Alkhraisat MH, et al. Dental Implants Survival After Nasal Floor Elevation: A Systematic Review[J]. J Oral Implantol, 2022, 48(6):595-603.

[11] Garcia-Denche JT, Abbushi A, Hernandez G, et al. Nasal Floor Elevation for Implant Treatment in the Atrophic Premaxilla: A Within-Patient Comparative Study[J]. Clin Implant Dent Relat Res, 2015,

17(Suppl 2):e520-e530.

[12] Camargo IB, Oliveira DM, Fernandes AV, et al. The nasal lift technique for augmentation of the maxillary ridge: technical note[J]. Br J Oral Maxillofac Surg, 2015, 53(8):771-774.

[13] Wolff J, Karagozoglu KH, Bretschneider JH, et al. Altered nasal airflow: an unusual complication following implant surgery in the anterior maxilla[J]. Int J Implant Dent, 2016, 2(1):6.

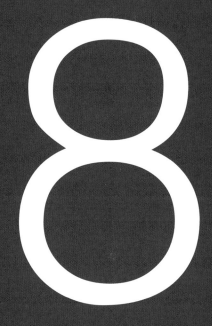

第8章　下颌前牙区舌侧软硬组织解剖

Soft and Hard Tissue Anatomy of Mandible Lingual
Anterior Dental Area

下颌前牙区是指下颌骨两侧颏孔之间的骨体部分，此部分骨体呈弓形（图8-1）。下颌前牙区舌侧组织结构较复杂，在该区域进行口腔种植或植骨手术过程中如果对局部解剖不熟悉，会造成下颌舌侧骨壁穿孔以及舌侧软组织损伤，引起出血、肿胀等手术并发症，甚至危及生命。因此，本章将下颌前牙区舌侧软硬组织局部解剖做一阐述，为广大种植医生临床治疗方案提供一定参考依据。

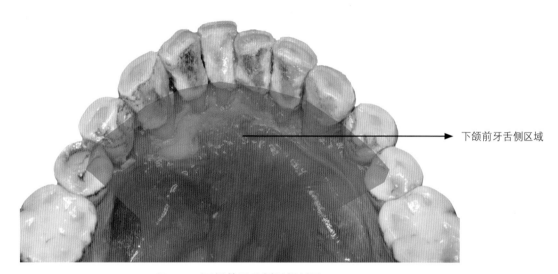

图8-1　下颌前牙舌侧区解剖图

下颌前牙舌侧区域

第1节　下颌前牙区舌侧骨性解剖

下颌前牙区或颏孔间区域的牙槽突厚度较薄，常容纳4颗切牙、2颗尖牙和2颗第一前磨牙。

1. 颏棘（spina mentalis）

下颌骨前牙区舌侧最明显的骨性突起为颏棘（图8-1-1），通常位于下颌骨舌侧的下部，每侧两个突起，上下分布。颏棘是颏舌肌（上结节）和颏舌骨肌（下结节）的附着点[1]。

2. 下颌中央舌侧孔（media lingual foramina）

在下颌骨舌侧表面可见一些小孔，多位于下颌骨中线附近，为下颌神经管的终末端，称为下颌中央舌侧孔。也可发生于下颌骨尖牙和前磨牙区域的舌侧骨板，称为下颌侧方舌侧孔（lateral lingual foramina）[2]（图8-1-1和图8-1-2）。舌侧小孔的数目会发生变异，一般为1~3个，以2个最为常见，位于颏棘上方，也有学者报道多达4个中央舌侧小

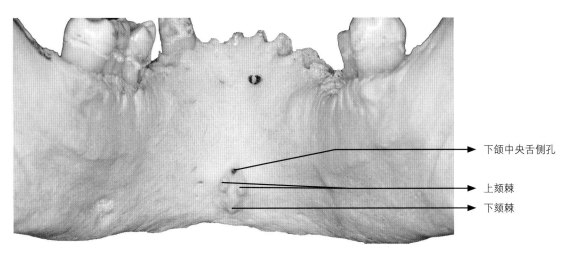

下颌中央舌侧孔

上颏棘

下颏棘

图8-1-1 下颌中央舌侧孔解剖图

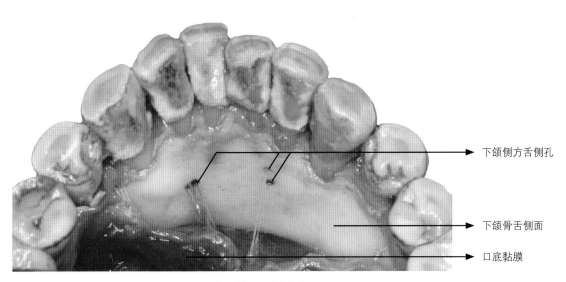

下颌侧方舌侧孔

下颌骨舌侧面

口底黏膜

图8-1-2 下颌侧方舌侧孔解剖图

孔[3]。小孔直径一般为0.6～1.17mm，其向下颌骨内延伸形成下颌舌侧管（canals）[4]。在一项对314个离体下颌骨解剖研究结果表明，舌下小孔处的血管更多来自舌动脉而非下牙槽动脉，舌动脉的分支舌下动脉在下颌骨舌侧中线处融合形成一条进入舌侧小孔的血管[5]。在种植手术中，下颌中切牙避免植入过长种植体，术中损伤下颌小管会引起动脉出血导致口底血肿。

3. 舌下腺窝（sublingual fossa）

在下颌骨前部舌侧侧切牙与下颌第一磨牙之间明显的骨凹陷是舌下腺窝，位于下颌舌骨肌上方，毗邻舌下腺[2]。前磨牙处种植治疗时要谨慎评估，避免备洞时导致舌侧骨板凹陷处侧穿，损伤重要的解剖结构（图8-1-3）。

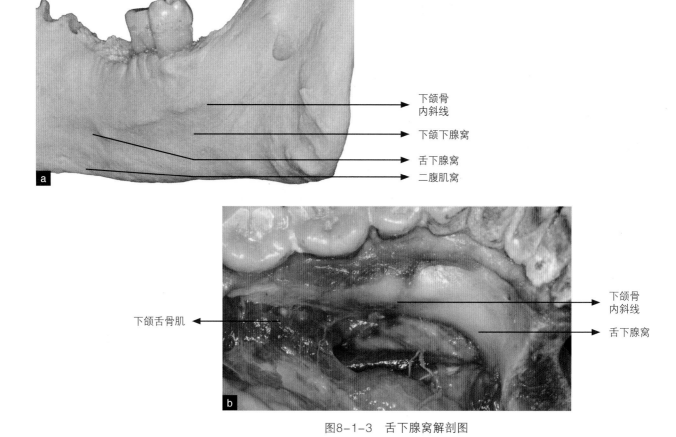

下颌骨
内斜线

下颌下腺窝

舌下腺窝

二腹肌窝

a

下颌舌骨肌

下颌骨
内斜线

舌下腺窝

b

图8-1-3 舌下腺窝解剖图

第2节 下颌前牙区舌侧神经解剖

下颌前牙区舌侧的感觉神经主要由舌神经及下牙槽神经的切牙支支配。

1. 舌神经（lingual nerve）

是三叉神经下颌升支的最大分支，它来源于下颌神经从卵圆孔穿出后分支，并在颞下窝内向前外侧下降到下颌升支的内侧，沿着下颌体的舌侧骨板走行，舌神经通常在下颌第二磨牙或第一磨牙的水平处转向舌体，并从后外侧方向进入舌骨舌肌前方

的舌部[6]。在舌下腺与颏舌骨肌之间与下颌下腺导管形成"钩绕"关系，并走行于导管的内下方，最终分布于同侧的下颌牙龈、口底及舌前2/3黏膜和舌下腺（图8-2-1）。

下颌前牙区舌侧的运动神经主要由舌下神经及下颌舌骨肌神经支配。

2. 舌下神经（hypoglossal nerve）

由舌下神经管出颅，向前下走行至下颌下三

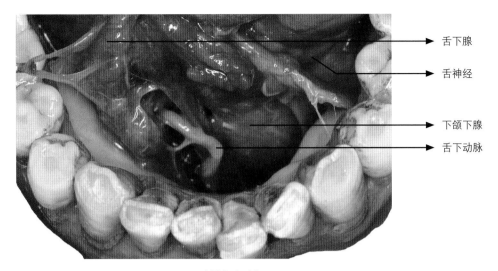

图8-2-1 舌神经解剖图

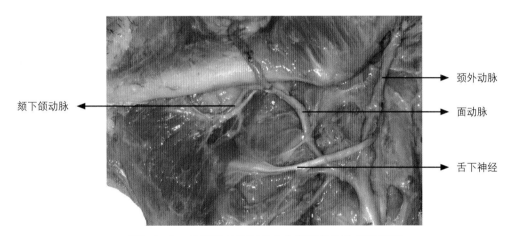

图8-2-2 从下颌外侧面的方向观察舌下神经解剖图

角时，位于颌下腺深部及舌神经的下方。当舌下神经行至舌骨舌肌浅面时，可发出分支分布于舌外肌（腭舌肌除外），然后继续走行于颏舌肌外侧面，并发出分支分布于所有舌内肌（图8-2-2）。

第3节 下颌前牙区舌侧血管解剖

1. 舌下动脉（sublingual artery）

是供应下颌骨舌侧组织的主要动脉。舌下动脉起自舌动脉，于舌骨舌肌前缘自舌动脉分出，走行于颏舌肌和下颌舌骨肌之间，向前至舌下腺，主要供应口底黏膜、舌下腺及舌肌（图8-3-1～图8-3-3）。

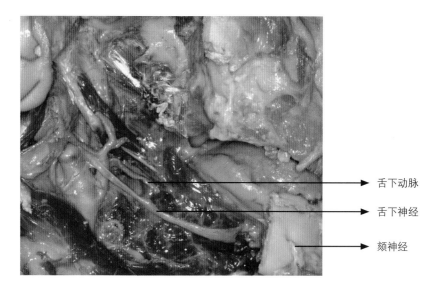

舌下动脉

舌下神经

颏神经

图8-3-1 舌下动脉解剖图

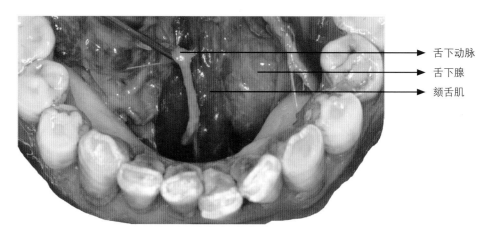

舌下动脉

舌下腺

颏舌肌

图8-3-2 舌下动脉解剖图

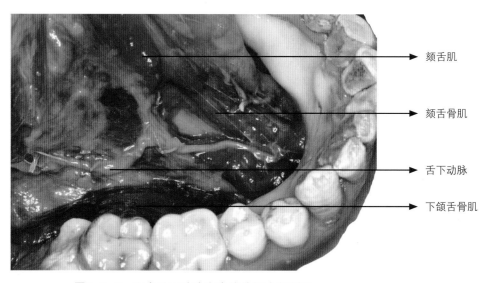

颏舌肌

颏舌骨肌

舌下动脉

下颌舌骨肌

图8-3-3 左右舌下动脉在中线处汇合解剖图

2. 颏下颌动脉（submental artery）

是面动脉的分支，是面动脉在转至面部之前发出的分支，沿下颌舌骨肌前面前行至颏部，主要供应舌下腺、颏部颏肌以及舌骨上区的前部。当舌下动脉缺如时，颏下颌动脉的分支可分布于下颌舌骨肌至舌下区，从而代替舌下动脉（图8-3-4）。下颌骨前部舌侧组织的静脉回流一般经由面静脉或舌静脉至颈内静脉。

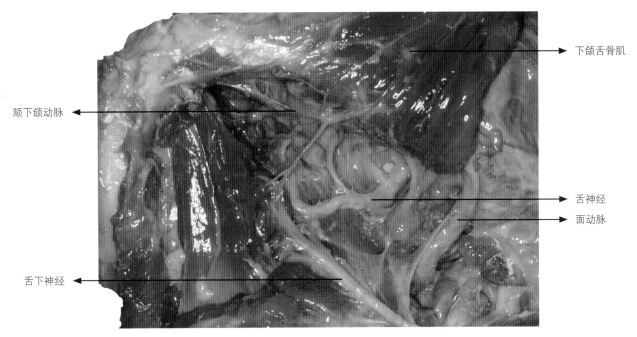

图8-3-4　从口底观察颏下颌动脉解剖图

第4节　下颌前牙区舌侧肌肉解剖

下颌前牙区舌侧的肌肉主要为颏舌肌、颏舌骨肌及下颌舌骨肌。

1. 颏舌肌（genioglossal muscle）

起自下颌骨内面上颏棘，止于舌中线两侧，肌纤维呈扇形分布。起源于中线处，由一根短肌腱附着于下颌骨正中联合后面的颏棘上方，颏舌肌是重要的舌外肌，两侧同时收缩时可使舌伸向前下，单侧收缩时可使舌尖伸向对侧（图8-4-1）。颏舌肌是舌肌组织中最大的肌肉[7]。

2. 颏舌骨肌（geniohyoid muscle）

起自下颌骨下颏棘，止于舌骨体的前面，为长柱状的小肌，肌腹由前向后逐渐增宽，并与对侧同

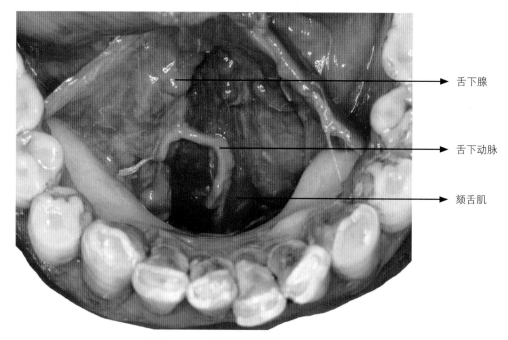

图8-4-1 颏舌肌解剖图

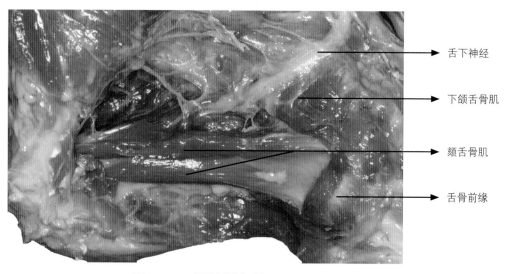

图8-4-2 颏舌骨肌解剖图

名肌融合。颏舌骨肌属于舌骨上肌群，主要作用是牵引舌骨向前上或牵引下颌骨向下（图8-4-2）。

3. 下颌舌骨肌（mylohyoid muscle）

起自下颌骨内面的下颌舌骨线，止于舌骨体部。前份和中份纤维于正中纤维缝处汇合。后份纤维行向内下，最终附着于舌骨体。下颌舌骨肌属于舌骨上肌群，两侧下颌舌骨肌及其上下面的筋膜参与了口底的构成；其主要作用是抬高口底，帮助吞咽，同时也可以上提舌骨或降下颌骨（图8-4-3）。

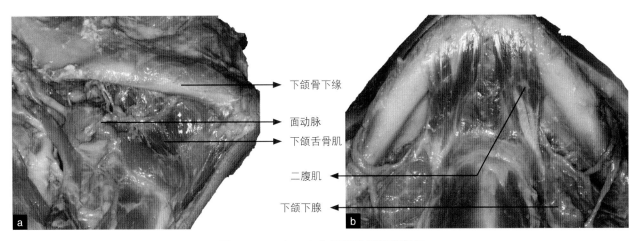

下颌骨下缘

面动脉

下颌舌骨肌

二腹肌

下颌下腺

图8-4-3 （a、b）下颌舌骨肌解剖图

第5节 舌下腺解剖

舌下腺（sublingual gland）是三大唾液腺中最小的一对，位于口底黏膜与下颌舌骨肌之间，外面紧邻下颌骨舌下腺窝，内面为颏舌肌。在舌下腺与颏舌肌之间有舌神经和下颌下腺管走行。舌下腺前端与对侧腺体相邻，后端与下颌下腺深部相接。舌下腺管数量较多，可开口于舌下襞黏膜表面，也

可汇入下颌下腺管，部分可直接开口于舌下阜（图8-5-1）。

舌下腺的主要供血动脉是舌下动脉和（或）颏下颌动脉，而其静脉血则主要回流至面静脉或舌静脉并注入颈内静脉。舌下腺的感觉由舌神经支配，而其分泌主要由副交感纤维交换神经元的节后纤维支配。

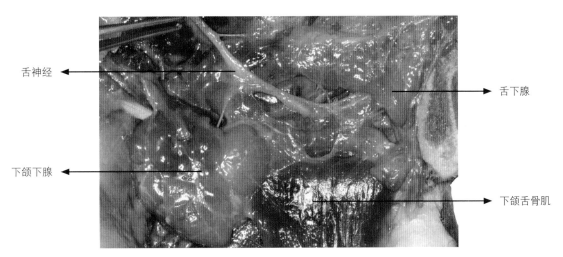

舌神经

下颌下腺

舌下腺

下颌舌骨肌

图8-5-1 下颌舌骨肌解剖图（矢状面观）

第6节　下颌前牙区舌侧软硬组织解剖与临床口腔种植及骨增量的相关性

下颌前牙区种植治疗常被认为是安全的。然而，许多临床研究报道了在该区域种植治疗后出现的出血伴随气道堵塞等严重危及生命的并发症[8-10]。种植备洞时造成下颌舌侧壁穿孔，损伤血管束是造成该区域大出血的主要原因[11]。下颌前牙舌侧区域血供较为丰富，主要有舌动脉的舌下分支和颏下颌动脉吻合支，紧贴下颌骨颏孔间舌侧骨板走行（图8-6-1）。在口腔种植外科手术操作中，如操作不当，在该区域的骨增量和种植体植入有可能损伤周围血管，造成出血。

1. 下颌前牙区舌侧的软组织减张

下颌前牙区舌侧的软组织可分为黏膜层、黏膜下层和骨膜层。口底黏膜为非角化的鳞状上皮，其质地较薄而疏松。口底黏膜下方两侧紧邻舌下腺和颌下腺导管，下颌正中舌侧下方除了有结缔组织外，还可见到舌动脉分支舌下动脉经下颌舌侧骨壁的小孔进入下颌骨，该动脉的离断是造成该处口底出血的主要原因。根据本书编者经验，在紧贴舌侧骨面将舌侧软组织剥离后，可见数根舌下动脉的牙

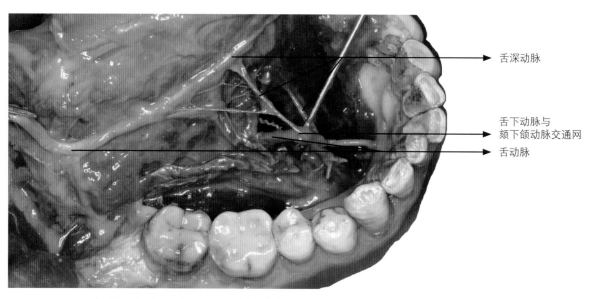

图8-6-1　下颌前牙区舌侧血管交通网解剖图

舌深动脉

舌下动脉与颏下颌动脉交通网

舌动脉

槽嵴分支，直径一般较小，对于较大的分支需结扎止血。如继续剥离至颏棘附近，可见舌下动脉终末分支，如损伤该血管，可造成严重的口底出血，因此下颌前牙区舌侧减张软组织分离不易过深。将骨膜离断后，改用钝性分离，避免损伤两侧舌下腺腺体及其导管和走行于其中的舌神经。而其余神经血管结构由于在此处为终末分支，根据本书编者在冰鲜头颅标本中发现其解剖情况不明显。

2. 下颌前牙区种植

下颌前牙区种植时造成舌侧口底出血的原因主要是种植体角度不佳从舌侧骨壁穿出，损伤舌下动脉，造成口底出血。为了避免这些并发症，通过完善的术前检查，制订完善的种植体植入方案，确保种植体植入在理想的三维位置上。对于骨量不足患者，必要时需先植骨。此外，数字化技术的应用也会在一定程度上确保种植治疗的安全性[12]。

第7节　下颌前牙区舌侧软组织减张解剖

利用冰鲜头颅模型，模拟下颌前牙区舌侧软组织减张临床操作过程（图8-7-1～图8-7-11）。

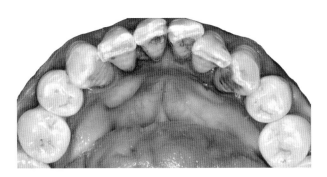

图8-7-1　选择下颌牙列完整冰鲜头颅模型，下颌前牙舌侧观

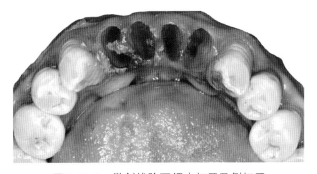

图8-7-2　微创拔除下颌中切牙及侧切牙

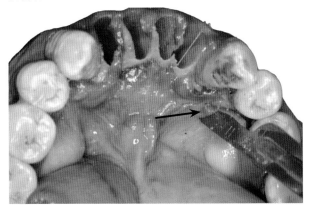

图8-7-3　用15号刀片在右下第一前磨牙舌侧做垂直松解切开（箭头所示）

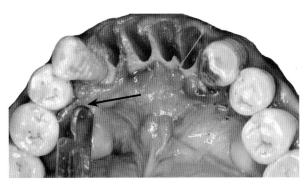

图8-7-4　用15号刀片在左下第一前磨牙舌侧做垂直松解切开（箭头所示）

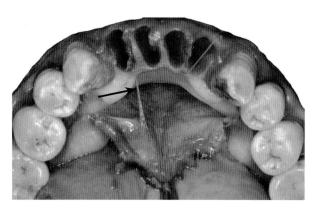

图8-7-5　用剥离器械分离下颌前牙区舌侧黏膜，可见滋养血管（箭头所示）

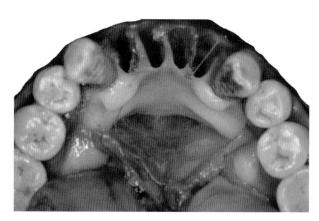

图8-7-6　切断滋养动脉，继续向口底方向剥离下颌前牙区舌侧黏膜

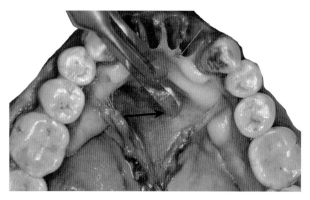

图8-7-7　用刀片轻轻切开舌侧黏膜的骨膜层（箭头所示）

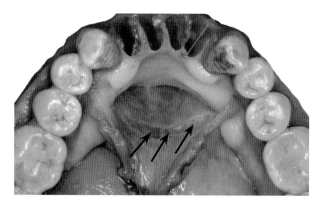

图8-7-8　水平向切开舌侧黏膜的骨膜层（箭头所示）

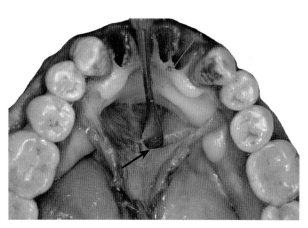

图8-7-9　用剥离器械沿舌侧黏膜的骨膜层切开部位向上钝性分离舌侧黏膜（箭头所示）

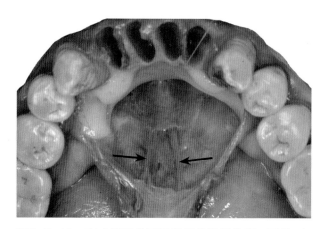

图8-7-10　完成下颌前牙区舌侧软组织松解，可见2条黏膜下血管（箭头所示）

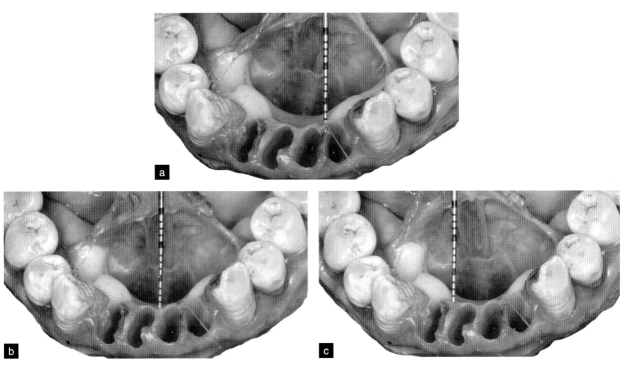

图8-7-11 下颌前牙区舌侧软组织松解高度＞15mm。（a）左侧切牙位置；（b）中切牙位置；（c）右侧切牙位置

小结

（1）舌侧软组织松解的难点和注意事项

下颌前牙舌侧软组织主要构成口底的前部区域，根据本书编者在冰鲜头颅标本上进行软组织解剖操作发现，由于舌下动脉和颏下颌动脉在此处多有丰富的吻合支分布，且在颏棘水平多见较粗大的分支进入下颌骨，因此保护舌下动脉和颏下颌动脉的吻合支是该处进行软组织减张的难点。进行软组织松解时，锐性离断骨膜后，需改用钝性分离，保护舌下动脉和颏下颌动脉，必要时需行结扎后离断血管，避免口底血肿的发生。

（2）舌侧软组织松解的临床应用意义

下颌舌侧软组织的有效减张是下颌前牙区进行骨增量时必不可少的步骤，只有充分而安全的软组织松解，才能促进良好的软组织一期愈合，确保下颌前牙区牙槽嵴骨增量获得预期的植骨效果。因此，本章聚焦下颌前牙区舌侧软组织的骨、肌肉及血管神经的解剖，并就其进行了系统描述，特别用冰鲜头颅标本进行了下颌前牙区软组织减张展示，希望通过本章的学习，能够帮助广大临床医生减少临床手术并发症，提高手术成功率。

（周咏 吕昊昕 杨广通 邹多宏）

参考文献

[1] Baldissera EZ, Silveira HD. Radiographic evaluation of the relationship between the projection of genial tubercles and the lingual foramen[J]. Dentomaxillofac Radiol, 2002, 31(6):368-372.

[2] Krishnan U, Monsour P, Thaha K, et al. A Limited Field Cone-beam Computed Tomography-based Evaluation of the Mental Foramen, Accessory Mental Foramina, Anterior Loop, Lateral Lingual Foramen, and Lateral Lingual Canal[J]. J Endod, 2018, 44(6):946-951.

[3] von Arx T, Matter D, Buser D, et al. Evaluation of location and dimensions of lingual foramina using cone-beam computed tomography[J]. J Oral Maxillofac Surg, 2011, 69(11):2777-2785.

[4] Katakami K, Mishima A, Kuribayashi A, et al. Anatomical characteristics of the mandibular lingual foramina observed on limited cone-beam CT images[J]. Clin Oral Implants Res, 2009, 20(4):386-390.

[5] McDonnell D, Reza Nouri M, Todd ME. The mandibular lingual foramen:a consistent arterial foramen in the middle of the mandible[J]. J Anat, 1994, 184(Pt 2):363-369.

[6] Erdogmus S, Govsa F, Celik S. Anatomic position of the lingual nerve ni the mandibular third molar region as potential risk factors for nerve palsy[J]. J Craniofac Surg, 2008, 19(1):264-270.

[7] Takemoto H. Morphological analyses of the human tongue musculature for three-dimensional modeling[J]. J Speech Lang Hear Res, 2001, 44(1):95-107.

[8] Schnetler C, Todorovic VS, van Zyl AW. Anterior Mandibular Lingual Defect As a Possible Cause of Near-Fatal Bleeding During Routine Dental Implant Surgery: A Retrospective Computed Tomography Study[J]. Implant Dent, 2018, 27(2):254-259.

[9] Peñarrocha-Diago M, Balaguer-Martí JC, Peñarrocha-Oltra D, et al. Floor of the mouth hemorrhage subsequent to dental implant placement in the anterior mandible[J]. Clin Cosmet Investig Dent, 2019, 11:235-242.

[10] Kalpidis CD, Setayesh RM. Hemorrhaging associated with endosseous implant placement in the anterior mandible: a review of the literature[J]. J Periodontol, 2004, 75(5):631-645.

[11] Blanc O, Krasovsky A, Shilo D, et al. A life-threatening floor of the mouth hematoma secondary to explantation attempt in the anterior mandible[J]. Quintessence Int, 2021, 52(1):66-71.

[12] He P, Truong MK, Adeeb N, et al. Clinical anatomy and surgical significance of the lingual foramina and their canals[J]. Clin Anat, 2017, 30(2):194-204.

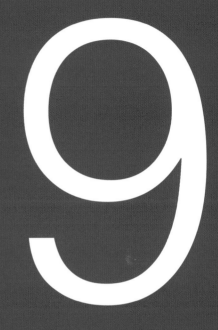

第9章 下颌后牙区舌侧软硬组织解剖

Soft and Hard Tissue Anatomy of Mandible Lingual
Posterior Dental Area

下颌后牙区指的是下颌体部颏孔区到下颌升支前缘的区域（图9-1）。下颌后牙区牙体长轴冠方向近中和舌侧倾斜，与对颌牙形成一定的覆盖和覆𬌗关系。其舌侧软组织区域主要为舌侧牙龈、牙槽黏膜、舌下区和舌部。在下颌后牙区进行种植手术时应注意牙槽突根方的舌侧凹陷，避免打穿舌侧骨板。若损伤口底血管，则可能形成口底血肿压迫气道的风险。因此，掌握下颌后牙区舌侧软硬组织解剖，避免在手术过程中损伤重要解剖结构，可有效规避下颌后牙区种植的风险；另外，根据下颌骨舌侧骨性解剖，术前规划下颌后牙区种植的位点及轴向，消除不良应力的影响，能有效增加种植体长期稳定性。本章就下颌骨舌侧软硬组织结构特征进行阐述，希望能够为种植术前优化修复设计及避免术中并发症提供帮助。

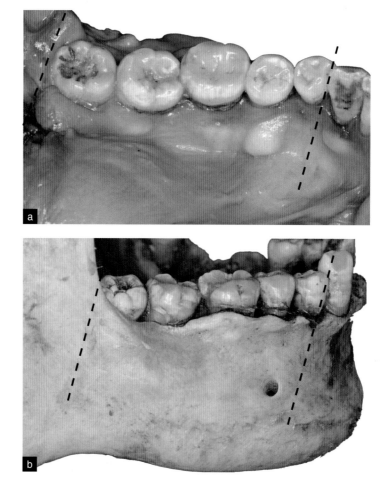

图9-1　下颌后牙区区域示意图。（a）软组织舌侧观虚线内；（b）骨性颊侧观虚线内

第1节 下颌后牙区舌侧骨性解剖

1. 下颌骨后牙区舌侧骨性结构特点（图9-1-1）

下颌骨分为下颌升支与下颌体。在下颌升支内面中央后上方存在下颌孔，下颌孔的前方为下颌小舌，下颌孔的后上方，大约在下颌磨牙殆平面上方1cm处有下颌神经沟，下牙槽神经及血管由此沟进入下颌孔及下颌神经管。喙突向后下方与髁突向前下方汇合形成下颌隆突，位于下颌孔的前上方。此处由前向后分别走行着颊神经、舌神经、下牙槽神经。下颌孔下方有一向前下延伸的沟，称为下颌舌骨沟，下颌舌骨神经及血管走行其中。在下颌体的内面存在一与外斜线对应的骨嵴，称为内斜线。在内斜线的上方，上下颏棘的两侧存在舌下腺窝，与舌下腺相邻。在内斜线下方，下颌中线两侧存在二

腹肌窝，为二腹肌前腹起点。在二腹肌窝后上方为下颌下腺窝，与下颌下腺、下颌下淋巴结邻接，且在此处，面动脉常由下颌骨内侧急转向外，越过下颌骨下缘进入面部。

2. 与种植手术的相关性及临床意义

较上颌牙槽突而言，下颌牙槽突骨板相对更厚，且骨密度更高，因此在下颌骨进行手术操作时，尤其是存在局部急慢性炎症时，常需同时采用浸润麻醉及阻滞麻醉。在下颌后牙区，磨牙牙体长轴斜向舌侧，舌侧骨板较颊侧薄弱，加之存在下颌下腺窝，因此在下颌后牙区进行种植窝洞预备时，应注意操作位置及角度，避免下颌舌侧骨板穿孔及骨折，甚至损伤舌侧走行的血管及神经[1-2]。

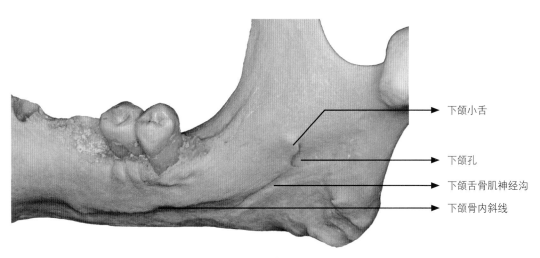

下颌小舌

下颌孔

下颌舌骨肌神经沟

下颌骨内斜线

图9-1-1 下颌后牙区舌侧骨性结构

第2节　下颌后牙区舌侧软组织解剖

下颌后牙区舌侧主要位于口底舌下区,包含重要的神经、血管、肌肉等解剖结构。

1. 神经解剖及临床意义

（1）神经解剖

1）舌神经（lingual nerve）：为三叉神经下颌神经的分支,起自下颌神经后干,经翼外肌下缘后,在翼内肌与下颌升支之间前行,越过第三磨牙远中至其舌侧下方,继续下行至下颌舌骨肌与舌骨舌肌之间,居下颌下腺及导管之上。舌神经越过舌骨舌肌前缘附近时,先从下颌下腺导管上方至其外侧行向下内侧"钩绕"导管,继续在导管内侧沿颏舌肌外侧与舌深动脉伴行至舌尖,最后分布于下颌舌侧牙龈、舌前2/3黏膜、口底黏膜和舌下腺。舌神经主要支配舌前2/3的一般感觉,另外参与舌神经的面神经鼓索味觉纤维支配舌前2/3的味觉（图9-2-1）。

舌神经在下颌第三磨牙远中及舌侧,位置表浅,表面仅有黏膜覆盖。在行舌下腺、下颌下腺、口底区手术时,要注意防止舌神经损伤。

2）下颌下神经节（submandibular ganglia）：是副交感神经节,此神经节位于舌神经下方,下颌下腺上方,接受3个神经根的来源,分别是来自鼓索

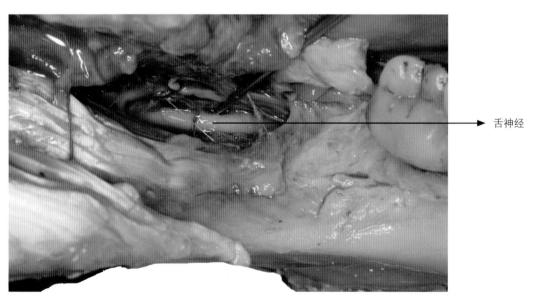

舌神经

图9-2-1　舌神经解剖图

的副交感根、面动脉交感丛的交感根及舌神经的感觉根。发出节后纤维至舌下腺和下颌下腺，支配腺体的分泌。

3）舌下神经（hypoglossal nerve）：出颅后沿颈内动、静脉之间下行，在下颌角水平，神经弯曲向前，经二腹肌后腹深面进入下颌下三角，后于下颌下腺深面，伴随下颌下腺导管，经舌骨舌肌和下颌舌骨肌之间进入舌下间隙。支配除腭舌肌以外所有舌肌的运动。

4）舌咽神经（glossopharyngeal nerve）：分为鼓室神经、颈动脉窦神经、咽支、肌支、扁桃体支和舌支，舌咽神经后段于舌骨舌肌的深面前行至舌根及扁桃体区，舌支支配舌后1/3的一般感觉和味觉。

5）下牙槽神经（inferior alveolar nerve）：沿翼外肌内侧面下行，经下颌孔入下颌管，在管内发出多数小支，至下颌的牙齿和牙龈，终末支出颏孔，称颏神经，分布于颏部和下唇的皮肤（图9-2-2）。

（2）口腔种植及骨增量手术相关性及临床意义

舌神经在下颌第三磨牙远中及舌侧，位置表浅，表面仅有黏膜覆盖，当进行下颌骨外斜线取骨、后牙区种植等相关手术时，切口勿偏向舌侧，以免切断舌神经引起舌感觉异常[3-4]。下颌后牙区种植还应关注下牙槽神经以及颏神经的位置，避免损伤或挤压神经而出现感觉异常[5-6]。

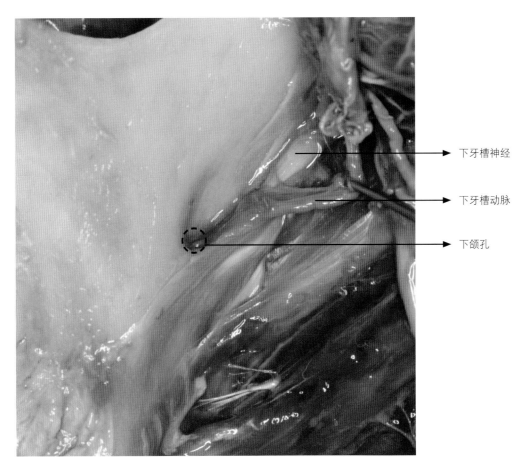

下牙槽神经

下牙槽动脉

下颌孔

图9-2-2 下牙槽神经解剖图

2. 血管解剖

（1）血管解剖

1）舌动脉（lingual artery）：于甲状腺上动脉起点稍上方，平舌骨大角间处，自颈外动脉前壁发出，第一段位于起点至舌骨舌肌后缘；第二段位于舌骨舌肌深面，被覆舌骨舌肌、二腹肌中间腱、茎突舌骨肌及下颌下腺，发出舌背动脉；第三段于舌骨舌肌前缘处分成舌下动脉和舌深动脉（图9-2-3）。

2）舌下动脉（sublingual artery）：前行于颏舌肌和下颌舌骨肌之间至舌下腺，舌下动脉穿过下颌舌骨肌后与面动脉的分支颏下颌动脉相吻合（图9-2-4）。

3）舌深动脉（deep tongue artery）：于舌骨舌肌前缘上行，经舌神经内侧，颏舌肌与舌下纵肌间、舌系带两侧黏膜下前行到达舌尖部，供应舌肌和舌黏膜（图9-2-5）。

4）下牙槽动脉（inferior alveolar artery）：起始后紧贴下颌支内面，于下牙槽神经后方下行，经下颌孔进入下颌管，伴行静脉一般有两条。在进入下颌孔前分出下颌舌骨肌动脉，伴同名神经在下颌骨深面行向前下，至下颌舌骨肌。下牙槽动脉进入下颌孔后，经下颌管分出切牙支、牙动脉、牙槽支或穿支，供应下颌牙和下颌骨。经颏孔穿出至颏部形成颏动脉，供应颏部及下唇，并与颏下颌动脉及下唇动脉相吻合（图9-2-6）。

（2）口腔种植及骨增量手术相关性及临床意义

下牙槽神经阻滞麻醉时，应注意回抽，避免麻醉药物进入下牙槽动脉进而引发不良反应。下颌后牙区种植术前评估牙槽嵴顶至下颌神经管的距离，术中备洞时不要损伤下颌神经管。舌下动脉经过口

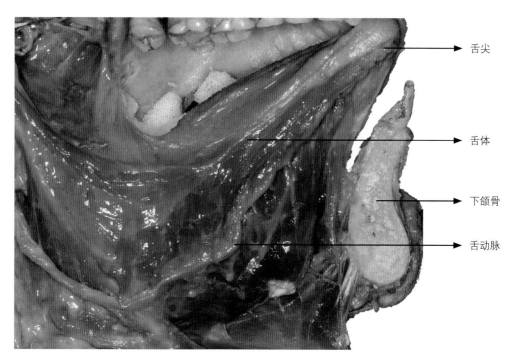

图9-2-3　舌动脉解剖图

右侧标注（从上到下）：舌尖、舌体、下颌骨、舌动脉

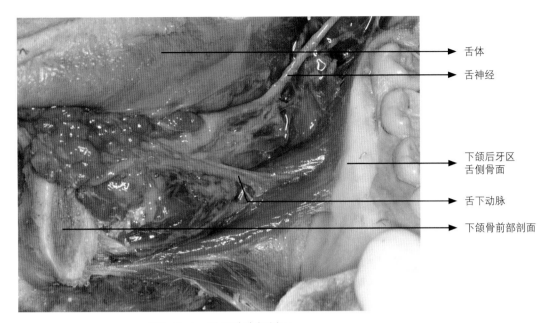

图9-2-4　舌下动脉解剖图

底下颌前磨牙或第一磨牙区时，表面浅层组织菲薄，若术中不慎损伤口底黏膜，可导致舌下动脉出血[7]。在下颌下腺窝处，面动脉常由下颌骨内侧急转向外，越过下颌骨下缘进入面部，在此处进行外科操作时应格外注意[8]。

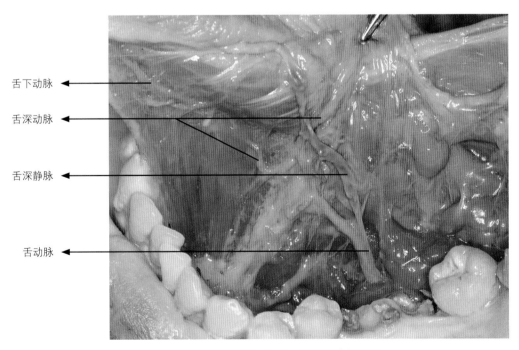

图9-2-5　舌深动脉解剖图

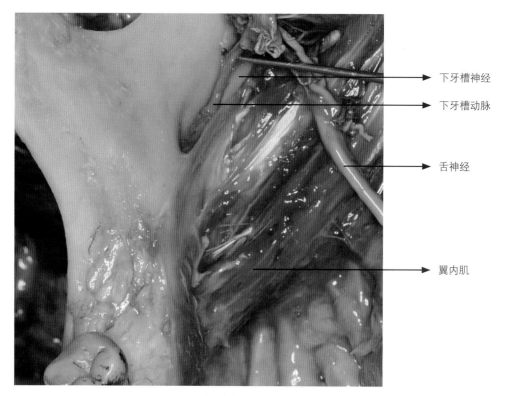

图9-2-6 下牙槽动脉解剖图

下牙槽神经

下牙槽动脉

舌神经

翼内肌

3. 表面标志

（1）舌下阜（sublingual caruncle）

又称为舌下肉阜，当舌翘起时，舌系带两侧的口底黏膜上各有一小突起，称为舌下阜，为下颌下腺管及舌下腺大管的共同开口。

（2）舌下皱襞（sublingual fold）

舌下阜两侧各有一条向后外斜行的皱襞，为舌下腺小管的开口部位，也是下颌下腺管的表面标志（图9-2-7）。

4. 肌肉解剖及临床意义

（1）肌肉解剖

1）翼内肌（medial pterygoid）：位于颞下窝和下颌支的内侧面，位置较深，呈四边形，有深浅两个头，深头起自翼外板的内面和腭骨锥突，浅头起自腭骨锥突和上颌结节，肌束向下后外，至下颌角内的翼肌粗隆（图9-2-8）。

2）翼外肌（lateral pterygoid）：位于颞下窝，呈三角形，位于翼内肌上方，有上下两头，上头起自蝶骨大翼的颞下面和颞下嵴，下头起自翼外板的外侧面，肌束从前向后水平走行，汇合于髁突颈部的关节翼肌窝（图9-2-9）。

3）舌肌（lingualis）：前面介绍了舌内肌收缩控制舌体形态，舌外肌则控制舌体运动，包括颏舌肌（双侧收缩舌向前，同时舌体向下，舌背凹陷；单侧收缩舌尖伸向对侧）、舌骨舌肌（牵拉舌向后下方）、茎突舌肌（牵拉舌向后上方）和腭舌肌（参与构成腭舌弓）（图9-2-10）。

（2）口腔种植及骨增量手术相关性及临床意义

行下牙槽神经阻滞麻醉时，应注意无菌及规范操作，避免引起翼颌间隙感染[9]。口底使用锐器及

运转的手机钻头时，应注意保护下颌下腺导管，若损伤后未及时处理则形成的瘢痕挛缩可导致下颌下腺炎。

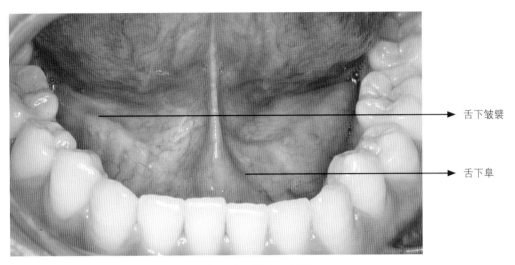

图9-2-7 舌下阜、舌下皱襞解剖图

舌下皱襞

舌下阜

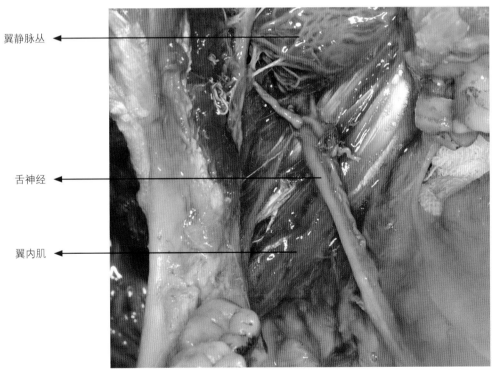

翼静脉丛

舌神经

翼内肌

图9-2-8 翼内肌解剖图

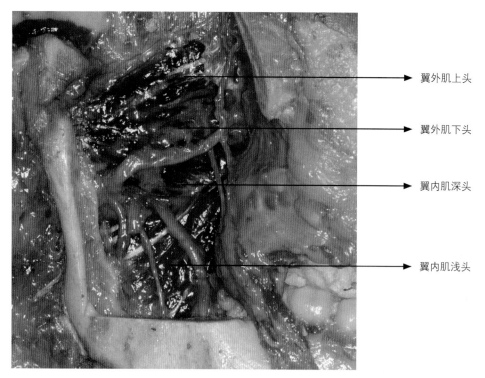

图9-2-9　翼内肌和翼外肌解剖图

翼外肌上头

翼外肌下头

翼内肌深头

翼内肌浅头

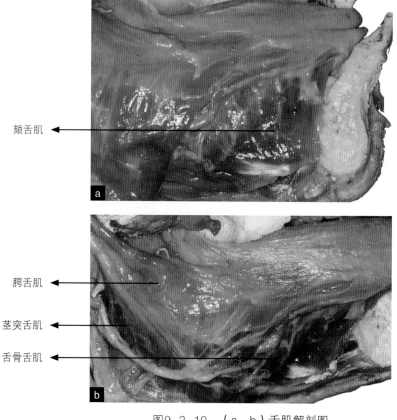

颏舌肌

腭舌肌

茎突舌肌

舌骨舌肌

图9-2-10　（a、b）舌肌解剖图

第3节 下颌后牙区舌侧软组织减张解剖

1. 下颌后牙区舌侧软组织减张解剖

下颌后牙区舌侧减张应基于下颌舌骨肌的附着位置，并对舌侧重要解剖结构进行保护，例如舌神经、舌下动脉。磨牙后区及磨牙区，舌神经在邻近区域走行且位置较为表浅，需要格外注意保护舌神经。磨牙区下颌舌骨肌附着接近牙槽嵴，因此应通过钝性分离获得软组织瓣活动度，以保护重要解剖结构。

2. 冰鲜头颅下颌后牙区舌侧软组织减张流程图（图9-3-1～图9-3-9）

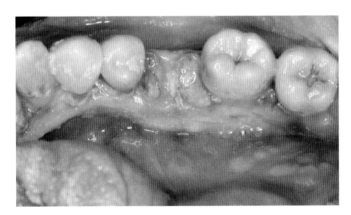

图9-3-1 右下后牙殆面观

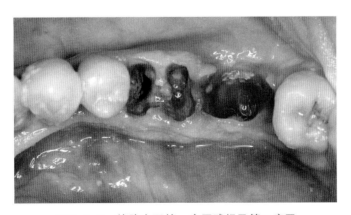

图9-3-2 拔除右下第一磨牙残根及第二磨牙

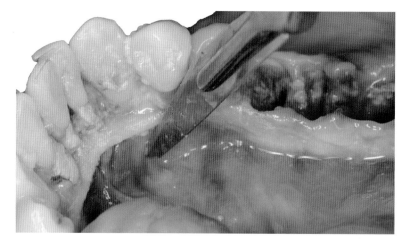

图9-3-3　舌侧近中横切口减张（1~2个牙位）

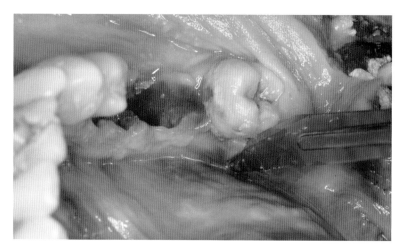

图9-3-4　舌侧远中横切口减张（1个牙位）

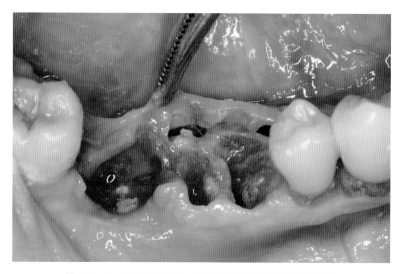

图9-3-5　𬌗面纵切口，然后骨膜下剥离舌侧软组织

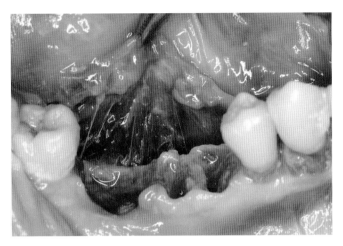

图9-3-6　血管钳提起舌侧软组织瓣

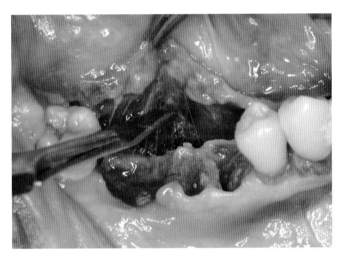

图9-3-7　用11号刀背把舌侧瓣骨膜切开

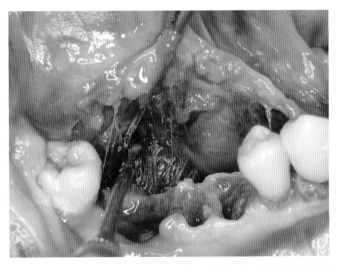

图9-3-8　用剥离器械头部沿切开的骨膜线，向上方提拉软组织

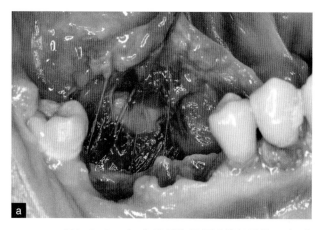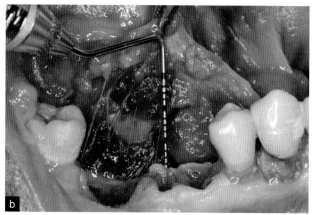

图9-3-9 （a）舌侧软组织瓣松解到位；（b）舌侧软组织瓣松解深度≥15mm（牙槽嵴顶以上）

3. 舌侧软组织减张手术在临床上应用的范围和意义

临床上因为牙周炎、外伤、先天发育缺陷等原因造成的下颌后牙区牙齿缺失常伴有牙槽骨的缺损，牙槽骨缺损类型包括垂直向缺损、水平向缺损以及垂直水平向复合缺损。恢复牙槽骨缺损最常用的方法之一为骨增量技术，随着骨增量技术的不断发展和应用，使得许多原来因自身牙槽骨量不足而不能进行种植的患者也可进行种植，同时牙槽嵴也可以恢复丰满度，达到恢复功能和外形的目的，取得良好的修复效果。

当患者垂直或水平骨量严重不足时，需要大量植骨以获得种植所需的足够骨高度及骨宽度[10-11]，单纯的术区颊侧两侧垂直减张切口不能使切口在无张力状况下缝合关闭，使得手术效果打折，甚至因植入物（包括骨替代材料、屏障膜、膜钉等）暴露于口腔，而引起感染，最终导致骨增量失败。此时需要配合一定程度的舌侧软组织减张，在水平及两侧垂直切口下翻开舌侧黏骨膜瓣，并于膜龈联合根方

3～5mm处切开骨膜进行减张，减低了骨膜张力，为材料的植入提供充足的空间，也可减少因张力大而致材料发生位置移动，同时又适当保留了局部血运，利于术后恢复，为达到成功的垂直向和（或）水平向骨缺损修复提供了保障。

（黄圣运 杨世缘 杨国利 邹多宏）

参考文献

[1] Rajput BS, Merita S, Parihar AS, et al. Assessment of Lingual Concavities in Submandibular Fossa Region in Patients requiring Dental Implants-A Cone Beam Computed Tomography Study[J]. J Contemp Dent Pract, 2018, 19(11):1329-1333.

[2] Avanesov AM, Sedov YG, Mordanov OS. Morphology of mandibular lingual concavities[J]. Stomatologiia, 2019, 98(5):113-117.

[3] Ghabriel M, Takezawa K, Townsend G. The lingual nerve: overview and new insights into anatomical variability based on fine dissection using human cadavers[J]. Odontology, 2019, 107(1):1-9.

[4] Romsa B, Ruggiero SL. Diagnosis and Management of Lingual Nerve Injuries[J]. Oral Maxillofac Surg Clin North Am, 2021, 33(2):239-248.

[5] Kushnerev E, Yates JM. Evidence-based outcomes following inferior alveolar and lingual nerve injury and repair: a systematic review[J]. J Oral Rehabil, 2015, 42(10):786-802.

[6] Alhassani AA, Alghamdi AS. Inferior alveolar nerve injury in implant dentistry: diagnosis, causes, prevention, and management[J]. J Oral Implantol, 2010, 36(5):401-407.

[7] Katsumi Y, Tanaka R, Hayashi T, et al. Variation in arterial supply to the floor of the mouth and assessment of relative hemorrhage risk in implant surgery[J]. Clin Oral Implants Res, 2013, 24(4):434-440.

[8] Park JA, Yeo IS, Lee HI, et al. Lateral branches of the facial artery and its clinical implications[J]. Clin Anat, 2022, 35(8):1142-1146.

[9] Choi DY, Hur MS. Anatomical review of the mandibular lingula for inferior alveolar nerve block[J]. Folia Morphol(Warsz), 2021, 80(4):786-791.

[10] Khojasteh A, Safiaghdam H, Farajpour H. Pedicled segmental rotation techniques for posterior mandible augmentation: a preliminary study[J]. Int J Oral Maxillofac Surg, 2019, 48(12):1584-1593.

[11] Esposito M, Grusovin MG, Felice P, et al. The efficacy of horizontal and vertical bone augmentation procedures for dental implants—a Cochrane systematic review[J]. Eur J Oral Implantol, 2009, 2(3):167-184.

10

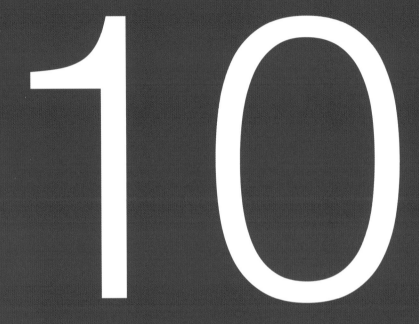

第10章　口底区种植解剖

Anatomy of the Region of Mouth Floor

口底区（the region of mouth floor）位于舌和口底黏膜下方，其上界为口底黏膜，底部由下颌舌骨肌和舌骨舌肌构成，前界和两侧止于下颌骨内表面，后界止于舌根部[1]。由于下颌口腔种植手术与口底区密切相关，掌握口底区解剖结构对口腔种植体安全、精准植入，避免术中及术后并发症具有重要意义。因此，本章将重点阐述与口腔种植相关的口底区解剖结构，以供广大口腔种植医生学习和参考（图10-1）。

1. 口底区骨性解剖

口底区骨组织即下颌骨内表面区域，该区域与口腔种植相关的骨性解剖标志主要包括内斜线、舌下腺窝及颏棘。

（1）内斜线（internal oblique line）

与外斜线相对应，自第三磨牙后部向前延伸至正中联合下端的骨嵴，有下颌舌骨肌附着又称为下颌舌骨线（图10-2和图10-3）。

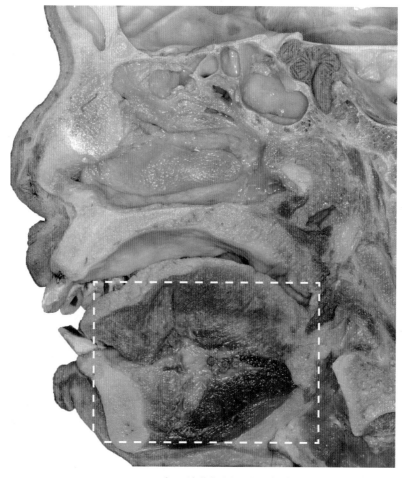

图10-1　口底区总览解剖图（矢状面）

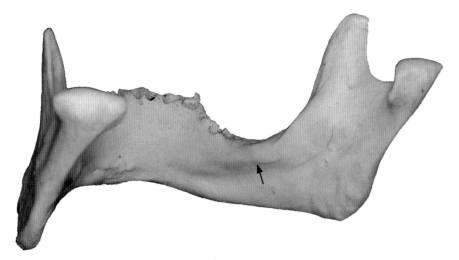

图10-2　下颌骨内斜线（右侧，箭头所示）

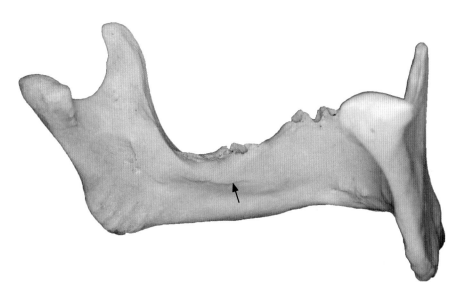

图10-3　下颌骨内斜线（左侧，箭头所示）

（2）舌下腺窝（sublingual fossa）

位于内斜线的上方，颏棘的两侧有骨性凹陷称为舌下腺窝，为舌下腺与下颌骨内表面相接触的位置（图10-4）。

（3）颏棘（spina mentalis）

下颌骨内表面近中线处，上下两对骨性突起。上方突起称为上颏棘，是颏舌肌的附着点；下方突起称为下颏棘，是颏舌骨肌的附着点（图10-5和图10-6）。

369

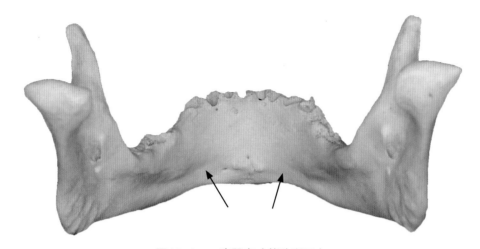

图10-4 二腹肌窝（箭头所示）

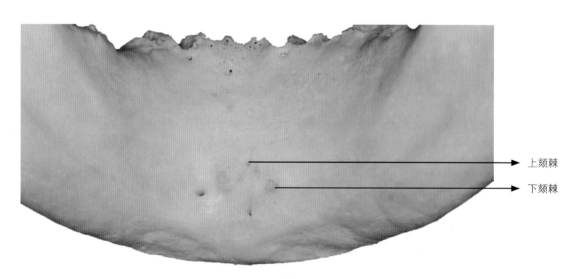

上颏棘

下颏棘

图10-5 颏棘

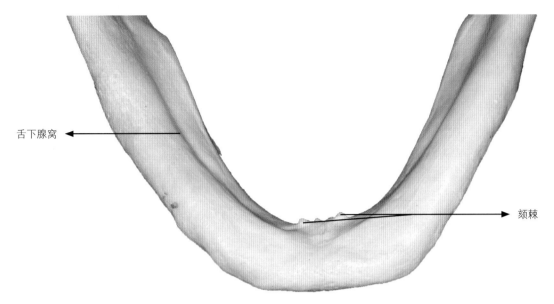

舌下腺窝

颏棘

图10-6 颏棘

2. 口底区神经分布

口底区与口腔种植手术密切相关的神经主要包括舌神经和舌下神经。

（1）舌神经（lingual nerve）

是下颌神经的分支之一，属于感觉神经，在下牙槽神经的前方，向下呈弓状沿舌骨舌肌的外面至舌尖。分布于舌前2/3的黏膜，接受黏膜的一般感觉；来自鼓索的味觉纤维，也经此神经至菌状乳头，接受舌前2/3的味觉（图10-7和图10-8）。

（2）舌下神经（hypoglossal nerve）

为运动神经，经过下颌角和茎突舌骨肌内侧，弯曲向前进入舌，以不同分支止于除腭舌肌外的所有舌外肌，并支配以上各肌（图10-9和图10-10）。

3. 口底区血管解剖

口底区的血管主要包括两部分，一部分负责下颌骨的主要血供来源，包括下牙槽动脉、面动脉和舌动脉。另一部分供应舌下间隙及其内容物，其分支包括舌动脉、舌下动脉和颏下颌动脉。

（1）舌动脉（lingual artery）

在甲状腺上动脉的稍上方，平舌骨大角处发自颈外动脉，自舌动脉的起点至舌骨舌肌后缘处，此段略呈向上凸的弓形，于二腹肌后腹的稍下方、弓的浅面有舌下神经越过。此段舌动脉位置表浅，易于暴露，临床常做舌动脉结扎术，以控制术中出血。此后，舌动脉沿舌骨上缘水平前行，位置较深，其表面除被覆舌骨舌肌外，尚有二腹肌中间腱、茎突舌骨肌止点及下颌下腺等结构。舌动脉于

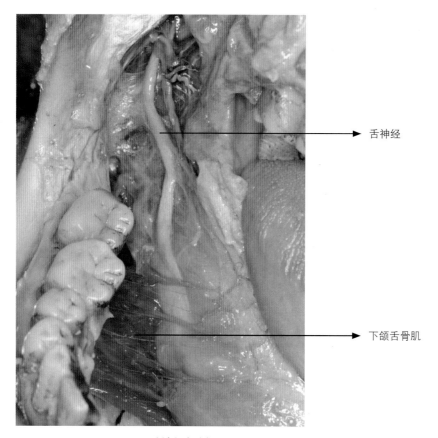

舌神经

下颌舌骨肌

图10-7　舌神经解剖图

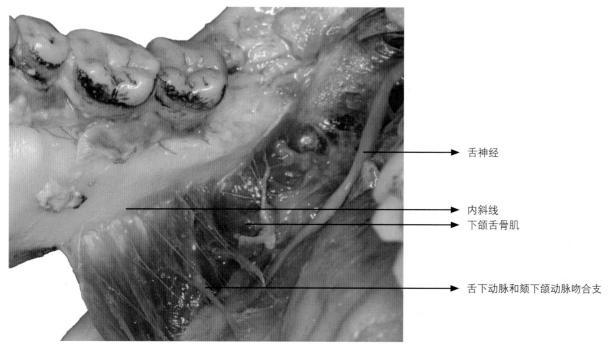

舌神经

内斜线
下颌舌骨肌

舌下动脉和颏下颌动脉吻合支

图10-8　舌神经解剖图

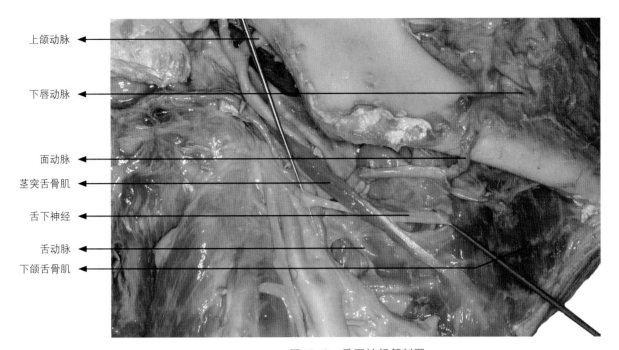

上颌动脉

下唇动脉

面动脉

茎突舌骨肌

舌下神经

舌动脉

下颌舌骨肌

图10-9 舌下神经解剖图

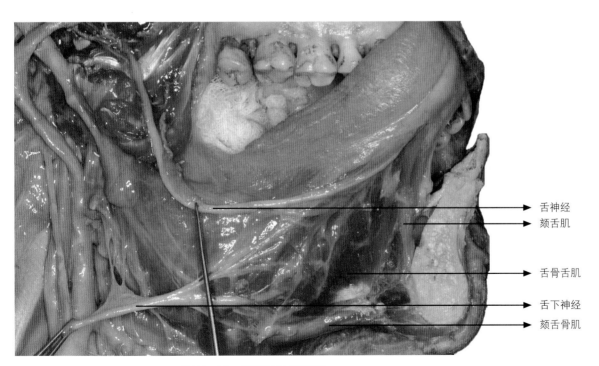

舌神经

颏舌肌

舌骨舌肌

舌下神经

颏舌骨肌

图10-10 舌下神经解剖图

舌骨舌肌前缘处分成舌下动脉、舌深动脉两终末支（图10-11）。

（2）舌下动脉（sublingual artery）

前行于颏舌肌与下颌舌骨肌之间至舌下腺，供应舌下腺、口底黏膜及舌肌。舌下动脉穿过下颌舌骨肌与面动脉的分支颏下颌动脉吻合。有时舌下动脉缺如，即由颏下颌动脉的穿支代替，这种变异是因为舌下动脉起源于面动脉所致。舌下动脉经过口底前磨牙或第一磨牙区时，其表面浅层组织菲薄，不慎损伤此区口底黏膜，可导致舌下动脉出血（图10-12）。

（3）颏下颌动脉（submental artery）

为面动脉在颏下的分支，有穿过下颌舌骨肌到口底的穿支，向前走行，与舌动脉在口底的分支舌深及舌下动脉，形成吻合支，可位于下颌磨牙区及前牙区舌侧倒凹处，或者经下颌舌侧正中孔穿入骨内。在下颌前牙区及磨牙区种植手术时，如果穿透舌侧骨板，可能伤及口底的血管，导致口底血肿（图10-13）。

（4）下颌舌侧骨穿支血管

是指经下颌舌侧正中孔与舌侧副孔的骨内穿支血管束，又称为颏棘动脉，其穿行骨性管道称为下颌舌侧管。舌下动脉分支从下颌骨舌侧正中孔和（或）舌侧副孔穿入下颌骨内与切牙动脉相吻合。其余吻合类型还包括：舌下和颏下颌动脉吻合成下颌舌骨肌支、颏下及切牙动脉吻合[2]。文献报道，下颌舌侧孔的发生率较高，为97%～100%。且舌侧孔均伴随骨性管状结构，在下颌骨前部走行特殊的血管束。根据颏棘的位置，位于颏棘上的舌侧孔通常走行舌神经血管束，而位于颏棘下的舌侧孔通常走行颏下/舌下动静脉[3]（图10-14）。

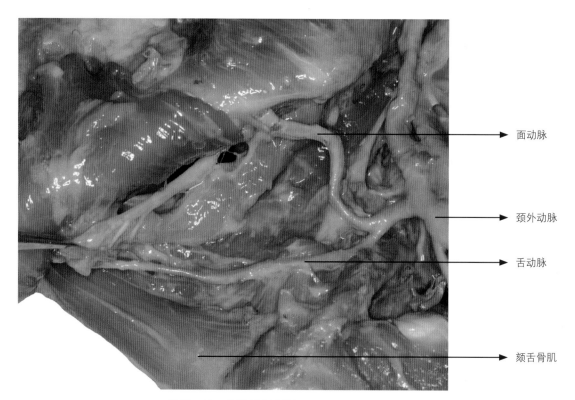

面动脉

颈外动脉

舌动脉

颏舌骨肌

图10-11　舌动脉解剖图

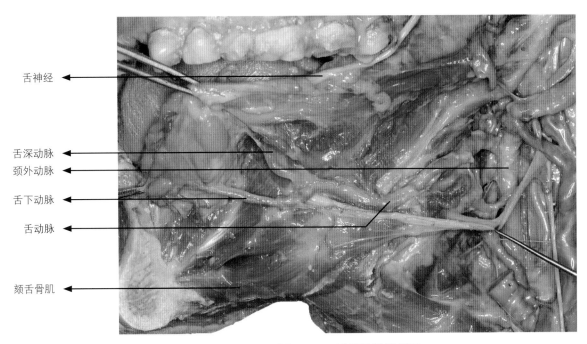

舌神经

舌深动脉
颈外动脉

舌下动脉

舌动脉

颏舌骨肌

图10-12 舌下动脉解剖图

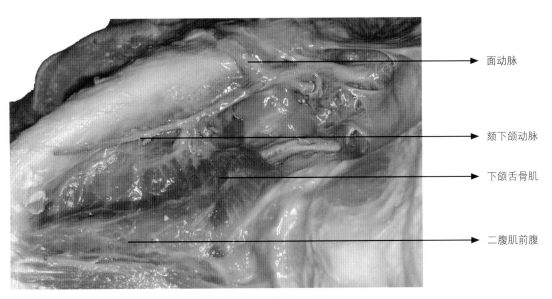

面动脉

颏下颌动脉

下颌舌骨肌

二腹肌前腹

图10-13 颏下颌动脉解剖图

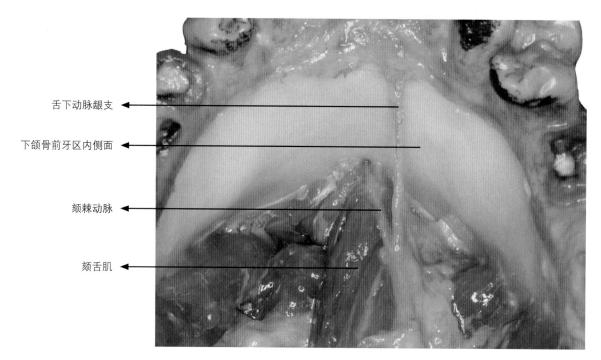

舌下动脉龈支

下颌骨前牙区内侧面

颏棘动脉

颏舌肌

图10-14　颏棘动脉解剖图

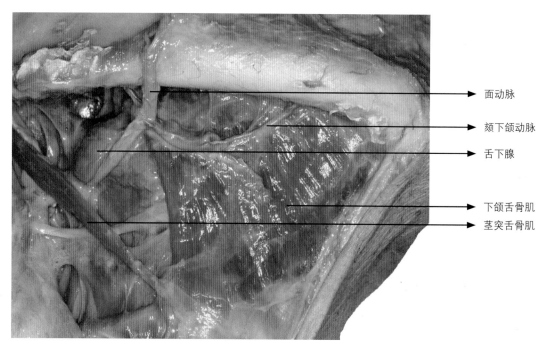

面动脉

颏下颌动脉

舌下腺

下颌舌骨肌

茎突舌骨肌

图10-15　下颌舌骨肌解剖图

4. 口底区肌肉组织解剖

口底区的肌肉组织解剖较为清晰，主要负责组成舌体，封闭口底，充当神经血管走行的软组织垫。自下而上依次可见下列肌肉组织：

（1）下颌舌骨肌（mylohyoid）

位于下颌骨和舌骨之间，在下颌骨体内侧，构成肌性与功能性口底。起自下颌骨双侧体部下颌舌骨线，其左右侧肌肉纤维向后内下在正中相交，后部肌肉纤维附着于舌骨体部（图10-15）。

（2）颏舌骨肌（geniohyoid muscle）

为舌骨上肌群，起自下颏棘，止于舌骨上部，与其上方的颏舌肌存在潜在间隙。颏舌骨肌的主要功能为牵拉舌骨向前上移动，并与茎突舌骨肌相拮

抗。随着舌骨的前上移动与舌骨相关的气道前壁及侧壁组织也随着向外扩张，从而有利于舌咽平面气道的扩大（图10-16）。

（3）舌骨舌肌（hyoglossus muscle）

起自舌骨体的外侧和舌骨大角，肌纤维向上且略向前走行，在颏舌肌后部的外侧同茎突舌骨肌和舌内肌的肌纤维相结合。舌骨舌肌收缩时可将舌拉向后下（图10-17）。

（4）颏舌肌（genioglossus muscle）

起自下颌体后面的颏棘，肌纤维呈扇形向后上方分散，止于舌中线两侧。两侧颏舌肌同时收缩，拉舌向前下方，即伸舌；单侧收缩使舌伸向对侧；当一侧颏舌肌瘫痪时，舌尖偏向瘫痪侧（图10-17）。

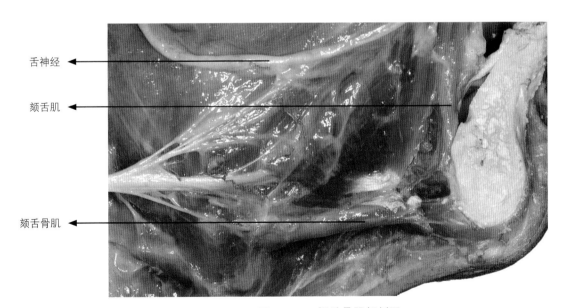

舌神经

颏舌肌

颏舌骨肌

图10-16 颏舌骨肌解剖图

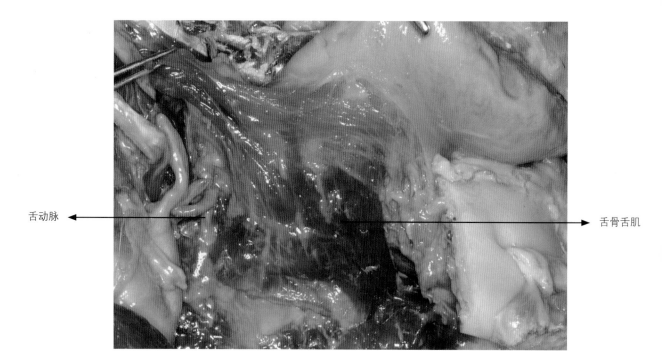

舌动脉 ← → 舌骨舌肌

图10-17 舌骨舌肌解剖图

5. 口底区腺体

舌下腺（sublingual gland）

较小，扁长圆形，位于口腔底舌下襞的深面，导管有大、小两种，大管1对，与下颌下腺管共同开口于舌下阜；小管约10条，开口于舌下襞表面（图10-18和图10-19）。

6. 口底区局部解剖应用

（1）种植预备时穿通皮质骨

口底严重的出血和血肿是下颌种植治疗的并发症之一[4]。根据动脉和下颌舌骨肌及下颌骨舌侧骨板的关系，Katsumi等[5]把颏下颌动脉和舌下动脉的走行分为4型：Ⅰ型为舌下间隙，主要由舌下动脉支配；Ⅱ型为舌下动脉和颏下颌动脉共同支配；Ⅲ型为颏下颌动脉支配，而舌下动脉缺如；Ⅳ型为颏下颌动脉支配，而无舌深动脉。根据血管与舌下腺的关系，上述4型血管支配又分别分为A和B两种亚型，其中，A型为动脉走行于舌下腺的内侧面，B型为动脉走行于舌下腺的外侧面，即舌下腺和下颌骨舌侧面之间。其中Ⅰ型血管分布最常见，约占63%，且多为A亚型，在Ⅱ型、Ⅲ型和Ⅳ型血管分布中，55%为B亚型。种植治疗时，舌下腺窝的存在常常会造成下颌骨内表面形态结构的变化。舌下腺窝较为明显时，下颌骨内表面凹陷显著，在进行种植手术时，如未获得良好的手术路径，可能会造成此处皮质骨穿通，使舌下腺和舌侧骨板间的血管损伤，出现大出血和血肿。

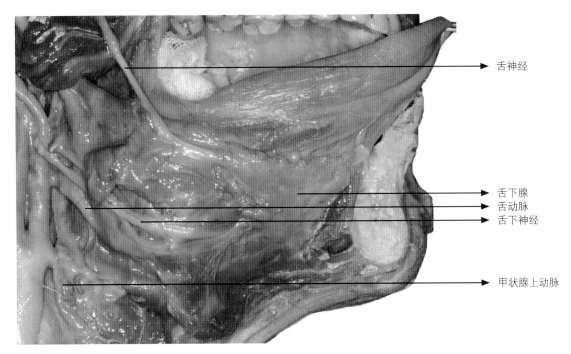

舌神经

舌下腺
舌动脉
舌下神经

甲状腺上动脉

图10-18　舌下腺解剖图

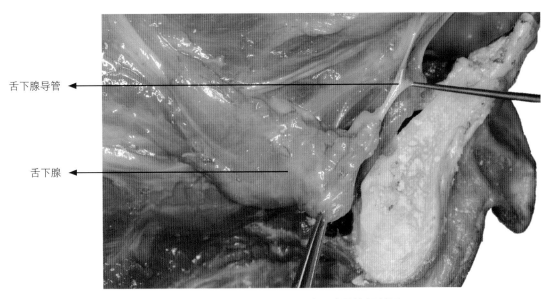

舌下腺导管

舌下腺

图10-19　舌下腺导管解剖图

（2）下颌骨垂直向骨增量

下颌后牙区的垂直向骨增量是一项技术敏感性较高的操作，可能会造成如舌神经、舌下动脉、颌下腺导管等重要解剖结构的损伤。为了能够获得良好的一期愈合、减少并发症的发生、优化长期的再生效果，应对颊舌侧的黏骨膜瓣进行充分的减张。对下颌舌骨肌在下颌骨舌侧的附着点进行完全性或部分分离是确保舌侧黏膜瓣充分减张的主要方法[6-7]。Istvan Urban教授将下颌磨牙区舌侧分为3个区域，针对每个区域优化了黏膜减张的方法。在磨牙后垫区域，潜行分离磨牙后垫并向冠方牵拉松解。在下颌磨牙区，分离至下颌舌骨肌附着点后，肌上方的软组织被钝性分离，黏膜瓣即可与肌肉表面纤维分离，而不需要离断肌肉的附着。在下颌前磨牙区域，使用15号刀片进行骨膜切口，注意在此区的黏膜翻瓣不能低于下颌磨牙区[8]。

本书编者通过冰鲜头颅标本解剖发现，舌动脉、舌静脉及舌神经，在磨牙后区其位置相对表浅，而在磨牙区和前磨牙区则位置较深（图10-21～图10-23）。但是，在前磨牙区多可见舌下动脉与颏下颌动脉的吻合支（图10-32）。对于下颌舌骨肌的处理，只需在其浅层少量分离部分肌束纤维在口内黏膜的附丽，即可获得较大的组织瓣松解度（图10-33）。以下即通过冰鲜头颅标本解剖展示下颌后牙区舌侧黏膜减张术式及相关解剖结构（图10-20～图10-35）。

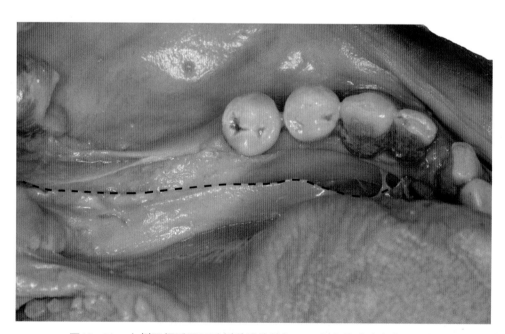

图10-20　左侧下颌后牙区舌侧黏膜连续切口，分离骨膜（虚线所示）

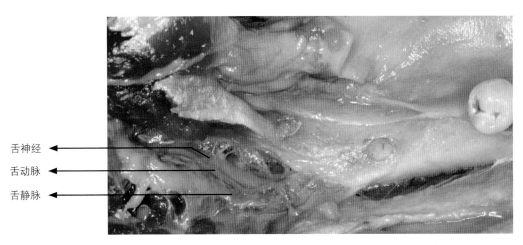

舌神经
舌动脉
舌静脉

图10-21 左侧下颌磨牙后区可见舌动脉和舌静脉

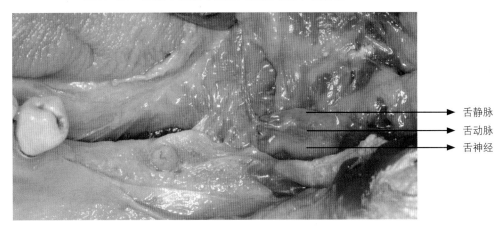

舌静脉
舌动脉
舌神经

图10-22 左侧下颌磨牙后区舌侧组织瓣口底黏膜下脂肪组织，肌肉组织丰富，包裹舌动脉和舌静脉，此时舌神经不可见

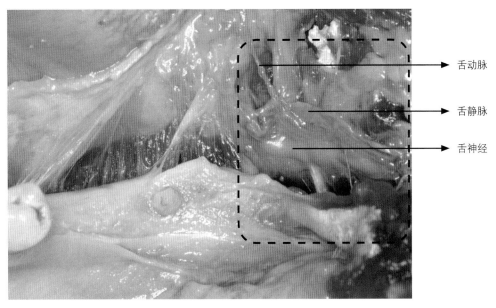

舌动脉

舌静脉

舌神经

图10-23 钝性分离后可见舌神经，虚线区域所示为磨牙后区

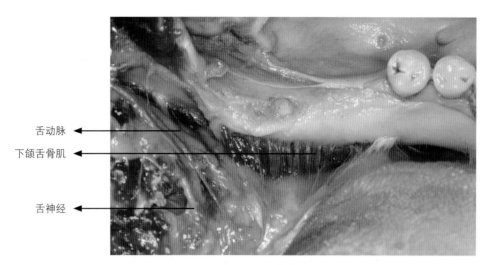

舌动脉

下颌舌骨肌

舌神经

图10-24　下颌磨牙区与磨牙后区舌侧组织瓣（𬌗面观）

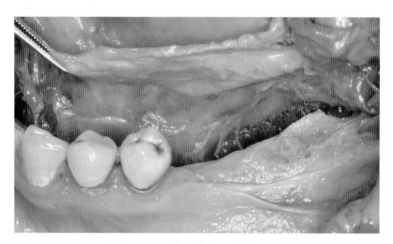

图10-25　向前分离至前磨牙区

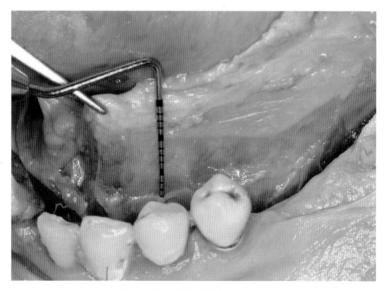

图10-26　组织瓣抬高15mm

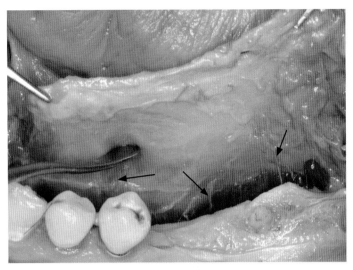

图10-27 剥离器械插入下颌舌骨肌纤维，钝性分离组织瓣，表面可见舌下动脉的终末分支（箭头所示）

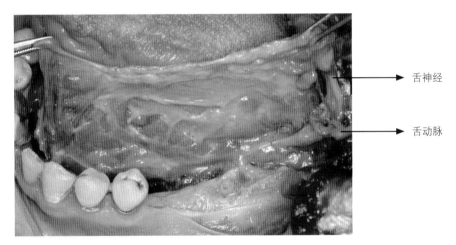

舌神经

舌动脉

图10-29 舌侧组织瓣下可见舌神经及舌动静脉

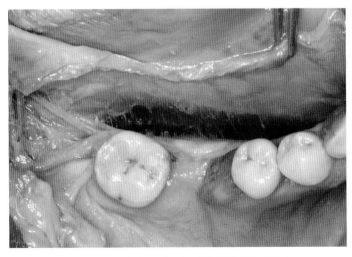

图10-30 右侧下颌后牙区舌侧组织瓣剥离

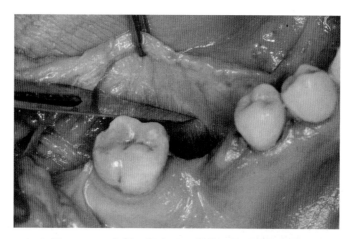

图10-31　离断下颌磨牙区处的下颌舌骨肌纤维

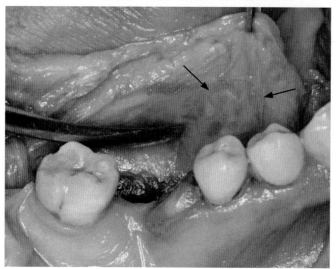

图10-32　钝性分离至前磨牙区，可见组织瓣上舌下动脉与颏下颌动脉交通（箭头所示）

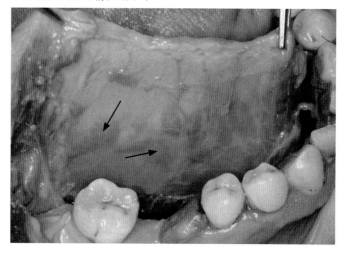

图10-33　组织瓣松解，可见下颌舌骨肌纤维离断附着（箭头所示）

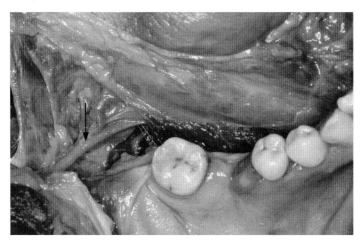

图10-34 向磨牙后区深层钝性分离，首先可见舌神经，其向内侧前行穿入下颌舌骨肌（箭头所示）

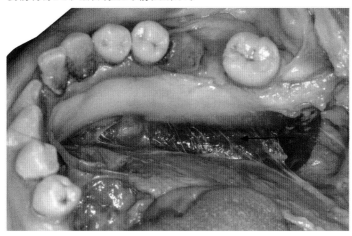

图10-35 组织瓣松解殆面观，可见下颌舌骨肌仍大部分附着于下颌舌侧内斜线处（箭头所示）

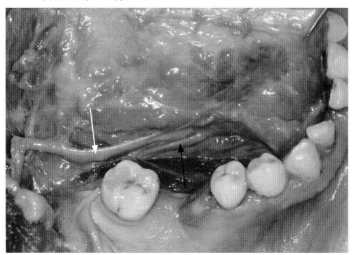

图10-35 继续钝性分离下颌舌骨肌，可见舌神经（白色箭头所示）和舌动脉（黑色箭头所示）向内侧潜行

7. 小结

口底区解剖结构较复杂，肌肉组织交叉分布，血管神经迂回穿梭，增加了下颌种植修复的风险。术前需通过完善的CBCT检查、精准的治疗设计，避免下颌骨舌侧穿孔而造成严重出血。明确下颌舌骨肌的附丽及颏下颌动脉与舌下动脉的分布与变异，对理解下颌舌侧黏膜减张的操作原理具有重要作用。

（周咏 杨紫菡 吴丽华 邹多宏）

参考文献

[1] 高璐, 赵怡芳. 口底解剖和肿瘤扩散[J]. 中国实用口腔科杂志, 2020, 13(06):321-324, 328.

[2] He P, Truong MK, Adeeb N, et al. Clinical anatomy and surgical significance of the lingual foramina and their canals[J]. Clin Anat, 2017, 30(2):194-204.

[3] Bernardi S, Bianchi S, Continenza MA, et al. Frequency and anatomical features of the mandibular lingual foramina: systematic review and meta-analysis[J]. Surg Radiol Anat, 2017, 39(12):1349-1357.

[4] 黄佳诚, 吴夏怡, 陈丹莹, 等. 下颌前牙种植并发口底血肿的预防[J]. 口腔疾病防治, 2020, 28(8):519-524.

[5] Katsumi Y, Tanaka R, Hayashi T, et al. Variation in arterial supply to the floor of the mouth and assessment of relative hemorrhage risk in implant surgery[J]. Clin Oral Implants Res, 2013, 24(4):434-440.

[6] Pikos MA. Atrophic posterior maxilla and mandible: alveolar ridge reconstruction with mandibular block autografts[J]. Alpha Omegan, 2005, 98(3):34-45.

[7] Ronda M, Stacchi C. Management of a coronally advanced lingual flap in regenerative osseous surgery: a case series introducing a novel technique[J]. Int J Periodontics Restorative Dent, 2011, 31(5):505-513.

[8] Urban I, Traxler H, Romero-Bustillos M, et al. Effectiveness of Two Different Lingual Flap Advancing Techniques for Vertical Bone Augmentation in the Posterior Mandible: A Comparative, Split-Mouth Cadaver Study[J]. Int J Periodontics Restorative Dent, 2018, 38(1):35-40.

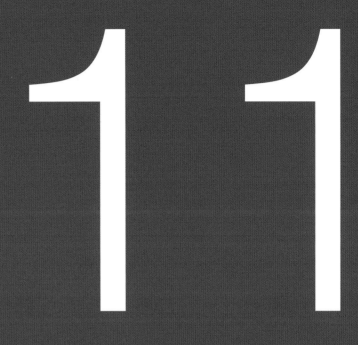

11

第11章 颏孔区解剖

Anatomy of Mental Foramen Region

下颌尖牙至第一磨牙区域种植时，颏孔是一个重要的标志点，颏神经血管束从此经过。在准备该区域种植备洞前，需要考虑颏孔位置及其变异性，包括颏神经袢延伸到颏孔近中的可能性。另外，在此区域骨量不足需要进行植骨手术时，颏神经的走行给软组织减张切口带来挑战，术者往往因担心损伤颏神经而避免进行颊侧的减张切口，这影响了潜在的植骨量。充分了解颏孔区解剖，有助于术者选择合适的种植体进行窝洞预备及种植体植入，从而避免颏神经血管束的损伤以及相关并发症的发生。

1. 颏孔区骨解剖

下颌骨颏孔区是正颌手术、种植牙手术及下颌骨骨折骨内固定手术经常涉及的区域。下颌前磨牙区皮质骨与松质骨比例适当，大多数情况下，骨量充足，属于种植有利部位。长期以来，由于学者一直把两侧颏孔之间的区域作为安全区。但颏神经继续往前延伸至切牙神经血管束，有报道下前牙区种植术后出现下唇麻木、疼痛及感觉异常等并发症，并认为可能与损伤神经有关[1]。大量临床研究证实两侧颏孔之间区域并非手术安全区。因此对颏孔区解剖有更加深入的了解，对于临床工作，尤其是口腔种植及牙槽骨增量手术至关重要。

（1）下颌管（mandibular canal）

位于下颌骨松质骨间的密质骨管道，内含下牙槽神经血管束，最后经颏管与颏孔相接。下颌管在下颌骨横截面近似椭圆形，上部略小，在升支部断面呈扁椭圆形。其管壁由一薄层密质骨构成，近下颌孔端稍厚，随着下颌管向近中延伸，管壁逐渐变薄，第一磨牙远中至颏孔段，下颌管壁不完整，并在颏孔平面形成无管壁腔道向中线延伸。下颌管至下颌骨下缘的距离在颏孔后部区域较为恒定，而在颏孔前部区域逐渐增大（图11-1）。详细解剖见本书第1章第2节下颌骨。

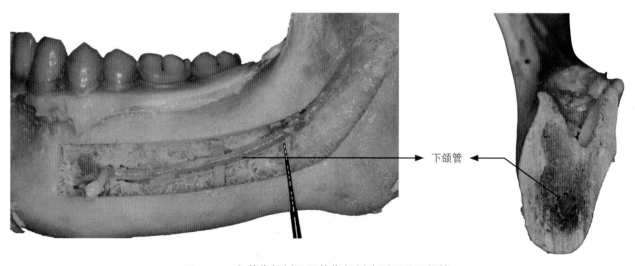

图11-1　矢状位解剖及冠状位解剖分别显示下颌管

（2）颏管（mental canal）

Williams等[2]较早提出了颏管的概念，下颌管在第一前磨牙或第二前磨牙下方分为颏管和切牙神经管，颏管向后上方走行开口于颏孔。但至今我国解剖学均没有颏管的命名或系统描述，仅为下牙槽神经经颏孔穿出后改为颏神经。后经各种测量研究分析下牙槽神经终末支进入颏管后即应更名为颏神经，颏神经是由颏孔穿出，但不应以颏孔作为颏神经的起点[3]（图11-2）。

（3）颏孔（mental foramen）

多为椭圆形，开口朝向后上外方。颏孔的位置可随年龄的增长而逐渐上移和后移。儿童在第一恒磨牙萌出之前，颏孔位于下颌第一乳磨牙的下方，距下颌骨下缘较近。随着年老或患牙缺失后，牙槽骨萎缩吸收，故颏孔及下颌管相对上移，甚至接近下颌牙槽骨上缘[4]。成人颏孔多位于下颌第二前磨牙下方，部分位于第一前磨牙、第二前磨牙之间下方[5]。曲面断层片及CBCT分别显示了左右两侧颏孔的影像学表现（图11-3和图11-4）。

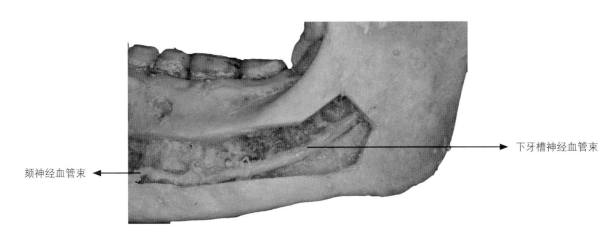

颏神经血管束 ←

→ 下牙槽神经血管束

图11-2 颏管解剖图

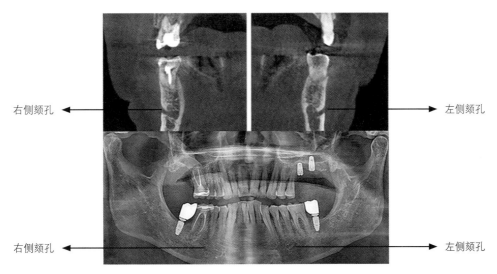

右侧颏孔 ←

→ 左侧颏孔

右侧颏孔 ←

→ 左侧颏孔

图11-3 曲面断层片及CBCT分别显示左右两侧颏孔

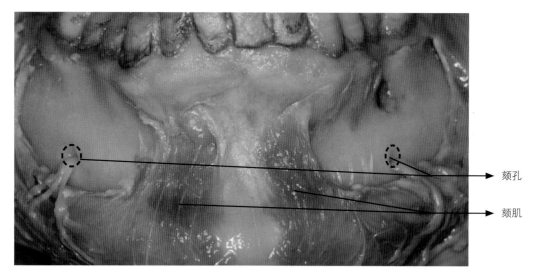

颏孔

颏肌

图11-4 左右两侧颏孔解剖图

早在20世纪80年代就有关于颏孔区的神经血管分布的研究，即下颌管在第一前磨牙或第二前磨牙下方分为颏管和切牙神经管，颏管向后上方走行开口于颏孔，切牙神经管继续向前并沿正中联合的外侧上行[6]。由于颏管由深至浅通向颏孔与下颌管不在一个平面内。常规X线片上除了颏孔以外，一般难以清楚显示下颌管前端、颏管和切牙神经管。但随着CBCT影像技术的应用，以往看不见或看不清的解剖结构逐渐被人们所认识，对临床治疗技术的提高和改进产生了积极影响。

随着研究的深入，有学者发现了副颏孔的存在。副颏孔（deputy mental foramen）是指除颏孔以外，由颏管的分支所形成的一个或多个颊侧骨质开口，内含颏神经血管束的分支副颏神经（图11-5）。颏孔是一个重要手术区域，对存在副颏孔的患者进行颏神经阻滞麻醉时，10%～20%的患者会出现麻醉失败[7]。

（4）切牙神经管（incisor nerve canal）

下牙槽神经血管束出颏孔前返折并不意味着其在骨内的穿行已经结束。约73.5%的患者分出切牙神经，支配部分下切牙局部软硬组织的感觉神经。切牙神经管较细，在CBCT中辨识度较低，受损后其部分功能可由舌颏神经代偿，但恢复能力有限[8]。

解剖相关临床骨增量及口腔种植意义：充分了解颏管区域的解剖可以避免各种牙槽手术并发症的发生。口腔种植修复是目前牙缺失患者首选的修复方式，但由于下颌神经管、颏管内含有下牙槽神经血管束、颏神经血管束，所以在下颌进行口腔种植术或牙槽骨增量手术时，易损伤神经血管束，引起术中出血，术后下唇、颏部麻木，也会影响口腔种植体骨整合，从而制约了种植及牙槽骨植骨术的临床开展。故预先明确下颌神经管、颏管在下颌骨中的位置及走行与牙槽嵴顶、下颌骨下缘、内外骨壁的距离，可在最大限度上避免各种手术并发症的发生。

临床上应该结合影像学资料中颏孔位置和解剖测量的数据指导手术操作，颏孔区的解剖结构无论从解剖学研究还是从临床应用上来说，都应该被重视，并且应使用更先进、更精确的测量手段对其进行研究，从而为颏孔区手术提供可靠的解剖学依据（图11-6）。

由于下颌颏孔及副颏孔的解剖变异较大，建议术前通过CBCT对相应的解剖进行观察和分析。在无CBCT的条件下，根据本研究结果，建议在颏孔区行种植手术时，种植体长度不超过12mm。在All-on-4半口种植时，为避免损伤颏管内的颏神经血管束，减少远中悬臂长度，需进行倾斜种植（图11-7和图11-8）。

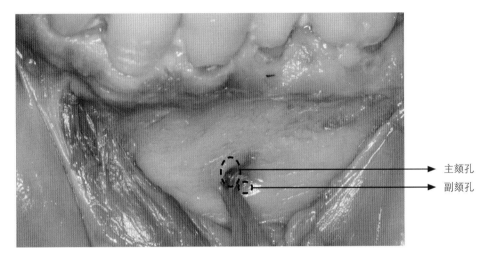

主颏孔

副颏孔

图11-5 主颏孔及副颏孔解剖图

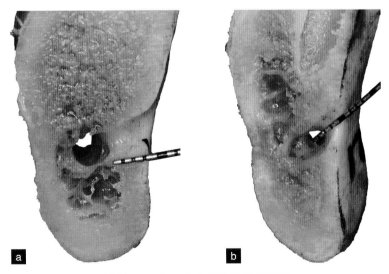

图11-6 （a、b）颏孔位置解剖图

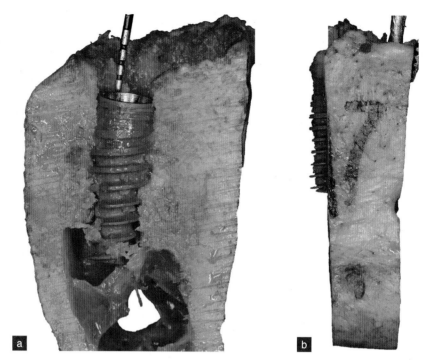

图11-7 （a、b）颏孔区植入种植体长度不宜超过12mm

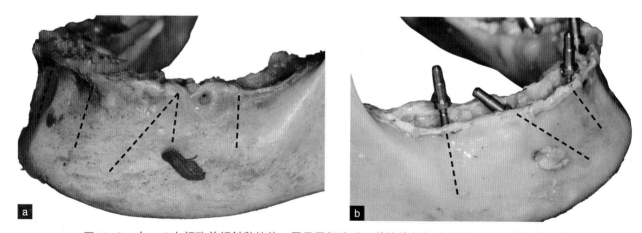

图11-8 （a、b）颏孔前倾斜种植体，需暴露颏孔后，种植体与颏孔保留＞5mm的安全距离

2. 颏孔区神经解剖

下牙槽神经在出颏孔之前分为粗大的颏神经（mental nerve）和较细的切牙神经（incisive nerve）。颏神经出颏孔，其分支分布于下颌前牙和第一前磨牙的唇颊侧牙龈及下唇黏膜和皮肤。切牙神经继续前行，走行于切牙神经管内，切牙管也可能界限不清，神经血管束可能穿过骨小梁间隙，切牙神经很少越过中线和对侧的切牙神经相吻合。下牙槽神经于下颌管内发出的分支和切牙神经在切牙神经管发出的分支于下颌骨牙槽突基底部吻合形成下牙槽神经丛（inferior mandibular nerve plexus），并分出下牙支、牙间支及根间支，分布于下颌牙、牙周膜和牙槽骨。

下牙槽神经出颏孔前的走行形态可分为两种类型：Solar I 型和Solar II 型[9]。

1）Solar I 型：下牙槽神经出颏孔前形成向外上方的袢，颏孔到袢的最前点的距离差异很大，为1~7mm，平均>4mm（图11-9）。

2）Solar II 型：下颌管没有向前弯曲的袢，颏神经直接上升出颏孔。对此种类型患者而言，颏孔周围没有皮质骨的保护，种植体植入或植骨时易挤压颏管周围的松质骨，叠加即刻负载咬合力的作用，从而产生颏神经损伤（图11-10）。

解剖相关临床骨增量及口腔种植意义： 口腔种植手术可以累及的神经不多，其中最容易损伤的是颏神经和下牙槽神经，损伤又分为骨内损伤和软组织内损伤。其中大多数种植医生注意力在备洞时，限定深度，防止损伤下牙槽神经和颏神经的前袢，但往往忽略在切开翻瓣时对颏神经的保护，尤其是下颌All-on-4口腔种植手术中牙槽嵴严重吸收，颏神经被动移位至靠近牙槽嵴顶的位置，设计切口时应格外注意，翻瓣也应尽量轻柔，暴露颏神经的上方及前缘即可。

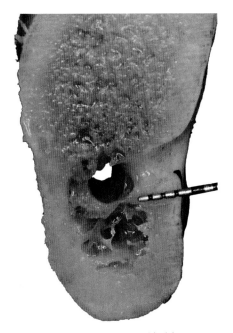

图11-9 Solar I 型解剖图

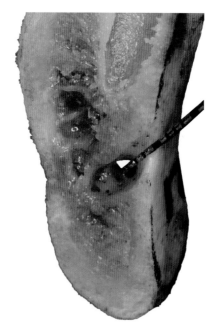

图11-10　Solar Ⅱ型解剖图

3. 颏孔区血管解剖

（1）下牙槽动脉（inferior alveolar artery）

下牙槽动脉起始后紧贴下颌支内面，于下牙槽神经后方下行，经下颌孔进入下颌管。伴行静脉一般有两条，在进入下颌孔前分出下颌舌骨肌动脉，伴同名神经在下颌骨深面行向前下，至下颌舌骨肌。下牙槽动脉进入下颌孔后，经下颌管分出切牙支、牙动脉、牙槽支或穿支，供应下颌牙和下颌骨。

（2）颏动脉（mental artery）

下牙槽动脉经颏孔穿出至颏部形成颏动脉，供应颏部及下唇，并与颏下颌动脉及下唇动脉相吻合。

解剖相关临床骨增量及口腔种植意义： 下牙槽神经血管束从下颌孔至颏孔的穿行过程中，至舌侧骨壁的距离逐渐增大，至颊侧骨板的距离逐渐减小。因此在后牙区尤其是在磨牙区，由于下颌骨外斜线的存在，下颌神经管的颊侧通常有较多的骨量，这为牙种植术提供了额外的选择。根据文献报道，下牙槽动脉往往位于下牙槽神经上方。因此，在牙种植操作中一旦穿通下颌管，将首先损伤血管而致出血，术者可受此提示而停止继续操作。下颌管出血对神经损伤可给予早期提示。

4. 小结

颏孔周围是种植手术重要区域，包括下颌第一前磨牙和第二前磨牙即刻种植、延期种植、GBR、All-on-4后部倾斜种植体的植入，均需要对颏孔区周围重要解剖结构有清晰的认识和了解，以避免出现神经损伤、出血等并发症。

目前，我们通常通过术前影像判读出下牙槽神经管、颏管，甚至切牙神经管的深度及走行，判断种植手术的安全边界，术前规划好手术入路，选择好相对应的种植体型号；对于条件比较极限的病例，可以进行骨增量或者骑跨神经管种植，甚至我们可以借助数字化导板或者导航，做到精准种植。另外，我们需要明确一个概念，通常所说的距离神经管2mm安全种植距离是相对的，除非是神经挤压或者热辐射损伤，只要神经完整性不受到破坏，即使出现感觉异常一般都是可逆的。因此，我们尤其要注意颏孔区种植手术中备洞和植入过程中的热损伤和挤压损伤。

总之，由于下牙槽神经及颏神经损伤是颏孔区种植较为严重的并发症，只有以解剖知识为基础，以数字化等技术为辅助，充分掌握各项技术，才能够对复杂的软硬组织条件做到游刃有余、从容应对。

（周咏　邱憬　邹多宏）

参考文献

[1] J PC, Marimuthu T, C K, et al. Prevalence and measurement of anterior loop of the mandibular canal using CBCT: A cross sectional study[J]. Clin Implant Dent Relat Res, 2018, 20(4):531-534.

[2] Ahmed AA, Ahmed RM, Jamleh A, et al. Morphometric Analysis of the Mandibular Canal, Anterior Loop, and Mental Foramen: A Cone-Beam Computed Tomography Evaluation[J]. Int J Environ Res Public Health, 2021, 18(7):3365.

[3] Afkhami F, Haraji A, Boostani HR. Radiographic localization of the mental foramen and mandibular canal[J]. J Dent(Tehran), 2013, 10(5):436-442.

[4] Taschieri S, Vitelli C, Albano D, et al. Evaluation of mental foramen and inferior alveolar nerve canal and its relationship to adjacent anatomical landmarks using cone-beam computer tomography[J]. J Biol Regul Homeost Agents, 2021, 35(2 Suppl 1):107-115.

[5] Velasco-Torres M, Padial-Molina M, Avila-Ortiz G, et al. Inferior alveolar nerve trajectory, mental foramen location and incidence of mental nerve anterior loop[J]. Med Oral Patol Oral Cir Bucal, 2017, 22(5):e630-e635.

[6] Rosa MB, Sotto-Maior BS, Machado VC, et al. Retrospective study of the anterior loop of the inferior alveolar nerve and the incisive canal using cone beam computed tomography[J]. Int J Oral Maxillofac Implants, 2013, 28(2):388-392.

[7] Yang XW, Zhang FF, Li YH, et al. Characteristics of intrabony nerve canals in mandibular interforaminal region by using cone-beam computed tomography and a recommendation of safe zone for implant and bone harvesting[J]. Clin Implant Dent Relat Res, 2017, 19(3):530-538.

[8] Yoon TY, Patel M, Michaud RA, et al. Cone Beam Computerized Tomography Analysis of the Posterior and Anterior Mandibular Lingual Concavity for Dental Implant Patients[J]. J Oral Implantol, 2017, 43(1):12-18.

[9] de Oliveira-Santos C, Souza PH, de Azambuja BS, et al. Assessment of variations of the mandibular canal through cone beam computed tomography[J]. Clin Oral Investig, 2012, 16(2):387-393.

12

切牙管解剖

Anatomy of Incisive Canal Region

切牙管位于上颌前牙区，内含血管和神经。上颌中切牙种植，特别是即刻种植时，需要注意切牙管位置和大小，以防种植体直接进入切牙管，影响种植体骨整合及初期稳定性。由于切牙管与上颌中切牙关系密切，本章将详细阐述切牙管解剖结构，为广大口腔种植医生安全、高效地完成上颌中切牙种植手术提供参考和帮助。

1. 切牙管区域的软硬组织解剖

（1）切牙乳头（incisive papilla）

为腭缝前端的卵圆形黏膜隆起，位于两侧中切牙间的腭侧，又名腭乳头（图12-1）。

（2）腭皱襞（palatal rugae）

位于硬腭前部，腭中线两侧形状不规则的软组织嵴（图12-1）。

（3）切牙孔（incisive foramen）

位于上颌骨腭突下面，上颌中切牙的腭侧、腭中缝与两侧尖牙连线的交点处，是切牙管口腔侧的骨性开口（图12-2）。

解剖特点：距离两侧上颌中切牙牙槽嵴顶最高点距离为（11.61±2.65）mm。形态多变，水滴形，约占25.56%；其次为锥形（18.89%）、圆形（17.78%）及卵圆形（17.78%）[1]。其直径男性为（3.23±0.60）mm，女性为（3.83±0.92）mm[2]。

解剖变异：单孔占58.89%，其次为双孔（32.22%），三孔和四孔最少[1]。

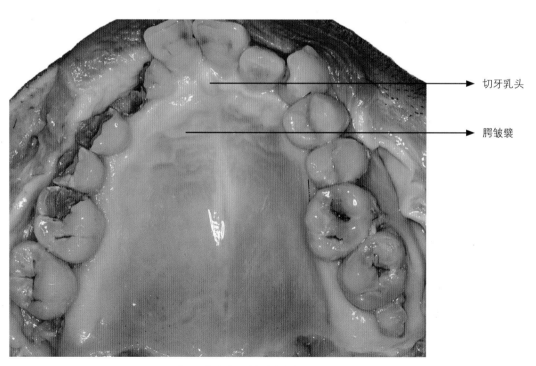

切牙乳头

腭皱襞

图12-1　切牙乳头和腭皱襞解剖图

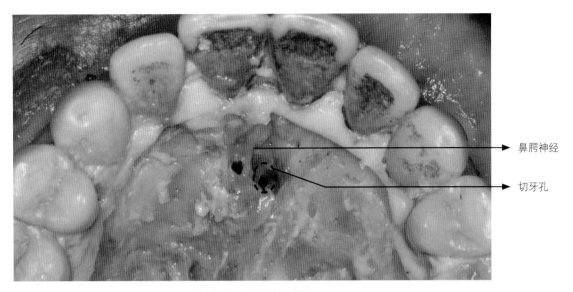

鼻腭神经

切牙孔

图12-2　切牙孔解剖图

（4）切牙管（incisive canal）

位于上颌骨前牙区牙槽突腭侧中线附近，上颌中切牙牙根后方，为细长型的骨性管状结构，被皮质骨包绕，向前下开口于腭穹隆，向后上开口于鼻底近鼻中隔处（图12-3）。

解剖特点：其长度男性为（15.63±2.18）mm，女性为（14.59±1.96）mm。切牙管前壁与鼻底平面交角为114.80°±11.00°；上前牙槽骨前壁与鼻底平面交角为107.28°±10.75°。在鼻底平面处，切牙管前壁与上前牙槽骨前壁距离为（6.15±1.90）mm[2]。

（5）鼻腭孔（nasopalatine foramen）

又称为Stenson孔，是切牙管在鼻腔侧的骨性开孔（图12-4和图12-5）。

解剖特点：男性为（4.92±1.46）mm，女性为（5.73±1.50）mm[2]。

解剖变异：在大多数情况下，分为两个Y形管开孔于鼻中隔（Stenson孔）。

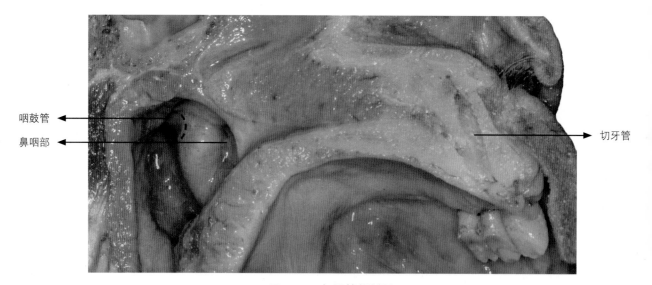

咽鼓管

鼻咽部

切牙管

图12-3　切牙管解剖图

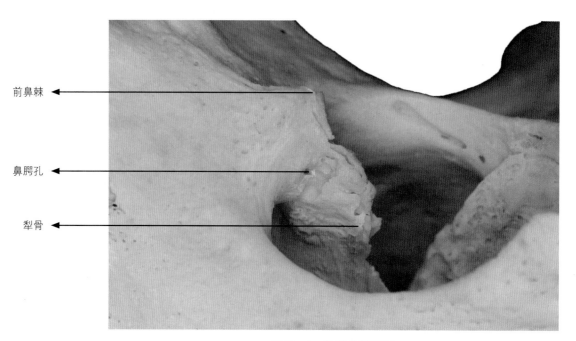

前鼻棘

鼻腭孔

犁骨

图12-4　鼻腭孔解剖图

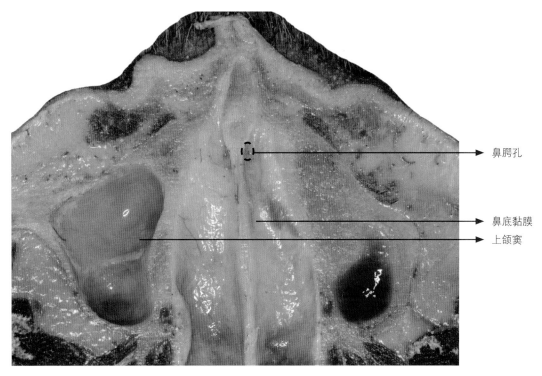

图12-5　鼻腭孔解剖图

右侧标注：
鼻腭孔

鼻底黏膜
上颌窦

2. 切牙管区域的神经解剖

切牙管内走行鼻腭神经和腭大神经的前支，至少有两束神经束，这是因为管内的神经来自左右两侧。

（1）鼻腭神经（nasopalatine nerve）

起自于上颌神经分支蝶腭神经发出的鼻后上神经分支，沿着鼻中隔向下向前，穿鼻腭孔进切牙管，出切牙孔，与腭大神经相交，共同支配双侧尖牙周围的腭侧牙龈以及硬腭黏膜。因此，外科手术中需要对上颌骨前份、上颌切牙神经、鼻中隔或鼻底麻醉时，可以在切牙孔内注射麻药（图12-6）。

（2）腭大神经（greater palatine nerve）

又名腭前神经，为腭神经在翼腭管内的分支，出腭大孔向前潜行于上颌骨腭突下面的沟内，与鼻腭神经相交于双侧尖牙腭侧，支配上颌牙腭侧黏骨膜及牙龈（图12-7）。

3. 切牙管区域的血管解剖

（1）腭大动脉（greater palatal artery）

腭大动脉在翼腭管内穿行出腭大孔，沿着硬腭表面向前穿行至切牙孔，入切牙管进入鼻腔，与鼻中隔处蝶腭动脉吻合，有时也仅止于切牙管内（图12-8）。

（2）鼻腭动脉（nasopalatine artery）

起自蝶腭动脉鼻中隔后支，沿着鼻中隔向下向前，进入切牙管出切牙孔，与腭大动脉的鼻腭支相吻合（图12-9）。

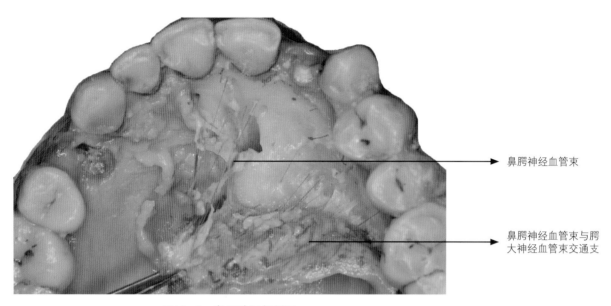

鼻腭神经血管束

鼻腭神经血管束与腭
大神经血管束交通支

图12-6　鼻腭神经解剖图

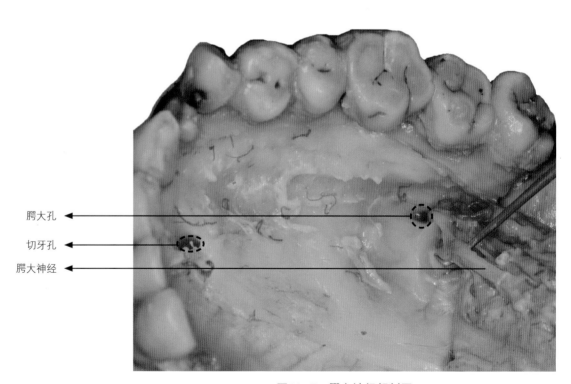

腭大孔

切牙孔

腭大神经

图12-7　腭大神经解剖图

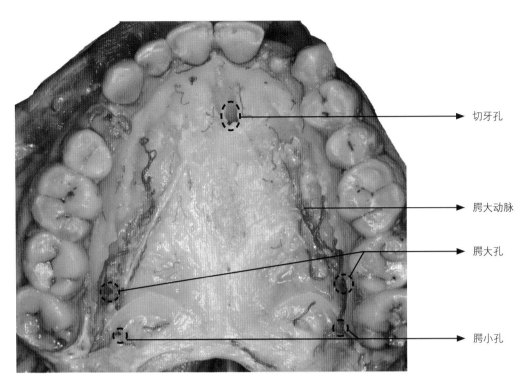

切牙孔

腭大动脉

腭大孔

腭小孔

图12-8 腭大动脉解剖图

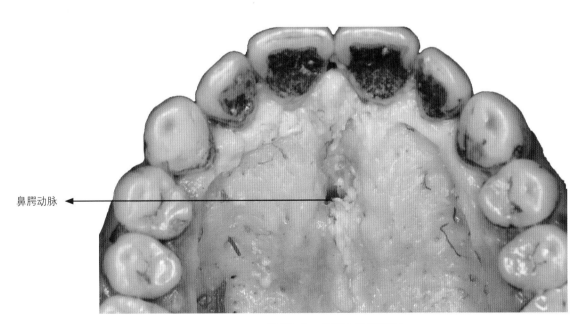

鼻腭动脉

图12-9 鼻腭动脉解剖图

4. 切牙管区域种植解剖的临床应用

切牙管的形状、曲度、角度及切牙孔直径是影响上颌切牙区域种植体植入的重要因素。除此以外，切牙孔的数目、切牙管的长度、近远中距离，也需要在术前予以关注[3]。

（1）避开切牙孔和切牙管，保护切牙管内的神经血管束

通常情况下，基于修复学为导向的种植修复理念，牙槽嵴的形态和重要的解剖结构均会对种植体植入在理想的三维位置上产生影响，有时不得不进行骨增量治疗，或采用不同的修复方案。切牙管位于上颌中切牙后方上颌骨中线附近，研究表明，当在该区域植入种植体时，存在种植体进入鼻腔或切牙管的风险，种植体与切牙管内的结缔组织接触，会造成一系列并发症的发生，例如术中出血、术后感觉障碍、骨整合失败，以及形成切牙管囊肿等[4-5]。

根据切牙管区域的解剖特征，切牙管的形态多变，但多为上宽下窄的漏斗状，因此，为了有效避开切牙管，获得安全的植入空间，减小出血和神经血管束损伤的并发症，种植体需向远中稍微倾斜[5-6]。研究发现，当种植体向远中倾斜5°时，种植体在切牙管内穿孔的发生率为5.6%，当远中倾斜角度为10°时，穿孔发生率降低为2.8%。术前选择合适尺寸的种植体，比如更短的种植体或较窄的种植体，或更大的倾斜角度避免种植体穿孔进入切牙管[7]。

（2）切牙管内植骨或植入种植体

上述解剖结果提示，切牙管内的动脉和神经与腭大神经血管束吻合，在受损伤后，腭大神经血管束可发生代偿，促进血管化再生和神经末梢修复。有研究表明，术后3~6个月可逐渐恢复神经支配。这为切牙孔或切牙管内植入种植体提供了理论支持。

切牙管内植入种植体具有诸多优势，有学者认为对于严重萎缩的上颌骨，切牙管管壁多为致密的皮质骨，可为种植体植入提供稳定的骨组织支持，获得较好的初期稳定性[8]。Resnik认为，通过在切牙管内植入种植体可以为上颌前牙种植修复提供支持，切牙管内种植可在垂直平面上降低弯曲移动，改善生物机械效应，对于Ⅰ类咬合关系、切对切咬合或反𬌗非常有利[9]。

切牙管区域种植主要涉及两种手术方式：一种叫切牙孔扩大术，需要将切牙管内的神经血管束完全清除；另一种为神经血管移位术，将切牙管内的神经血管束向后方位移，保留完整的神经血管束[10]。大量临床研究证实，切牙管内神经血管束清除后植骨或者直接种植，上颌前部几乎不会出现永久性感觉丧失[11-13]。

（3）切牙管前植入种植体

切牙管前牙槽骨的宽度自鼻底到牙槽嵴顶部逐渐变窄，牛学刚等[2]对73例上颌骨标本切牙管实体定量测量结果显示，在鼻底平面，切牙管前壁与上前牙牙槽骨前壁距离为（6.15±1.90）mm，范围为2~13mm。切牙管前壁与鼻底平面交角为114.80°±11.00°，上前牙槽骨前壁与鼻底平面交角为107.28°±10.75°，为种植体直径的选择和植入方向提供了参考。

5. 小结

切牙孔区域是上颌前牙区种植修复的重要解剖位点，本书编者认为，对于骨量充足的患者，应首选避开切牙管种植的治疗方式，以略微远中倾斜的

角度于切牙孔旁植入种植体，避免损伤切牙管及鼻腭神经血管束。对于骨量不足的上颌无牙颌患者，可考虑在切牙管内或切牙管前植入种植体，避免植骨并获得较好的力学分布效果，但是该种术式仍然需要更多临床研究的支持。

（周咏　张文杰　邹多宏）

参考文献

[1] 秦泗佳, 鱼愉玲, 张冉, 等. 切牙孔与周围解剖结构的应用解剖[J]. 临床口腔医学杂志, 2022, 38(2):86-89.

[2] 牛学刚, 赵铱民, 邹昌旭. 切牙管应用解剖研究[J]. 实用口腔医学杂志, 2002, 18(03):250-252.

[3] Friedrich RE, Laumann F, Zrnc T, et al. The Nasopalatine Canal in Adults on Cone Beam Computed Tomograms-A Clinical Study and Review of the Literature[J]. In Vivo, 2015, 29(4):467-486.

[4] Casado PL, Donner M, Pascarelli B, et al. Immediate dental implant failure associated with nasopalatine duct cyst[J]. Implant Dent, 2008, 17(2):169-175.

[5] Penarrocha D, Candel E, Guirado JL, et al. Implants placed in the nasopalatine canal to rehabilitate severely atrophic maxillae: a retrospective study with long follow-up[J]. J Oral Implantol, 2014, 40(6):699-706.

[6] Soumya P, Koppolu P, Pathakota KR, et al. Maxillary Incisive Canal Characteristics: A Radiographic Study Using Cone Beam Computerized Tomography[J]. Radiol Res Pract, 2019, 2019:6151253.

[7] Jia X, Hu W, Meng H. Relationship of central incisor implant placement to the ridge configuration anterior to the nasopalatine canal in dentate and partially edentulous individuals: a comparative study[J]. PeerJ, 2015, 3:e1315.

[8] Ewers R. The incisal foramen as a means of insertion for one of three ultra-short implants to support a prosthesis for a severely atrophic maxilla—A short-term report[J]. Heliyon, 2018, 4(12):e01034.

[9] Christensen GJ. Misch's Contemporary Implant Dentistry[J]. Implant Dent, 2019, 28(6):526-527.

[10] Urban I, Jovanovic SA, Buser D, et al. Partial Lateralization of the Nasopalatine Nerve at the Incisive Foramen for Ridge Augmentation in the Anterior Maxilla Prior to Placement of Dental Implants: A Retrospective Case Series Evaluating Self-Reported Data and Neurosensory Testing[J]. Int J Periodont Rest, 2015, 35(2):169-177.

[11] Artzi Z, Nemcovsky CE, Bitlitum I, et al. Displacement of the incisive foramen in conjunction with implant placement in the anterior maxilla without jeopardizing vitality of nasopalatine nerve and vessels: a novel surgical approach[J]. Clin Oral Implants Res, 2000, 11(5):505-510.

[12] Cavallaro J, Tsuji S, Chiu TS, et al. Management of the Nasopalatine Canal and Foramen Associated With Dental Implant Therapy[J]. Compend Contin Educ Dent, 2016, 38(6):367-372, quiz 374.

[13] Waasdorp J. Enucleation of the Incisive Canal for Implant Placement: A Comprehensive Literature Review and Case Report[J]. J Oral Implantol, 2016, 42(2):180-183.

13

第13章　口腔局部即刻种植解剖

Anatomy of Immediate Implant

随着种植技术的不断发展，患者对种植修复的时效性要求越来越高，即刻种植技术在临床上应用日益广泛。相较延期种植，即刻种植具有明显优势[1-2]：①无须等待拔牙创愈合即可立即修复，早期恢复咀嚼功能，减少手术次数，大大缩短治疗时间，给患者减少痛苦；②拔牙后立即植入种植体和植骨材料能有效预防牙槽嵴吸收，避免因拔牙而发生失用性萎缩，减少骨丧失程度；③参照原有牙根的方向，种植体易于植入较理想的位置，冠部易与邻牙协调一致，形成自然的弧度和明显的龈乳头，增加美观的同时可获得较多的软组织支持，能很好保存牙槽骨高度和宽度。但即刻种植具有一定的技术敏感性，要求临床医生具有一定种植基础，针对不同种植位点需要采取不同的种植术式，同时要熟悉种植区域的解剖结构，特别是骨性结构特点。基于此，本章就即刻种植时口腔不同区域的骨性解剖结构的临床意义进行阐述。

1. 即刻种植概述

即刻种植（immediate implant placement）指的是在拔牙后，即刻植入人工种植体。即刻种植是相对于传统种植流程的一个概念，旨在利用拔牙窝改建的时机，同时完成种植体的骨整合，以减少缺牙患者治疗时间的一种治疗理念。

（1）拔牙后牙槽窝的改建

围绕牙周膜周围的是高密度束状骨板，天然牙存在时，埋入束状骨中的Sharpey纤维在咬合力和张力的作用下可维持牙槽窝形态；牙齿拔除后，随着生理刺激的消失，拔牙窝周围束状骨快速丢失，迅速接近松质骨，导致牙槽骨外侧皮质骨支持作用减少，牙槽骨开始进行改建。正常愈合时，拔牙窝唇侧骨板在拔牙后第2周开始有一定的吸收，至4~8周时退缩明显。如果拔牙后拔牙窝内放入充填材料，骨质吸收会有一定的降低；如果即刻放入种植体，唇侧骨板也会有明显的吸收。

（2）什么是即刻种植？其临床效果如何？

有关拔牙后种植体的植入时机，目前共识性的观点可分为4类。

第一类为即刻种植，其定义为拔牙后即刻植入种植体。

第二类为拔牙后4~8周软组织愈合后植入种植体。

第三类为拔牙后12~16周骨组织初步愈合后植入种植体。

第二类和第三类可归为拔牙后早期种植（early implant placement）。

第四类也称为延期种植（late implant placement），指的是拔牙16周后，软组织和骨组织完全愈合后植入种植体。

过往对即刻种植临床效果的研究较多，其中有研究共纳入种植体1105颗，包括即刻种植组566颗、延期种植组539颗；结果显示，即刻种植和延期种植的种植体存留率和边缘骨吸收差别无统计学意义[1]。另有系统评价分析了10篇研究，共629颗种植体进行即刻种植，得出的结论是美学区即刻种植有较高的种植体失败风险[2]。因此对于即刻种植来讲，尤其是前牙区即刻种植，如何降低即刻种植的失败风险、如何做最简单的即刻种植，以及如何做最简单的软硬组织增量是临床医生最关注的问题。

2. 即刻种植解剖结构要求

关于即刻种植相比于延期种植的研究，经历

了几个阶段，使我们对于即刻种植的认知也在不断更新。早前研究表明，即刻种植位点（未植骨）与自然愈合相比，垂直向骨吸收多了2~3倍；这表示拔牙窝内即刻植入种植体可能妨碍了自然愈合和自然改建的进程，并且种植体植入并不能维持骨轮廓，反而可能影响拔牙窝愈合，增加骨板吸收的风险[3]。

随着研究的深入，我们发现拔牙窝软硬组织吸收和改建由无法改变的解剖结构决定。厚度 > 1mm 的唇侧骨壁，垂直骨吸收约为1.1mm；厚度 < 1mm 的唇侧骨壁，垂直骨吸收约为7.5mm。骨吸收主要

发生在唇侧骨壁中间部分，邻面骨高度几乎保持不变。另外，牙龈生物型和有无急性炎症也是影响即刻种植能否成功的关键要素[4]。

结合临床研究观察，作者总结出即刻种植的种植牙位解剖结构适应证：

（1）牙槽窝骨壁完整，且唇（颊）侧骨壁厚度≥ 1mm。

（2）厚龈生物型。

（3）拔牙位点无急性炎症或脓性渗出。

（4）拔牙窝根方骨量能够为种植体提供足够的初期稳定性。

第1节　前牙区即刻种植骨性解剖

1. 上颌前牙区即刻种植

（1）上颌前牙区拔牙窝解剖特征

Kan[5]根据矢状面牙根在牙槽窝中的位置将上颌前牙牙槽窝分为4类（图13-1-1）：

Ⅰ类：牙根紧贴唇侧皮质骨板；

Ⅱ类：牙根位于牙槽窝中部，根尖1/3与唇、腭侧皮质骨均不发生接触；

Ⅲ类：牙根紧贴腭侧皮质骨板；

Ⅳ类：至少有2/3的牙根与唇侧和腭侧皮质骨板同时发生接触。

（2）上颌前牙区即刻种植的标准骨性解剖术式要点

上述解剖分型中Ⅰ类占80%，这种类型的牙槽窝可以利用腭侧牙槽骨使种植体获得初期稳定性以及保持和唇侧骨板距离，也是最适宜进行即刻种植的类型。Ⅱ类和Ⅲ类患者即刻种植技术敏感度偏高，Ⅱ类牙长轴与种植体长轴同一方向，需选用长

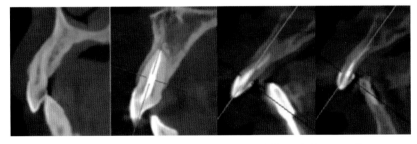

图13-1-1　上颌前牙牙槽窝不同类型CBCT影像图片（A，Ⅰ类；B，Ⅱ类；C，Ⅲ类；D，Ⅳ类）

种植体；Ⅲ类腭侧可利用骨板薄，建议选用直径较小的种植体。Ⅳ类牙槽窝类型占10%，牙长轴与种植体长轴在同一方向，且种植体植入后难以维持其周围骨量，此类型建议进行位点保存，待骨质愈合后进行种植。

1）上颌前牙即刻种植3A2B原则[6]：3A2B原则是Fernando Rojas Vizcaya在导师Lyndon Cooper研究的基础上提炼出，并于2013年发表在《Journal of Prosthodontics》上，并很快得到了来自各国同行的认同。这个原则可以为临床医生提供种植位点和深度的参考，具体内容为：为了取得长期稳定的种植效果，种植体肩台与牙冠（龈）边缘距离3mm，同时颊侧保留2mm厚的骨板。

2）注意：患者严重牙周炎或外伤导致唇侧骨板缺失，无法进行即刻种植时，需进行骨增量延期种

植或种植骨增量同期进行。

3）上颌前牙即刻种植植骨的考量：骨与种植体结合组织学分析证实，随着跳跃间隙（即种植体肩台唇侧至牙槽骨唇侧骨板的空隙）增大，骨与种植体结合率降低，需进行骨替代材料的移植以维持种植体周围的成骨空间[7]。

另外，有文献报道，在新鲜的拔牙窝中植入种植体，种植体与骨之间的跳跃间隙≤2mm的情况下，不用植骨材料或屏障膜，与植入延期种植体的成熟骨相同，临床结果和骨整合的程度没有差异[8]。在此情况下，即刻种植操作时需要注意以下几点：①血凝块的留存和不被污染；②不翻瓣；③有二期软组织移植的可能。

（3）冰鲜头颅上颌前牙区即刻种植案例展示（图13-1-2～图13-1-8）

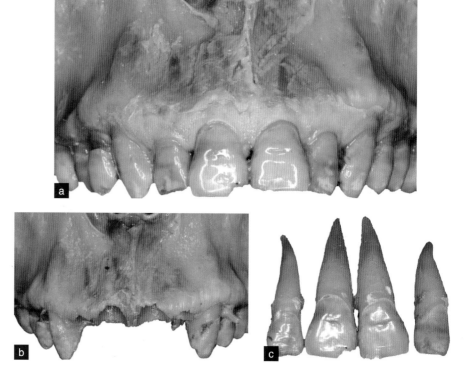

图13-1-2　选择上颌牙列完整冰鲜头颅模型，微创拔除上颌前牙。（a）上颌牙列完整；（b）微创拔除上颌前牙；（c）拔除的牙齿冠根完整

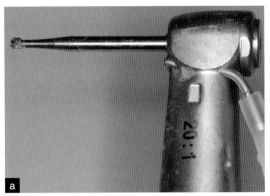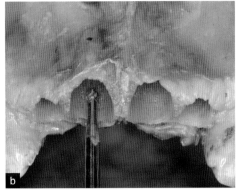

图13-1-3 球钻定位。（a）直径2.0mm球钻；（b）拔牙窝靠腭侧定位

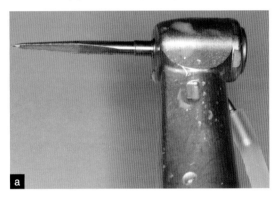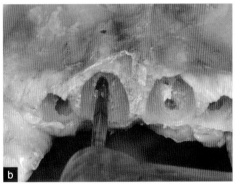

图13-1-4 在球钻定位基础上用先锋钻预备种植窝洞。（a）先锋钻；（b）预备种植窝洞

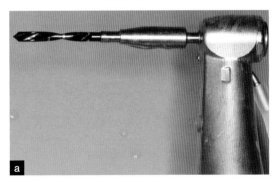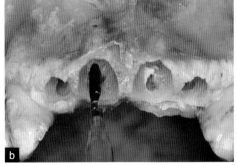

图13-1-5 先锋钻预备种植窝洞后用麻花钻逐级备洞。（a）麻花钻；（b）逐级预备种植窝洞

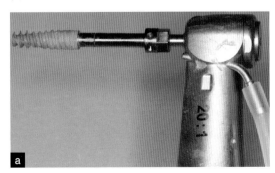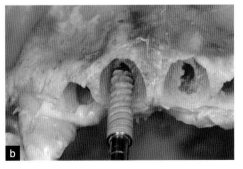

图13-1-6 植入种植体（Nobel Active，3.5mm×13mm）。（a）种植体安装在持钉器上；（b）植入种植体

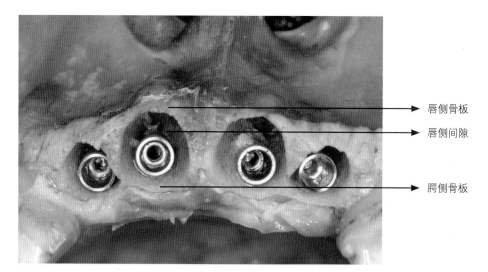

唇侧骨板

唇侧间隙

腭侧骨板

图13-1-7　植入种植体后殆面观

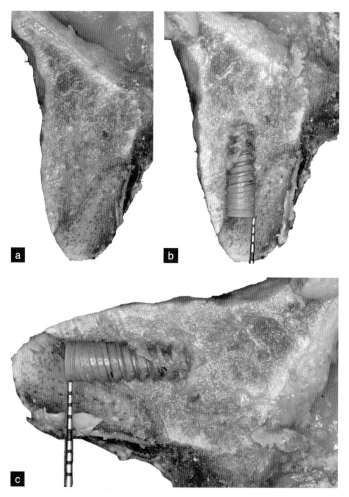

a

b

c

图13-1-8　左上中切牙即刻种植后种植窝。（a）剖面图；
（b）种植体植入深度≥2mm；（c）种植体颈部与唇侧骨板的
距离≥2mm

2. 下颌前牙区即刻种植

（1）下颌前牙区拔牙窝解剖特征

下颌前牙唇侧骨壁厚度菲薄，倾斜角度较小。下颌前牙长轴与牙槽骨长轴一般成一定的角度，下颌前牙牙体长轴较牙槽骨长轴偏舌侧者占90%，且角度在10°以内者占75%，舌侧最大夹角为19.5°，唇侧最大夹角为12.2°[9]（图13-1-9）。

（2）下颌前牙区即刻种植的标准骨性解剖术式要点

下颌前牙区由于其解剖结构的特殊性（唇侧骨板厚度菲薄、间隙小、唇侧倒凹），易造成邻牙牙根损伤及骨缺损，导致种植失败。下颌前牙区即刻种植种植体应稍微向舌侧放置，将种植体按牙体长轴放置在拔牙窝内，以确保唇侧骨壁厚度（至少2mm），以维持长期稳定的效果，提高种植成功率。

（3）冰鲜头颅下颌前牙区即刻种植案例展示（图13-1-10～图13-1-16）

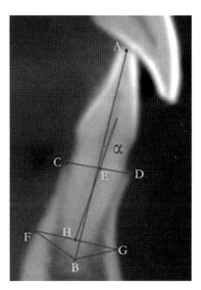

图13-1-9 下颌前牙长轴CBCT剖面图

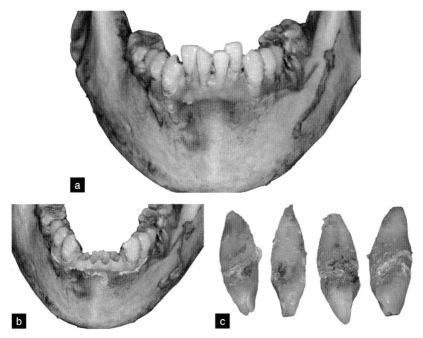

图13-1-10 选择下颌牙列完整冰鲜头颅模型，微创拔除下颌前牙。（a）下颌牙列完整；（b）微创拔除下颌前牙；（c）拔除的牙齿冠根完整

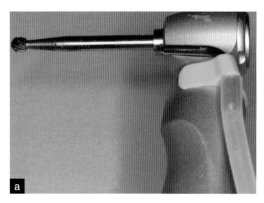
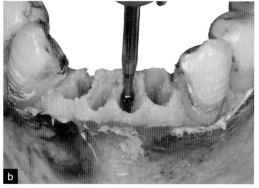

图13-1-11　球钻定位。（a）直径2.0mm球钻；（b）拔牙窝靠舌侧定位

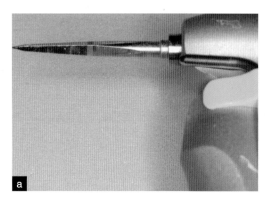
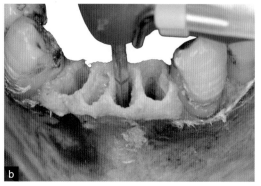

图13-1-12　在球钻定位基础上用先锋钻预备种植窝洞。（a）先锋钻；（b）预备种植窝洞

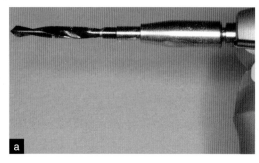
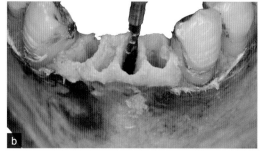

图13-1-13　先锋钻预备种植窝洞后用麻花钻逐级备洞。（a）麻花钻；（b）逐级预备种植窝洞

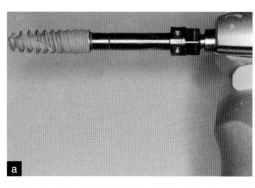
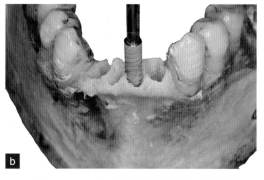

图13-1-14　植入种植体（Nobel Active，3.5mm×10mm）。（a）种植体安装在持钉器上；（b）植入种植体

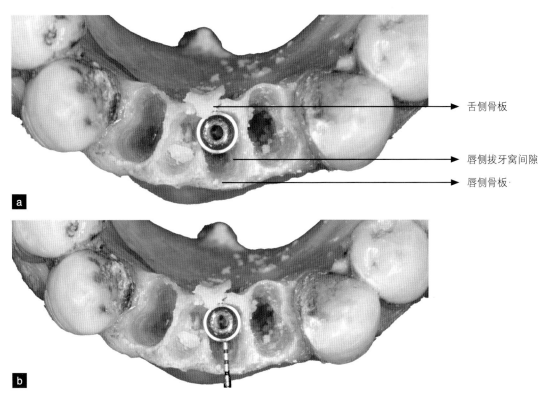

舌侧骨板

唇侧拔牙窝间隙

唇侧骨板

图13-1-15 种植体唇侧骨板宽度。（a）植入种植体后殆面观；（b）种植体颈部与唇侧骨板的距离≥2mm

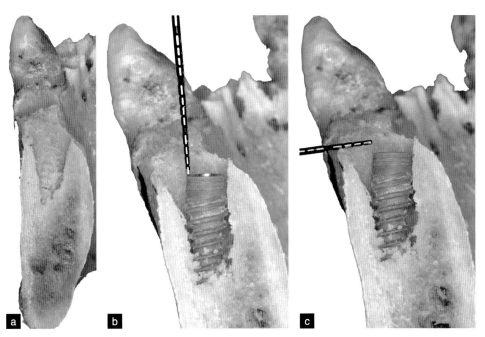

图13-1-16 左下中切牙即刻种植后种植窝。（a）剖面图；（b）种植体植入深度≥2mm；（c）种植体颈部与唇侧骨板的距离≥2mm

第2节　前磨牙区即刻种植骨性解剖

1. 上颌前磨牙区即刻种植

（1）上颌前磨牙区拔牙窝解剖特征

Jung[10]根据牙根颊舌向位置和牙根与上颌窦的关系对上颌前磨牙区拔牙窝进行了分类（图13-2-1）。

1）前磨牙在牙槽骨中的根部位置分为颊侧型、中间型、腭侧型3种类型。

①颊侧型：前磨牙的根尖位于牙槽骨的颊部1/3内，牙根更靠近颊部皮质骨。

②中间型：前磨牙的根尖位于牙槽骨的中间1/3内，颊、腭侧骨的厚度大致相等。

③腭侧型：前磨牙的根尖位于牙槽骨的腭1/3内，牙根更靠近腭皮质骨。

2）上颌窦底与牙根的关系分为4种类型（图13-2-2）。

0型：牙根与上颌窦底分离。

1型：牙根与上颌窦底密切接触。

2型：窦底位于根尖水平以下，没有根尖突出到窦内。

3型：牙根突出入窦腔。

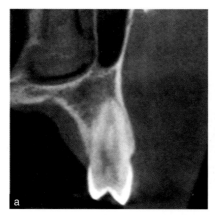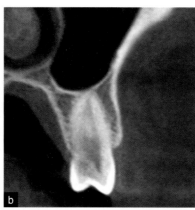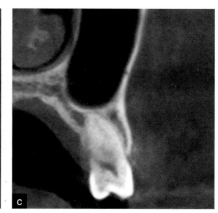

图13-2-1　上颌前磨牙区拔牙窝分类（CBCT剖面图）。（a）颊侧型；（b）中间型；（c）腭侧型

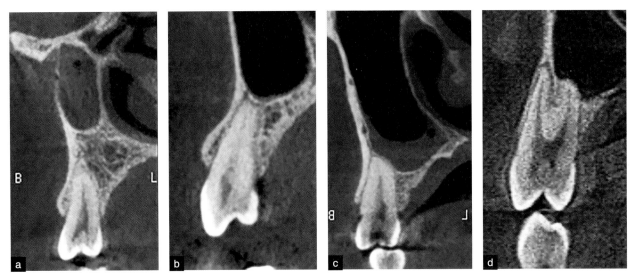

图13-2-2 上颌窦底与牙根的关系分类（CBCT剖面图）。（a）0型；（b）1型；（c）2型；（d）3型

（2）上颌前磨牙区即刻种植的标准骨性解剖术式要点

大部分上颌第一前磨牙位于牙槽骨内，无腭侧型。超过一半的第二前磨牙为中间型；在上颌第一前磨牙中，0型关系最为常见（83.0%），上颌第二前磨牙中也是0型最常见的（40.2%）。因此上颌前磨牙区根方可利用骨质较少，但腭侧根方往往有较多可利用骨质。上颌前磨牙区进行即刻种植时应充分利用前磨牙腭侧根方剩余骨质，根尖偏腭侧，颈部穿出位点位于牙槽窝中央，以获得即刻种植的初期稳定性。

（3）冰鲜头颅上颌前磨牙区即刻种植案例展示（图13-2-3～图13-2-12）

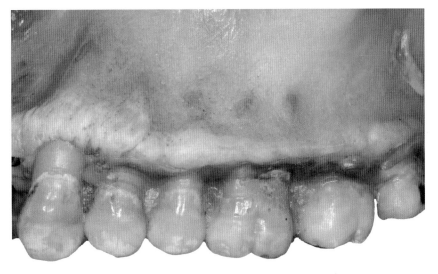

图13-2-3 左上前磨牙完整

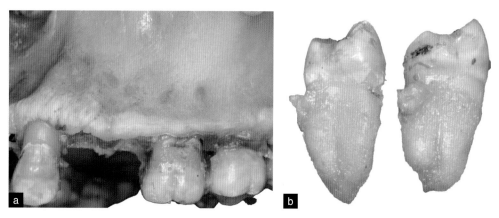

图13-2-4　微创拔除左上前磨牙。（a）微创拔除左上前磨牙；（b）拔除的牙齿冠根完整

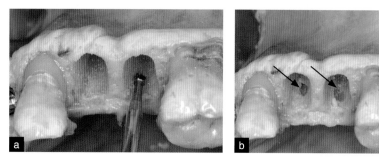

图13-2-5　球钻定位。（a）直径2.0mm球钻在拔牙窝靠腭侧定位；（b）完成定位
（箭头所示）

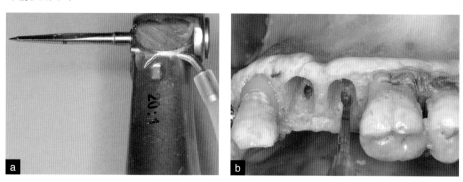

图13-2-6　在球钻定位基础上用先锋钻预备种植窝洞。（a）先锋钻；（b）预备种植
窝洞

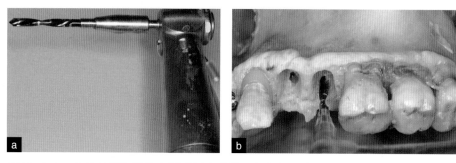

图13-2-7　先锋钻预备种植窝洞后用麻花钻逐级备洞。（a）麻花钻；（b）逐级预备
种植窝洞

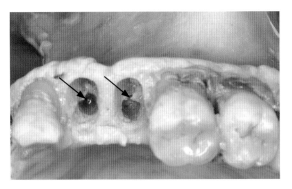

图13-2-8 完成种植窝洞的制备（箭头所示）

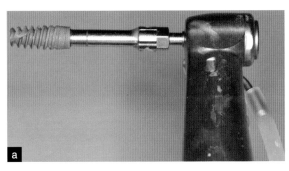

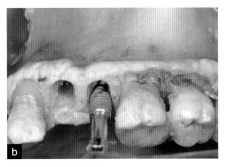

图13-2-9 植入种植体（Nobel Active，4.3mm×10mm）。（a）种植体安装在持钉器上；（b）植入种植体

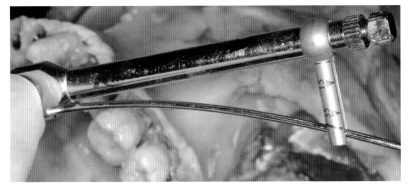

图13-2-10 即刻种植的种植体其扭矩＞35Ncm，达到即刻负载的要求

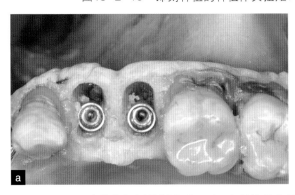

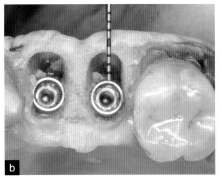

图13-2-11 种植体颊侧骨板宽度。（a）种植体靠腭侧植入；（b）种植体颈部距拔牙窝颊侧间隙≥2mm

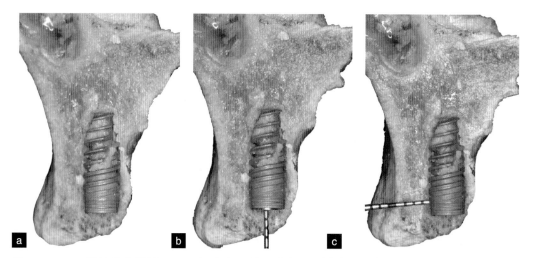

图13-2-12 种植体窝洞剖面图。(a)左上第二前磨牙即刻种植后种植窝剖面;(b)种植体植入深度≥2mm;(c)种植体唇侧拔牙窝间隙宽度≥2mm

2. 下颌前磨牙区即刻种植

(1)下颌前磨牙区拔牙窝解剖特征

下颌前磨牙区拔牙窝与上颌拔牙窝形态及位于牙槽骨的位置类似,偏颊侧的类型占大多数,且颊侧骨板薄弱,下颌前磨牙区需注意的解剖结构为下颌神经管、颏管及颏孔(详见第11章)。

(2)下颌前磨牙区即刻种植的标准骨性解剖术式要点

在下颌前磨牙区进行即刻种植手术时,应参照术前CBCT影像,利用剩余舌侧及根方骨量,位点偏舌侧,沿牙体长轴备洞,种植体颈部位于牙槽嵴顶下方2mm,为牙槽骨吸收留有空间,使种植体位于一个理想的三维空间位置。

(3)冰鲜头颅下颌前磨牙区即刻种植案例展示(图13-2-13～图13-2-19)

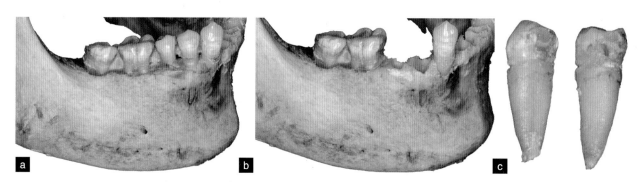

图13-2-13 (a)右下前磨牙完整。(b)微创拔除右下前磨牙;(c)拔除的牙齿冠根完整

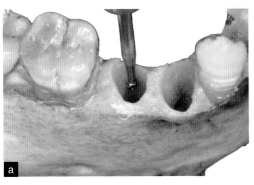
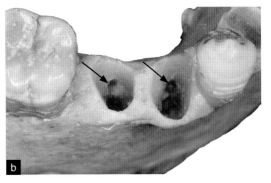

图13-2-14　球钻定位。（a）直径2.0mm球钻在拔牙窝靠舌侧定位；（b）完成定位（箭头所示）

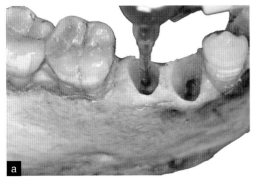
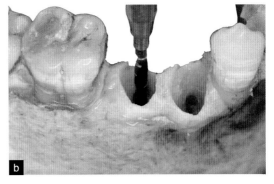

图13-2-15　在球钻定位基础上用先锋钻及麻花钻预备种植窝洞。（a）先锋钻备洞；（b）麻花钻预备种植窝洞

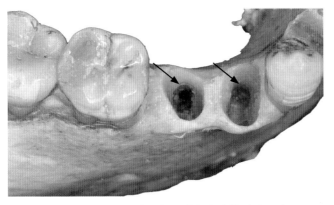

图13-2-16　完成种植窝洞的制备（箭头所示）

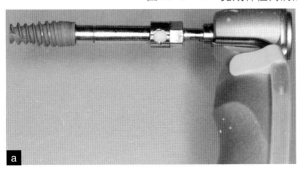
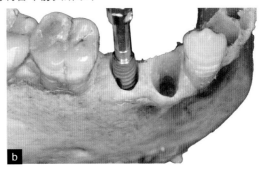

图13-2-17　植入种植体（Nobel Active，4.3mm×10mm）。（a）种植体安装在持钉器上；（b）植入种植体

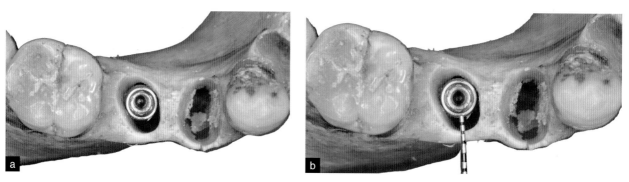

图13-2-18　种植体颊侧骨板宽度。（a）种植体靠舌侧植入；（b）种植体颈部距拔牙窝颊侧间隙≥2mm

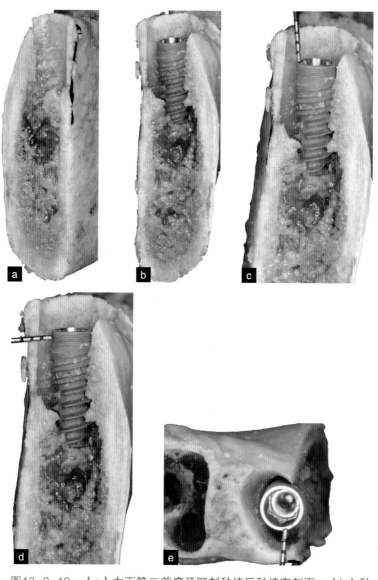

图13-2-19　（a）右下第二前磨牙即刻种植后种植窝剖面；（b）种植体回植入剖面的种植窝；（c）种植体植入深度≥2mm；（d、e）种植体唇侧拔牙窝间隙宽度≥2mm

第3节　磨牙区即刻种植骨性解剖

1. 上颌磨牙区即刻种植

（1）上颌磨牙区拔牙窝解剖特征

拔牙窝的解剖是后牙即刻种植成功的关键。在颊侧或多个拔牙窝骨壁缺失的情况下，可能不适合后牙区即刻种植，更适合位点保存或延期种植。

Smith和Tarnow[11]根据种植体在拔牙窝内获得初始稳定性的情况提出了一个后牙位点即刻种植的分类系统，分为A型、B型和C型3种。

A型：种植体可完全放在骨间隔内，与拔牙窝骨壁间无空隙，可按照理想的三维位置在牙根间隔内进行种植体的植入。

B型：牙根间隔有充足的骨稳定种植体，但不能完全包围，种植体的一个或多个表面和拔牙窝骨壁间留有空隙。

C型：几乎没有牙根间隔，需要种植体与周围骨壁贴合，种植体根尖需要与4mm以上的骨质结合获得初期稳定性。如果此类型拔牙窝唇侧骨板消失，则不宜即刻种植。

（2）上颌磨牙区即刻种植的标准骨性解剖术式要点

①骨宽度足够时，间隙填入同种异体骨。

②骨宽度刚好，间隙填入牛骨。

③骨宽度及高度不足时，建议延期，先拔牙，2个月后行骨增量酌情考虑同期种植。

④种植体可通过上颌窦底通过窦底皮质骨固位。

⑤种植深度以颊侧龈缘下5mm或者骨嵴顶下2mm为参考。

⑥后牙拔牙时注意微创拔牙，建议先截冠再分根。

⑦如果牙根间隔顶端宽度大于3mm，可直接按照种植体理想轴向备洞；如果小于3mm，钻头不稳定，可先将钻头置于牙槽间隔侧壁上，使钻头偏向一定的角度，穿透侧壁皮质骨后随即调整角度。

（3）冰鲜头颅上颌磨牙区即刻种植案例展示（图13-3-1 ~ 图13-3-8）

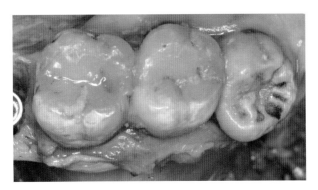

图13-3-1　左上磨牙完整

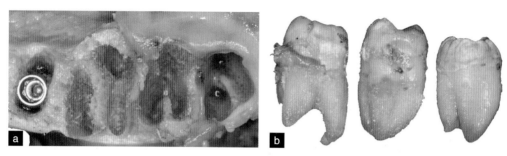

图13-3-2　微创拔除左上磨牙。（a）微创拔除左上磨牙；（b）拔除的牙齿冠根完整

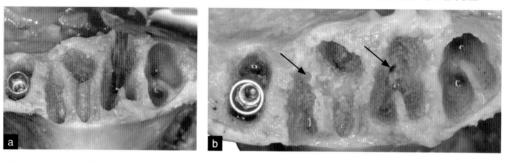

图13-3-3　球钻定位。（a）直径2.0mm球钻在拔牙窝中间牙槽嵴顶定位；（b）完成定位（箭头所示）

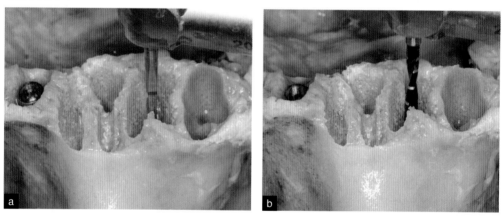

图13-3-4　在球钻定位基础上用先锋钻及麻花钻预备种植窝洞。（a）先锋钻备洞；（b）麻花钻预备种植窝洞

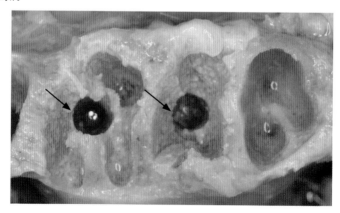

图13-3-5　完成种植窝洞的制备（箭头所示）

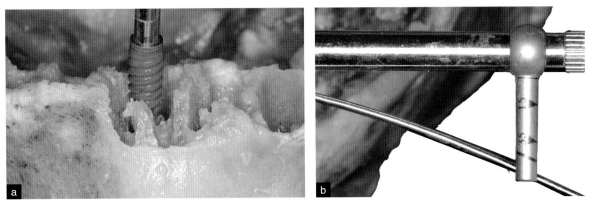

图13-3-6 （a）植入种植体（Nobel Active，4.3mm×10mm）；（b）种植扭矩＞35Ncm，具备即刻负载能力

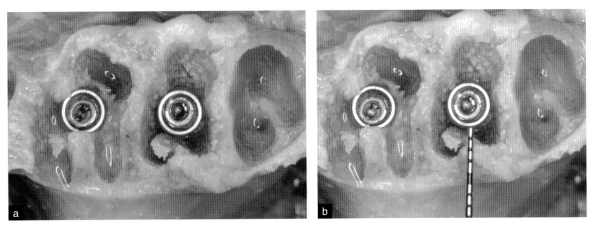

图13-3-7 种植体颊侧骨板宽度。（a）种植体植入拔牙窝中央；（b）种植体颈部距拔牙窝颊侧间隙≥2mm

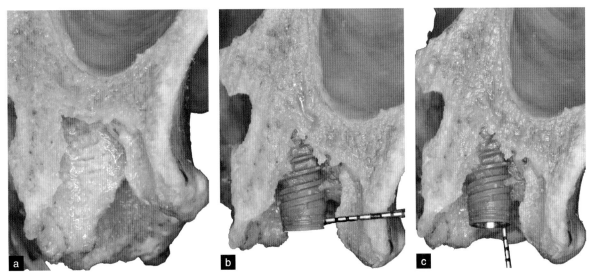

图13-3-8 （a）左上第二磨牙即刻种植后种植窝剖面；（b）种植体唇侧拔牙窝间隙宽度≥2mm；（c）种植体植入深度≥2mm

2. 下颌磨牙区即刻种植

（1）下颌磨牙区拔牙窝解剖特征

下颌磨牙区即刻种植需注意两个重要解剖结构，一个是磨牙根尖距下颌神经管的距离，另一个是颌下腺凹陷。

1）磨牙根尖距下颌神经管的距离：一项对3个不同国家人群共1224份CBCT影像学分析研究表明，下颌磨牙根尖距离下牙槽神经平均距离为（4.81±0.12）mm[12]。

2）颌下腺凹陷：根据下颌骨横断面的形状，下颌磨牙根方下颌骨颌下腺凹陷形态可分为：C型（21.6%）：牙槽突基部比牙槽突颈部宽；P型（19.1%）：牙槽突基部与牙槽突较为平行；U型（59.3%）：牙槽突基部较牙槽突窄，舌部凹陷[13]。

（2）下颌磨牙区即刻种植的标准骨性解剖术式要点

下颌磨牙区即刻种植与上颌磨牙区类似，除了上述种植要点，还须注意的是，由于下颌神经管的存在，为保证安全，下颌牙根根尖距神经管距离至少5mm，才能进行下颌磨牙的即刻种植；另外，在舌下腺凹陷较为明显的U型病例中，需调整种植角度，将种植体根方朝向颊侧，避免打穿下颌骨舌侧皮质骨。

（3）冰鲜头颅下颌磨牙区即刻种植案例展示（图13-3-9～图13-3-15）

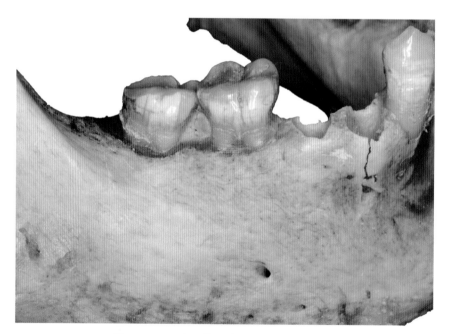

图13-3-9　右下第一磨牙及第二磨牙完整

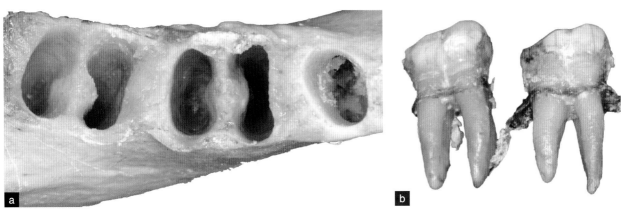

图13-3-10　微创拔除右下磨牙。（a）微创拔除右下磨牙；（b）拔除的牙齿冠根完整

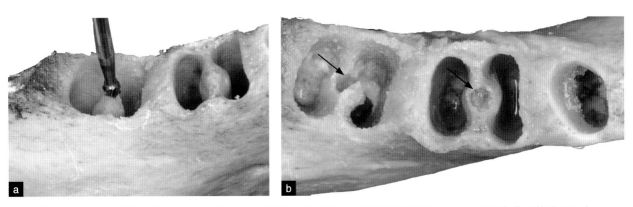

图13-3-11　球钻定位。（a）直径2.0mm球钻在拔牙窝中间牙槽嵴顶定位；（b）完成定位（箭头所示）

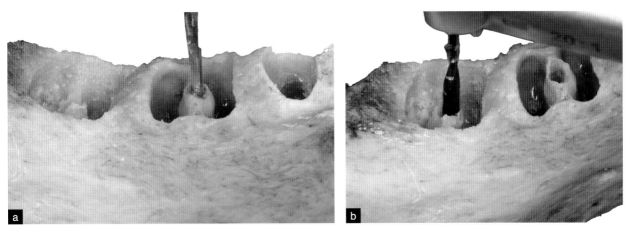

图13-3-12　在球钻定位基础上用先锋钻及麻花钻预备种植窝洞。（a）先锋钻备洞；（b）麻花钻预备种植窝洞

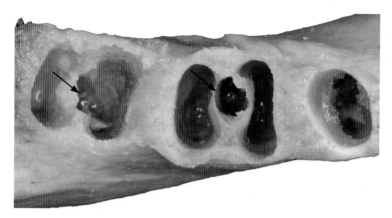

图13-3-13　完成种植窝洞的制备（箭头所示）

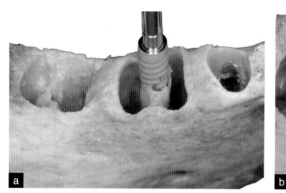

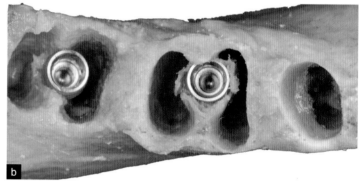

图13-3-14　植入种植体。（a）植入种植体（Nobel Active，4.3mm×10mm）；（b）殆面观

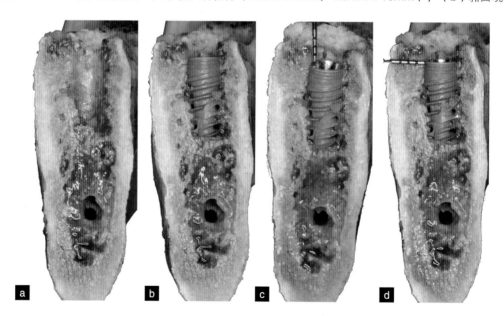

图13-3-15　种植窝洞剖面图。（a）右下第一磨牙即刻种植后种植窝剖面；（b）种植体回植入剖面的种植窝；（c）种植体植入深度≥2mm；（d）种植体唇侧拔牙窝间隙宽度≥2mm

3. 小结

　　临床医生在进行即刻种植时需要对种植区域解剖了解和掌握。即刻种植需要注意以下几个要点：①微创拔牙；②唇/颊侧骨板要完整保留；③选择合适直径及长度种植体，种植体植入后需要有一定初期稳定性，如果需要即刻负载，扭矩要≥30Ncm；④种植时候要注意重要解剖结构，如上颌窦底及下牙槽神经位置，避免发生种植并发症。

（黄圣运　张亨国　张杰　陈钢　邹多宏）

参考文献

[1] 许德路. 单颗牙即刻种植临床效果的系统评价与Meta分析[D]. 南昌: 南昌大学, 2018.

[2] Atieh MA, Payne AG, Duncan WJ, et al. Immediate restoration/loading of immediately placed single implants: is it an effective bimodal approach?[J]. Clin Oral Implants Res, 2009, 20(7):645-659.

[3] Vignoletti F, Sanz M. Immediate implants at fresh extraction sockets: from myth to reality[J]. Periodontol 2000, 2014, 66(1):132-152.

[4] Araújo MG, Silva CO, Misawa M, et al. Alveolar socket healing: what can we learn?[J]. Periodontol 2000, 2015, 68(1):122-134.

[5] Kan JY, Roe P, Rungcharassaeng K, et al. Classification of sagittal root position in relation to the anterior maxillary osseous housing for immediate implant placement: a cone beam computed tomography study[J]. Int J Oral Maxillofac Implants, 2011, 26(4):873-876.

[6] Rojas-Vizcaya F. Biological aspects as a rule for single implant placement. The 3A-2B rule: a clinical report[J]. J Prosthodont, 2013, 22(7):575-580.

[7] Akimoto K, Becker W, Persson R, et al. Evaluation of titanium implants placed into simulated extraction sockets: a study in dogs[J]. Int J Oral Maxillofac Implants, 1999, 14(3):351-360.

[8] Kan JY, Rungcharassaeng K, Lozada JL, et al. Facial gingival tissue stability following immediate placement and provisionalization of maxillary anterior single implants: a 2- to 8-year follow-up[J]. Int J Oral Maxillofac Implants, 2011, 26(1):179-187.

[9] 李敬华, 姜文静, 王艳辉, 等. 下颌前牙唇侧骨壁厚度及倾斜角度对即刻种植术前设计的影响[J]. 中国口腔颌面外科杂志, 2019, 17(03):230-234.

[10] Jung YH, Cho BH, Hwang JJ. Analysis of the root position and angulation of maxillary premolars in alveolar bone using cone-beam computed tomography[J]. Imaging Sci Dent, 2022, 52(4):365-373.

[11] Smith RB, Tarnow DP. Classification of molar extraction sites for immediate dental implant placement: technical note[J]. Int J Oral Maxillofac Implants, 2013, 28(3):911-916.

[12] Lvovsky A, Bachrach S, Kim HC, et al. Relationship between Root Apices and the Mandibular Canal: A Cone-beam Computed Tomographic Comparison of 3 Populations[J]. J Endod, 2018, 44(4):555-558.

[13] Chrcanovic BR, de Carvalho MV, Gjelvold B. Immediate implant placement in the posterior mandible: A cone beam computed tomography study[J]. Quintessence Int, 2016, 47(6):505-514.

14

第14章　　上颌All-on-4口腔种植解剖

Anatomy of Maxillary All-on-4 Implant

All-on-4种植是无牙颌患者采用4颗种植体支持半口种植修复的一种固定修复方式。1977年Brånemark[1]报道用4颗种植体支持半口修复，第一例患者40年后仍在使用。此后，Engquist和Lefkove[2-3]均报道全口无牙颌种植即刻负载的成功病例。Maló教授[4]对该技术的临床应用和推广起到了重要作用，他验证了该技术在临床应用的长期成功率。经过近40年的发展，口腔种植医生用该种植技术有效完成了无牙颌患者的口腔功能重建，取得了良好的临床效果。本章就上颌All-on-4口腔种植区域解剖结构做一详细描述，希望能够为广大口腔种植医生提供临床帮助。

第1节　上颌All-on-4口腔种植区域解剖

1. 种植区域上颌骨

上颌骨由一体四突（上颌骨体部、颧突、额突、腭突、牙槽突）构成。与上颌All-on-4手术相关的主要解剖结构是牙槽突和上颌窦（图14-1-1）。

上颌骨牙槽突是上颌牙齿的支持部位。两侧上颌牙槽突在中线处融合，鼻腔下形成以突向前、上的骨结构叫前鼻棘。上颌切牙根方牙槽骨略向舌

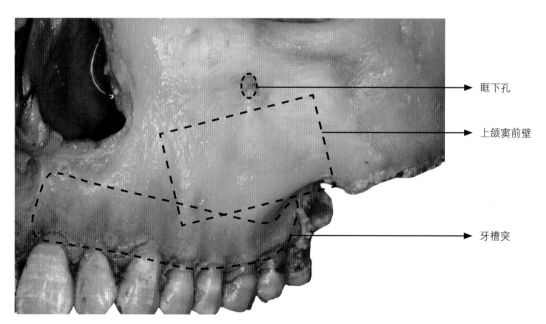

图14-1-1　上颌骨外侧面解剖图

眶下孔

上颌窦前壁

牙槽突

侧凹陷，称为切牙窝。上前牙根尖偏向唇侧的发生率为86.5%，因此患者拔牙后形成无牙颌时，很多前牙的骨量在水平和垂直两个方向吸收严重，所以上前牙区All-on-4种植时种植体植入方向非常重要[5]。

上颌窦位于上颌骨内，由6个壁构成：前壁、后壁、上壁、底壁、内侧壁及外侧壁，与上前牙区All-on-4种植密切相关的为前壁及外侧壁。上颌窦裂孔多开口于中鼻道；副上颌窦裂孔的发生率约50%，多位于下鼻甲和中鼻甲之间[6]。

上颌窦前壁在前磨牙根方，后牙缺失时间较长

的时候甚至可以达到尖牙、侧切牙根部。同样上颌牙槽突重度吸收的患者，上颌窦的窦底甚至会平齐腭部。

（1）牙槽突

上颌All-on-4口腔种植区域相关的牙槽突较疏松（Ⅱ类~Ⅲ类骨为主），上颌牙槽窝的唇、颊侧与腭侧骨板的厚度不同，一般上颌牙唇、颊侧骨板均较腭侧薄。上颌第一磨牙颊侧骨板因有颧牙槽嵴而增厚，上颌第三磨牙牙根远中面的牙槽骨以Ⅲ类~Ⅳ类骨为主（图14-1-2）。

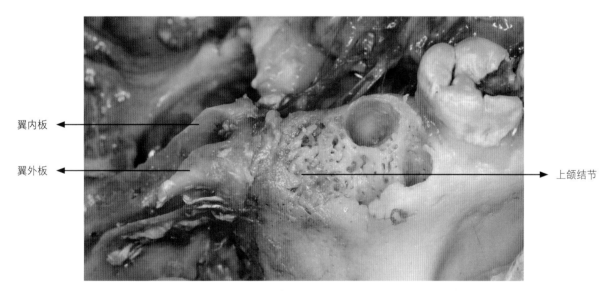

图14-1-2 上颌骨远中牙槽嵴解剖图

（2）上颌窦前壁及外侧壁

上颌窦前壁中央薄而凹陷，称为尖牙窝，在尖牙窝之上、眶下缘之下0.5cm处有眶下孔，孔内有

眶下神经及血管通过。上颌窦外侧壁位于上颌后牙区牙槽嵴上方，其中有上牙槽神经血管束后分支和中分支通过（图14-1-3~图14-1-5）。

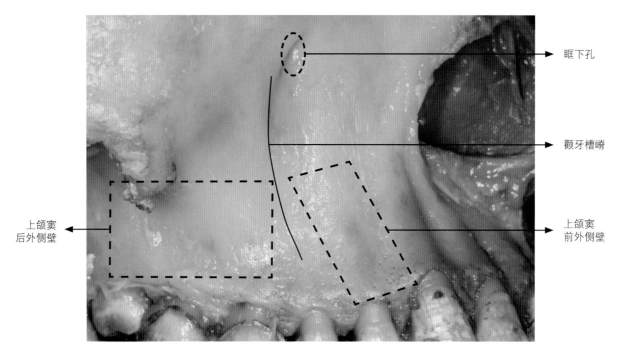

图14-1-3　上颌窦前外侧壁和后外侧壁（右侧）

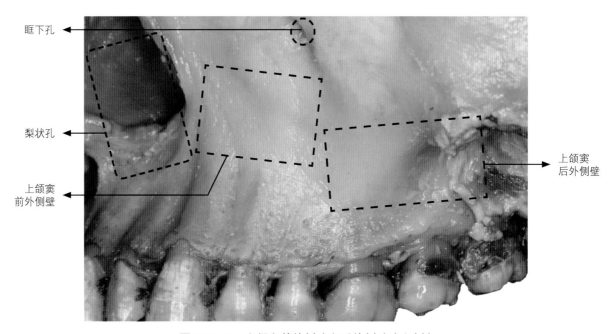

图14-1-4　上颌窦前外侧壁和后外侧壁（左侧）

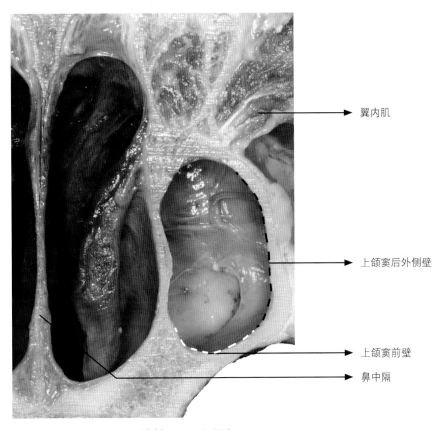

翼内肌

上颌窦后外侧壁

上颌窦前壁

鼻中隔

图14-1-5 横断面显示上颌窦

（3）梨状孔

梨状孔由鼻骨（上部）、上颌骨额突（外部）及上颌骨腭突游离缘共同构成（图14-1-6）。梨状孔下缘为鼻底。前牙区鼻底与牙槽突顶之间的骨高度与厚度决定上颌All-on-4口腔种植术式，包括口腔种植体的长度、直径及角度等。

（4）切牙孔

切牙孔位于上颌中切牙腭侧，由左右两侧上颌骨融合而成，一般在腭正中缝与两侧尖牙连线交汇处。切牙管与鼻中隔相邻，鼻腭神经、血管从此通过。上颌骨严重吸收时，切牙孔与牙槽嵴接近，有时甚至位于牙槽嵴顶上（图14-1-7）。

解剖相关临床骨增量及口腔种植意义：上颌All-on-4口腔种植时，一般种植体很少进入切牙神经管，除非中间2颗种植体靠近中线，或者切牙神经管特别膨大。影像资料中切牙孔是上颌All-on-4口腔种植规划设计的一个重要参考点。

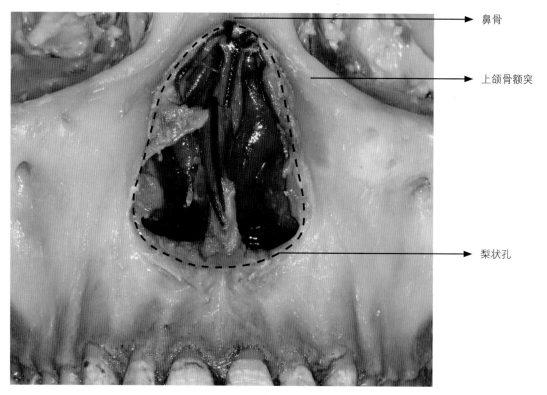

鼻骨

上颌骨额突

梨状孔

图14-1-6 梨状孔（虚线所示）

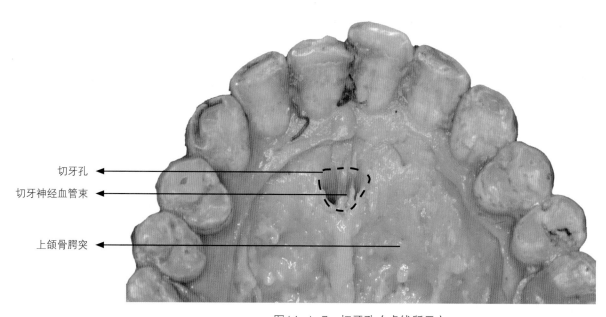

切牙孔

切牙神经血管束

上颌骨腭突

图14-1-7 切牙孔（虚线所示）

2. 种植区域神经分布

上颌All-on-4口腔种植相关区域神经主要是分布于上颌骨的上牙槽神经、鼻腭神经支配。

上颌牙由3支上牙槽神经（superior alveolar nerve）支配，在翼腭窝内或眶下沟、眶下管内由上颌神经发出，由后向前分别称为上牙槽后支、中支和前支，分布至上颌诸牙、牙周膜以及上颌颊侧与唇侧的牙龈（图14-1-8）。

（1）上牙槽后神经（posterior superior alveolar nerve）

在翼腭窝内或眶下沟、眶下管内由上颌神经发出，行向前下到达上颌结节的中央，分为2～3支，最后到达磨牙牙槽的基底（图14-1-8）。

（2）上牙槽中神经（middle superior alveolar nerve）

起自眶下神经，发出后向前下进入上颌窦的外侧壁，与上牙槽后支的分支汇合，再行向牙槽的底部（图14-1-8）。

（3）上牙槽前神经（anterior superior alveolar nerve）

多在眶下管的前1/3段内以一总干或2～3条小支从眶下神经发出。经上颌窦前壁的骨管，行向下外并在眶下孔的下方分为两支。前支行向下内至梨状孔的下内方，发出一小的鼻支，牙槽支则继续走行至牙槽突的最内侧部，可越过中线分布至对侧的中切牙和侧切牙；后支行向下后，到达尖牙区的牙槽突。在上颌牙槽底部，上牙槽神经的3个分支相互吻合形成上牙槽神经丛，由该丛发出分支至上颌牙、牙龈和上颌窦黏膜（图14-1-8）。

（4）鼻腭神经（nasopalatine nerve）

上颌颊侧牙龈由上牙槽神经支配。此外，颊神经还支配上颌磨牙颊侧牙龈，眶下神经的唇支支配切牙唇侧牙龈（图14-1-9）。上颌舌侧牙龈由鼻腭

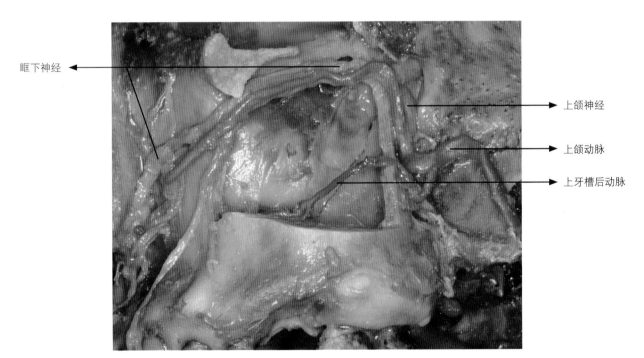

图14-1-8 种植术区神经分布

神经和腭神经支配，它们以尖牙为分界线。鼻腭神经通过鼻中隔黏膜深面向前下方走行，经切牙管出切牙孔，分布于上颌前牙腭侧黏骨膜和牙龈，分支与上牙槽神经末支相吻合，分布于上颌中切牙（图14-1-10）。腭神经分为腭大神经和腭小神经，两条神经从翼腭管分别走向腭大孔和腭小孔。腭大神经出腭大孔后向前分布于磨牙、前磨牙及尖牙的腭侧黏骨膜及牙龈（图14-1-11）。

解剖相关临床骨增量及口腔种植意义：临床上All-on-4种植时损伤上颌神经比较少见，但有个别病例，在行上颌All-on-4口腔种植后有感觉上唇麻木出现，可能与损伤上颌神经分支有关。术者需熟悉解剖分布，特别是翻瓣或制作减张切口时需保护相关神经血管束，避免神经损伤。

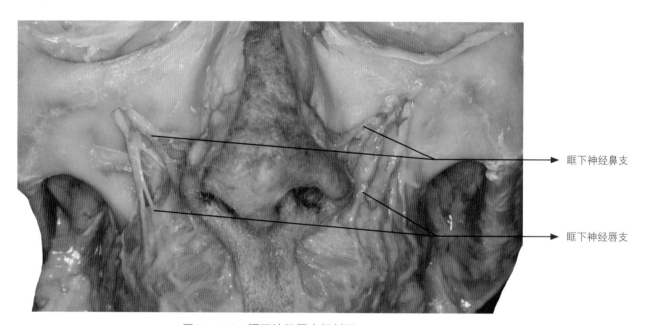

眶下神经鼻支

眶下神经唇支

图14-1-9　眶下神经唇支解剖图

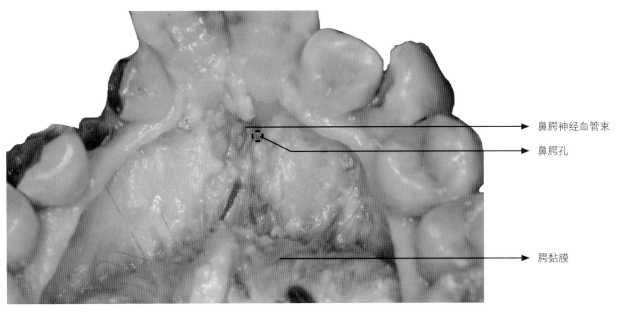

鼻腭神经血管束

鼻腭孔

腭黏膜

图14-1-10　鼻腭神经解剖图

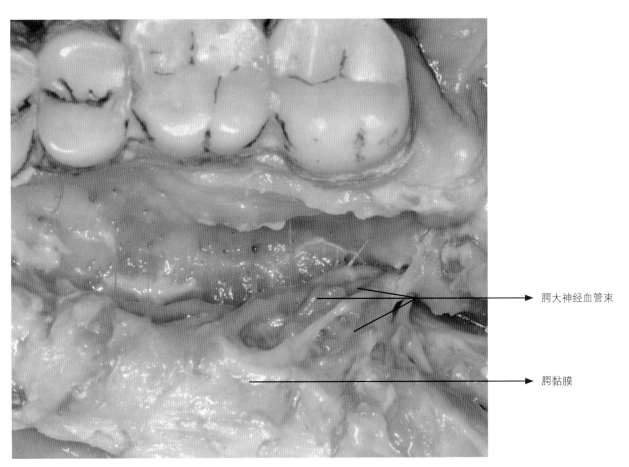

腭大神经血管束

腭黏膜

图14-1-11　腭大神经血管束解剖图

3. 种植区域血管分布

上颌All-on-4口腔种植相关区域的血供主要由上牙槽后动脉、眶下动脉、腭降动脉和蝶腭动脉提供（图14-1-12）。

（1）上牙槽后动脉（posterior superior alveolar artery）

在翼腭窝内起自上颌动脉，行经上颌骨的颞下面，发出分支与上牙槽神经后支伴行进入上牙槽后管，供给磨牙及前磨牙，此动脉的末支（龈支）分布至牙龈、颊黏膜和上颌窦（图14-1-13）。

（2）眶下动脉（infraorbital artery）

为上颌动脉的终末分支，由眶下裂进入眼眶，经眶下沟及眶下管，出眶下孔，在眶下管内发出上牙槽前动脉分布于上颌窦前壁、上颌前牙及上颌骨牙槽突前部（图14-1-14和图14-1-15）。

（3）腭降动脉（descending palatine artery）

发自上颌动脉下壁，穿行于翼腭管，分为腭大动脉和腭小动脉，分别通过腭大孔和腭小孔进入口腔（图14-1-16）。

（4）蝶腭动脉（sphenopalatine artery）

在翼腭窝内发自上颌动脉，经蝶腭孔入鼻腔，分为外侧支和鼻中隔支，分布于鼻腔外侧壁、鼻中隔及鼻底黏膜（图14-1-16）。

解剖相关临床骨增量及口腔种植意义： 当在翼上颌区及上颌窦前壁和外侧壁区域进行种植手术时，翻瓣及种植体植入窝洞的制备均可能造成血管的损伤，特别是进行上颌窦底提升时，往往会遇到上牙槽后动脉，造成术中出血。术前需仔细规划种植体植入角度和位置，精准制备种植体窝洞，避免损伤重要的血管。

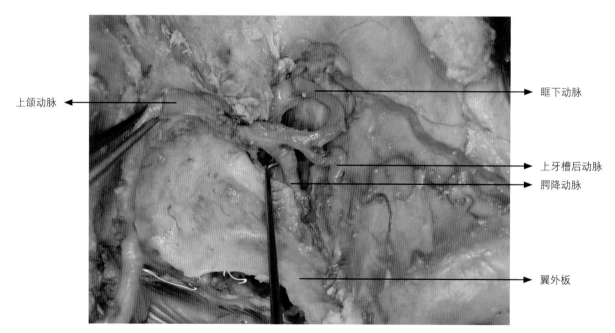

上颌动脉

眶下动脉

上牙槽后动脉

腭降动脉

翼外板

图14-1-12　上颌动脉及其终末分支解剖图

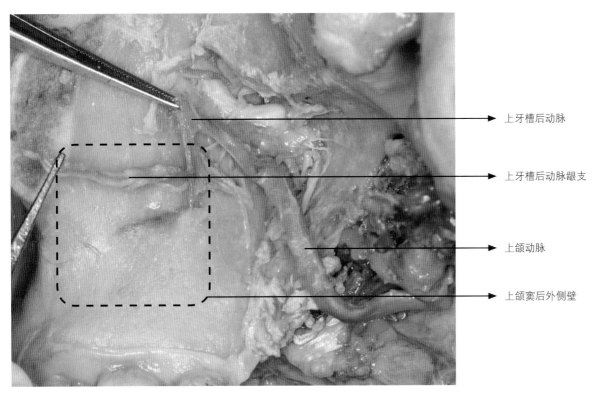

图14-1-13 上牙槽后动脉解剖图

上牙槽后动脉
上牙槽后动脉龈支
上颌动脉
上颌窦后外侧壁

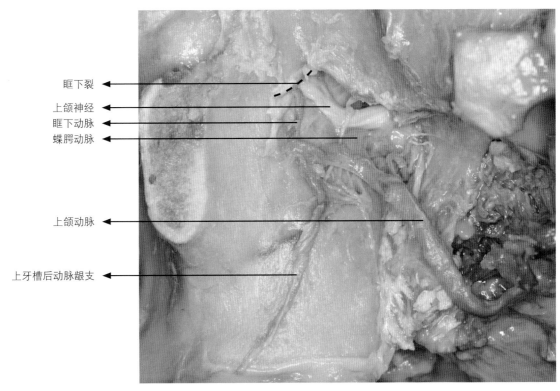

眶下裂
上颌神经
眶下动脉
蝶腭动脉
上颌动脉
上牙槽后动脉龈支

图14-1-14 眶下动脉解剖图

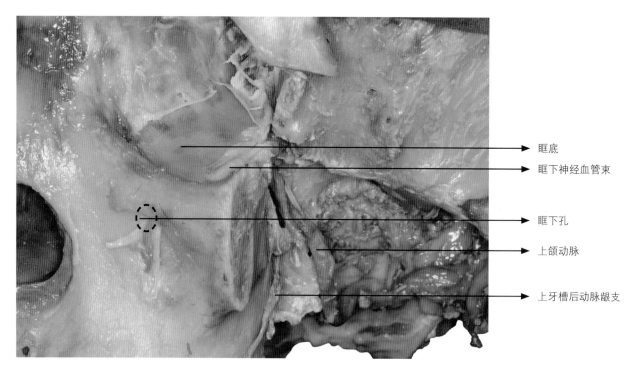

图14-1-15　眶下神经血管束在眶底走行解剖图

眶底

眶下神经血管束

眶下孔

上颌动脉

上牙槽后动脉龈支

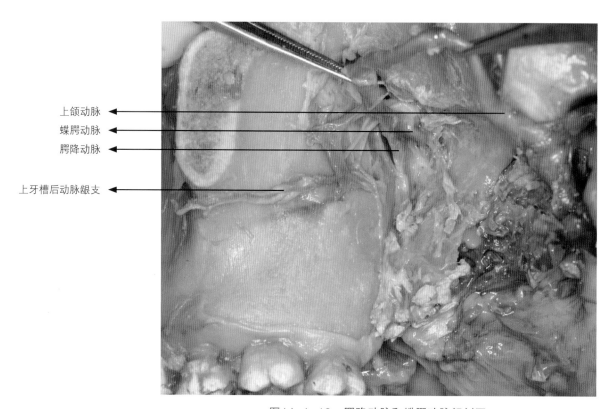

上颌动脉

蝶腭动脉

腭降动脉

上牙槽后动脉龈支

图14-1-16　腭降动脉和蝶腭动脉解剖图

4. 种植区域肌肉分布

上颌All-on-4口腔种植相关区域肌肉主要包括笑肌、颧大肌、颧小肌、提上唇肌及提口角肌。

（1）笑肌（risorius）

多发育不全，呈菲薄的带状或尖向内侧的三角形。起自腮腺咬肌筋膜，部分肌束与颈阔肌后部肌束相连；向前下方越过咬肌和面动、静脉，止于口角的皮肤和黏膜。笑肌由面神经颊支支配，收缩时可向外侧牵拉口角，呈现微笑面容（图14-1-17）。

（2）颧大肌（zygomaticus major）

位置表浅，起自颧骨颧颞缝前方，斜向前下方，行经咬肌、颊肌及面动、静脉的浅面，止于口角的皮肤和黏膜。此肌由面神经颧支支配，收缩时可向上外侧牵拉口角，使面部出现笑容，在面部表情中起着重要作用（图14-1-17和图14-1-18）。

（3）颧小肌（zygomaticus minor）

位于眼轮匝肌的下方或深面，且肌纤维常相互交织；起自颧骨外侧面、颧上颌缝后方，略与颧大肌平行，肌纤维向下内侧至上唇。此肌由面神经颊支支配（图14-1-17）。

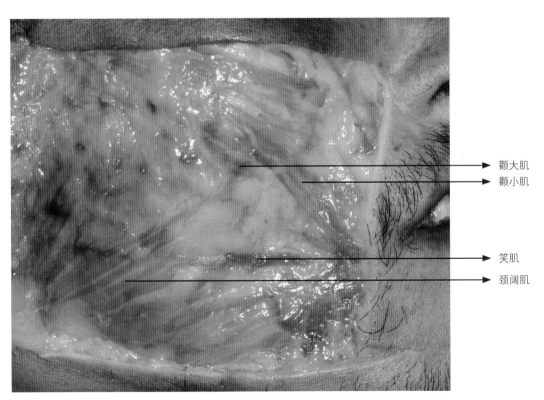

颧大肌
颧小肌

笑肌
颈阔肌

图14-1-17 颧面部肌肉群（皮下浅层）解剖图

（4）提上唇肌（levator labii superioris）

又称上唇方肌，位于眶下部的皮下，近似扁薄的长方形，起点分为2部：①外侧部，最宽，位于眼轮匝肌的深面，起自上颌骨的眶下缘至眶下孔之间的提上唇方肌，向下内侧与口轮匝肌束交织，止于上唇外侧瓣的皮肤，眶下神经、血管行经外侧部深面与提口角肌之间；②内侧部，起自上颌骨额突上部，斜向下外侧，分成内、外侧两片、内侧片止于鼻翼软骨和皮肤；外侧片斜行向下，与外侧部交织，止于上唇外侧半的皮肤（图14-1-18）。

（5）提口角肌（levator anguli oris）

又称尖牙肌，位置较深，在提上唇肌与颧大肌的深面起自眶下孔下方的尖牙窝，肌束行向下外侧，汇聚于口角，止于口角皮肤，并有部分肌束与降口角肌、口轮匝肌相移行。此肌由面神经颊支支配，收缩时可上提口角。

解剖相关临床骨增量及口腔种植意义：颌面部肌肉主要负责保护重要的血管神经组织，维持面部形态与表情的重要功能。当进行相关区域的翻瓣及种植手术时，如将肌肉附丽点离断，或者肌束横断，可能会造成相关区域面部形态的改变。同时熟悉相关肌肉的走行，有利于确认神经血管束的走行，避免其内包含的重要血管神经组织损伤。

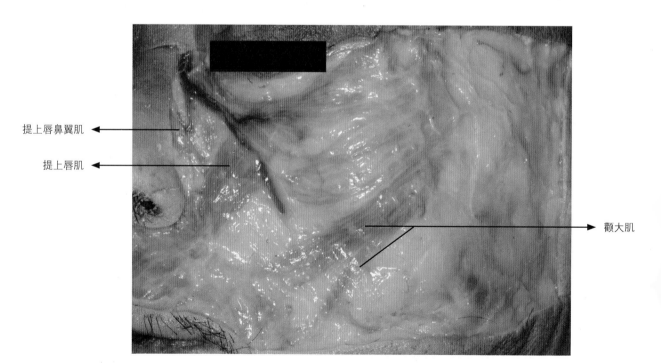

提上唇鼻翼肌

提上唇肌

颧大肌

图14-1-18　颧面部肌肉群（皮下浅层）解剖图

第2节　上颌All-on-4口腔种植冰鲜头颅案例展示

目前，为了能够获得即刻负载，临床上多采用Jensen教授对上颌无牙颌的分类进行All-on-4种植术式的设计。Jensen教授[7]根据上颌窦的位置和大小，牙槽嵴骨量的丰满度将上颌无牙颌分为4类并对应设计了4种种植方案。

A类上颌骨为骨修整完成后，上颌骨第一磨牙拔牙位点的近中，特别是腭根的近中，具有较厚的腭侧骨壁。此时可将两侧末端种植体向中线倾斜30°植入，同时确保种植体植入在腭侧皮质骨内，避开邻近的上颌窦，其末端止于鼻腔外侧壁骨质最厚处（M点）。在末端种植体前方20mm处或更前方可植入另外两颗种植体，但是其末端向远中倾斜，同样止于M点，与两侧末端种植体形成M结构。

B类上颌骨中等程度萎缩，上颌窦腔稍突出且其腭侧壁薄，需要在上颌窦前制备种植体入路点。两侧后部的种植体常通过第二前磨牙区域向前倾斜30°，并在M点获得初期稳定性。种植体可能会穿过部分上颌窦腔，若获得双皮质骨固定，可不植骨。前部的两颗种植体位于双侧尖牙近中，向后倾斜形成M结构。种植体间距可以大于15mm，A-P约15mm，全牙列长度45～55mm。

C类上颌骨牙槽突缺失，上颌窦向前延伸，需要进行穿上颌窦种植获得足够的A-P分布。双侧后部种植体可自第二前磨牙部位穿入，但更常见的是位于第一前磨牙区域。上颌窦内需植骨，末端止于鼻腔外侧壁骨质最厚处。前部种植体从侧切牙或尖牙入路向前倾斜形成V结构。

D类上颌骨对应于Cawood Howell Ⅴ-Ⅵ型骨萎缩类型。在前牙区两颗种植体，末端向前倾斜固位于犁骨上。而后牙区几乎无牙槽骨，需要颧骨种植体植入。如果不选择颧骨种植体，也可选择穿上颌窦种植同期植骨，但是此种骨缺损类型的穿上颌窦种植无法获得足够的初期稳定性，这意味着前部的种植必须要有足够的初期稳定性来分担负载。有时，也可增加穿翼板种植体，形成6颗种植体的治疗模式。

如果上颌骨前后牙槽嵴均没有充足骨量，而必须进行即刻负载时，需要采用颧骨种植体。鼻旁区没有充足骨量，而不需要即刻负载时，也可选择上颌窦植骨延期种植体植入。

本节以即刻种植为例，根据Jensen教授的术式分类，本书编者将在冰鲜头颅模型上逐一展示。以便大家更好理解和把控上颌All-on-4口腔种植技术在临床上的应用。

1. 基于Jensen教授上颌All-on-4口腔种植分类，本书编者在冰鲜头颅上进行上颌口腔种植案例展示：A类（图14-2-1～图14-2-13）

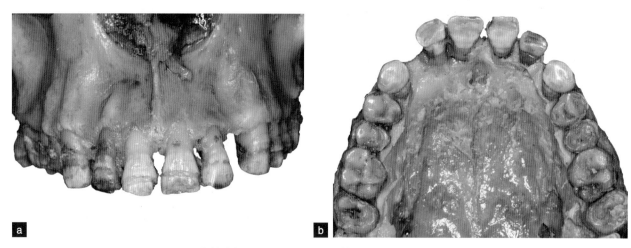

图14-2-1　冰鲜头颅上颌模型，牙列完整。（a）正面观；（b）牙合面观

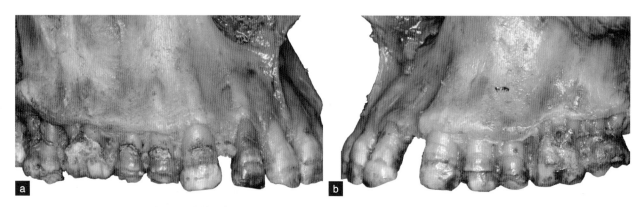

图14-2-2　冰鲜头颅上颌模型，牙列完整，侧面观。（a）右侧；（b）左侧

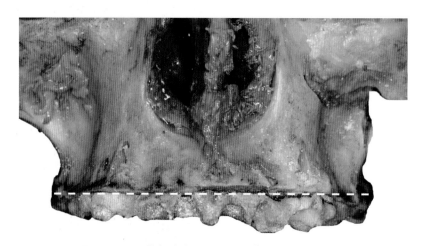

图14-2-3　微创拔除上颌牙齿，截骨（虚线所示）

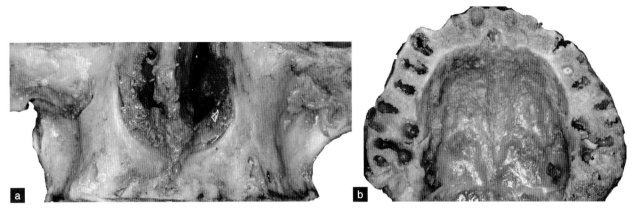

图14-2-4　完成上颌牙槽嵴截骨。（a）正面观；（b）殆面观

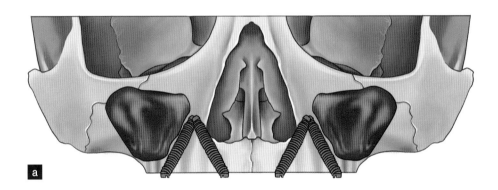

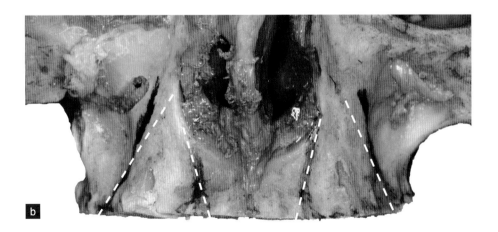

图14-2-5　按A类种植分类设计上颌All-on-4口腔种植方案。（a）示意图；（b）解剖图（虚线所示）

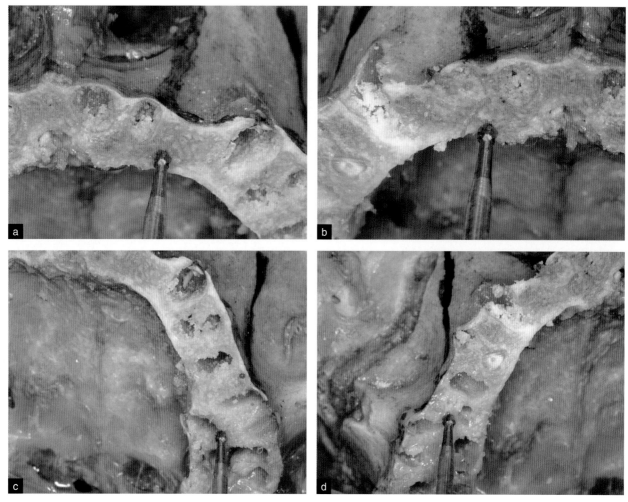

图14-2-6　用球钻（直径=0.25mm）在种植位点定位。（a）左上侧切牙位置；（b）右上侧切牙位置；（c）左上第一磨牙位置；（d）右上第一磨牙位置

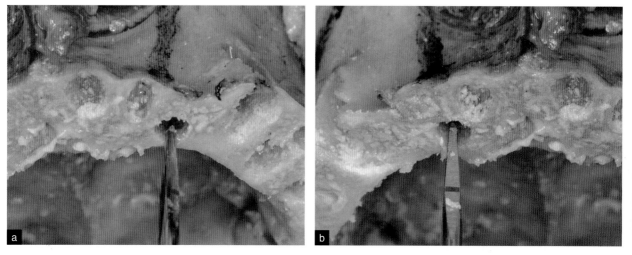

图14-2-7　基于球钻定位窝，用种植先锋钻进行种植窝洞预备。（a）左上侧切牙位置种植窝洞预备；（b）右上侧切牙位置种植窝洞预备

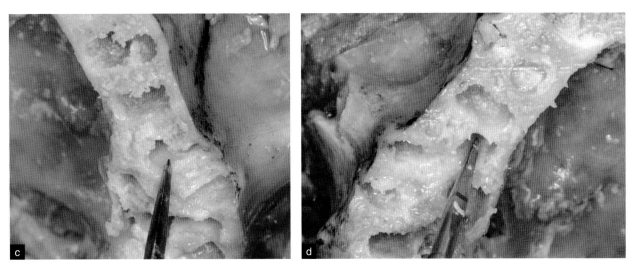

图14-2-7（续） 基于球钻定位窝，用种植先锋钻进行种植窝洞预备。（c）左上第一磨牙位置种植窝洞预备；（d）右上第一磨牙位置种植窝洞预备

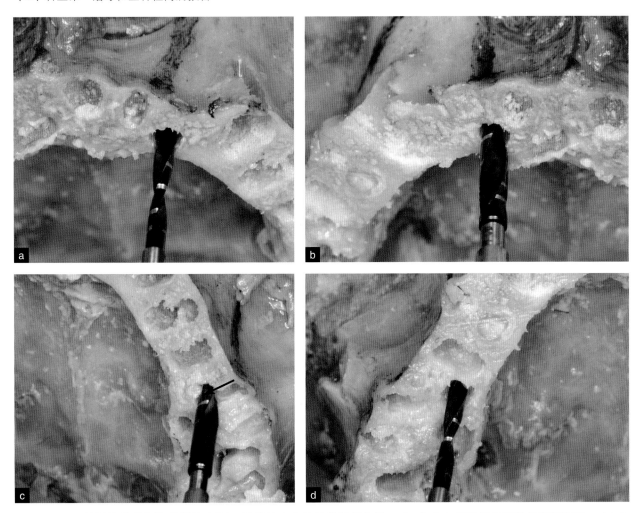

图14-2-8 基于先锋钻预备的种植窝洞，用种植麻花钻继续逐级备洞。（a）左上侧切牙位置种植窝洞预备；（b）右上侧切牙位置种植窝洞预备；（c）左上第一磨牙位置种植窝洞预备；（d）右上第一磨牙位置种植窝洞预备

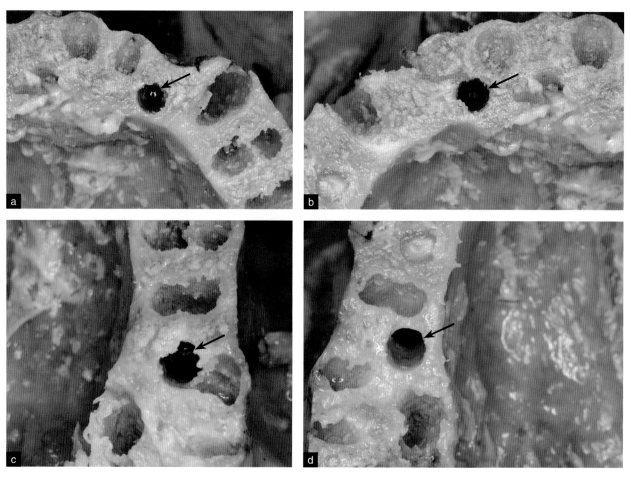

图14-2-9 完成上颌All-on-4口腔种植窝洞预备（箭头所示）。（a）左上侧切牙位置种植窝洞；（b）右上侧切牙位置种植窝洞；（c）左上第一磨牙位置种植窝洞；（d）右上第一磨牙位置种植窝洞

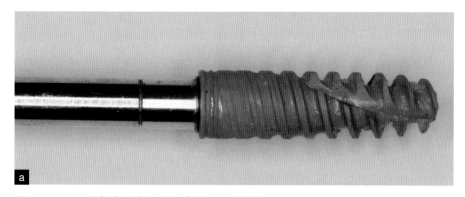

图14-2-10 选择合适直径和长度的口腔种植体（Nobel Active，3.5mm×10mm，4.3mm×13mm；将3.5mm×10mm口腔种植体植入侧切牙位置；将4.3mm×13mm口腔种植体植入第一磨牙位置）。（a）把口腔种植体安置在持钉器上

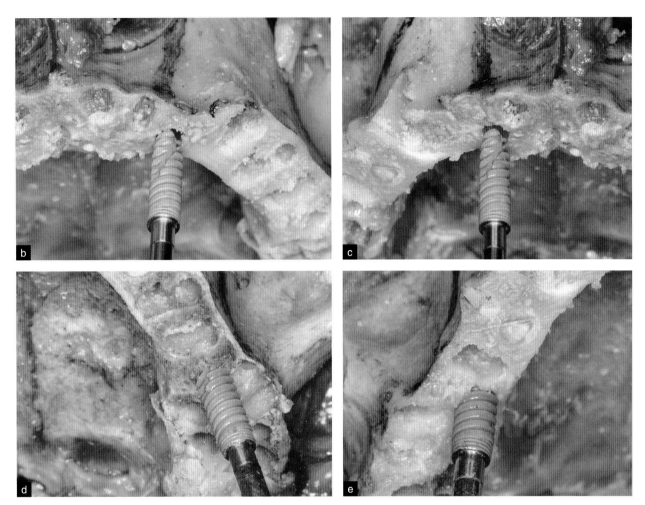

图14-2-10（续） 选择合适直径和长度的口腔种植体（Nobel Active，3.5mm×10mm，4.3mm×13mm；将3.5mm×10mm口腔种植体植入侧切牙位置；将4.3mm×13mm口腔种植体植入第一磨牙位置）。（b）左上侧切牙位置植入口腔种植体；（c）右上侧切牙位置植入口腔种植体；（d）左上第一磨牙位置植入口腔种植体；（e）右上第一磨牙位置植入口腔种植体

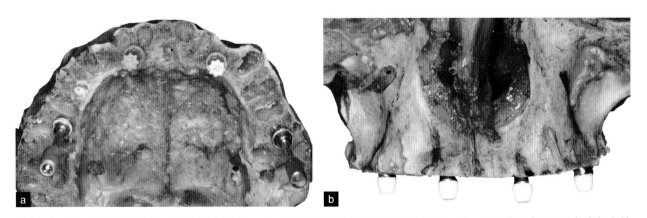

图14-2-11 植完种植体后，安装复合基台。（a）侧切牙位置种植体安装直基台，第一磨牙位置安装30°角度复合基台；（b）上白色保护帽正面观

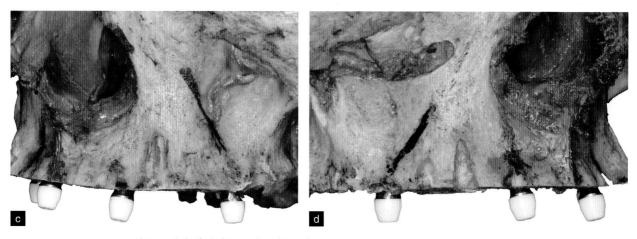

图14-2-11（续） 植完种植体后，安装复合基台。（c）上白色保护帽右侧面观；（d）左侧面观

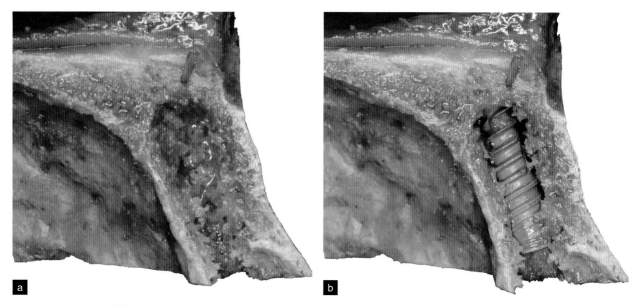

图14-2-12 上颌侧切牙位置种植窝洞剖面解剖。（a~d）左侧切牙窝洞剖面解剖。（a）种植窝洞纵向剖面；（b）植入口腔种植体

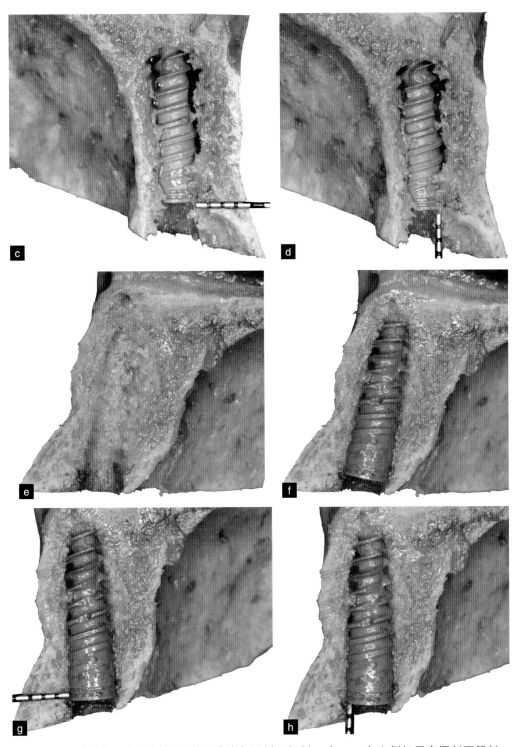

图14-2-12（续） 上颌侧切牙位置种植窝洞剖面解剖。（a~d）左侧切牙窝洞剖面解剖。（c）种植体颈部唇侧骨板厚度＞2mm；（d）口腔种植体植入深度＞2mm。（e~h）右侧切牙窝洞剖面解剖。（e）种植窝洞纵向剖面；（f）植入口腔种植体；（g）种植体颈部唇侧骨板厚度＞2mm；（h）口腔种植体植入深度＞2mm

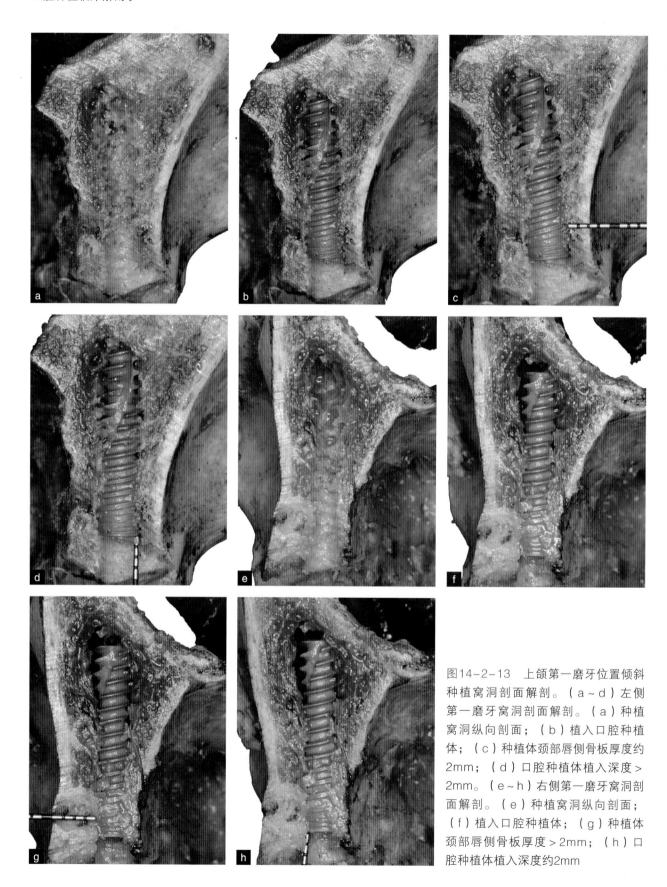

图14-2-13 上颌第一磨牙位置倾斜种植窝洞剖面解剖。（a~d）左侧第一磨牙窝洞剖面解剖。（a）种植窝洞纵向剖面；（b）植入口腔种植体；（c）种植体颈部唇侧骨板厚度约2mm；（d）口腔种植体植入深度＞2mm。（e~h）右侧第一磨牙窝洞剖面解剖。（e）种植窝洞纵向剖面；（f）植入口腔种植体；（g）种植体颈部唇侧骨板厚度＞2mm；（h）口腔种植体植入深度约2mm

2. 基于Jensen教授上颌All-on-4口腔种植分类，本书编者在冰鲜头颅上进行上颌口腔种植案例展示：B类（图14-2-14 ~ 图14-2-27）

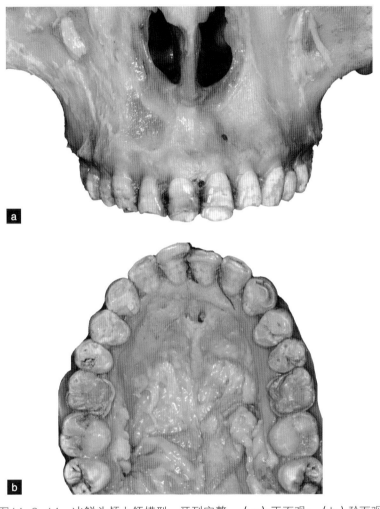

图14-2-14 冰鲜头颅上颌模型，牙列完整。（a）正面观；（b）𬌗面观

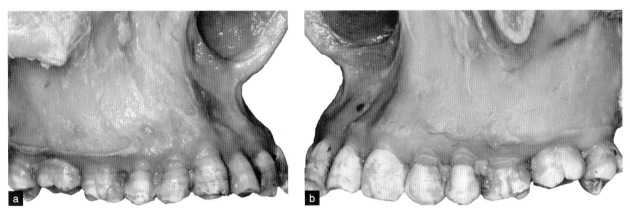

图14-2-15 冰鲜头颅上颌模型，牙列完整，侧面观。（a）右侧；（b）左侧

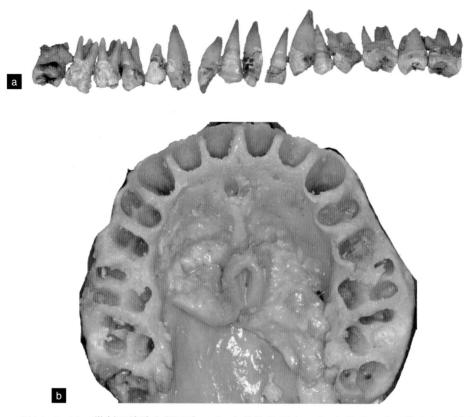

图14-2-16　微创下拔除上颌牙齿。（a）拔除的牙齿；（b）拔除牙齿后的上颌牙槽窝

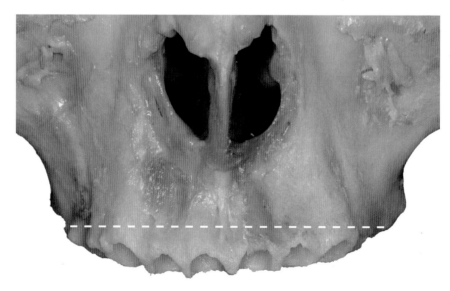

图14-2-17　牙槽嵴截骨（虚线所示）

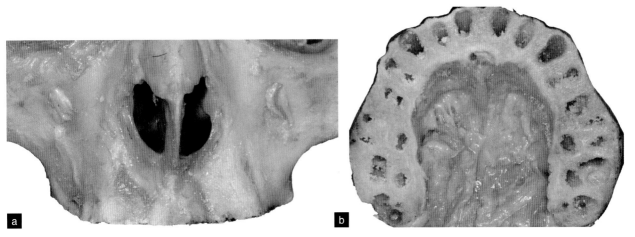

图14-2-18 完成截骨。（a）正面观；（b）𬌗面观

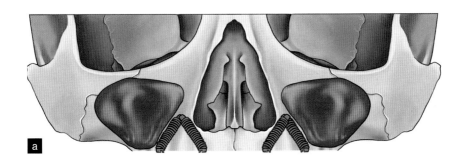

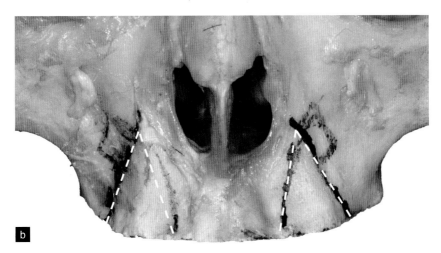

图14-2-19 按B类种植分类设计上颌All-on-4口腔种植方案。（a）示意图；
（b）解剖图（虚线所示）

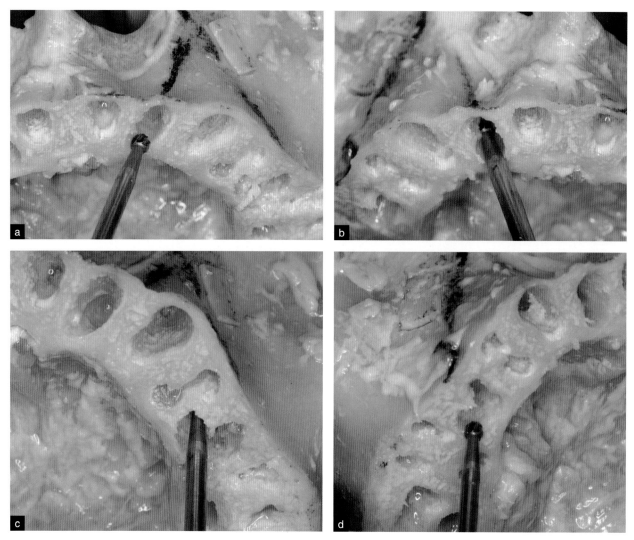

图14-2-20　用球钻（直径=0.25mm）在种植位点定位。（a）左上侧切牙位置；（b）右上侧切牙位置；（c）左上第二前磨牙位置；（d）右上第二前磨牙位置

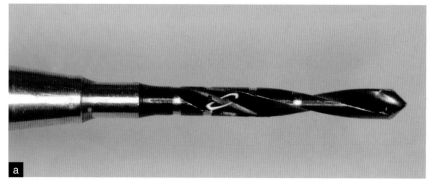

图14-2-21　基于先锋钻预备的种植窝洞，用种植麻花钻继续逐级备洞。（a）口腔种植专用麻花钻

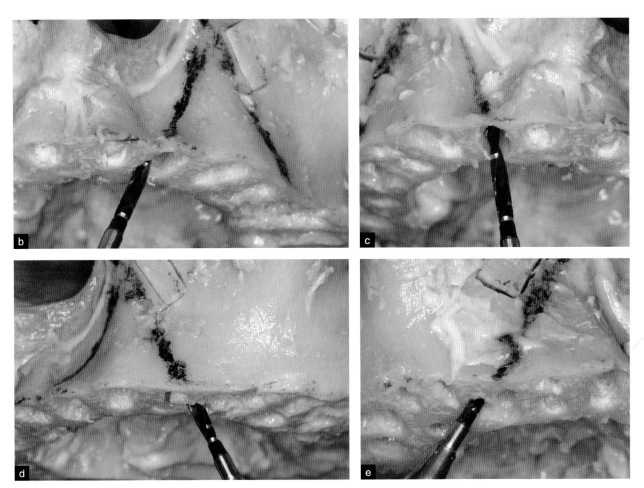

图14-2-21（续）　基于先锋钻预备的种植窝洞，用种植麻花钻继续逐级备洞。（b）左上侧切牙位置种植窝洞预备；（c）右上侧切牙位置种植窝洞预备；（d）左上第二前磨牙位置种植窝洞预备；（e）右上第二前磨牙位置种植窝洞预备

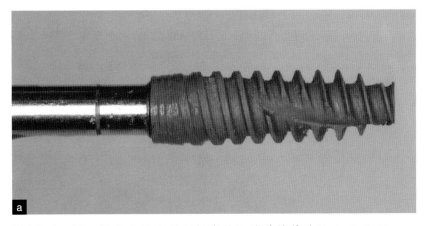

图14-2-22　选择合适直径和长度的口腔种植体（Nobel Active，3.5mm×11.5mm，4.3mm×13mm；将3.5mm×11.5mm口腔种植体植入侧切牙位置；将4.3mm×13mm口腔种植体植入第二前磨牙位置）。（a）把口腔种植体安装在手用持钉器上

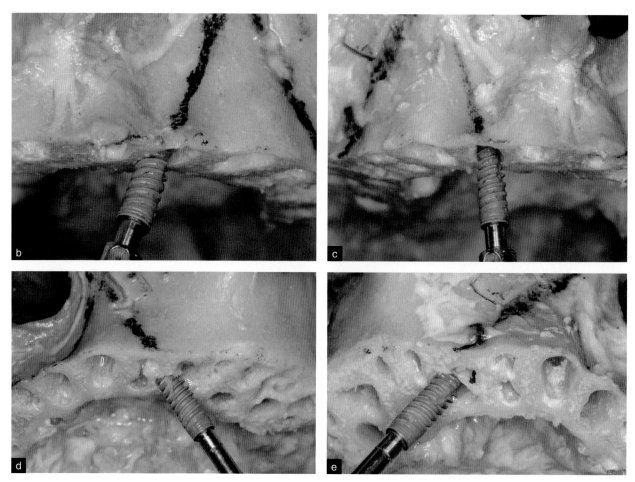

图14-2-22（续） 选择合适直径和长度的口腔种植体（Nobel Active，3.5mm×11.5mm，4.3mm×13mm；将3.5mm×11.5mm口腔种植体植入侧切牙位置；将4.3mm×13mm口腔种植体植入第二前磨牙位置）。（b）左上侧切牙位置植入口腔种植体；（c）右上侧切牙位置植入口腔种植体；（d）左上第二前磨牙位置植入口腔种植体；（e）右上第二前磨牙位置植入口腔种植体

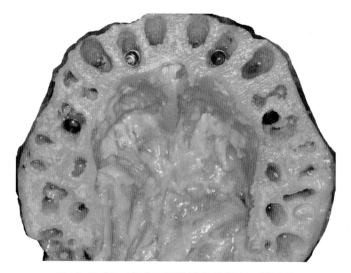

图14-2-23 完成口腔种植体的植入，𬌗面观

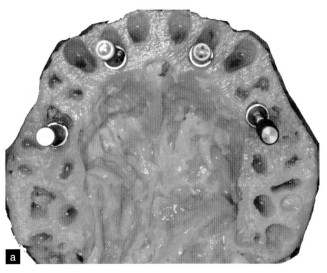

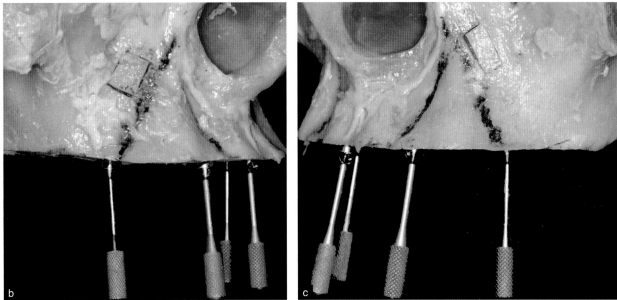

图14-2-24 安装复合基台，用30°角度基台修正倾斜种植体的角度。（a）殆面观；（b）右侧观；（c）左侧观

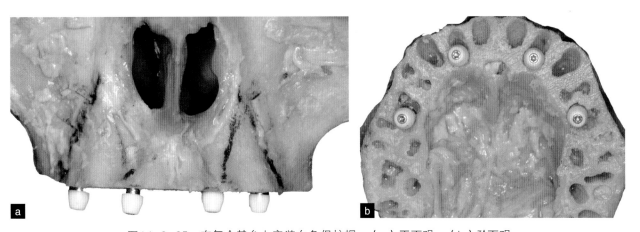

图14-2-25 在复合基台上安装白色保护帽。（a）正面观；（b）殆面观

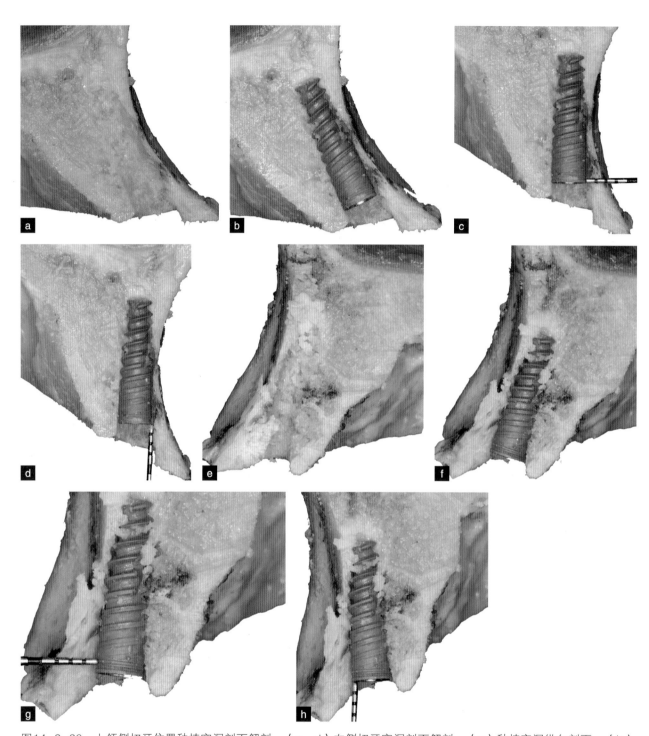

图14-2-26 上颌侧切牙位置种植窝洞剖面解剖。（a~d）左侧切牙窝洞剖面解剖。（a）种植窝洞纵向剖面；（b）植入口腔种植体；（c）种植体颈部唇侧骨板厚度约2mm；（d）口腔种植体植入深度约2mm。（e~h）右侧切牙窝洞剖面解剖。（e）种植窝洞纵向剖面；（f）植入口腔种植体；（g）种植体颈部唇侧骨板厚度约2mm；（h）口腔种植体植入深度约1mm

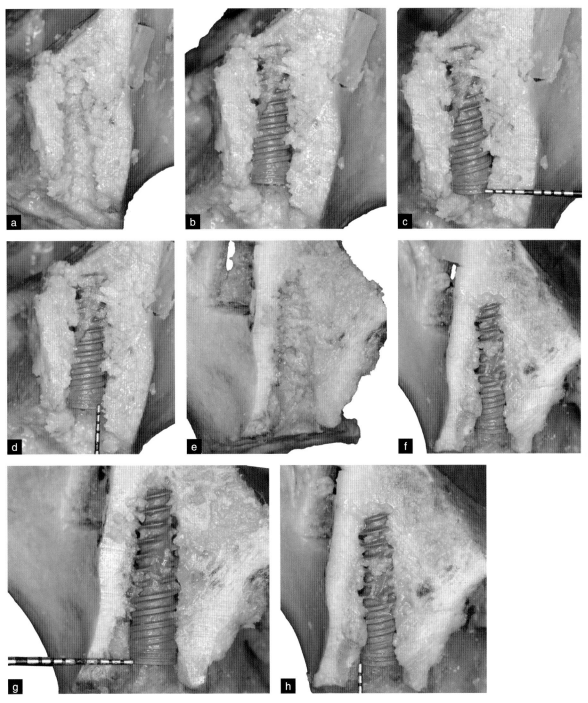

图14-2-27　上颌第二前磨牙位置倾斜种植窝洞剖面解剖。（a~d）左侧第二前磨牙窝洞剖面解剖。（a）种
植窝洞纵向剖面；（b）植入口腔种植体；（c）种植体颈部唇侧骨板厚度＞2mm；（d）口腔种植体植入
深度约2mm。（e~h）右侧第二前磨牙窝洞剖面解剖。（e）种植窝洞纵向剖面；（f）植入口腔种植体；
（g）种植体颈部唇侧骨板厚度＞2mm；（h）口腔种植体植入深度约2mm

3. 基于Jensen教授上颌All-on-4口腔种植分类，本书编者在冰鲜头颅上进行上颌口腔种植案例展示：C类（图14-2-28～图14-2-47）

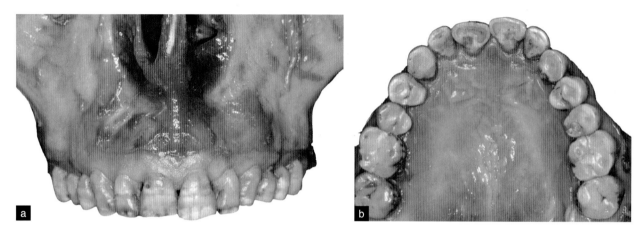

图14-2-28 冰鲜头颅上颌模型，牙列完整。（a）正面观；（b）拾面观

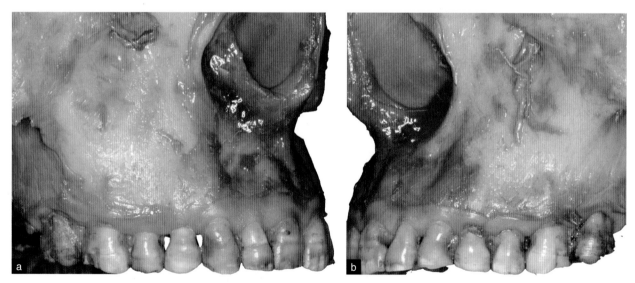

图14-2-29 冰鲜头颅上颌模型，牙列完整，侧面观。（a）右侧；（b）左侧

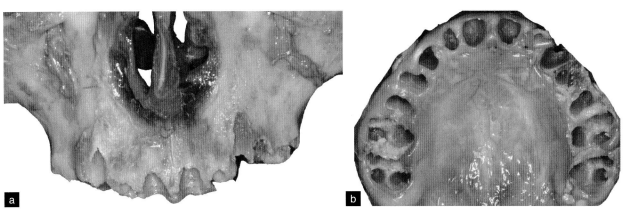

图14-2-30　微创拔除上颌牙齿。（a）正面观；（b）殆面观

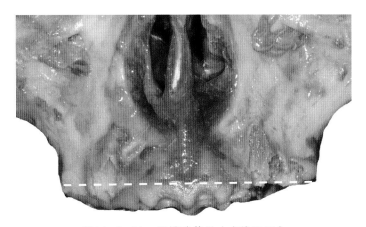

图14-2-31　牙槽嵴截骨（虚线所示）

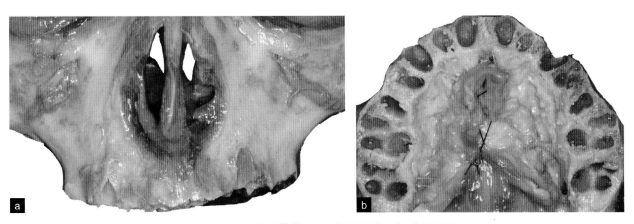

图14-2-32　完成截骨。（a）正面观；（b）殆面观

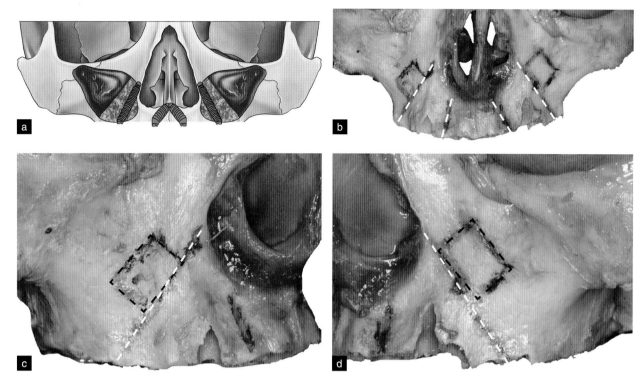

图14-2-33　按C类种植分类设计上颌All-on-4口腔种植方案。（a）示意图；（b）正面观口腔种植体植入路线（虚线所示）；（c）右侧观，虚线所示上颌窦开窗方案设计；（d）左侧观，虚线所示上颌窦开窗方案设计

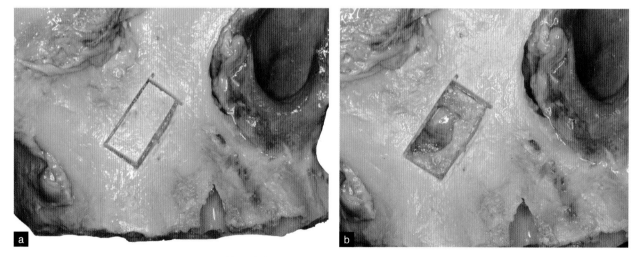

图14-2-34　按设计方案，双侧上颌窦开窗。（a、b）右侧开窗

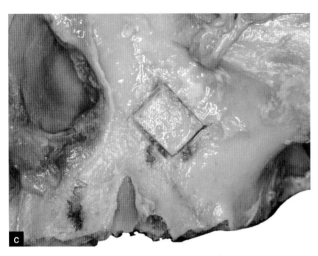
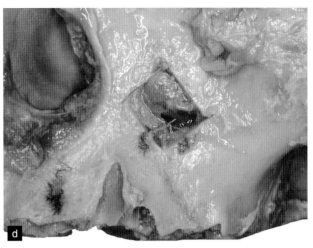

图14-2-35（续） 按设计方案，双侧上颌窦开窗。（c、d）左侧开窗

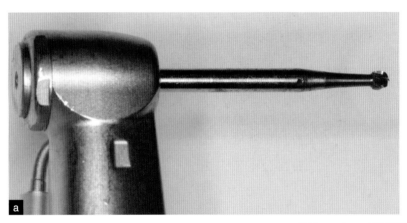

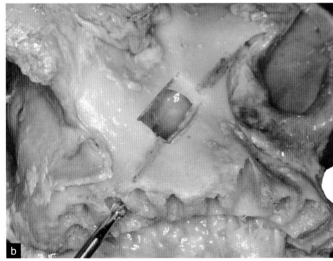
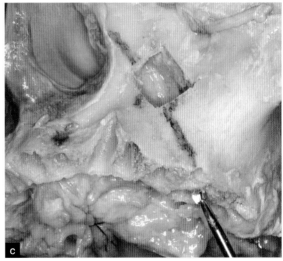

图14-2-36 用球钻（直径=0.25mm）在种植位点定位。（a）定位球钻；（b）右侧第一磨牙位置定位；（c）左侧第一磨牙位置定位；（d）右侧上颌侧切牙位置定位；（e）左侧上颌侧切牙位置定位

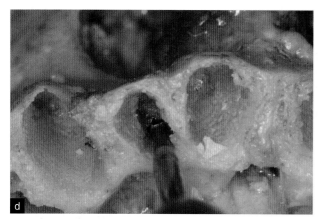
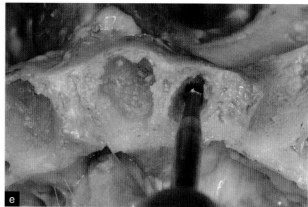

图14-2-36（续）

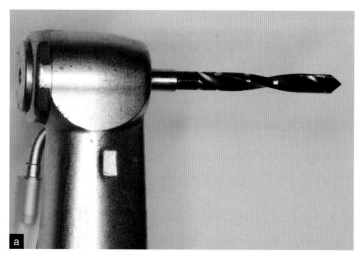

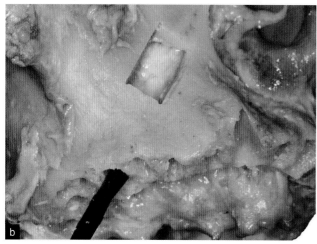
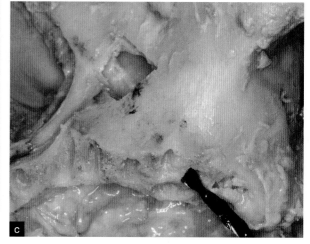

图14-2-37　基于球钻定位窝，用种植麻花钻继续逐级备洞。（a）口腔穿颧骨种植专用麻花钻；（b）右侧第一磨牙位置种植窝洞预备；（c）左侧第一磨牙位置种植窝洞预备

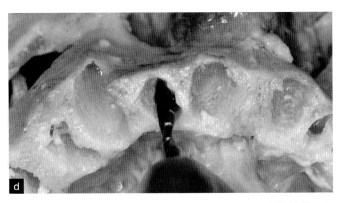
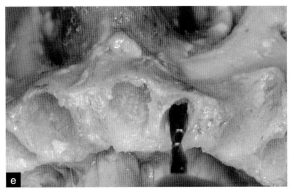

图14-2-37（续） 基于球钻定位窝，用种植麻花钻继续逐级备洞。（d）右侧上颌侧切牙位置种植窝洞预备；（e）左侧上颌侧切牙位置种植窝洞预备

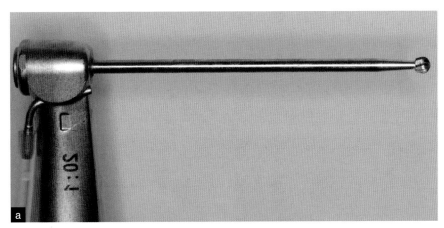

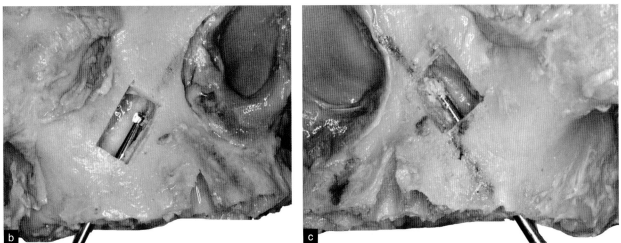

图14-2-38 用穿颧骨种植专用球钻在上颌窦内鼻侧壁处定位。（a）定位球钻；（b）右侧定位；（c）左侧定位

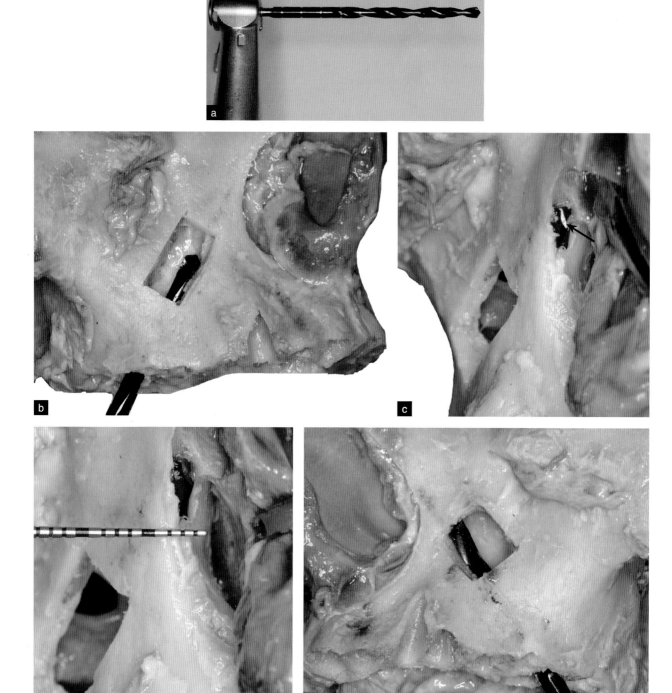

图14-2-39　基于鼻侧壁球钻定位窝，用穿颧骨种植专用麻花钻在鼻侧壁预备口腔种植窝洞。（a）穿颧骨种植专用麻花钻。（b~d）右侧鼻侧壁口腔种植窝洞预备。（b）种植窝洞预备；（c）麻花钻钻头穿出鼻侧壁（箭头所示）；（d）鼻侧壁厚度＞2mm。（e~g）左侧鼻侧壁口腔种植窝洞预备。（e）种植窝洞预备；（f）麻花钻钻头穿出鼻侧壁（箭头所示）；（g）鼻侧壁厚度＞2mm

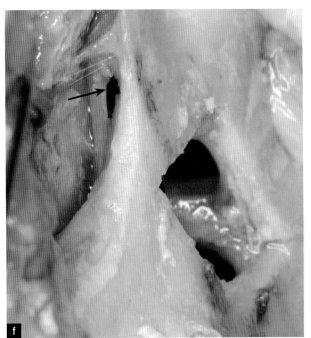
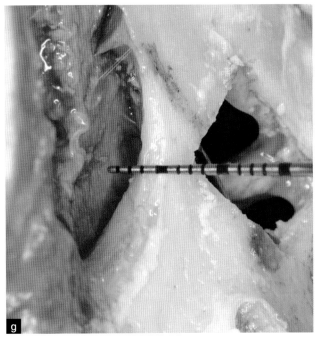

图14-2-39（续）

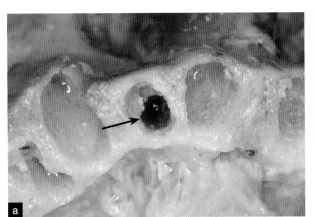
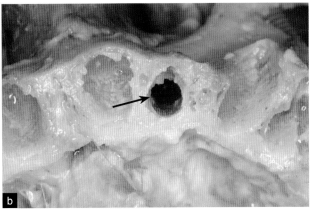

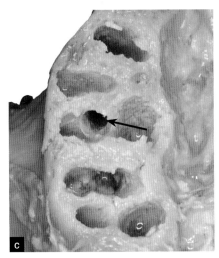
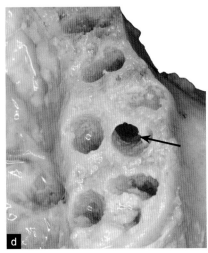

图14-2-40 完成口腔种植窝洞预备（箭头所示）。（a）右上侧切牙位置；（b）左上侧切牙位置；（c）右上第一磨牙位置；（d）左上第一磨牙位置

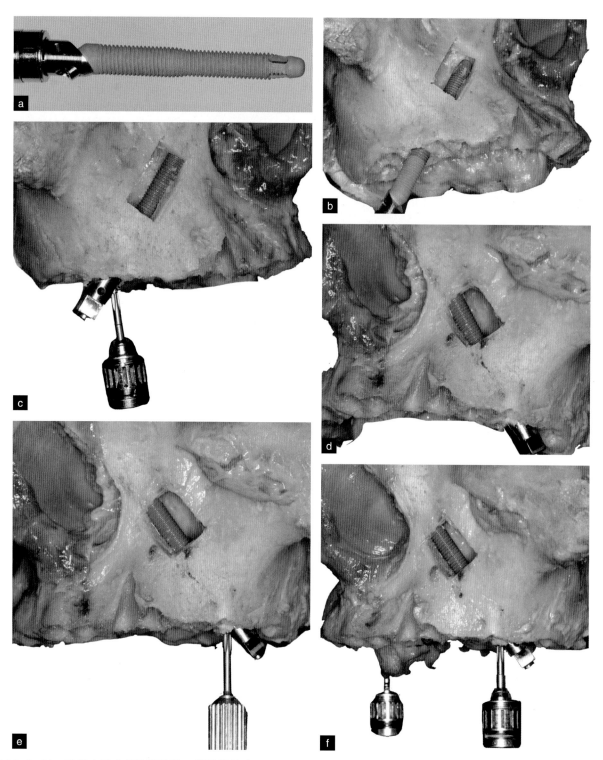

图14-2-41　选择合适直径和长度的口腔种植体（Nobel Active，4.0mm×30mm；穿颧骨种植体从上颌第一磨牙位置倾斜植入鼻侧壁）。（a）把穿颧骨种植体安装在手用持钉器上；（b）右上第一磨牙位置植入穿颧骨种植体；（c）用螺丝刀辅助种植体安装角度基台后中央螺丝最终位置；（d）左上第一磨牙位置植入穿颧骨种植体；（e）用螺丝刀辅助种植体安装角度基台后中央螺丝最终位置；（f）螺丝刀辅助指示双侧颧骨种植体口腔内角度基台校正后的最终中央螺丝方向

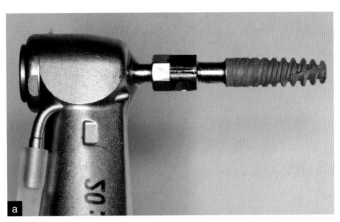

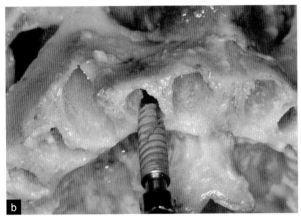

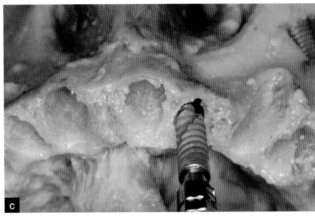

图14-2-42 选择合适直径和长度的口腔种植体（Nobel Active，3.5mm×11.5mm）。（a）把口腔种植体安装在手用持钉器上；（b）右上侧切牙位置植入口腔种植体；（c）左上侧切牙位置植入口腔种植体

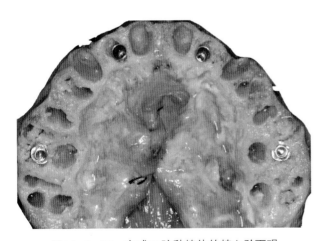

图14-2-43 完成口腔种植体的植入殆面观

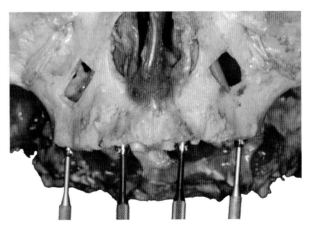

图14-2-44 安装复合基台，用30°角度基台修正倾斜种植体的角度；侧切牙位置口腔种植体安装直基台

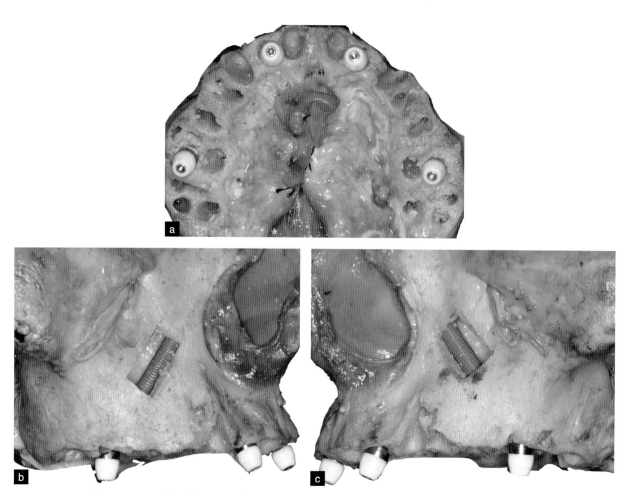

图14-2-45 在复合基台上安装白色保护帽。（a）殆面观；（b）右侧观；（c）左侧观

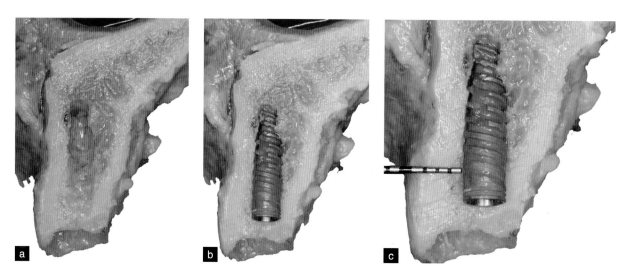

图14-2-46 上颌侧切牙位置种植窝洞剖面解剖。（a~d）右侧切牙窝洞剖面解剖。（a）种植窝洞纵向剖面；（b）植入口腔种植体；（c）种植体颈部唇侧骨板厚度＞2mm

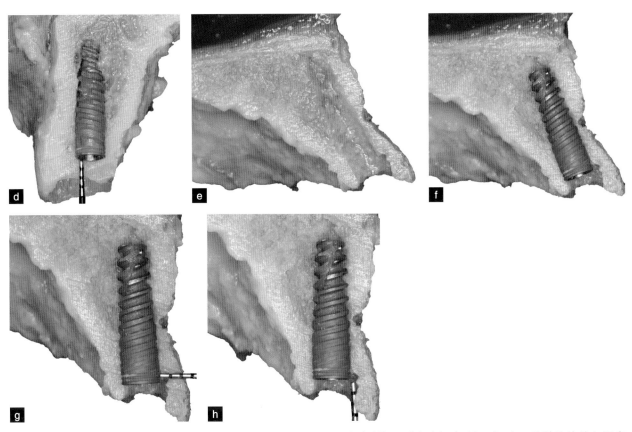

图14-2-46（续）　上颌侧切牙位置种植窝洞剖面解剖。（a~d）右侧切牙窝洞剖面解剖。（d）口腔种植体植入深度约2mm。（e~h）左侧切牙窝洞剖面解剖。（e）种植窝洞纵向剖面；（f）植入口腔种植体；（g）种植体颈部唇侧骨板厚度约2mm；（h）口腔种植体植入深度约1.5mm

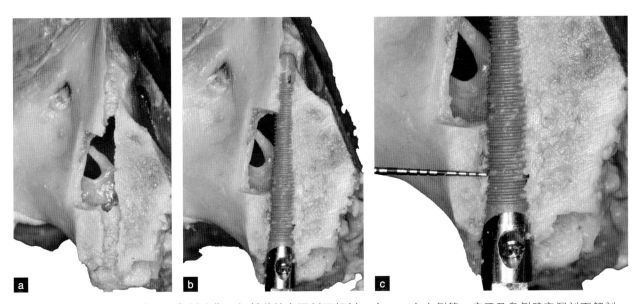

图14-2-47　上颌第一磨牙及鼻侧壁位置倾斜种植窝洞剖面解剖。（a~d）右侧第一磨牙及鼻侧壁窝洞剖面解剖。（a）种植窝洞纵向剖面；（b）植入颧骨种植体；（c）种植体颈部唇侧骨板厚度＞2mm

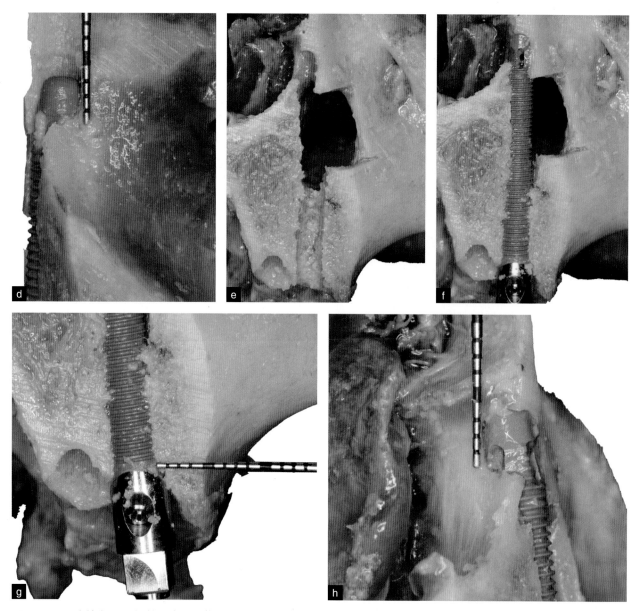

图14-2-47（续）　上颌第一磨牙及鼻侧壁位置倾斜种植窝洞剖面解剖。（a～d）右侧第一磨牙及鼻侧壁窝洞剖面解剖。（d）种植体头部穿过鼻侧壁深度1～3mm。（e～h）左侧第一磨牙及鼻侧壁窝洞剖面解剖。（e）种植窝洞纵向剖面；（f）植入颧骨种植体；（g）种植体颈部唇侧骨板厚度＞2mm；（h）种植体头部穿过鼻侧壁深度1～3mm

4. 基于Jensen教授上颌All-on-4口腔种植分类，本书编者在冰鲜头颅上进行上颌口腔种植案例展示：D类（图14-2-48～图14-2-61）

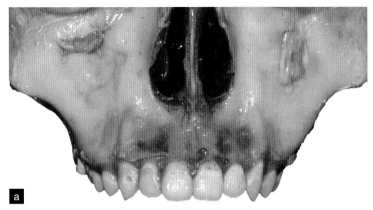
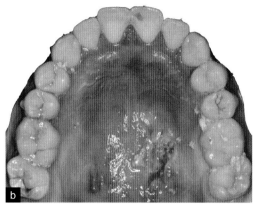

图14-2-48 冰鲜头颅上颌模型，牙列完整。（a）正面观；（b）殆面观

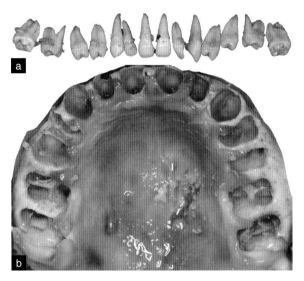

图14-2-49 微创下拔除上颌牙齿。（a）拔除的牙齿；（b）上颌牙槽骨殆面观

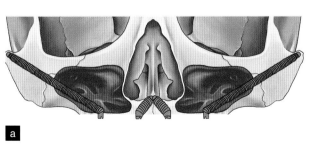
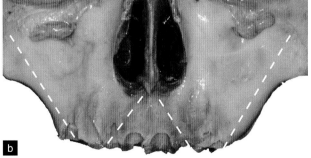

图14-2-50 按D类种植分类设计上颌All-on-4口腔种植方案（双侧单穿颧骨种植+上颌前牙区倾斜种植）。（a）示意图；（b）解剖图（虚线所示）

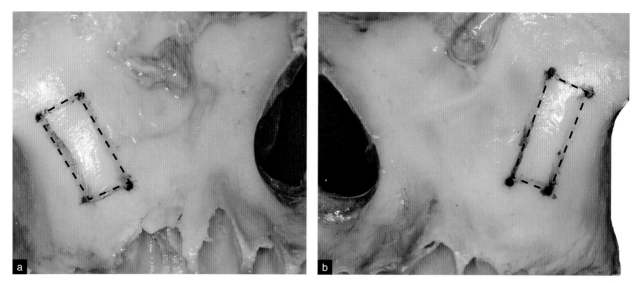

图14-2-51 双侧上颌窦开窗设计（虚线所示）。（a）右侧开窗设计；（b）左侧开窗设计

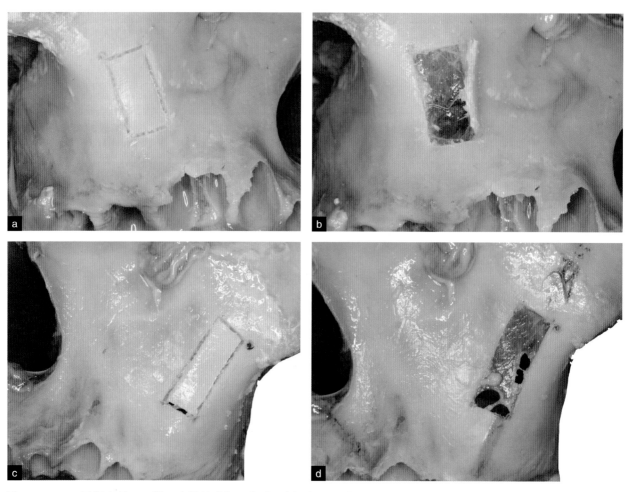

图14-2-52 用超声骨刀，按开窗设计路径，完成双侧上颌窦开窗。（a、b）右侧开窗；（c、d）左侧开窗；（e）双侧开窗

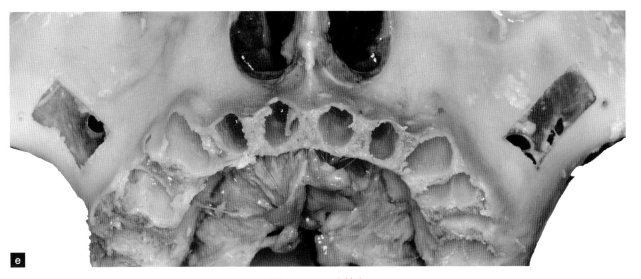

图14-2-52（续）

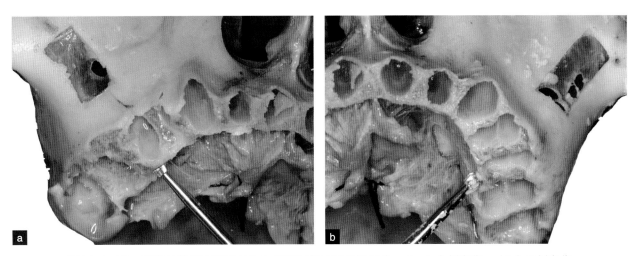

图14-2-53　用颧骨种植专用球钻在上颌第二前磨牙位置定位。（a）右侧定位；（b）左侧定位

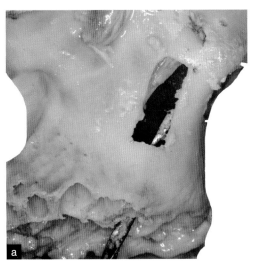

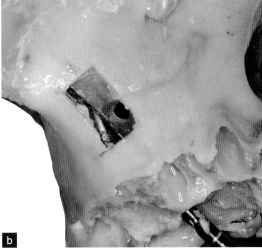

图14-2-54　基于球钻定位窝，用颧骨种植专用麻花钻逐级进行颧骨种植的窝洞预备。（a）左侧种植窝洞预备；（b）右侧种植窝洞预备

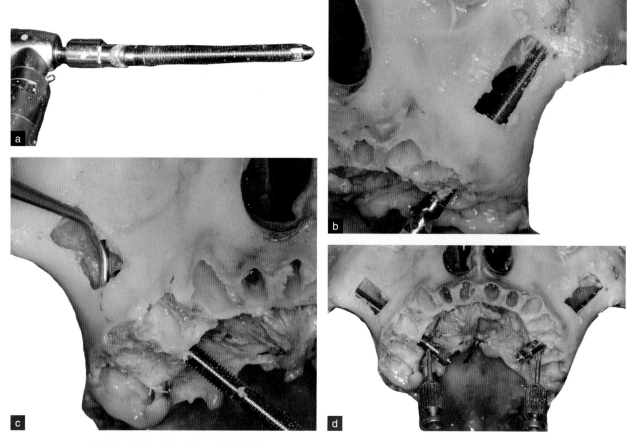

图14-2-55　选择合适直径和长度的口腔种植体（Nobel Active，4.0mm×30mm；穿颧骨种植体从上颌第二前磨牙位置倾斜植入颧骨）。（a）把穿颧骨种植体安装在手用持钉器上；（b）左上第二前磨牙位置植入穿颧骨种植体；（c）右上第二前磨牙位置植入穿颧骨种植体；（d）用螺丝刀辅助种植体安装角度基台后中央螺丝最终位置

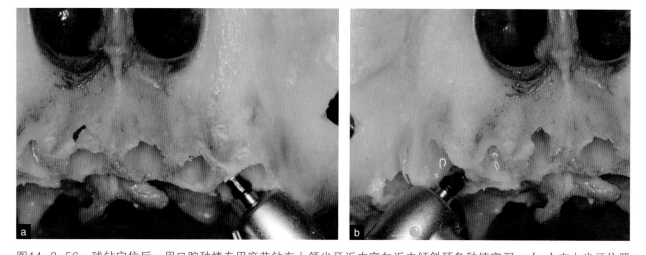

图14-2-56　球钻定位后，用口腔种植专用麻花钻在上颌尖牙近中窝向近中倾斜预备种植窝洞。（a）左上尖牙位置预备种植窝洞；（b）右上尖牙位置预备种植窝洞

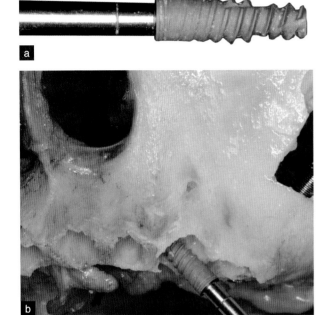

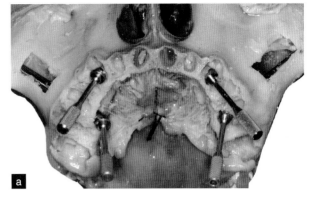

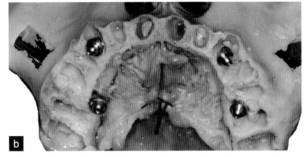

图14-2-58　完成口腔种植体植入后，安装复合基台，用30°角度基台修正倾斜种植体的角度。（a）指示杆观察中央螺丝方向；（b）去除指示杆

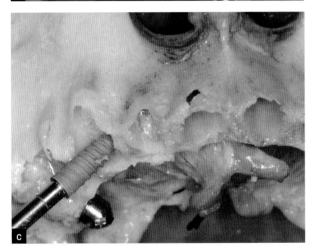

图14-2-57　选择合适直径和长度的口腔种植体（Nobel Active, 3.5mm×11.5mm）。（a）把口腔种植体安装在手用持钉器上；（b）左上尖牙位置植入口腔种植体；（c）右上尖牙位置植入口腔种植体

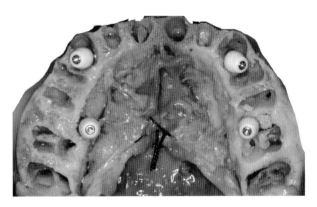

图14-2-59　在复合基台上安装白色保护帽

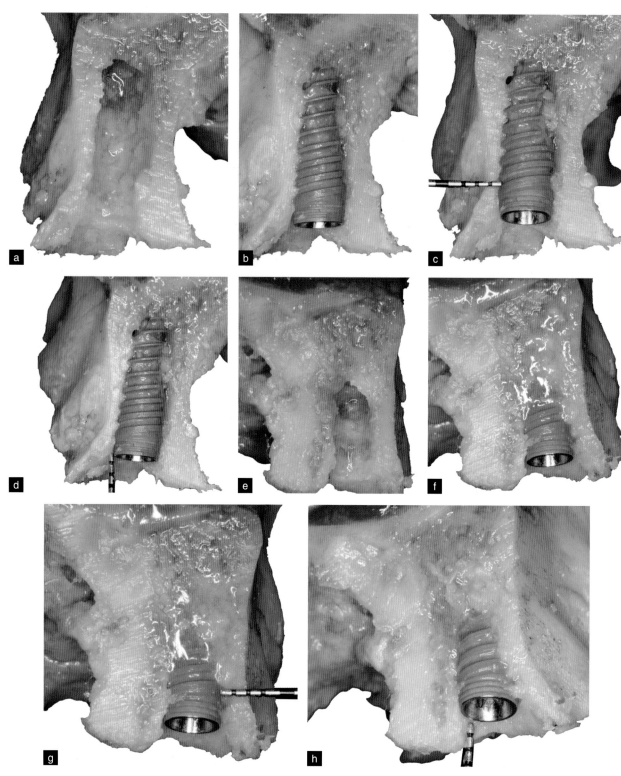

图14-2-60　上颌尖牙位置种植窝洞剖面解剖。（a~d）右侧尖牙窝洞剖面解剖。（a）种植窝洞纵向剖面；（b）植入口腔种植体；（c）种植体颈部唇侧骨板厚度约2mm；（d）口腔种植体植入深度 > 1mm。（e~h）左侧尖牙窝洞剖面解剖。（e）种植窝洞纵向剖面；（f）植入口腔种植体；（g）种植体颈部唇侧骨板厚度约2mm；（h）口腔种植体植入深度约1.5mm

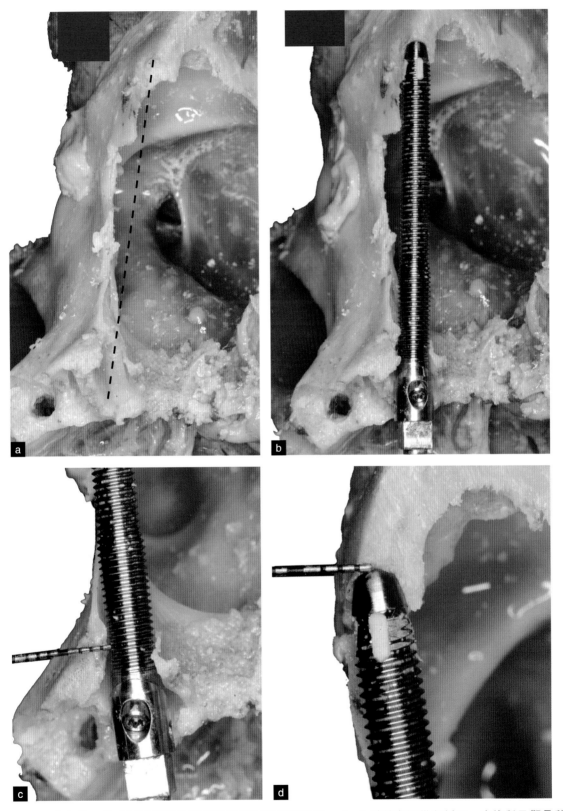

图14-2-61 左上第二前磨牙及颧骨位置倾斜种植窝洞剖面解剖。（a）种植窝洞纵向剖面，虚线所示颧骨种植窝洞；（b）植入颧骨种植体；（c）种植体颈部唇侧骨板厚度＞2mm；（d）种植体头部距颧骨壁约1mm

5. 小结

根据Jensen教授[7]的分类、牙槽嵴骨量及上颌窦大小的不同，上颌All-on-4主要涉及位于后牙区的穿上颌窦种植体及位于前牙区的鼻种植体，对Ⅳ型骨缺损，为了能够获得良好的初期稳定性以及即刻修复的需要，可考虑进行颧骨种植体的植入。All-on-4口腔种植修复技术是一项具有远期成功率的有效解决上颌骨牙槽骨萎缩的种植修复技术，与此技术相关的解剖结构主要包括上颌窦外侧壁及前壁区域肌肉、血管及神经，为了保证该种植技术的安全有效性，临床种植医生需掌握重要的血管神经走行，提高治疗成功率，避免并发症的发生。

（周咏　刘昌奎　周驭穹　邹多宏）

参考文献

[1] Brånemark PI, Hansson BO, Adell R, et al. Osseointegrated implants in the treatment of the edentulous jaw. Experience from a 10-year period[J]. Scand J Plast Reconstr Surg Suppl, 1977, 16:1-132.

[2] Engquist B, Bergendal T, Kallus T, et al. A retrospective multicenter evaluation of osseointegrated implants supporting overdentures[J]. Int J Oral Maxillofac Implants, 1988, 3(2):129-134.

[3] Lefkove MD, Beals RP. Immediate loading of cylinder implants with overdentures in the mandibular symphysis: the titanium plasma-sprayed screw technique[J]. J Oral Implantol, 1990, 16(4):265-271.

[4] Maló P, de Araújo Nobre M, Lopes A, et al. The All-on-4 concept for full-arch rehabilitation of the edentulous maxillae: A longitudinal study with 5-13 years of follow-up[J]. Clin Implant Dent Relat Res, 2019, 21(4):538-549.

[5] Kan JY, Roe P, Rungcharassaeng K, et al. Classification of sagittal root position in relation to the anterior maxillary osseous housing for immediate implant placement: a cone beam computed tomography study[J]. Int J Oral Maxillofac Implants, 2011, 26(4):873-876.

[6] Hung K, Montalvao C, Yeung AWK, et al. Frequency, location, and morphology of accessory maxillary sinus ostia: a retrospective study using cone beam computed tomography(CBCT)[J]. Surg Radiol Anat, 2020, 42(2):219-228.

[7] Jensen OT. Complete arch site classification for all-on-4 immediate function[J]. J Prosthet Dent, 2014, 112(4):741-751, e2.

15

第15章　　下颌All-on-4口腔种植解剖

Anatomy of Mandibular All-on-4 Implant

关于无牙颌患者的理想义齿修复方案一直存在争议，其中无牙颌口腔种植即刻负载模式已经在临床中广泛应用，并获得患者高度认可[1]。针对下颌后牙区骨量不足问题，葡萄牙医生Maló提出了All-on-4种植修复治疗方案，即植入4颗种植体，前面两颗为轴向种植，远中两颗种植体为倾斜种植以避开上颌窦和颏管等重要解剖结构，共同支持上方的固定修复体[2]。种植体表面涂层技术的升级改进，以及All-on-4治疗技术的广泛应用，有效解决了下颌后牙区重度骨缺损患者的种植修复难题，特别是老年下颌无牙颌患者[3]。但是下颌在进行All-on-4种植治疗时，需要术者熟悉和掌握种植区域的解剖，特别是骨性特点和颏神经分布。

通过学习下颌骨的解剖，结合All-on-4治疗原则，可以优化半口/全口的种植修复设计，使患者得到更好的治疗效果以及长期稳定性；同时避免术中及术后并发症，降低种植外科的风险。

第1节　下颌All-on-4口腔种植区域骨性解剖

下颌骨轮廓决定了下颌All-on-4口腔种植治疗时种植体可利用的骨边界，而附着在下颌骨表面的软组织决定了种植义齿的边界。由于种植体被放置在下颌骨内，颊舌侧的骨形态对于预期种植修复的结果有着重要关系。熟悉下颌骨前牙区骨性解剖有助于术者在种植手术时能够把口腔种植体放在理想位置和正确方向上，并有助于引导理想的修复、咬合关系。因此，了解下颌骨尤其是剩余牙槽骨特性和形态对All-on-4种植修复非常重要。

1. 颌骨骨质解剖特点

在颌骨的不同部位，骨质有所不同，在Lekholm和Zarb骨质分类中[4]，A类多见于下颌前牙区，B类多见于下颌前磨牙区及磨牙区，C类多见于上颌前牙区，D类多见于上颌后牙区。以下是Lekholm和Zarb骨质分类：

A：骨质完全由皮质骨组成；

B：较厚的皮质骨包绕着骨小梁密集排列的松质骨；

C：较薄的皮质骨包绕着骨小梁密集排列的松质骨；

D：较薄的皮质骨包绕着骨小梁疏松排列的松质骨。

2. 牙槽骨

下颌正常牙槽嵴位于下颌骨的基部冠方，主要包绕下颌牙列的牙根，高度位于牙齿的牙颈部，正常情况下，牙槽嵴在牙与牙之间有牙槽间隔，磨牙的双根之间有牙根间隔（图15-1-1）。随着牙齿的缺失，牙槽嵴的颊舌侧皮质骨板和牙槽间隔、牙根间隔开始进行模式化的改建和吸收，直至一个稳定的状态。

牙缺失后牙槽骨萎缩是一个多因素过程，主要受年龄、性别、种族、牙列水平、缺牙时间及生物力学等因素影响，随着时间的推移可能会进一步影响下颌骨形态。牙槽突是围绕和支持牙齿的松质骨与皮质骨，随着牙齿萌出和行使功能不断改建，并且随着牙齿脱落而开始吸收。拔牙部位的牙槽骨充满骨小梁，形成剩余牙槽嵴，在患者无牙生活中继续重塑，持续的渐进式吸收变化，甚至导致这一解剖实体的消失。下颌骨基骨也会经历吸收变化的重塑，但其重要结构始终保持稳定。

一般来说拔牙后6个月牙槽骨的变化比较大，牙槽骨宽度可吸收29%～63%，减少（3.79±0.23）mm，且吸收以每年0.25%～0.50%递增[5]。而种植体的颊舌侧需要至少保留1.0～1.5mm的牙槽骨以维持长期稳定，因此当种植区域牙槽骨宽度＜6mm时视为牙槽骨水平骨量不足[6]。种植区域牙槽骨水平骨量不足将导致种植体植入位置不理想，影响种植体应力分布及修复的美学效果，甚至会导致种植失败。下颌缺牙后骨吸收一般局限于原来的牙槽突，有时也包括相邻的下颌骨中的皮质骨板。偶尔，下颌牙槽突吸收后的唯一剩余部分是不规则的骨面。每个无牙颌的左右侧牙槽骨变化几乎相似，但并不完全相同。同一象限内部的大小和形状也存在差异，例如一个区域有刃状牙槽嵴，相邻区域则

是宽圆形的骨嵴。

在下颌All-on-4口腔种植手术区域，即下颌第二前磨牙之间，这个区域的牙槽骨吸收速度往往比磨牙区域慢，因此会出现下颌All-on-4口腔种植手术区域牙槽骨高于后端磨牙区的情况，这需要术中截掉高耸的牙槽骨，修齐整平，为后期修复创造良好的条件；另外，部分病例存在下颌骨骨质广泛性增生，这往往给术者带来更大挑战，足量的截骨能够给修复体提供充足的空间，保持修复体的机械强度，同时，截骨能够将修复体与牙龈之间的移行区尽量转移向根方，利用修复体上的人工牙龈创造更好的美学效果[7]。

上颌骨的吸收往往往唇侧吸收更多，下颌牙槽突的底部是天然牙齿的唇颊部，牙齿脱落后，下颌残余牙槽嵴的吸收是离心的，即下颌牙槽骨舌侧骨板吸收更多。这导致了无牙颌的上颌牙弓比原来的更窄，无牙颌的下颌牙弓相对更宽，进而更加倾向于反𬌗[8]。因此，在下颌无牙颌种植时，术前应设计好修复方案，下颌的种植穿出位点与上颌牙列相匹配，避免种植位点偏向唇侧，给修复排牙带来困难。

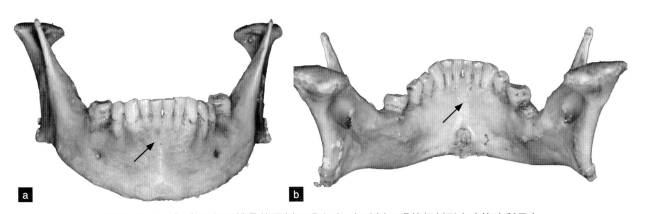

图15-1-1 （a）下颌牙槽骨的唇侧面观和（b）舌侧面观的解剖形态（箭头所示）

3. 下颌无牙颌解剖测量数据

研究发现下颌骨牙弓各形态比例为卵圆形（77%）、方圆形（11%）及不规则形（12%）[9]。牙弓宽度为73~84mm（平均78mm）；长度为53~67mm（平均61mm）[9-10]。

下颌骨舌侧皮质骨板吸收较快，颊侧骨板移行补充，形成刃状牙槽嵴。扁圆形牙槽嵴由颊侧和舌侧皮质骨板融合形成，两层之间有骨小梁结构。残余牙槽嵴的宽度1~18mm。在标本研究中，75%的切牙、38%的前磨牙和15%的磨牙区域发现了刃状牙槽嵴[11]。25%的切牙区、62%的前磨牙区、85%的磨牙区为扁圆形牙槽嵴。这表明在种植术前需要诊断和消除尖锐的骨嵴，以防止义齿压在刃状边缘导致疼痛，增加无牙颌种植的成功率。43%的下颌骨标本的颊舌向牙槽嵴宽度为1~2mm，其中切牙区比例最大，为75%[12]。种植体承受的最大压力是在种植体颈部周围的牙槽嵴处，因此在种植体选择时要求种植体颈部完全嵌入牙槽嵴[13]。

4. 前牙区

大多数临床医生认为下颌前牙区没有大的血管和神经，是一个相对安全的种植区域。但是，随着深入解剖以及CBCT的应用，发现前牙区存在很多血管和神经，是一个非常复杂的血管网系统。

（1）下颌切牙管

下颌切牙管是下颌管的延伸，起于颏管近中，继续向中线方向走行并逐渐变细，至下颌侧切牙或中切牙的下方，切牙管内有发自下颌神经血管束的切牙神经（图15-1-2）。切牙管一般比下颌管细，在曲面断层片上仅有15%的病例可以看到切牙管，切牙管在CBCT扫描上能够更清晰地展现[14]。

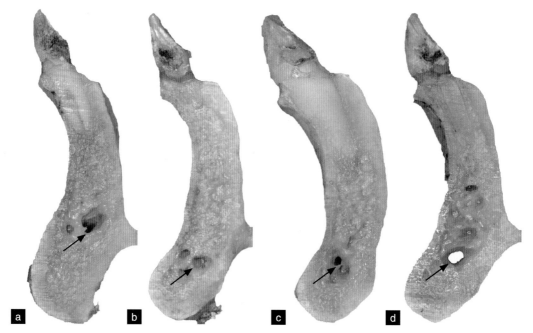

图15-1-2　（a~d）下颌切牙管（箭头所示）

（2）下颌骨颏部

下颌骨颏部为下颌前牙区根方，是口内自体骨移植常见供区（图15-1-3），下颌骨颏部取骨术入路简单、骨量较大，供骨区域受到周围解剖组织的限制，截骨线要限制在下颌牙根尖5mm以下、下颌骨下缘皮质骨1mm以上、双侧颏孔前5mm以内[15]。

虽然现在取骨大部分在磨牙外斜线处，但颏部解剖为术者下颌无牙颌倾斜种植（All-on-4种植）提供了参考，尤其是下颌前牙区往往存在唇侧骨性倒凹和骨宽度不足的情况。另外，前牙区轴向种植时，如有刃状牙槽嵴骨量不足，需截骨，并评估截骨量及种植体植入角度，使种植体在骨内植入，这在术前CBCT检查时应充分评估和设计种植方案。

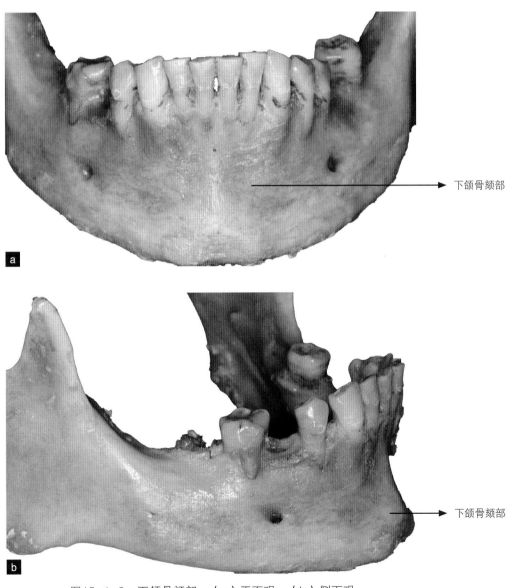

图15-1-3　下颌骨颏部。（a）正面观；（b）侧面观

（3）前磨牙区

下颌前磨牙区一般指下颌第一前磨牙和第二前磨牙区域，其皮质骨与松质骨比例适当，大多数情况下，骨量充足，属于口腔种植有利部位（图15-1-4）。在下颌前磨牙区重要的解剖结构为颏神经和颏孔，牙缺失后，随着应力刺激的丧失，牙槽骨不断吸收，颏神经会向骀面上移，这样严重制约种植手术的正常操作。

颏管也称为前环，指的是下颌管在颏孔前的转弯部分，是下颌管的延伸部，下颌管在前磨牙区分为颏管和切牙管，颏管向后、上、外转弯开口于颏孔，在颏管内的下颌神经血管束也称为颏神经环。

解剖相关临床骨增量及口腔种植意义：下颌All-on-4口腔种植手术过程中，前端轴向种植体应进行术前规划，根端朝向唇侧，冠方穿出位点偏向舌侧，如有打穿下颌切牙管的情况，应立即扩孔后植入种植体，止血；远端的倾斜植入种植体应注意颏管的存在，在明确颏孔位置的前提下，可术中应用种植外科导板进行种植窝洞预备，在绝对安全的情况下进行预备扩孔和植入种植体（图15-1-5）。

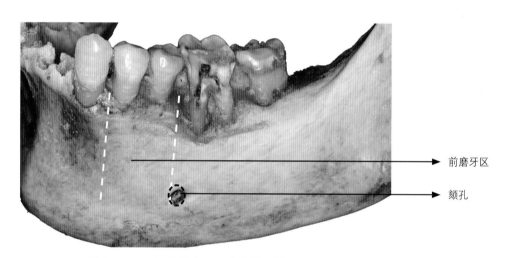

图15-1-4　下颌前磨牙区（虚线区域所示）

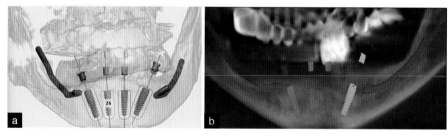

图15-1-5　下颌All-on-4口腔种植设计及种植体植入路径。（a）三维重建模型；（b）CBCT

第2节 下颌All-on-4口腔种植区域神经解剖

下颌无牙颌患者的牙槽骨如果发生重度吸收，下牙槽神经管的位置就会相对升高，有时会紧邻牙槽嵴顶，甚至颏神经直接暴露在牙槽嵴顶，这时口腔种植及牙槽骨植骨手术就会变得具有挑战性。鉴于颏神经袢的存在，All-on-4种植手术时，常需在切开翻瓣后暴露颏孔的上1/3，确定颏孔位置，将种植体放置在颏孔前至少6mm的安全范围内[16]。因此，了解下颌骨神经解剖可以有效预防All-on-4种植并发症。

1. 切牙神经

下牙槽神经在出颏孔前分为较粗大的颏神经和较细小的切牙神经，颏神经出颏孔，切牙神经继续前行，走行于切牙神经管内（图15-2-1）。影像显示，由颏孔向前延伸的松质骨内透光管状影，为致密皮质骨管壁围绕，平均直径1.44～1.49mm[17]。下颌切牙神经管壁菲薄，并且随着靠近中线管腔逐渐变窄，神经血管束走行于骨髓腔内而不再形成管道，大多影像表现不典型。

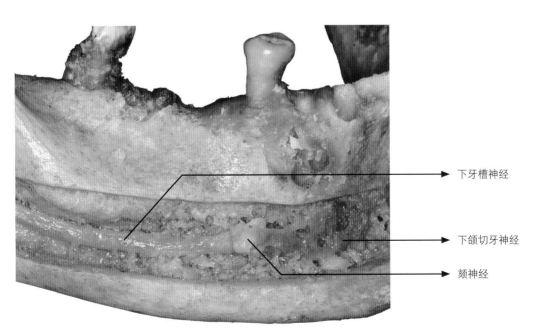

下牙槽神经

下颌切牙神经

颏神经

图15-2-1 冰鲜头颅解剖切牙神经

2. 颏神经

下牙槽神经通常在前磨牙的下方分为两个终末支，一支为颏神经，颏神经在出颏孔之前在颏神经管内走行，在出颏孔之前越过颏孔向前1～7mm呈环状绕行[18]，之后向后上外方走行，经颏管自颏孔穿出下颌体部，它支配双侧下颌第一前磨牙近中的唇颊侧牙龈、下唇黏膜和皮肤及颏部皮肤。在中线处与对侧同名神经相连（图15-2-2）。

颏神经

颏神经出颏孔后的分布

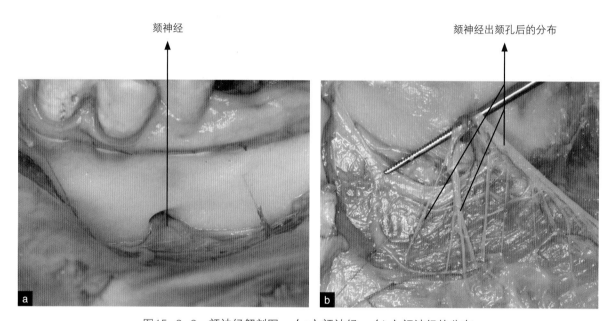

图15-2-2　颏神经解剖图。（a）颏神经；（b）颏神经的分布

3. 颏神经袢

颏神经通常前行到颏孔近中，然后转向远中上方出颏孔。此时称颏神经袢。一般认为，将种植体植入离颏孔前方6mm可以避免颏神经损伤[19]。在种植体根尖已碰到下牙槽神经或者颏神经环的时候，建议立即将种植体取出，更换为更短的种植体，甚至暂时不放种植体，以防出现颏神经损伤并发症（详见第6章）。

解剖相关临床骨增量及口腔种植意义：在下颌All-on-4手术过程中，最容易出现的并发症是损伤颏神经袢，在术前CBCT影像上，术者应明确颏神经袢在颏孔前延伸的位置，术中与助手反复确认袢或者颏管的前缘，以决定倾斜种植体植入的位点及方向。对于牙槽骨重度吸收的病例，颏孔被动地向冠方移位，在做切口时应注意偏向舌侧，避免将颏神经切断。另外，临床上有极少数损伤切牙神经导致感觉异常的情况，这要求术者如在术前CBCT影像上观察到切牙管和切牙神经的存在，应尽量避免损伤。

第3节　下颌All-on-4口腔种植区域血管解剖

1. 切牙神经血管束

下牙槽动脉在颏孔处分为两支，一支出下颌骨分为颏动脉，另一支伴随下颌切牙神经，向前延伸至下颌切牙区域，或可与对侧形成吻合支（图15-3-1）。与切牙神经一样，在下颌管存在的病例中，能够在术前CBCT中观察到；在切牙神经血管束走行于骨髓腔内的病例中，术前难以通过CBCT辨别。

2. 下颌骨舌侧管的血管

下颌舌侧管开口位于下颌骨舌侧正中联合的颏棘水平或高于颏棘，内容物为动脉，来自舌下动脉或颏下颌动脉（图15-3-2）。临床上通过CBCT影像资料对舌侧管进行检查时会发现其发生率在79%～100%之间，舌侧管的长度变异较大[20]。血管直径大于1mm（约0.79mm^{2}面积）更易导致术中出血[21]。因此在下颌联合区种植时必须特别注意，避免损伤舌侧管的颏舌动脉，进而导致严重出血并发症，甚至压迫气道，危及生命。

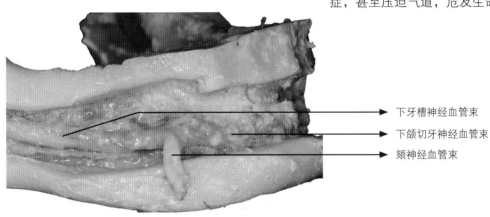

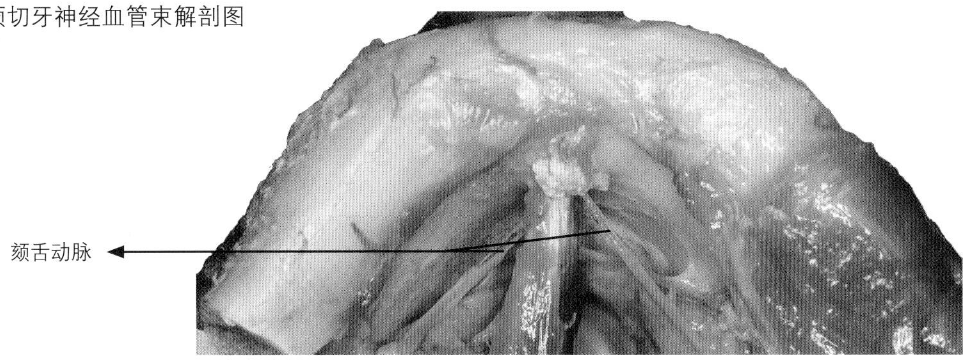

下牙槽神经血管束
下颌切牙神经血管束
颏神经血管束

图15-3-1　下颌切牙神经血管束解剖图

颏舌动脉

图15-3-2　颏舌动脉解剖图

3. 滋养孔及滋养动脉

滋养管来自下牙槽神经血管束的切牙分支，供应下颌骨前部的牙齿和牙龈组织，舌侧穿出滋养孔（图15-3-3），在5%～40%患者的根尖片上可见。从位置上看，中切牙和侧切牙之间的滋养管尤其明显，平均数量为2.7个，中、侧切牙间滋养孔的平均直径为1.0mm[22]。在大约80%的病例中，中切牙和侧切牙之间的孔呈卵形[22]。滋养动脉由滋养孔穿出，滋养舌侧软组织，在舌侧减张手术时可以见到（图15-3-4）。

4. 颏动脉

下牙槽动脉经颏孔穿出至颏部形成颏动脉，供应颏部及下唇，并与颏下颌动脉及下唇动脉相吻合

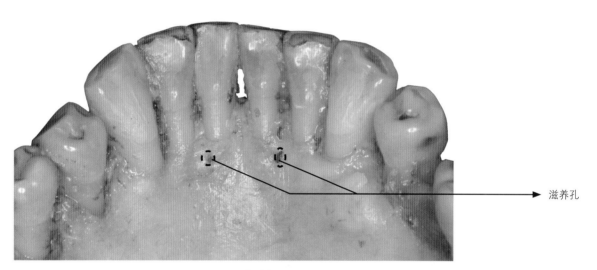

滋养孔

图15-3-3 滋养孔解剖图

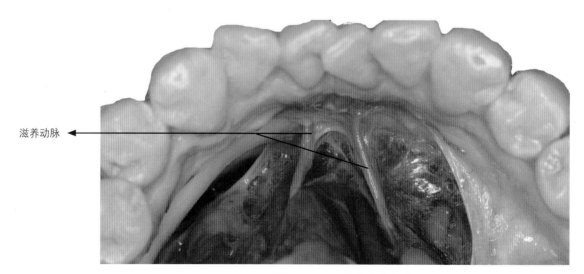

滋养动脉

图15-3-4 滋养动脉解剖图

（图15-3-5）。

解剖相关临床骨增量及口腔种植意义：下颌前牙区种植时发生的术中及术后并发症包括切牙管出血和切牙管区感觉障碍。其原因被认为是对切牙管的创伤。这些并发症与滋养管的损伤无关。但是，滋养管携带神经血管束，滋养管损伤可能发生相应

的并发症。通过术前了解滋养管的位置和解剖结构，可以避免对滋养管的损伤。最重要的是，术前尤其应注意下颌舌侧的颏舌动脉的存在及位置，颏舌动脉的损伤可能会出现严重出血，甚至导致口底血肿压迫气道。

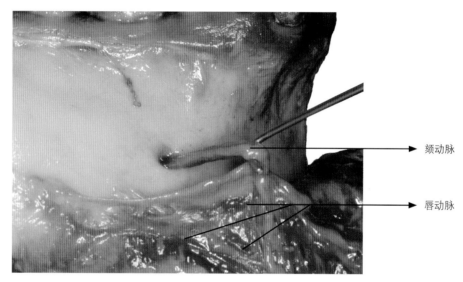

图15-3-5　颏动脉解剖图

第4节　下颌All-on-4口腔种植区域肌肉解剖

在下颌All-on-4手术过程中，累及的肌肉较少，舌侧极少翻瓣至颏舌肌及内斜线处的下颌舌骨肌；在下颌All-on-4 Plus的手术中，两侧倾斜种植

体后方下颌磨牙位置植入两颗轴向种植体，与常规种植一样，往往需要用颊拉钩拉开口轮匝肌、颊肌甚至是咬肌。

1. 颏舌肌

起自下颌体后面的颏棘,肌纤维呈扇形向后上方分散,止于舌中线两侧。两侧颏舌肌同时收缩,拉舌向前下方,即伸舌。单侧收缩使舌伸向对侧(图15-4-1)。

2. 下颌舌骨肌

其上方有颏舌骨肌和舌下腺,下方有二腹肌前腹及下颌下腺。起自下颌骨,止于舌骨体前面。可上提舌骨。舌骨固定时,可下拉下颌骨(图15-4-2)。

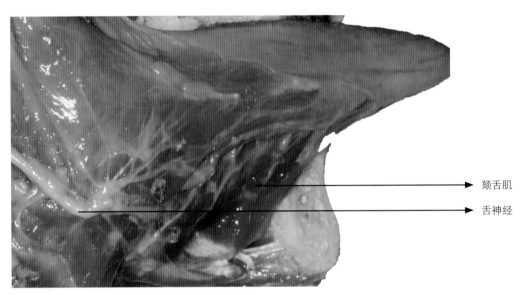

图15-4-1 颏舌肌解剖图

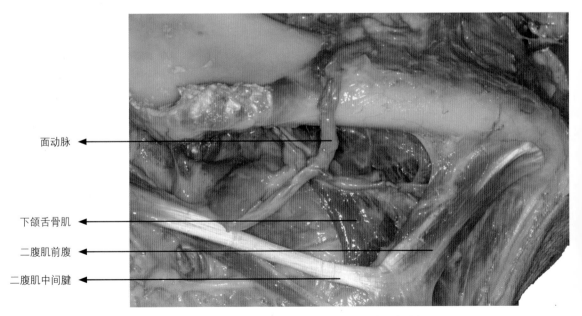

图15-4-2 下颌舌骨肌解剖图

第5节 下颌All-on-4口腔种植冰鲜头颅案例展示

本节以即刻种植为例，展示下颌All-on-4骨性种植案例。

1. 冰鲜头颅模型

（1）下颌及牙齿情况（图15-5-1）

（2）All-on-4种植手术（图15-5-2~图15-5-11）

1）在骨性冰鲜头颅模型上拔除下颌牙齿（图15-5-2）。

2）平整牙槽骨：清理牙槽窝内炎性肉芽组织、牙周膜等，修整锐利牙槽骨，平整牙槽骨顶，增加咬合空间（图15-5-3）。

3）预备种植窝洞（定位与备洞）：根据术前设计All-on-4方案（图15-5-4），分别在32、35、42、45位置制备种植窝洞，注意避开颏神经（图15-5-5）。32及42位置常规植入2颗种植体

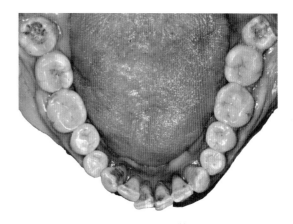

图15-5-1 下颌牙列完整，无牙缺失

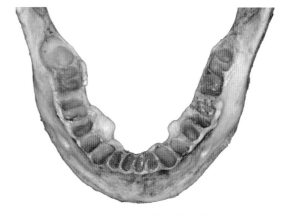

图15-5-2 拔除下颌牙齿

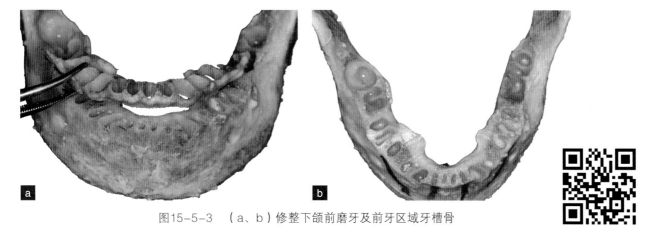

图15-5-3 （a、b）修整下颌前磨牙及前牙区域牙槽骨

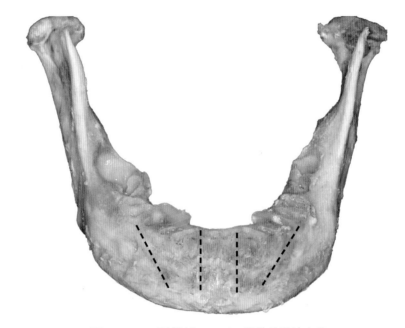

图15-5-4　下颌All-on-4口腔种植设计方案

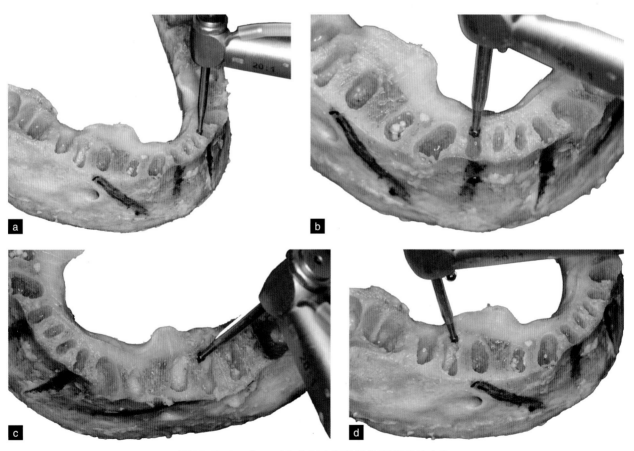

图15-5-5　（a～d）分别在预种植位置用球钻定位

（Nobel Active，4.3mm×10mm）；35及45位置倾斜植入（约30°）2颗种植体（Nobel Active，4.3mm×13mm）（图15-5-6和图15-5-7）。

4）植入种植体：选择合适种植体后（32及42位置选择Nobel Active，4.3mm×10mm；35及45位置选择Nobel Active，4.3mm×13mm），在预备窝洞内逐个植入种植体（图15-5-8和图15-5-11）。

5）安装复合基台：根据修复要求和牙龈厚度，选择合适角度和穿龈高度的复合基台。前牙区选择直角复合基台，加力到35Ncm；远中斜行种植体选择30°角度基台，加力到15Ncm（图15-5-9）。

6）安装保护帽：安装4枚白色保护帽，为取模、制备及安装临时修复体做准备（图15-5-10）。

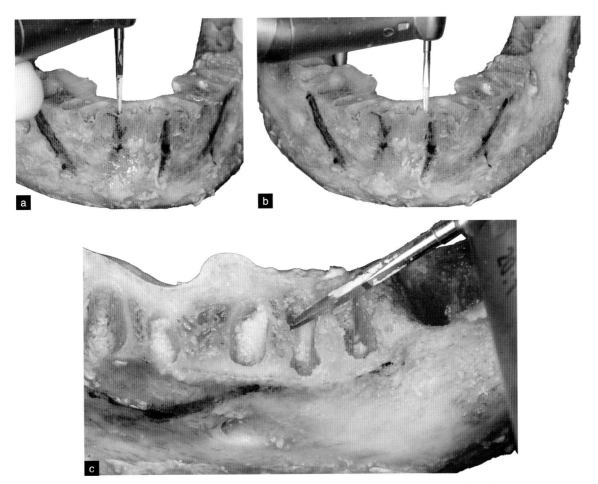

图15-5-6 （a~c）分别在球钻定位处用先锋钻预备到种植体植入的深度

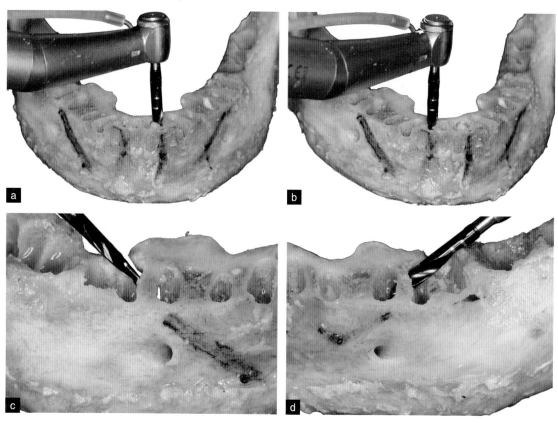

图15-5-7 （a~d）分别用麻花钻在先锋钻备孔基础上逐级预备

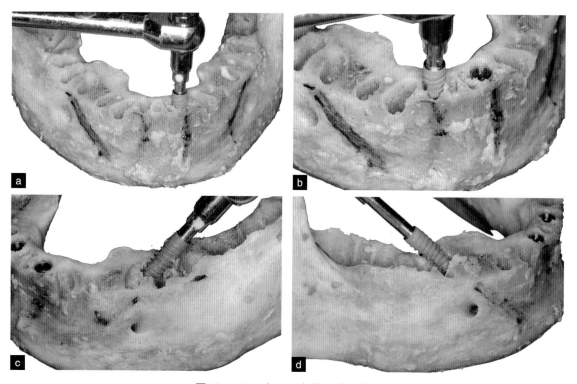

图15-5-8 （a~d）植入种植体

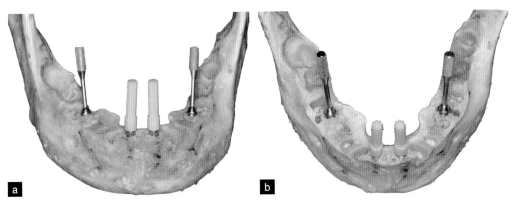

图15-5-9　安装复合基台（32及42位置种植体安装直基台；35及45位置安装30°角度基台）。
（a）唇侧观；（b）粘面观

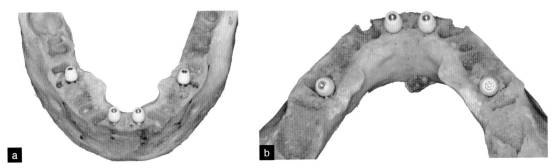

图15-5-10　安装保护帽，为即刻负载临时修复体做准备。（a）唇/粘面观；（b）舌面观

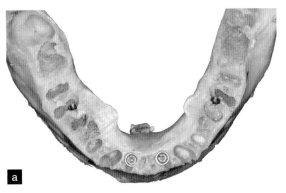

图15-5-11　种植体颈部骨下深度≥2mm，种植体
颈部唇/颊侧骨板厚度≥2mm；35及45位置倾斜种
植体距离颏孔≥3mm。（a）粘面观

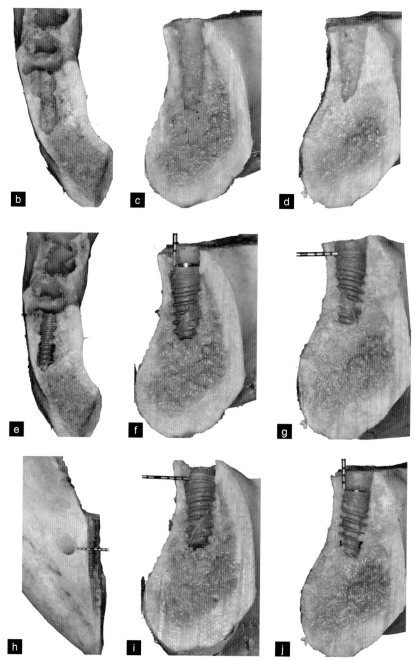

图15-5-11（续）　种植体颈部骨下深度≥2mm，种植体颈部唇/颊侧骨板厚度≥2mm；35及45位置倾斜种植体距离颏孔≥3mm。（b~d）32位置种植体；（e~g）42位置种植体；（h~j）45位置种植体

2. 小结

下颌All-on-4口腔种植修复是现阶段比较成熟的下颌无牙颌解决方案，此方法存在一定的技术敏感性，术前应充分评估拔牙后的去骨量以及种植体的植入位点及角度，远中倾斜种植体既要尽量向远中伸展减少修复体的悬臂，还需注意对颏神经的保护，有时在条件允许的情况下会设计All-on-4 Plus的方案，即在两侧6、7的位置轴向补种植体，增加种植修复的长期稳定性和容错率；另外，数字化技术的应用大大拓宽了All-on-4技术的普及范围，让更多的种植医生能够在准备充分的前提下进行无牙颌的种植修复。

（黄圣运　周建　王默涵　邹多宏）

参考文献

[1] Penarrocha-Diago M, Penarrocha-Diago M, Zaragozí-Alonso R, et al. Consensus statements and clinical recommendations on treatment indications, surgical procedures, prosthetic protocols and complications following All-on-4 standard treatment. 9th Mozo-Grau Ticare Conference in Quintanilla, Spain[J]. J Clin Exp Dent, 2017, 9(5):e712-e715.

[2] Maló P, de Araújo Nobre M, Lopes A, et al. The All-on-4 concept for full-arch rehabilitation of the edentulous maxillae: A longitudinal study with 5-13 years of follow-up[J]. Clin Implant Dent Relat Res, 2019, 21(4):538-549.

[3] Chan MH, Holmes C. Contemporary "All-on-4" concept[J]. Dent Clin North Am, 2015, 59(2):421-470.

[4] Al-Ekrish AA, Widmann G, Alfadda SA. Revised, Computed Tomography-Based Lekholm and Zarb Jawbone Quality ification[J]. Int J Prosthodont, 2018, 31(4):342-345.

[5] Soto-Penaloza D, Zaragozí-Alonso R, Penarrocha-Diago M, et al. The all-on-four treatment concept: Systematic review[J]. J Clin Exp Dent, 2017, 9(3):e474-e488.

[6] Grunder U, Gracis S, Capelli M. Influence of the 3-D bone-to-implant relationship on esthetics[J]. Int J Periodontics Restorative Dent, 2005, 25(2):113-119.

[7] Zhao X, DI P, Lin Y. Clinical application of "all-on-4" in immediate restoration of edentulous implantation[J]. Zhonghua Kou Qiang Yi Xue Za Zhi, 2012, 47(10):594-598.

[8] Atwood DA. Reduction of residual ridges: a major oral disease entity[J]. J Prosthet Dent, 1971, 26(3):266-279.

[9] Pietrokovski J, Starinsky R, Arensburg B, et al. Morphologic characteristics of bony edentulous jaws[J]. J Prosthodont, 2007, 16(2):141-147.

[10] Jensen OT, Adams MW, Cottam JR, et al. The all on 4 shelf: mandible[J]. J Oral Maxillofac Surg, 2011, 69(1):175-181.

[11] Bozyel D, Taşar FS. Biomechanical Behavior of All-on-4 and M-4 Configurations in an Atrophic Maxilla: A 3D Finite Element Method[J]. Med Sci Monit, 2021, 27:e929908.

[12] Ayali A, Altagar M, Ozan O, et al. Biomechanical comparison of the All-on-4, M-4, and V-4 techniques in an atrophic maxilla: A 3D finite element analysis[J]. Comput Biol Med, 2020, 123:103880.

[13] Clelland NL, Ismail YH, Zaki HS, et al. Three-dimensional finite element stress analysis in and around the Screw-Vent implant[J]. Int J Oral Maxillofac Implants, 1991, 6(4):391-398.

[14] Taschieri S, Vitelli C, Albano D, et al. Evaluation of mental foramen and inferior alveolar nerve canal and its relationship to adjacent anatomical landmarks using cone-beam computer tomography[J]. J Biol Regul Homeost Agents, 2021,

35(2 Suppl 1):107-115.

[15] Amaral VCJ, Freitas MM, Joly JC. Guided bone regeneration in staged vertical and horizontal bone augmentation using platelet-rich fibrin associated with bone grafts: a retrospective clinical study[J]. Int J Implant Dent, 2020, 6(1):72.

[16] Maló P, de Araújo NM, Lopes A, et al. The All-on-4 treatment concept for the rehabilitation of the completely edentulous mandible: A longitudinal study with 10 to 18 years of follow-up[J]. Clin Implant Dent Relat Res, 2019, 21(4):565-577.

[17] Ahmed AA, Ahmed RM, Jamleh A, et al. Morphometric Analysis of the Mandibular Canal, Anterior Loop, and Mental Foramen: A Cone-Beam Computed Tomography Evaluation[J]. Int J Environ Res Public Health, 2021, 18(7):3365.

[18] de Oliveira-Santos C, Souza PH, de Azambuja BS, et al. Assessment of variations of the mandibular canal through cone beam computed tomography[J]. Clin Oral Investig, 2012, 16(2):387-393.

[19] Apostolakis D, Brown JE. The anterior loop of the inferior alveolar nerve: prevalence, measurement of its length and a recommendation for interforaminal implant installation based on cone beam CT imaging[J]. Clin Oral Implants Res, 2012, 23(9):1022-1030.

[20] Alqutaibi AY, Alassaf MS, Elsayed SA, et al. Morphometric Analysis of the Midline Mandibular Lingual Canal and Mandibular Lingual Foramina: A Cone Beam Computed Tomography(CBCT) Evaluation[J]. Int J Environ Res Public Health, 2022, 19(24):16910.

[21] He X, Jiang J, Cai W, et al. Assessment of the appearance, location and morphology of mandibular lingual foramina using cone beam computed tomography[J]. Int Dent J, 2016, 66(5):272-279.

[22] Kawashima Y, Sekiya K, Sasaki Y, et al. Computed Tomography Findings of Mandibular Nutrient Canals[J]. Implant Dent, 2015, 24(4):458-463.

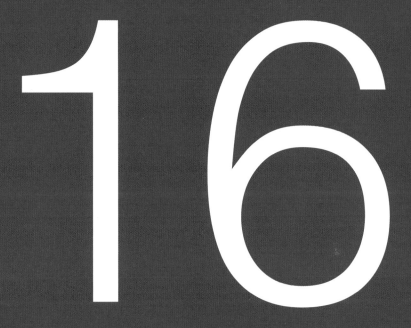

第16章 鼻腔外侧壁口腔倾斜种植解剖

Anatomy of Oblique Implant on Lateral Wall of the
Nasal Cavity

对于上颌重度骨萎缩的牙列缺失病例，即刻负载常常会遇到困难，需要穿颧骨种植或者翼板区种植提供稳定的支持，但也可以利用鼻腔外侧壁的骨量完成倾斜种植为上颌的种植修复提供支撑。鼻腔外侧壁主要由筛骨、上颌骨及腭骨构成，将种植体根部由后向前倾斜植入，末端锚定在鼻腔外侧壁骨组织上可提供良好的初期稳定性，为上颌后牙区骨量不足患者行全口种植修复提供了新的治疗方案。本章节将对鼻腔外侧壁倾斜种植相关局部解剖进行阐述，希望能够为广大种植医生临床种植治疗提供一定参考依据。

第1节 鼻腔外侧壁骨性结构

1. 上颌骨（maxilla）

上颌骨内侧面及额突构成鼻腔外侧壁的前部（图16-1-1～图16-1-3）。

2. 腭骨（palatine bone）

腭骨分为水平部和垂直部，其垂直部构成鼻腔的后外侧壁（图16-1-1）。

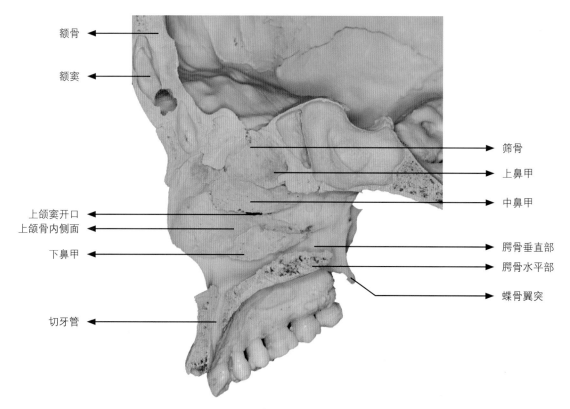

额骨
额窦
筛骨
上鼻甲
中鼻甲
上颌窦开口
上颌骨内侧面
下鼻甲
腭骨垂直部
腭骨水平部
蝶骨翼突
切牙管

图16-1-1 鼻腔外侧壁骨性解剖图

3. 筛骨（ethmoid bone）

其位于两侧眼眶之间、蝶骨前方，包括鸡冠、筛板、垂直板、筛窦、筛迷路等骨性结构。筛迷路位于垂直板两侧，其内侧壁构成骨性鼻腔外侧壁的后部，可见两个骨性隆起，为上鼻甲和下鼻甲。筛迷路外侧壁参与构成眼眶的内侧壁，筛骨垂直板构

成鼻中隔上部（图16-1-1）。

4. 下鼻甲（inferior nasal concha）

是一独立存在的弯曲薄骨片，外侧与上颌骨内侧鼻面连接，后外侧与腭骨垂直板连接，其游离端向下内方卷曲形成下鼻道（图16-1-1）。

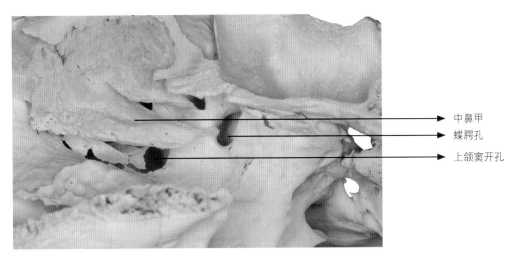

图16-1-2 鼻腔外侧壁矜面观解剖图

中鼻甲
蝶腭孔
上颌窦开孔

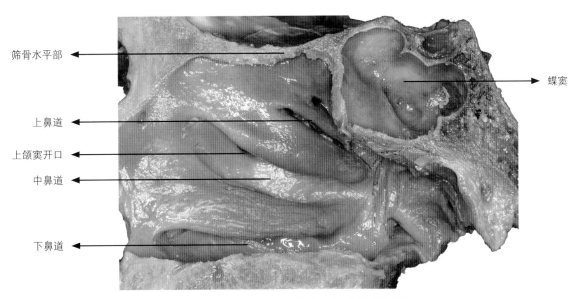

筛骨水平部
上鼻道
上颌窦开口
中鼻道
下鼻道
蝶窦

图16-1-3 鼻腔外侧壁黏膜解剖图

5. 鼻泪管（the nasolacrimal duct）

泪囊和鼻泪管的上部被包裹在骨性泪窝或泪沟内，其前后界为泪嵴。骨性泪囊窝向下延续形成鼻泪管，由上颌骨、泪骨和下鼻甲构成。鼻泪导管穿行于鼻泪管，开口于下鼻道前1/3段顶或侧壁。尸体研究表明，骨性鼻泪管起始开口的前后向距离约为

5.7mm、横断直径为4.7mm。前鼻棘到鼻泪管下口的平均距离约为21.97mm，下口前缘至下鼻甲前缘附着处的平均距离为10.54mm[1-2]（图16-1-4）。

6. 上颌窦口（maxillary sinus ostium）

详见第6章。

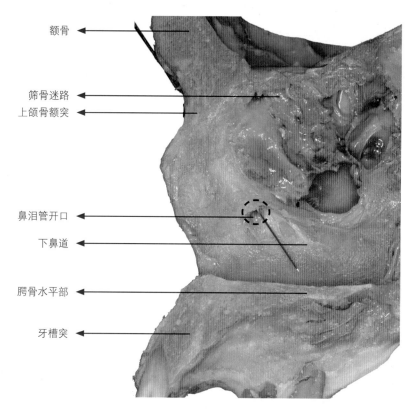

图16-1-4　鼻泪管开口解剖图

第2节　鼻腔外侧壁血供

鼻腔外侧壁血供主要来自蝶腭动脉外侧支及筛前动脉鼻外侧分支。

1. 蝶腭动脉（sphenopalatine artery）

蝶腭动脉自蝶腭孔进入鼻腔，在上颌骨内侧面

筛嵴之后分为鼻后外侧动脉分支和鼻中隔动脉分支（图16-2-1～图16-2-3）。鼻后外侧动脉分支为鼻腔外侧骨壁和黏膜的主要血管分支。

2. 筛前动脉（anterior ethmoid artery）

筛前动脉自筛骨水平板小孔进入鼻腔，与蝶腭动脉分支形成交通网络，供应鼻腔外侧壁上部骨组织与黏膜（图16-2-4）。

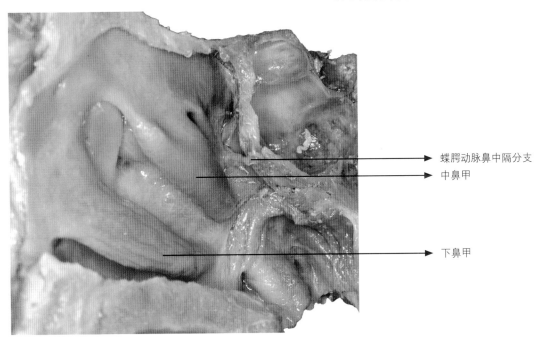

图16-2-1　蝶腭动脉鼻中隔分支解剖图

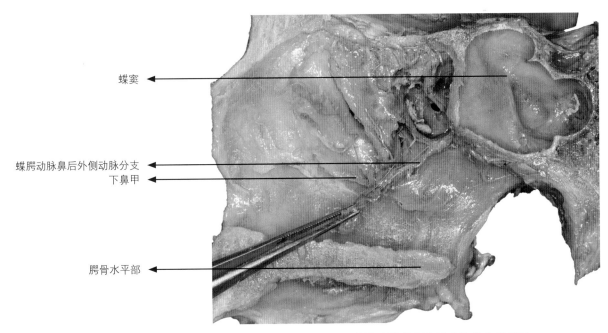

图16-2-2　蝶腭动脉鼻后外侧动脉分支解剖图

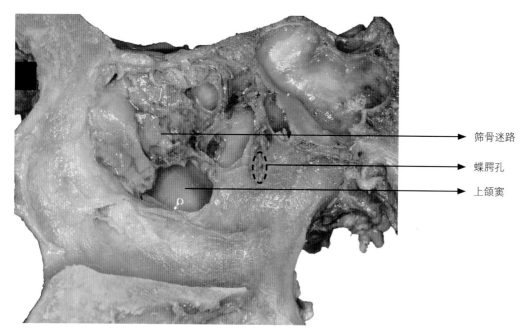

筛骨迷路

蝶腭孔

上颌窦

图16-2-3　蝶腭孔鼻腔侧解剖图

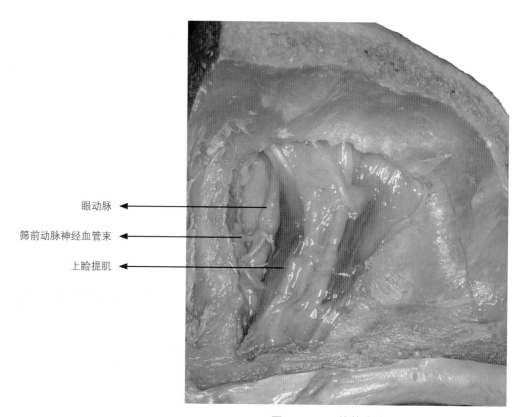

眼动脉

筛前动脉神经血管束

上睑提肌

图16-2-4　筛前动脉解剖图

第3节 鼻腔外侧壁神经分布

鼻腔的一般性感觉主要由三叉神经分支支配。

1. 筛前神经（anterior ethmoidal nerve）

通过筛骨水平板进入鼻腔顶部，除了支配鼻腔顶部骨与黏膜的一般感觉外，还发出外侧支，支配鼻腔外侧壁的前部（图16-2-4）。

2. 上牙槽前神经（anterior superior alveolar nerve）

鼻支可支配鼻腔外侧壁在上颌窦开口以下的前部（图16-3-1）。

3. 腭大神经（greater palatine nerve）

腭大神经的鼻后上外侧分支和鼻后下外侧分支分布于鼻腔外侧壁与鼻腔底部（图16-3-2）。

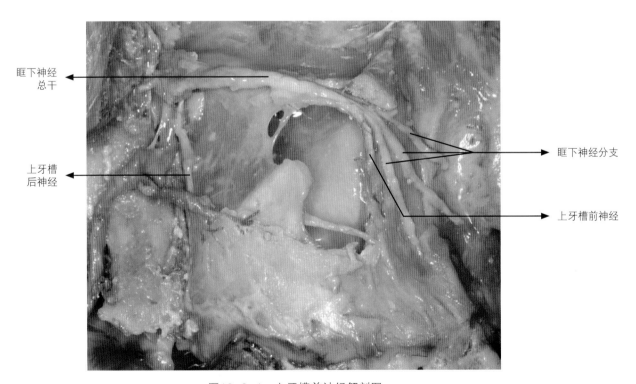

眶下神经总干

眶下神经分支

上牙槽后神经

上牙槽前神经

图16-3-1 上牙槽前神经解剖图

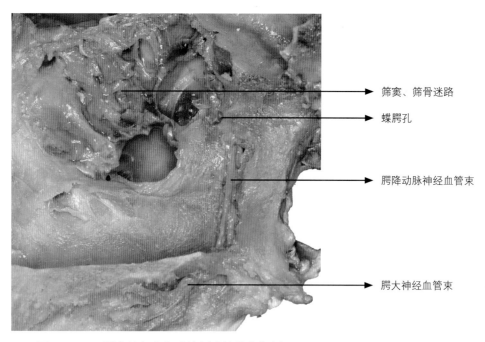

筛窦、筛骨迷路

蝶腭孔

腭降动脉神经血管束

腭大神经血管束

图16-3-2　腭大神经在鼻腔外侧壁的分布解剖图

第4节　鼻腔外侧壁口腔倾斜种植解剖的临床应用

对于中重度上颌骨萎缩且上颌窦解剖结构复杂的牙列缺失患者，上颌All-on-4是一种有效的替代治疗方案。将后部的种植体根部向前倾斜，可以增加牙弓的长度，延长A-P距离。鼻腔外侧壁种植的种植体可以穿过上颌窦，根方固定在鼻前庭上方梨状孔边缘处的最大可用骨量处。Jensen教授将这个位置称为M点，此处可为两个分别前后倾斜30°的种植体提供固位[3-4]。需要特别注意的是，M点并不是一个固定点，需要根据梨状孔边缘位置、下鼻甲下方鼻腔外侧壁厚度选择骨质最充足的部位（图16-4-1）。鼻腔外侧壁倾斜种植的手术入路起自上颌第二前磨牙牙槽嵴顶，在上颌窦前壁后方3mm处制作近远中宽度4～6mm、高度7～8mm的骨窗，注意

保护上牙槽前动脉与神经、眶下神经血管束，及分离上颌窦黏膜。其种植体植入角度一般根方向前倾斜24°～30°，根方止于M点。

本书编者通过冰鲜头颅标本测量显示，在横断面上，鼻腔外侧壁厚度不一，位于上颌腭突与腭骨水平板交界处的骨质最厚（为2～4mm），位于软腭处的骨壁最薄（图16-4-2～图16-4-7）。而对于鼻腔外侧壁种植，多植入在鼻腔外侧壁的前部，在额状面上，此处骨壁厚度为1～3mm（图16-4-8和图16-4-9）。对于大多数病例，鼻腔外侧骨壁的厚度大于2mm，足够为种植体提供良好的初期稳定性。鼻腔外侧壁种植的种植体在牙槽嵴皮质骨、上颌窦前壁底部的皮质骨以及鼻腔外侧壁皮质骨处获

得3层皮质骨固位，通常具有良好的初期稳定性，可以满足即刻负载治疗的需要[3-4]。

由于海绵状血管窦及黏液腺体的发育程度不同，鼻黏膜的厚度在0.3~5.0mm之间[5]。研究表明，位于下鼻甲和中鼻甲的鼻黏膜最厚。理想情况下，倾斜种植过程中，种植体穿上颌窦后，其根方固位点应该限制于鼻腔外侧壁而不突破进入鼻腔。然而，根据临床经验，穿过鼻中隔前部，轻微穿入鼻腔1.0~1.5mm也是可以接受的。这可能是因为鼻中隔前部下衬1.5mm厚度的组织，可包裹种植体，作为屏障防止种植体进一步进入鼻腔气道。口腔种植体进入鼻腔一般不会产生症状，但是会对鼻腔气流和种植体健康产生风险[5-6]。

鼻腔外侧壁种植最常出现的并发症是出血和单侧黏液脓性鼻腔分泌物产生。头痛或鼻塞也会发生。患者会在术后主诉鼻内分泌物产生[7]。

根据尸体标本研究，来自鼻腔后外侧动脉的小分支会穿通鼻外侧壁到达上颌窦黏膜。上颌窦内侧壁受到鼻后外侧动脉的支配。鼻腔后外侧动脉紧邻蝶腭动脉，并与面动脉或其他鼻腔动脉相吻合。这些血管分支的分布表明在进行侧壁开窗上颌窦底提升时会造成出血风险。一般可以通过填塞止血[8]。

上牙槽前神经的损伤可能会造成面中部疼痛，但是在鼻旁进行种植体植入后发生长期的神经感觉功能紊乱还未见相关报道。一般神经麻木可在术后3个月逐渐恢复，这可能是由于在梨状孔边缘下1/3处有丰富的神经末梢交通支。

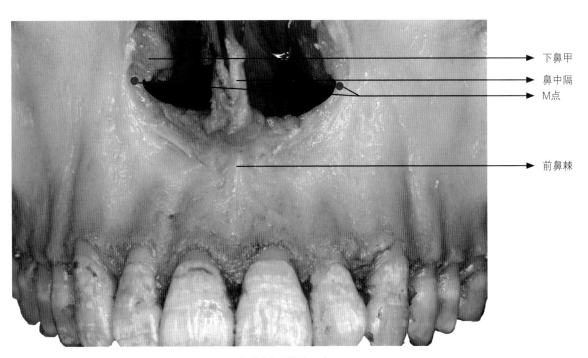

下鼻甲

鼻中隔

M点

前鼻棘

图16-4-1　鼻外侧壁种植M点

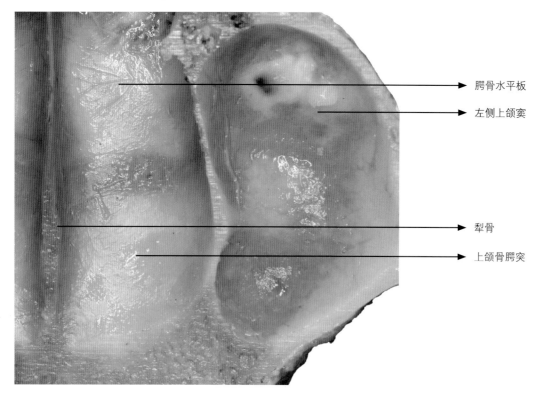

腭骨水平板

左侧上颌窦

犁骨

上颌骨腭突

图16-4-2　在上颌骨腭突与腭骨水平板交界处水平，下鼻甲下方鼻外侧壁骨壁厚度约1mm（左侧）

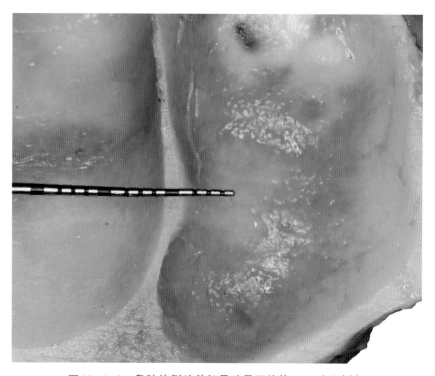

图16-4-3　鼻腔外侧壁前部骨壁最厚处约2mm（左侧）

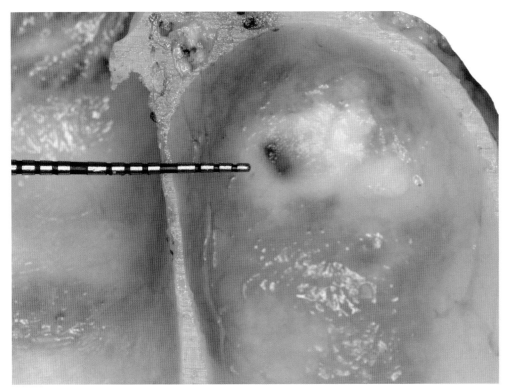

图16-4-4　鼻腔外侧壁后部骨壁最厚处约0.5mm（左侧）

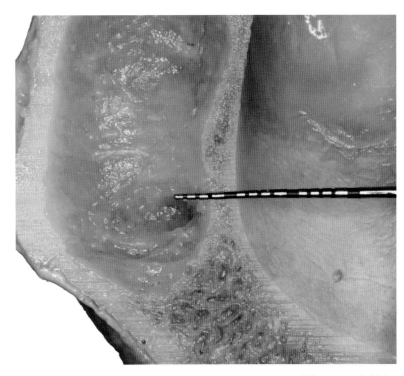

图16-4-5　下鼻甲下方，鼻腔外侧壁前部骨壁最厚处约2mm（右侧）

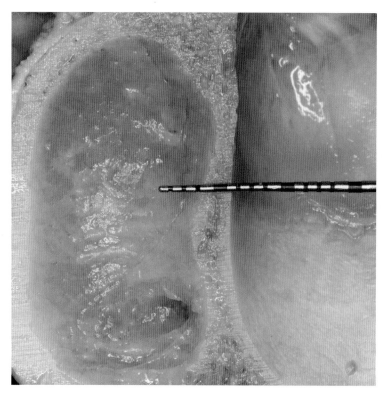

图16-4-6　下鼻甲下方，鼻腔外侧壁中部骨壁最厚处约2.5mm（右侧）

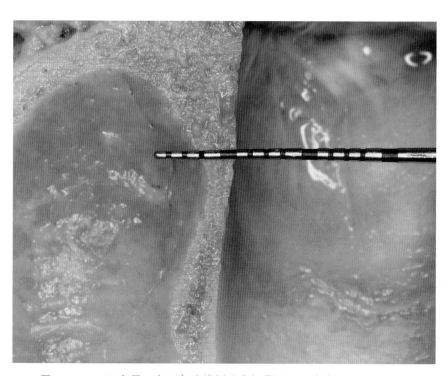

图16-4-7　下鼻甲下方，鼻腔外侧壁中部骨壁最厚处约2mm（右侧）

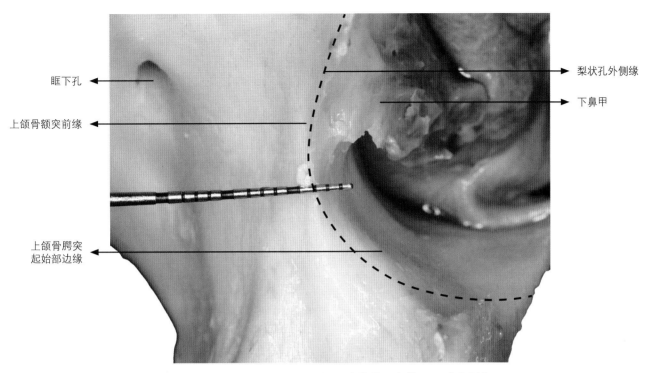

眶下孔

上颌骨额突前缘

上颌骨腭突
起始部边缘

梨状孔外侧缘

下鼻甲

图16-4-8 下鼻甲下方，梨状孔边缘的厚度约1mm（右侧）

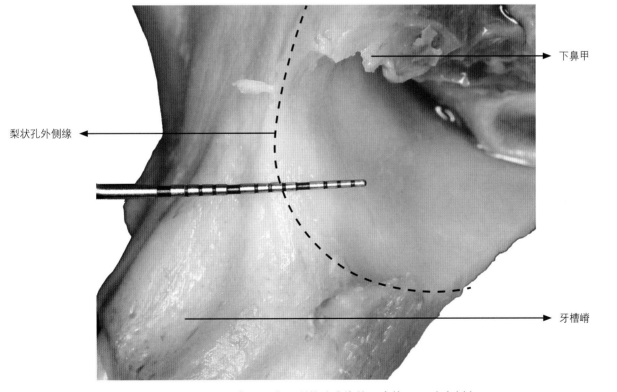

梨状孔外侧缘

下鼻甲

牙槽嵴

图16-4-9 下鼻甲下方，梨状孔边缘的厚度约3mm（右侧）

第5节　鼻腔外侧壁口腔倾斜种植冰鲜头颅案例展示

选择上颌前牙保存完整的冰鲜头颅模型，然后拔除牙齿，截骨后即刻完成鼻腔外侧壁口腔倾斜种植。具体操作流程如下（图16-5-1~图16-5-12）。

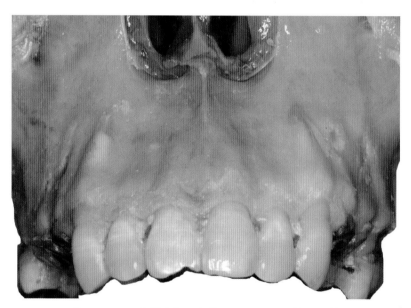

图16-5-1　冰鲜头颅上颌骨正面观，上颌前牙完整

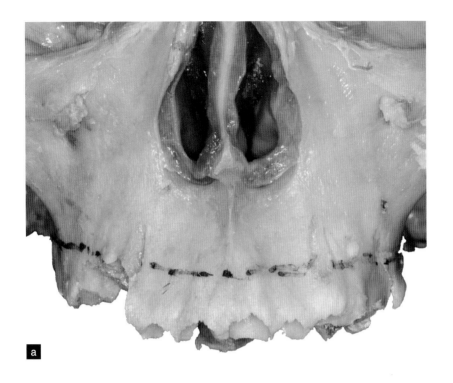

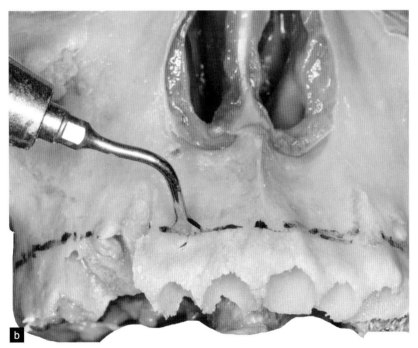

图16-5-2 微创拔除牙齿后截骨。（a）根据种植需要画截骨线；（b）用超声骨刀截骨

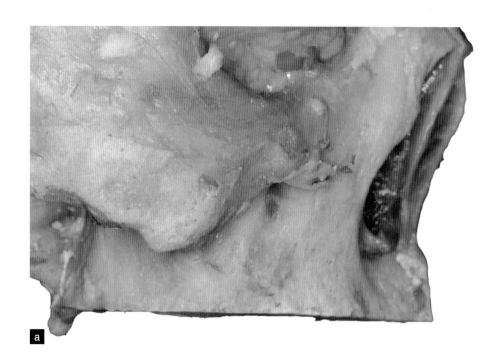

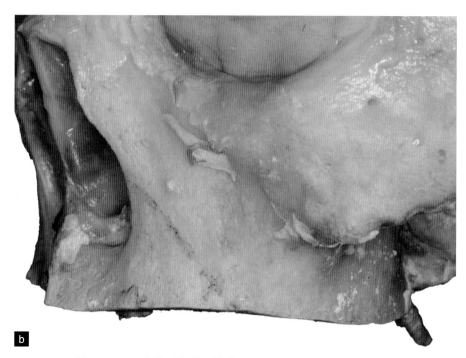

图16-5-3 截骨后修整牙槽嵴。（a）右侧观；（b）左侧观

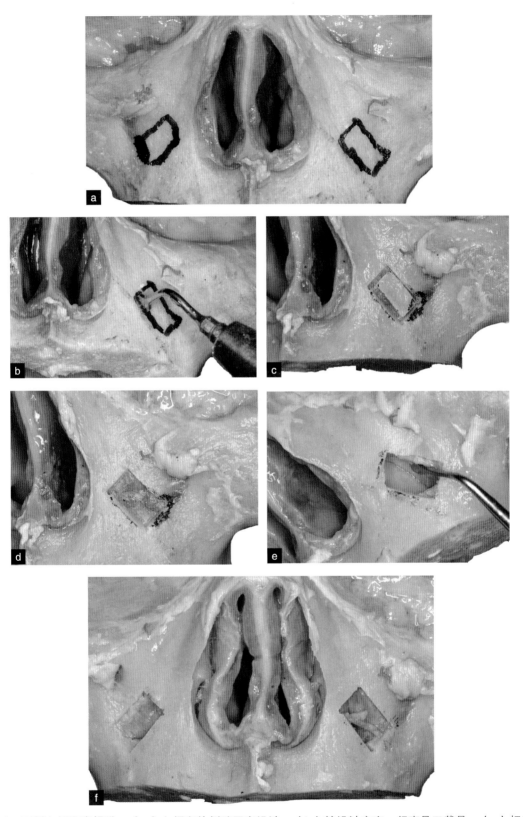

图16-5-4 双侧上颌窦底提升。（a）上颌窦外侧壁开窗设计；（b）按设计方案，超声骨刀截骨；（c）把开窗骨块完全截断；（d）去除截骨块；（e）外提升剥离器械提升上颌窦前外侧壁窦黏膜；（f）完成双侧上颌窦底提升术

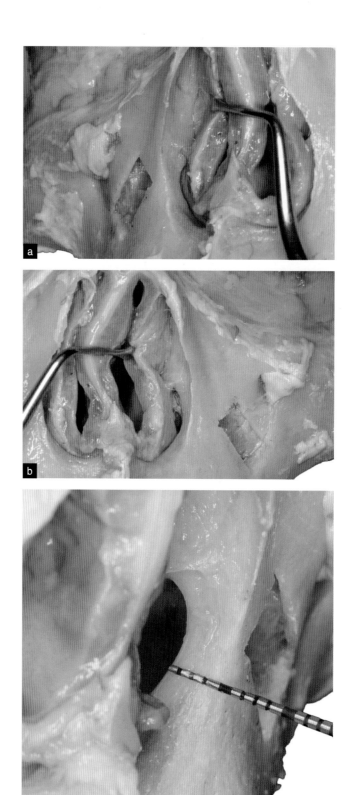

图16-5-5　双侧鼻侧壁黏膜剥离。（a）用剥离器械剥离右侧鼻黏膜；（b）用剥离器械剥离左侧鼻黏膜；（c）鼻侧壁骨宽度＞3mm

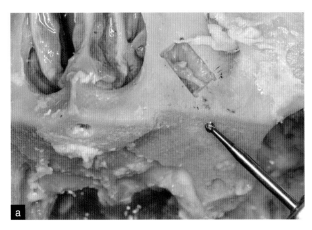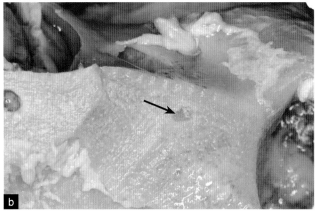

图16-5-6　中号球钻牙槽嵴顶定位。（a）直径2.5mm球钻定位；（b）种植位点（箭头所示）

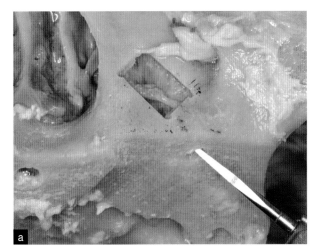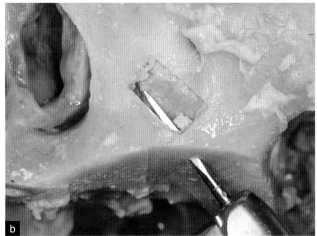

图16-5-7　基于球钻定位点，用先锋钻预备种植窝洞。（a）先锋钻穿过牙槽嵴；（b）先锋钻穿过鼻侧壁

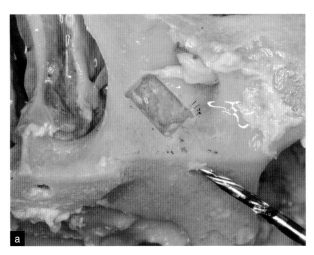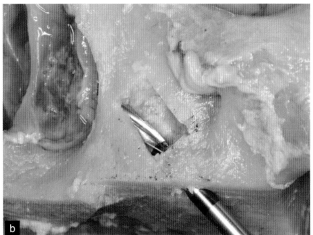

图16-5-8　种植麻花钻预备种植窝洞。（a）麻花钻穿过牙槽嵴；（b）麻花钻穿过鼻侧壁

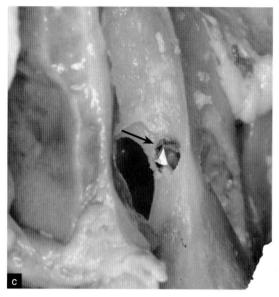
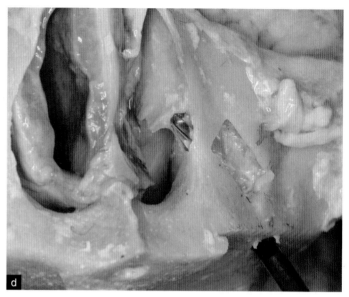

图16-5-8（续） 种植麻花钻预备种植窝洞。（c）麻花钻突破鼻侧壁（箭头所示）；（d）种植窝洞整体预备

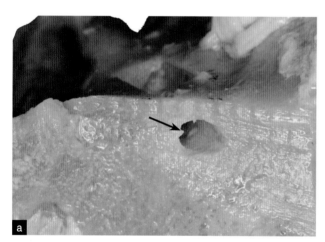
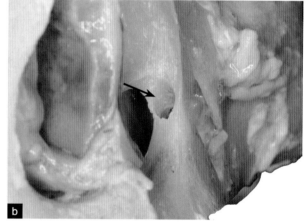

图16-5-9 种植窝洞预备完成后牙槽嵴顶及鼻侧壁观。（a）牙槽嵴处（箭头所示）；（b）鼻侧壁处（箭头所示）

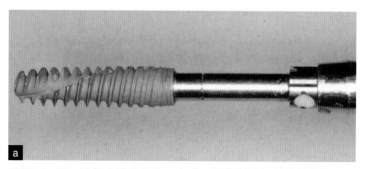

图16-5-10 选择合适种植体，完成双侧鼻侧壁倾斜种植体植入。
（a）种植体安装在持钉器上

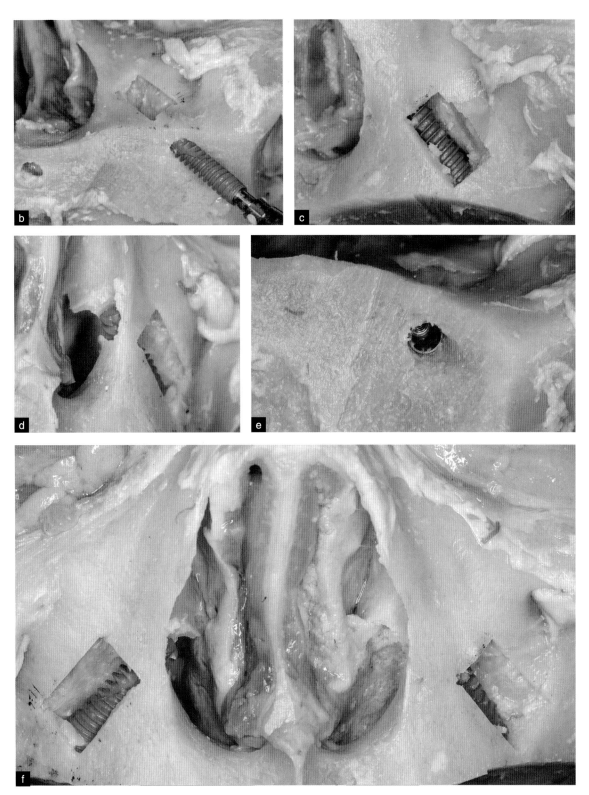

图16-5-10（续）　选择合适种植体，完成双侧鼻侧壁倾斜种植体植入。（b）经牙槽嵴顶种植窝洞植入；
（c）穿过上颌窦；（d）种植体头部穿出鼻侧壁；（e）种植体颈部位于牙槽嵴骨下1～2mm；（f）完成双
侧鼻侧壁倾斜种植体植入

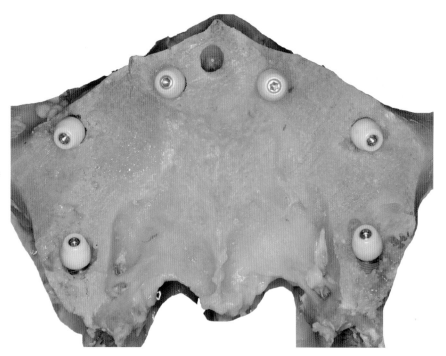

图16-5-11　安装30°角度基台，上白色保护帽，为下一步即刻负载做好准备

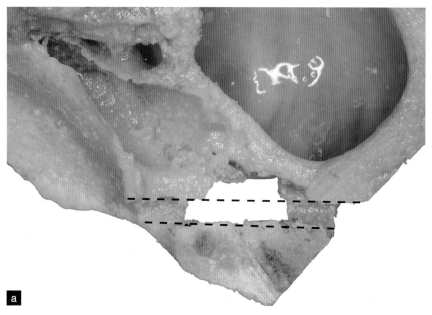

图16-5-12　按种植窝洞方向剖开，观察种植体与周围的位置关系。（a）剖面观察种植体预备的窝洞，虚线内

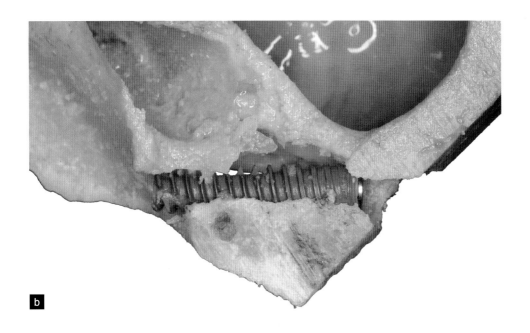

b

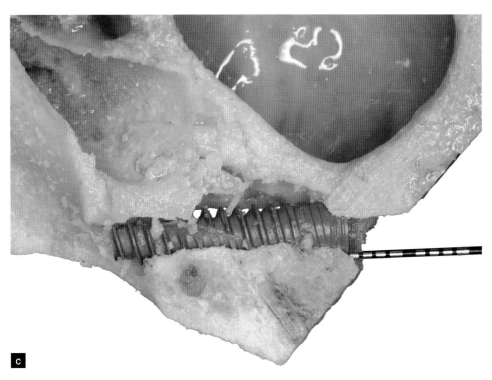

c

图16-5-12（续） 按种植窝洞方向剖开，观察种植体与周围的位置关系。（b）植入种植体；（c）种植体颈部植入牙槽嵴骨下1~2mm

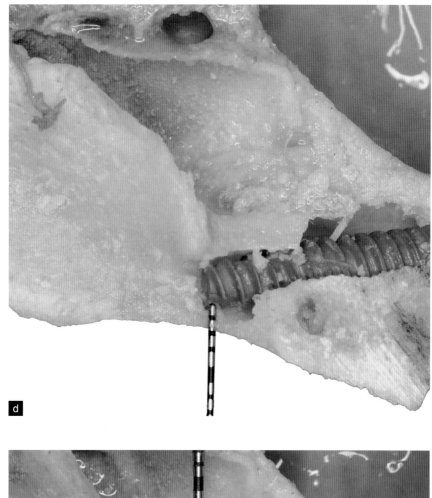

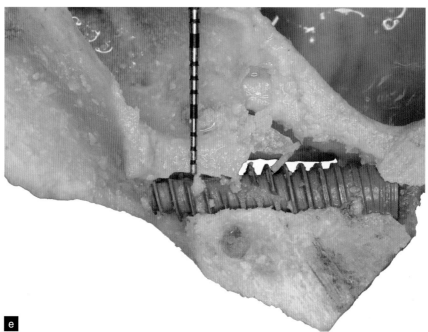

图16-5-12（续） 按种植窝洞方向剖开，观察种植体与周围的位置关系。
（d）种植体头部距离鼻腔侧骨边缘约2mm；（e）种植体距离窦腔侧骨宽度＞
2mm

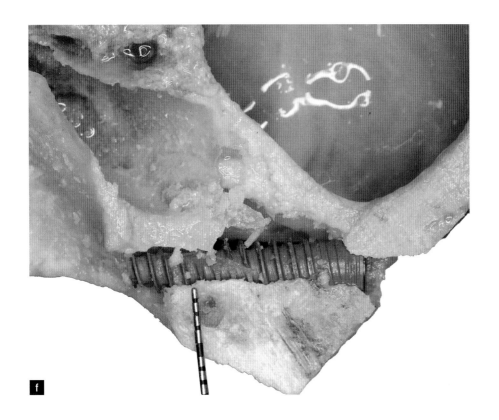

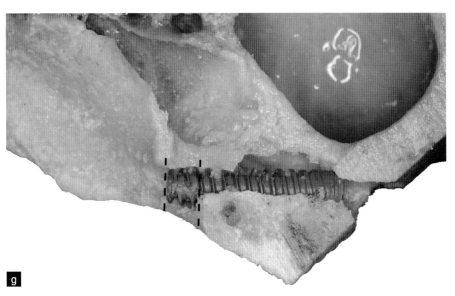

图16-5-12（续） 按种植窝洞方向剖开，观察种植体与周围的位置关系。（f）种
植体距离鼻腔侧骨宽度约＞2mm；（g）种植体头部穿出鼻腔约2mm，虚线之间部分

小结

对于上颌后牙区骨量不足的牙列缺失患者，将前磨牙或磨牙区域的种植体穿过上颌窦或沿着上颌窦前壁倾斜植入，种植体末端止于鼻腔外侧壁的皮质骨上，获得牙槽嵴顶、上颌窦底壁和前壁及鼻腔外侧壁4处皮质骨固位，可提供良好的初期稳定性，为无牙颌患者的种植修复提供了新的解决方案。但是，当上颌窦前壁紧邻鼻腔，鼻腔外侧骨壁厚度小于1mm，或者与鼻腔出现交通时，鼻腔外侧壁无法提供足够的骨质支持，上颌窦骨增量、穿颧骨种植或上颌翼板区种植可能是更好的选择方案。除此以外，相比穿颧骨种植和上颌翼板区种植手术，鼻侧壁种植技术敏感性相对较低、风险相对较少。

通过本章学习，了解鼻腔外侧壁的解剖结构，有助于广大种植医生从根本上理解该项技术的实施原理和种植体植入路径，特别是对种植体末端植入位点具有更为清晰的认识。

鼻腔外侧壁骨量是否充足是决定该项技术能否成功实施的重要基础，因此术前必须进行完善的影像学评估，确认该区域的骨量，是获得鼻侧壁种植治疗成功的重要保障。除此以外，上颌窦前壁处的开窗位置可能毗邻眶下孔，术中需对眶下神经血管束进行保护。

（周咏　胡月　常晓龙　邹多宏）

参考文献

[1] 刘玉欣. 与鼻内镜手术相关的鼻泪管解剖测量[J]. 青岛大学医学院学报, 2001, 37(3):217-218.

[2] Ali MJ, Schicht M, Paulsen F. Morphology and morphometry of lacrimal drainage system in relation to bony landmarks in Caucasian adults: a cadaveric study[J]. Int Ophthalmol, 2018, 38(6):2463-2469.

[3] Jensen OT. Complete arch site classification for all-on-4 immediate function[J]. J Prosthet Dent, 2014, 112(4):741-751, e2.

[4] Jensen OT, Cottam JR, Ringeman JL, et al. Angled dental implant placement into the vomer/nasal crest of atrophic maxillae for All-on-Four immediate function: a 2-year clinical study of 100 consecutive patients[J]. Int J Oral Maxillofac Implants, 2014, 29(1):e30-e35.

[5] Lang J, Stell PM. Clinical anatomy of the nose, nasal cavity, and paranasal sinuses[M]. Stuttgart: Thieme, 1989.

[6] Ogle OE, Weinstock RJ, Friedman E. Surgical anatomy of the nasal cavity and paranasal sinuses[J]. Oral Maxillofac Surg Clin North Am, 2012, 24(2):155-166, vii.

[7] Wolff J, Karagozoglu KH, Bretschneider JH, et al. Altered nasal airflow: an unusual complication following implant surgery in the anterior maxilla[J]. Int J Implant Dent, 2016, 2(1):6.

[8] Rosano G, Taschieri S, Gaudy JF, et al. Maxillary sinus vascularization: a cadaveric study[J]. J Craniofac Surg, 2009, 20(3):940-943.

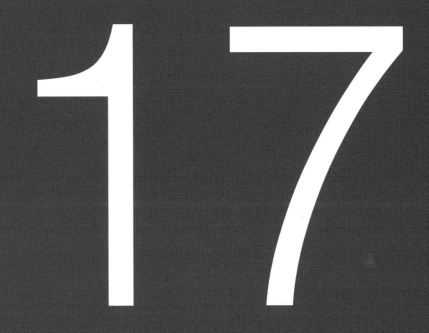

第17章　上颌翼板区口腔种植解剖

Oral Implant Anatomy of Maxillary
Pterygoid Region

1989年，Tulasne J.F.首次描述了上颌翼板区种植技术[1-2]，其主要用于上颌无牙颌伴后牙区重度骨缺损患者的口腔种植修复。该术式是指种植体由牙槽嵴植入位点，贴近上颌窦后壁经过上颌结节、腭骨锥突，最终植入蝶骨翼突区的倾斜种植技术。上颌翼板区种植技术具有诸多优势[3-4]：①不需要植骨；②上颌窦完整性得以保留；③上颌窦的解剖结构不再成为技术难点；④种植成功率具有可预期性；⑤修复体后端没有悬臂；⑥种植体放置的角度易于种植体植入和最终修复；⑦规范性临床治疗后，种植修复后并发症较少；⑧可以同期进行上颌结节缩减术及软组织手术；⑨治疗周期相比上颌窦底提升术要缩短很多；⑩相较颧骨种植技术，该种植技术简化了治疗程序，减小了患者创伤，减轻了术后反应和患者疼痛；⑪可以即刻负载。经过30多年技术及材料的发展，6年随访结果显示，对于上颌翼板区种植技术，其种植体累积存留率高达95.5%。临床成功率高达97.1%，因此该种植技术在临床上获得了广泛应用[5]。但由于上颌翼板区种植位置特殊，很多种植医生对种植区域解剖不是完全熟悉，这样会导致临床并发症时有发生，包括种植体移位、脱落，无法获得初期稳定性，术中或术后出血等。鉴于此，本书编者将围绕上颌翼板区种植相关的局部解剖区域做一阐述，希望能够为广大临床医生在进行上颌翼板区种植时提供一定帮助。

第1节　上颌翼板区口腔种植相关骨性解剖

上颌翼板区骨性解剖结构主要为：上颌骨后牙区牙槽突、上颌结节、上颌窦、腭骨锥突、蝶骨翼突融合区、翼内板、翼外板及翼突钩。

1. 上颌骨后牙区牙槽突

上颌骨牙槽突自上颌体向下伸出，为上颌骨包围上颌牙根周围的突起部分，前部较薄、后部较厚。牙槽突容纳牙根的窝称为牙槽窝（alveolar sockets）。本节阐述的上颌骨后牙区牙槽突一般指上颌第一磨牙及第二磨牙区域牙槽突。牙缺失后，由于上颌窦气化或生理性骨吸收，该区域牙槽突一般会发生萎缩，特别是高度会显著降低（图17-1-1和图17-1-2）。

这给种植修复带来挑战，临床上一般会选择上颌窦底提升术植骨后种植治疗或者直接应用倾斜种植技术，如上颌窦前壁倾斜种植体、颧骨种植体或上颌翼板区种植体（图17-1-3～图17-1-6）。

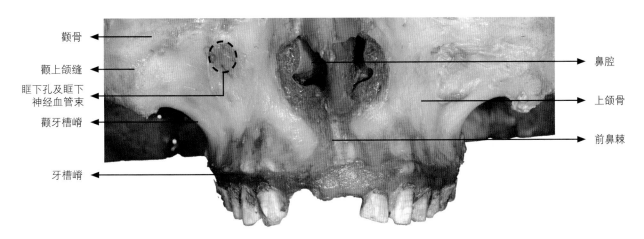

颧骨

颧上颌缝

眶下孔及眶下
神经血管束

颧牙槽嵴

牙槽嵴

鼻腔

上颌骨

前鼻棘

图17-1-1 正常的牙槽突

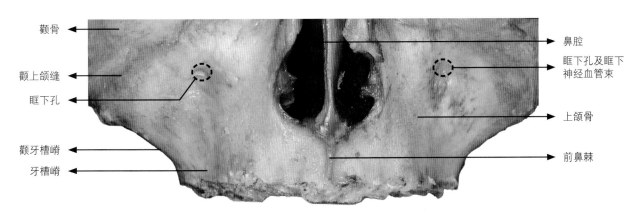

颧骨

颧上颌缝

眶下孔

颧牙槽嵴

牙槽嵴

鼻腔

眶下孔及眶下
神经血管束

上颌骨

前鼻棘

图17-1-2 萎缩的牙槽突（模拟）

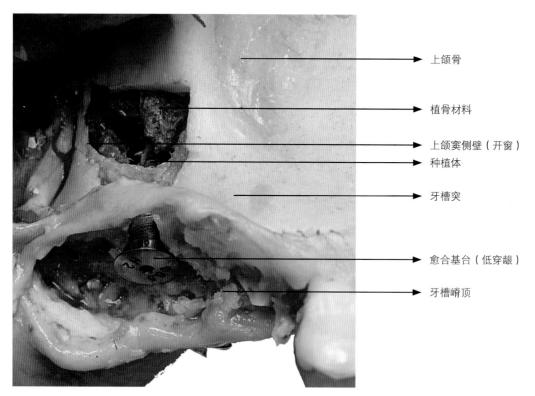

上颌骨

植骨材料

上颌窦侧壁（开窗）

种植体

牙槽突

愈合基台（低穿龈）

牙槽嵴顶

图17-1-3　上颌窦底提升植骨同期种植

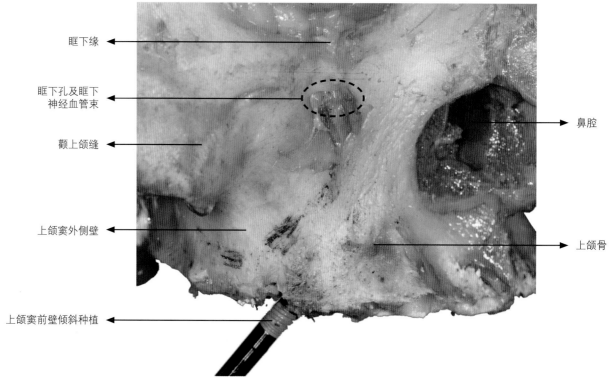

眶下缘

眶下孔及眶下
神经血管束

颧上颌缝

上颌窦外侧壁

上颌窦前壁倾斜种植

鼻腔

上颌骨

图17-1-4　上颌窦前壁倾斜种植体应用

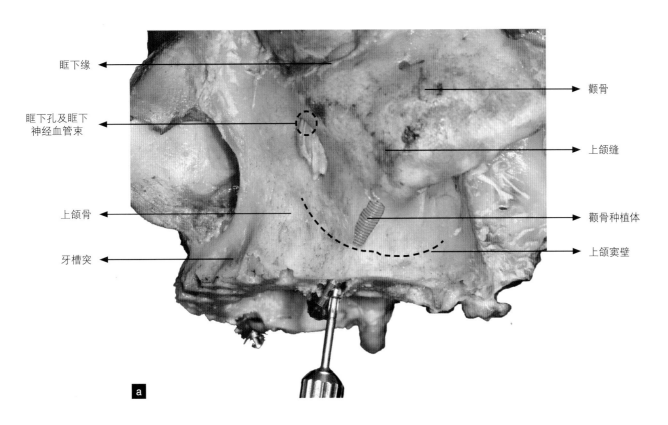

眶下缘

颧骨

眶下孔及眶下
神经血管束

上颌缝

上颌骨

颧骨种植体

牙槽突

上颌窦壁

a

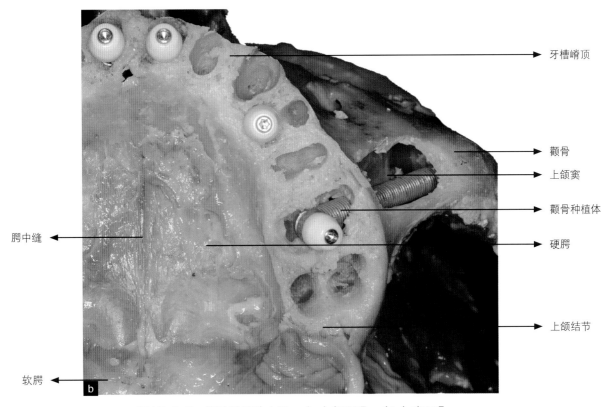

牙槽嵴顶

颧骨

上颌窦

颧骨种植体

腭中缝

硬腭

上颌结节

软腭

b

图17-1-5 颧骨种植体应用。（a）颊面观；（b）殆面观

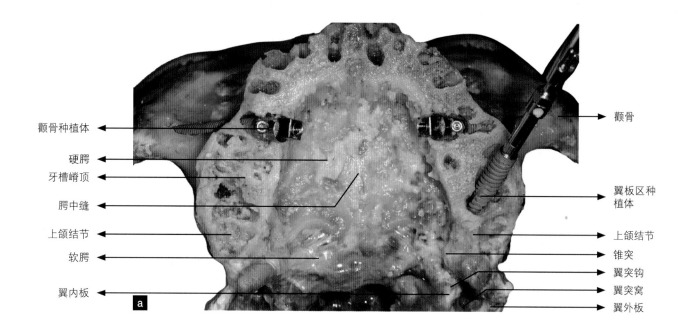

颧骨种植体

硬腭

牙槽嵴顶

腭中缝

上颌结节

软腭

翼内板

a

颧骨

翼板区种
植体

上颌结节

锥突

翼突钩

翼突窝

翼外板

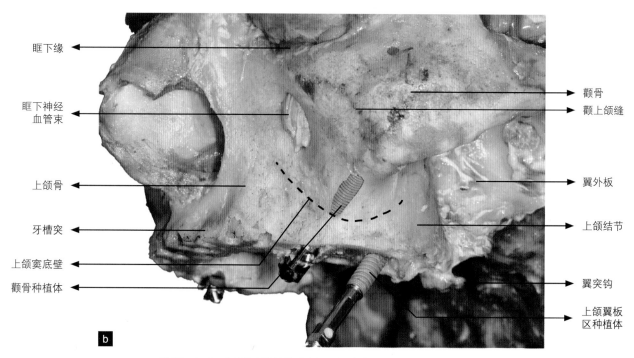

眶下缘

眶下神经
血管束

上颌骨

牙槽突

上颌窦底壁

颧骨种植体

b

颧骨

颧上颌缝

翼外板

上颌结节

翼突钩

上颌翼板
区种植体

图17-1-6　翼板区种植体应用。（a）颊面观；（b）𬌗面观

翼板种植相关牙槽嵴解剖结构主要涉及牙槽嵴植入位点选择及前磨牙和磨牙牙槽嵴平面（图17-1-7）。

（1）牙槽嵴植入位点选择

理想的植入位点应位于上颌第二磨牙位点，且位点解剖剩余骨量需至少满足颊腭骨宽度≥6mm、牙槽嵴骨高度≥5mm（图17-1-8）。对于颌骨萎缩者，多数情况下上颌第二磨牙区域，牙槽嵴剩余宽度相对充足，而上颌窦底剩余骨高度不足5mm，此时，植入位点需适当向远中偏移，以获得满足上述解剖剩余骨量要求的植入位点。第二磨牙区域骨质疏松，多为IV类骨。

（2）前磨牙和磨牙牙槽嵴平面

即种植体植入位点向牙弓近中向，磨牙区和前磨牙区剩余牙槽嵴顶的连续性骨面。该平面为种植体植入角度控制提供有效参考依据，即种植体植入方向同牙槽嵴骨平面夹角可有效控制种植体方向，特别是垂直向角度控制（图17-1-9）。

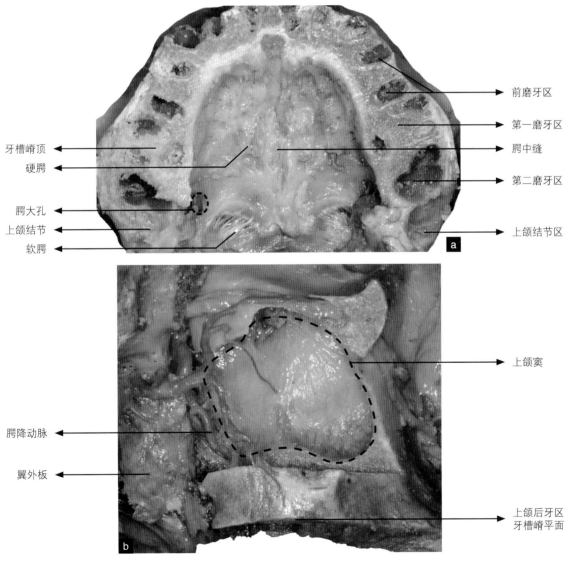

图17-1-7 （a、b）翼板种植相关牙槽嵴解剖结构

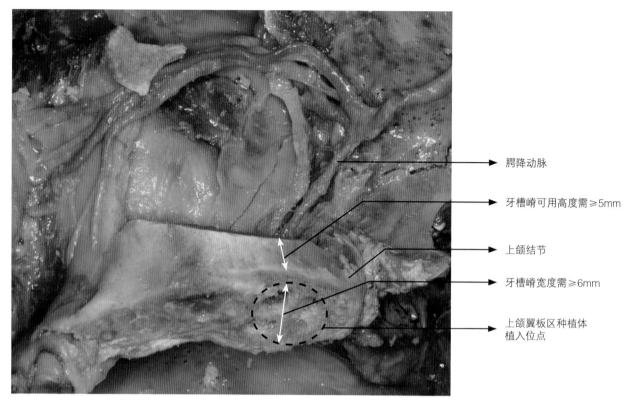

图17-1-8　翼板种植相关牙槽嵴位点选择

腭降动脉

牙槽嵴可用高度需≥5mm

上颌结节

牙槽嵴宽度需≥6mm

上颌翼板区种植体
植入位点

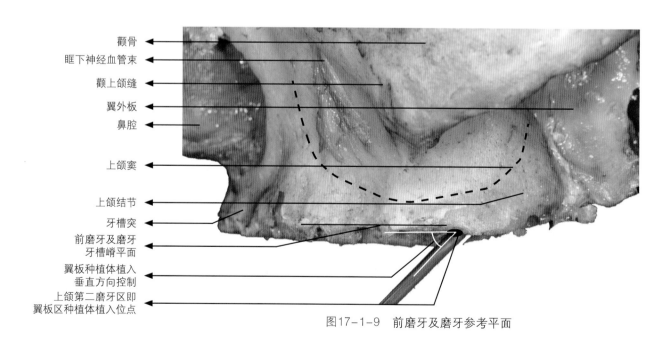

颧骨

眶下神经血管束

颧上颌缝

翼外板

鼻腔

上颌窦

上颌结节

牙槽突

前磨牙及磨牙
牙槽嵴平面

翼板种植体植入
垂直方向控制

上颌第二磨牙区即
翼板区种植体植入位点

图17-1-9　前磨牙及磨牙参考平面

2. 上颌结节及上颌窦

上颌结节为上颌牙槽突向后内侧延伸的牙槽突部分，其解剖骨量受牙槽突长度及上颌窦后侧壁形态等因素影响，对上颌翼板区种植体的植入方向及角度影响比较大。上颌窦为位于上颌骨体、前磨牙及磨牙区上方的空腔结构（详见第6章）。与上颌翼板区种植相关上颌窦解剖主要相关因素：①上颌窦后侧底壁的形态与种植体的植入方向直接相关；②上颌窦后侧壁常见3个解剖亚型：圆弧型、箱状型及不规则型，其中圆弧型是相对有利的上颌窦结构

形态，上颌结节区可获得更多有效骨支持，上颌翼板区种植时，种植体可紧贴上颌窦底植入，可最大限度获得更多窦底硬骨板的支持，种植体可控制在30°～45°倾斜植入（图17-1-10）；箱状型因其窦底后侧壁为方形，上颌结节有效支持骨量减少，种植可获得少部分窦底皮质骨支持，种植体倾斜角度可控制在45°～50°植入（图17-1-11）；不规则型窦底形态往往不利于窦底完整性的保留，种植体植入时需挤压抬升不规则窦底部分，或借助上颌窦底提升方式剥离不规则窦腔黏膜，适当植骨后，穿过不规则窦腔部分完成植入（图17-1-12）。

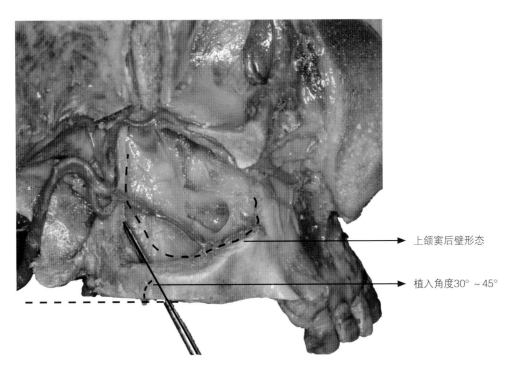

上颌窦后壁形态

植入角度30°～45°

图17-1-10　上颌窦后侧壁圆弧型，植入角度30°～45°

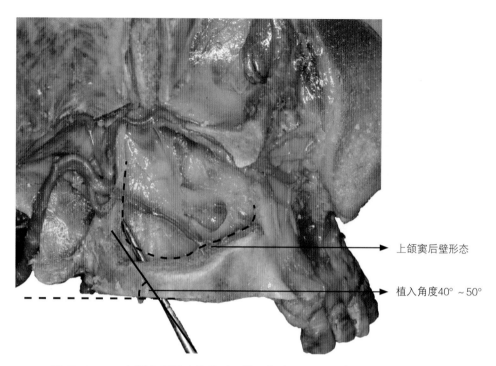

上颌窦后壁形态

植入角度40°～50°

图17-1-11 上颌窦后侧壁箱状型，植入角度40°～50°

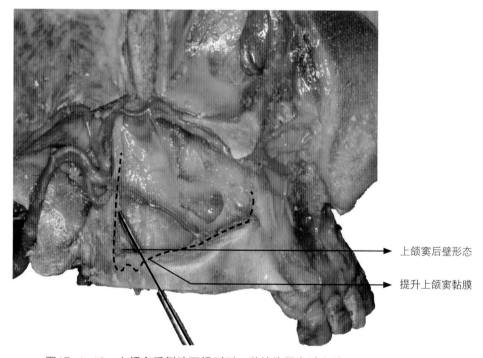

上颌窦后壁形态

提升上颌窦黏膜

图17-1-12 上颌窦后侧壁不规则型，种植体需穿过窦腔

3. 蝶腭突融合区

蝶腭突融合区即腭骨锥突和蝶骨翼突的融合区。腭骨锥突位于腭骨后外侧角水平部和垂直部的连接处，充满于蝶骨翼突内外侧板之间的翼切迹（图17-1-13）。

根据Lekholm和Zarb的骨质量分类，上颌结节主要由Ⅲ类和Ⅳ类骨构成，而腭骨锥突和蝶骨翼突的连接处有厚6～8mm的致密皮质骨，这为种植体提供了良好初期稳定性的基础（图17-1-14）。

在该区域没有重要的解剖结构，主要为翼内肌（图17-1-15）。

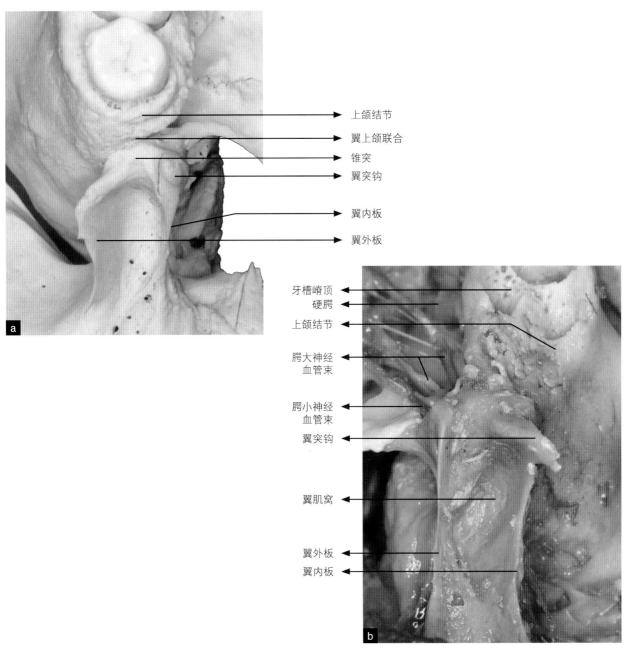

图17-1-13　（a、b）锥突相关结构解剖图

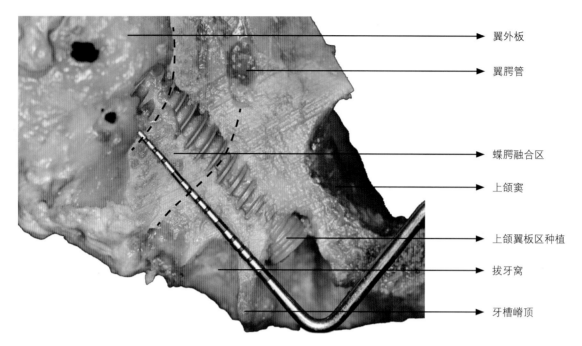

翼外板

翼腭管

蝶腭融合区

上颌窦

上颌翼板区种植

拔牙窝

牙槽嵴顶

图17-1-14　蝶腭突骨量解剖图

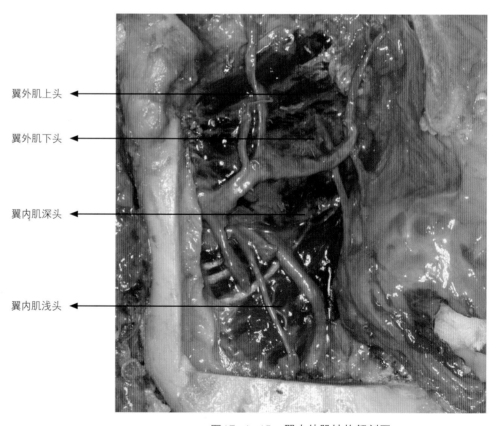

翼外肌上头

翼外肌下头

翼内肌深头

翼内肌浅头

图17-1-15　翼内外肌结构解剖图

蝶腭突融合区骨性结构由前外侧向后内侧依次为上颌结节后内侧皮质骨、腭骨锥突及蝶骨翼突，其中翼突下端内、外侧板下部是分开的，锥突有一部分位于上颌结节和翼突之间，一部分越过内侧板后嵌合在翼突中下端内、外板之间，且锥突在内侧骨量较厚，在越过翼突内侧板时形成一个明显突起的锥突"结节"（图17-1-16）。临床在充分暴露上颌结节的情况下，在结节后缘向腭侧缘转角的后内侧，紧贴上颌结节向上达骨面，稍向后内侧在颊舌方向上即可探到该锥突"结节"，其为相对表浅且易于探查的标志点，是种植体向后内方向，即水平角度的重要近体表标志点。

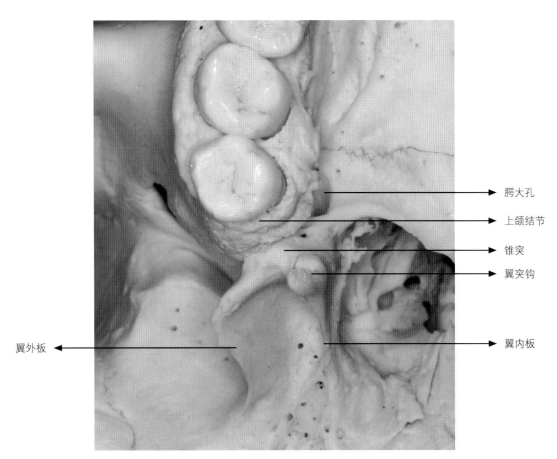

图17-1-16　锥突结节相关解剖图

4. 蝶骨翼突

蝶骨居于颅底部中央，形似蝴蝶而得名，由体部、大翼、小翼及翼突4部分组成。与上颌翼板区种植体植入相关的部分为翼突，翼突为由蝶骨体与蝶骨大翼连接处下垂的部分，翼突整体呈近垂直向，内外侧分布，向后敞开的V形片状骨突；其中，靠内侧骨板为翼内板，靠外侧骨板为翼外板，内、外板在近体部中上部呈融合状，在远离近体部游离端中下部呈开叉状；翼突与上颌结节及腭骨垂直板共同参与了翼腭窝的组建，是咀嚼肌的重要附着位。翼突钩作为翼内板的骨性棘突，是翼内板重要体表骨性探查结构，也是腭帆张肌进入腭区的重要结构（图17-1-17和图17-1-18）。

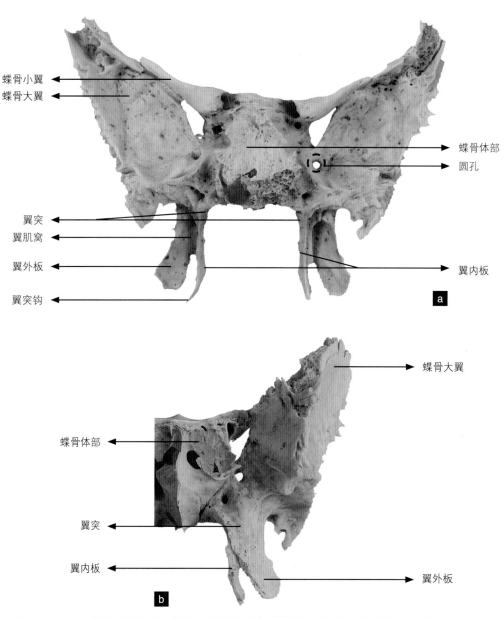

图17-1-17 大体干颅标本，蝶骨及翼突相关解剖结构。（a）游离蝶骨后上方观；（b）游离蝶骨前方观

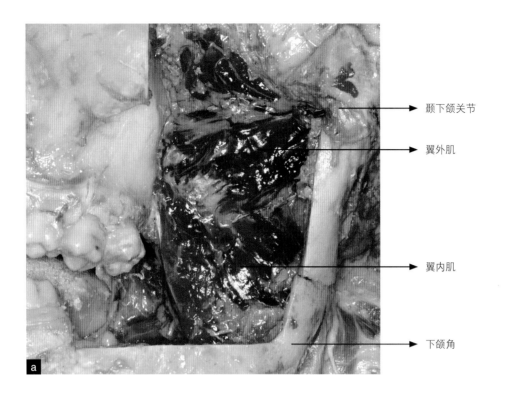

颞下颌关节

翼外肌

翼内肌

下颌角

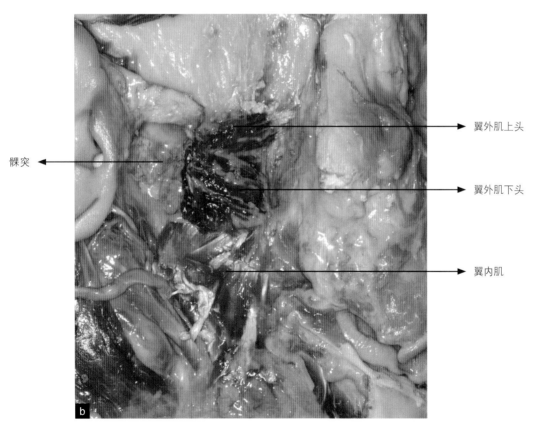

髁突

翼外肌上头

翼外肌下头

翼内肌

图17-1-18　翼突相关咀嚼肌附着解剖图。（a）肌肉层；（b）肌肉深层

（1）翼内板

即翼突靠内侧的骨板，为前后向较窄的薄形骨板，其中上部和前缘相对较厚，下部及后缘较薄，游离端向后向外延伸为翼突钩（图17-1-16和图17-1-19）。

（2）翼外板

即翼突靠外侧的骨板，为前后向较宽大的薄形骨板，其近蝶骨体部上1/3及前缘较厚，下部及后缘整体较菲薄。翼外板的内侧面及其下方根部为翼内肌的主要附着点，翼外板的外侧面为翼外肌下头的主要附着点（图17-1-16、图17-1-19和图17-1-20）。

内、外板向后敞开的凹陷区域为翼突窝，是翼板种植体最终穿出的位置，该区域主要为翼内肌肌腱，除供翼肌的动、静脉末梢支外，没有重要的血管和神经，为种植相对安全区域。

（3）翼突钩

翼突钩是翼内板向下，略向后，并向外侧延伸的骨性棘突，腭帆张肌绕过翼突钩呈直角状转向软腭。当翼突钩较长时，可在咽侧近上颌结节后内侧区域触及，临床可以作为翼板种植体植入方向的体表解剖投影。值得注意的是，由于软腭组织的可移动性变化和翼突钩相对解剖变异比较大，需结合影像学做充分判断（图17-1-16、图17-1-19～图17-1-21）。

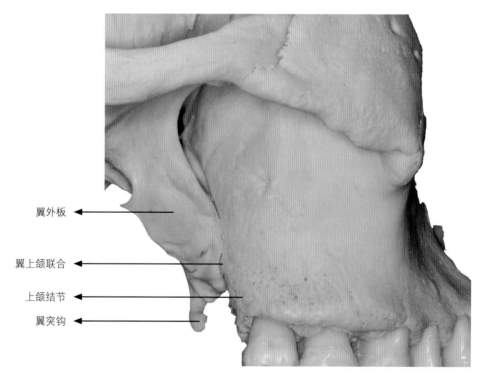

翼外板

翼上颌联合

上颌结节

翼突钩

图17-1-19　翼外板及翼突钩解剖图

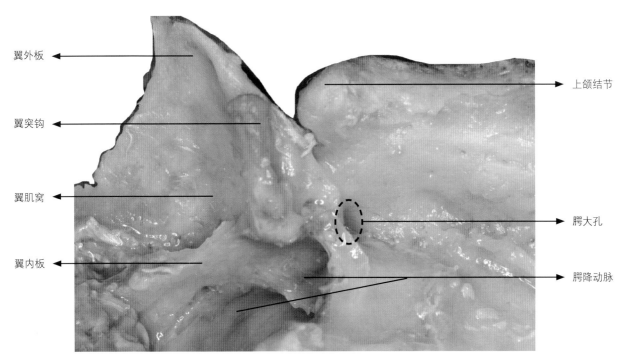

图17-1-20 翼外板、翼内板及腭降动脉解剖图

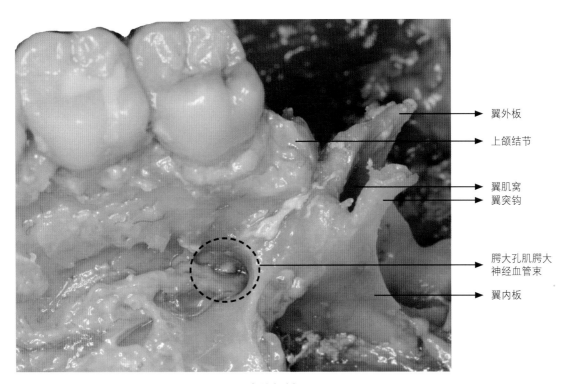

图17-1-21 翼突钩解剖图

第2节　上颌翼板区口腔种植相关血管解剖

腭降动脉是上颌翼板区种植手术相对高风险因素，现将其走行及相对解剖位置阐述如下。

腭降动脉及翼腭管的解剖位置

腭降动脉为上颌动脉的终末支，上颌动脉由颈外动脉从下颌髁突颈部高度发出（图17-2-1a），沿翼外肌外侧向前上方走行，于翼外肌上下头之间经翼上颌裂上方约1cm高度进入翼腭窝；上颌结节区域的牙槽嵴平面距离翼上颌裂平均距离约为15mm（图17-2-1b），那么上颌动脉距离上颌结节有高度约为25mm的安全距离（图17-2-1c），多项研究结果对此进行了验证。腭降动脉由上颌动脉在刚进入翼上颌裂时发出[6]（图17-2-1b），经翼上颌裂的最下端进入翼腭窝内下行几毫米后沿翼腭管向前、向下、向内侧走行10mm，最终出第三磨牙牙槽嵴腭侧腭大孔，移行为腭大动脉进入硬腭区（图17-2-2）。

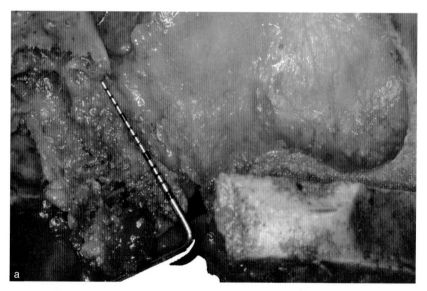

图17-2-1　上颌动脉及腭降动脉解剖图。（a）上颌动脉分支

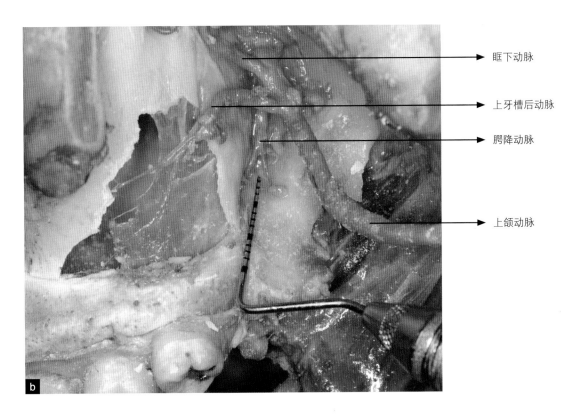

眶下动脉

上牙槽后动脉

腭降动脉

上颌动脉

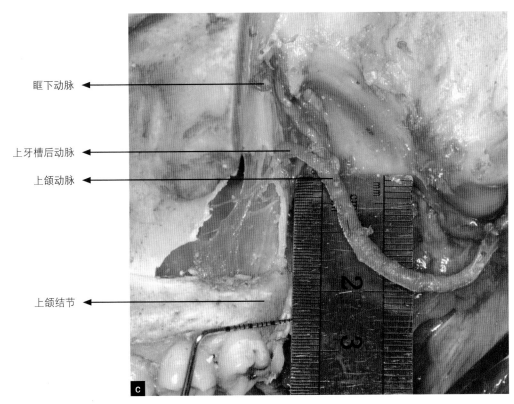

眶下动脉

上牙槽后动脉

上颌动脉

上颌结节

图17-2-1（续）　上颌动脉及腭降动脉解剖图。（b）腭降动脉分支及牙槽嵴平面距离翼上颌裂平均距离约为15mm；（c）上颌动脉距离上颌结节高度约为25mm

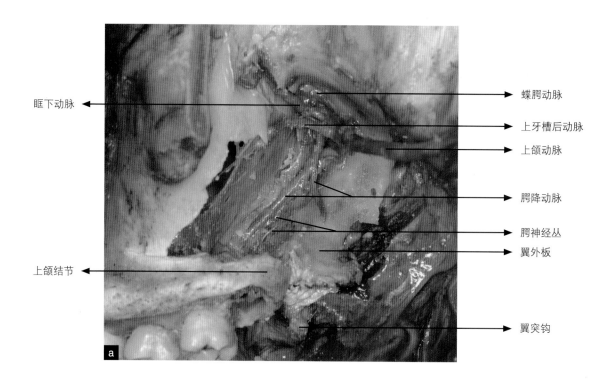

眶下动脉
蝶腭动脉
上牙槽后动脉
上颌动脉
腭降动脉
腭神经丛
翼外板
上颌结节
翼突钩

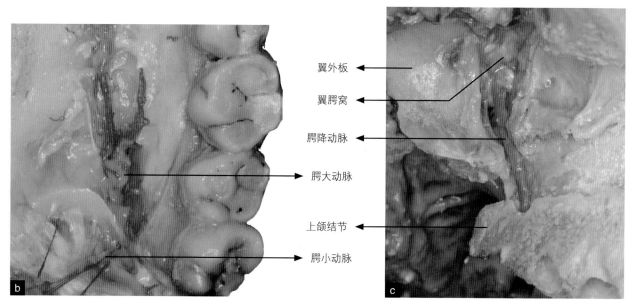

翼外板
翼腭窝
腭降动脉
上颌结节
腭大动脉
腭小动脉

图17-2-2　腭降动脉走行解剖图。（a）腭降动脉及其分支；（b）腭大动脉及腭小动脉；（c）腭降动脉在翼腭窝内走行

翼腭管由腭骨垂直板后份、蝶骨翼突及上颌结节内侧皮质骨围成，其解剖位置位于后鼻孔侧壁及上颌窦底壁皮质骨外侧，为由后、外、上向前、内、下走行呈S形弯曲的皮质骨管腔。临床在切口、翻瓣暴露及扩孔和种植体植入时需注意腭大动脉及腭降动脉的损伤（图17-2-2和图17-2-3）。

上颌翼板区种植时种植体植入方向应在腭降动脉的后、下、外侧且相对较低位置；在牙槽嵴植入位点，种植体位于血管的前外侧；在上颌结节松质骨段，种植体位于血管的下外侧；在蝶腭突硬骨区，种植体位于血管的后外侧（图17-2-4）。

本书编者通过大量人体标本、上颌翼板区种植体植入后解剖及临床上颌翼板区种植体植入后的CT影像学结果进一步证实了上颌翼板区种植体和腭降动脉的三维位置关系，正确角度植入时上颌翼板区种植体与腭降动脉之间有足够安全距离（图17-2-4）。

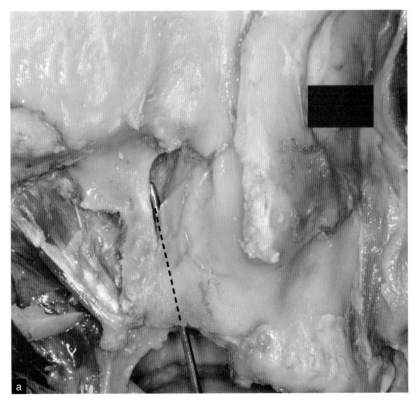

图17-2-3　翼腭管构成及走行解剖图。（a）上颌窦后外侧壁开窗，窦底黏膜剥离，呈示翼腭管投影及参与翼腭管（虚线所示）组成的上颌窦皮质骨

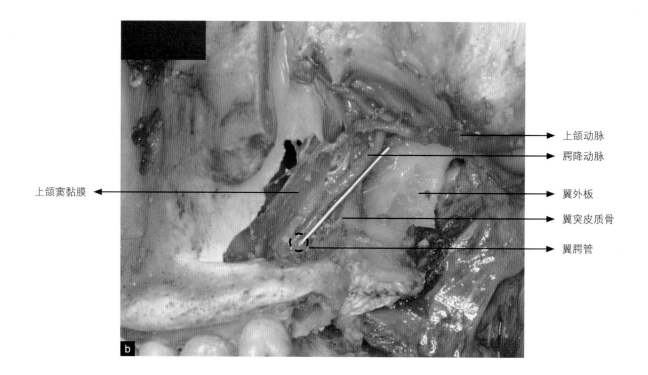

上颌窦黏膜

上颌动脉

腭降动脉

翼外板

翼突皮质骨

翼腭管

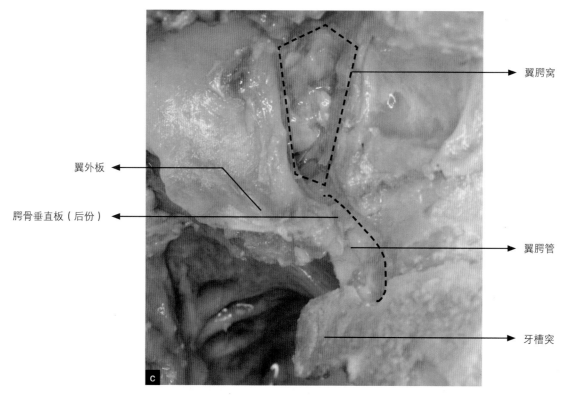

翼外板

腭骨垂直板（后份）

翼腭窝

翼腭管

牙槽突

图17-2-3（续） 翼腭管构成及走行解剖图。（b）上颌窦后外侧壁开窗，窦底黏膜剥离并去除翼腭管窦底皮质骨，示翼腭管、腭降动脉及参与翼腭管组成的上颌窦和翼突皮质骨；（c）经上颌窦后外侧壁开窗暴露翼腭窝及翼腭管，示翼腭管及参与翼腭管组成的翼突和腭骨垂直板皮质骨

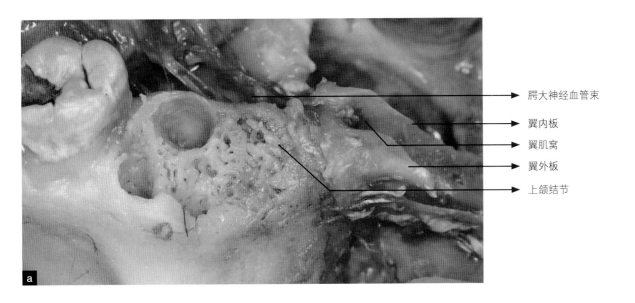

腭大神经血管束

翼内板

翼肌窝

翼外板

上颌结节

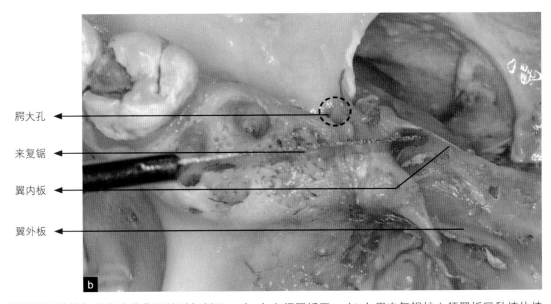

腭大孔

来复锯

翼内板

翼外板

图17-2-4　上颌翼板区种植与腭降动脉位置关系解剖图。（a）上颌翼板区；（b）用来复锯按上颌翼板区种植体植入方向截骨

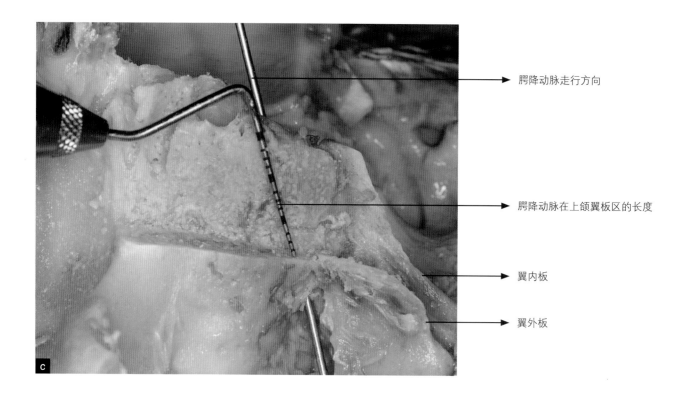

腭降动脉走行方向

腭降动脉在上颌翼板区的长度

翼内板

翼外板

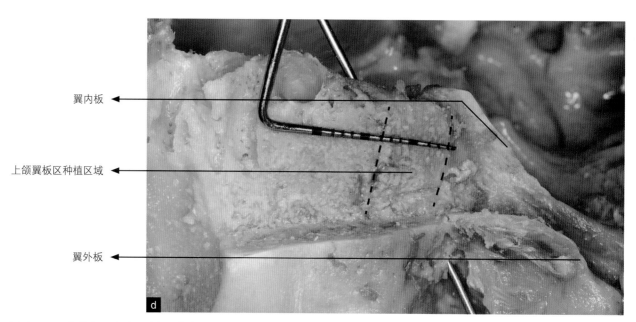

翼内板

上颌翼板区种植区域

翼外板

图17-2-4（续）　上颌翼板区种植与腭降动脉位置关系解剖图。（c）腭降动脉走向及在翼板区的长度；（d）上颌翼板区种植区域

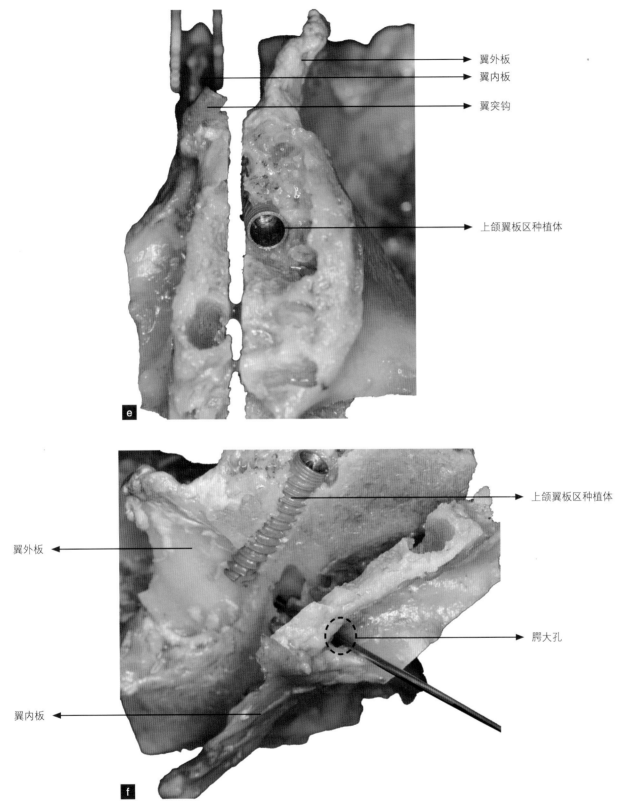

翼外板

翼内板

翼突钩

上颌翼板区种植体

上颌翼板区种植体

翼外板

翼内板

腭大孔

图17-2-4（续）　　上颌翼板区种植与腭降动脉位置关系解剖图。（e）上颌翼板区种植后，按种植体方向切开；（f）腭侧剖面观察翼腭管与上颌翼板区种植体的关系

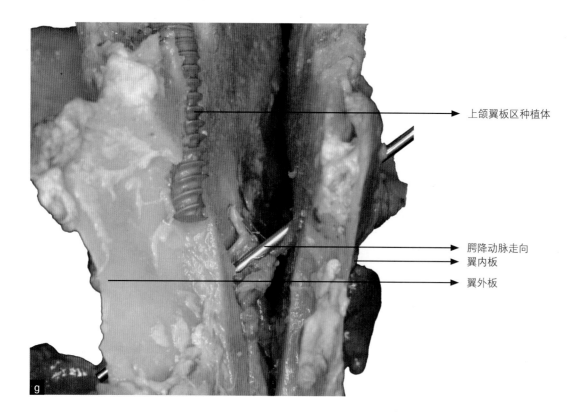

上颌翼板区种植体

腭降动脉走向

翼内板

翼外板

g

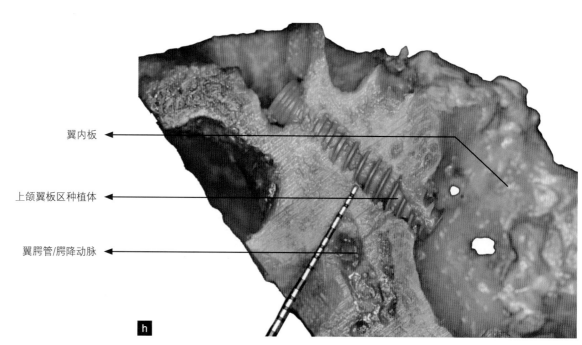

翼内板

上颌翼板区种植体

翼腭管/腭降动脉

h

图17-2-4（续） 上颌翼板区种植与腭降动脉位置关系解剖图。（g）后侧剖面观察翼腭管与上颌翼板区种植体的关系；（h）正面观察翼腭管与上颌翼板区种植体之间的间距

第3节 上颌翼板区口腔种植相关肌肉解剖

上颌翼板区种植手术相关的肌肉解剖为翼腭窝、翼内肌及蝶骨翼肌窝。

1. 翼腭窝（pterygopalatine fossa）

也称翼腭间隙，是位于颞下窝内侧、眶尖后下方的狭小骨性间隙，由蝶骨、上颌骨和腭骨垂直板围成，是颅底头颈交界部的重要区域（图17-3-1）。窝内容纳上颌动脉第3段及其分支和伴行静脉、上颌神经翼腭窝段、翼腭神经节以及翼管神经等，并借多个骨性管道与周围结构相交通。上颌翼板区种植时，种植体最终植入位置位于翼肌窝，与翼腭窝保持足够的安全距离。

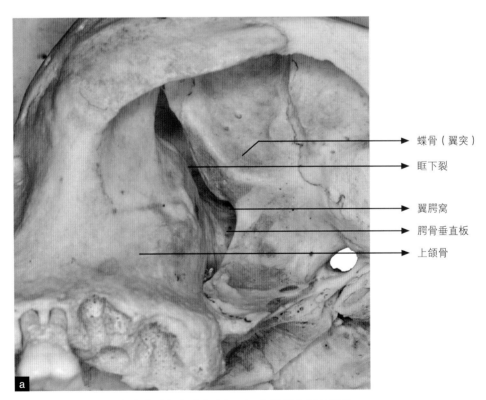

蝶骨（翼突）

眶下裂

翼腭窝

腭骨垂直板

上颌骨

a

图17-3-1 （a）大体头颅标本解剖；（b）翼腭窝相关结构

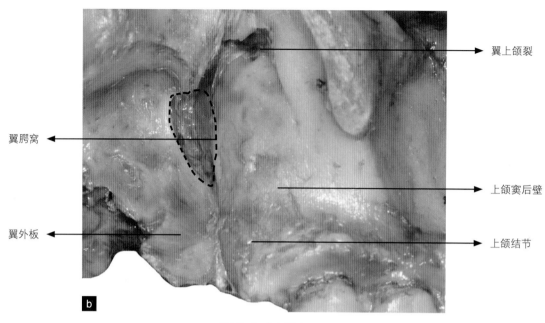

图17-3-1（续）

2. 翼内肌及蝶骨翼肌窝

上颌翼板区种植，种植体最终植入位置为蝶骨翼突翼肌窝区域（图17-3-2），该区域主要解剖结构为翼内肌，且翼突窝偏翼内板方向，翼内肌附着较少，有利于避免或减少扩孔和种植体植入时对翼肌的影响，并可获得蝶腭突最大骨量硬骨的支持，利于初期稳定性的获得。临床上颌翼板区种植体植入翼肌窝可接受范围为≤3mm；种植窝洞预备及感染带入，可引发翼肌的损伤出血及翼颌间隙感染和翼肌痉挛等并发症。

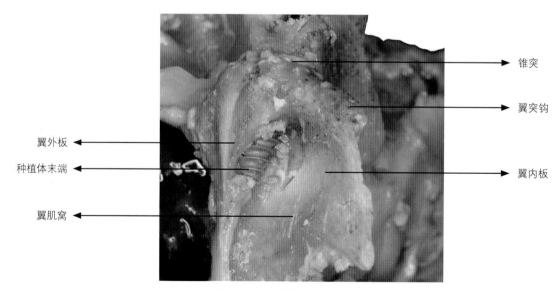

图17-3-2　种植体最终植入位置

第4节 上颌翼板区口腔种植冰鲜头颅案例展示

1. 翻瓣暴露后，首先确认体表标志点

确认上颌结节颊侧、远中和腭侧，以及前磨牙及磨牙牙槽嵴后平面（图17-4-1）。

2. 确认植入位点

原则上，上颌翼板区种植时种植体植入位点位于第二磨牙区域（上颌结节游离端≥10mm）；临床可通过拔牙位点、对颌牙、定位导板或CT测量数据获得较精确的植入位点，也可以用刻度探针（图17-4-2）。

3. 探查确认锥突结节

用适合的骨膜剥离器械沿上颌结节远中和腭侧转角区，紧贴上颌结节骨面向上探查达骨面后，先稍向后内侧剥离几毫米即达蝶骨翼突和腭骨锥突联合区，即蝶腭突融合区，然后沿后外向前内方向在蝶腭突滑动即可探测到一骨性突起，即为锥突结节（图17-4-3）。本书编者多年的头颅解剖及翼板种植体实操和大量临床案例分析指出，锥突结节为翼板种植体最大斜切线穿过蝶腭突融合区，并指向翼突窝偏向翼突内侧板近体表的有效投影点。临床上可以用本书编者研发的专用锥突结节定位装置进行结节定位，这样可以有效确认种植体的水平方向。

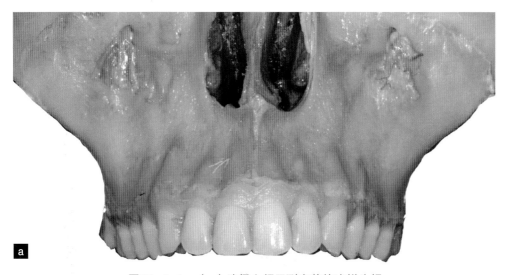

a

图17-4-1 （a）选择上颌牙列完整的冰鲜头颅

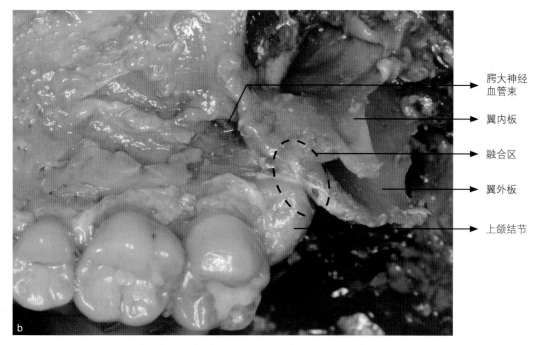

腭大神经
血管束

翼内板

融合区

翼外板

上颌结节

图17-4-1（续） （b）暴露右侧上颌结节及远中区域（翼外板和翼内板）

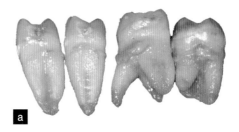

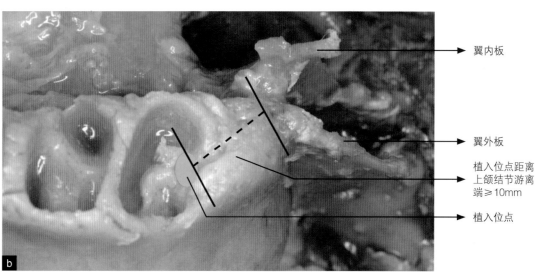

翼内板

翼外板

植入位点距离
上颌结节游离
端≥10mm

植入位点

图17-4-2 （a）微创拔除右侧上颌前磨牙及磨牙；（b）确定上颌翼板区种植时
种植体植入位点

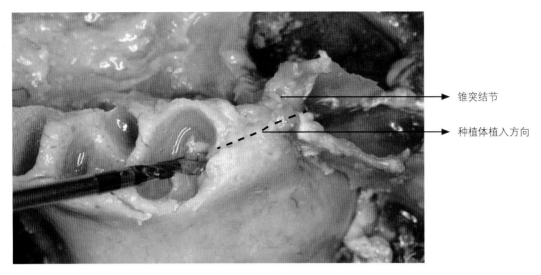

图17-4-3　锥突结节及种植体植入的水平方向

锥突结节

种植体植入方向

4. 备孔及种植体植入定位参考

（1）确认水平植入方向

原则上由植入位点向锥突结节方向为上颌翼板区种植最优水平植入方向；锥突结节经探查确认后可用专用定位装置定位指引，备孔及种植体植入时，由植入位点向锥突结节方向即可有效控制水平植入方向（图17-4-4）。

（2）确认垂直植入方向

以扩孔器械与植入位点前牙槽嵴后平面的夹角为最佳角度控制。此夹角临床需通过CT模拟设计测得，以便为手术操作提供有效参考。上颌翼板种植体倾斜角度多为35°~50°，故该夹角范围多为35°~50°（图17-4-5）。

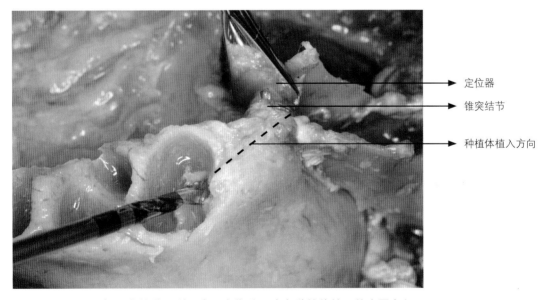

定位器

锥突结节

种植体植入方向

图17-4-4　根据锥突结节，利用专用定位装置确定种植体植入的水平方向

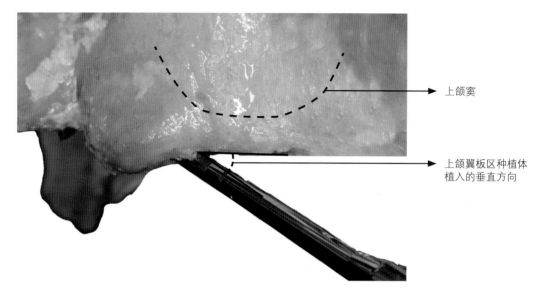

上颌窦

上颌翼板区种植体
植入的垂直方向

图17-4-5　上颌翼板区种植时，种植体植入的垂直方向

5. 上颌翼板区种植窝洞预备

（1）颌骨骨质疏松

种植体植入区域的骨质为Ⅲ类-Ⅳ类时，在球钻定位后，直接用上颌翼板区种植专用骨挤压装置，按预定方向及角度挤压至蝶腭突融合区，然后再换1号和2号专用骨扩张器制备出种植窝（图17-4-6）。最后用专用种植麻花钻预备蝶腭突融合区

的种植窝洞。

（2）颌骨骨质致密

种植体植入区域的骨质为Ⅰ类～Ⅱ类时，在球钻定位后，先用上颌翼板区种植专用种植麻花钻按预定方向及角度预备种植窝至蝶腭突融合区，然后用1号和2号专用骨扩张器制备出种植窝，最后再用专用种植麻花钻预备蝶腭突融合区的种植窝洞（图17-4-7）。

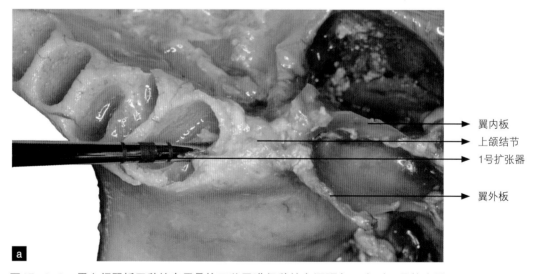

翼内板

上颌结节

1号扩张器

翼外板

图17-4-6　用上颌翼板区种植专用骨挤压装置进行种植窝洞预备。（a）1号扩张器

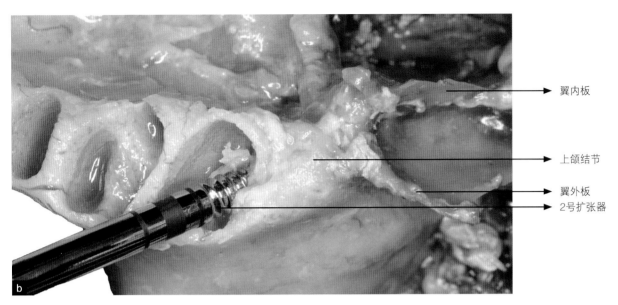

翼内板

上颌结节

翼外板
2号扩张器

图17-4-6（续） 用上颌翼板区种植专用骨挤压装置进行种植窝洞预备。（b）2号扩张器

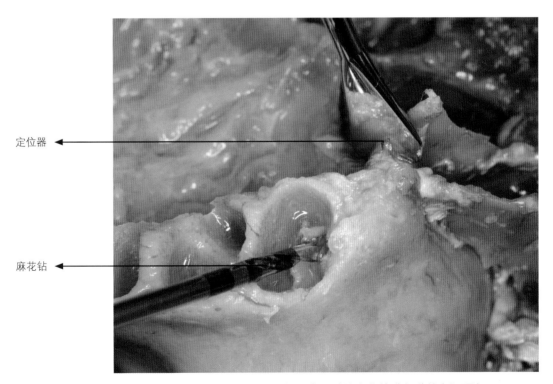

定位器

麻花钻

图17-4-7 用上颌翼板区专用种植麻花钻进行种植窝洞预备

6. 种植体植入

确认预备好种植窝洞后，用专用种植持钉器取出合适长度及直径的种植体，手动植入种植体。种植体植入时仍需在锥突结节定位装置引导下完成，时刻注意植入角度的控制，以免发生移位（图17-4-8）。

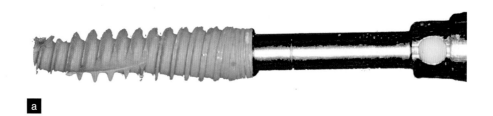

a

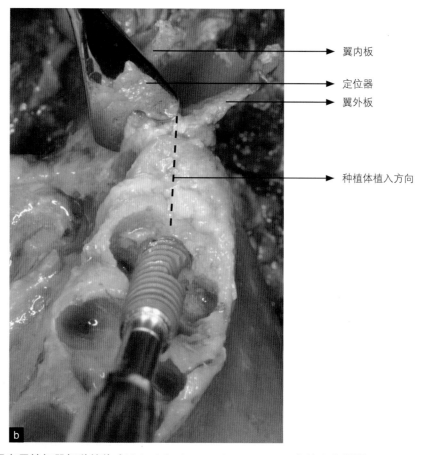

翼内板

定位器

翼外板

种植体植入方向

b

图17-4-8　用专用持钉器把种植体（Nobel Active，4.3mm×18mm）植入上颌翼板区。（a）把种植体安装在持钉器上；（b）在定位器引导下缓慢植入种植体

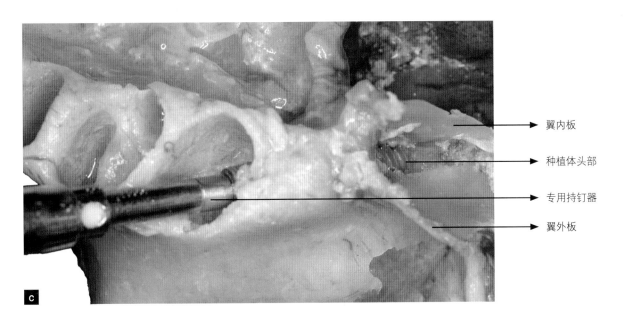

翼内板

种植体头部

专用持钉器

翼外板

c

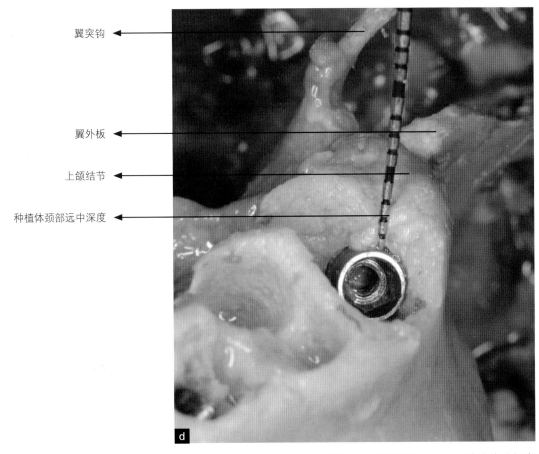

翼突钩

翼外板

上颌结节

种植体颈部远中深度

d

图17-4-8（续）　用专用持钉器把种植体（Nobel Active，4.3mm×18mm）植入上颌翼板区。（c）种植体头部穿出翼突窝约2mm；（d）种植体颈部远中在骨下约2mm

7. 安装角度基台及保护帽

选择30°角度基台，在正确位置上安装，安装后取出指示杆，放置保护帽，为即刻修复做准备（图17-4-9）。

8. 解剖上颌翼板区种植窝洞

取出种植体，用来复锯将种植窝洞解剖开，观察种植体窝洞位置，再次植入种植体，检查其毗邻关系，特别是测量其与翼腭管的间距（图17-4-10）。

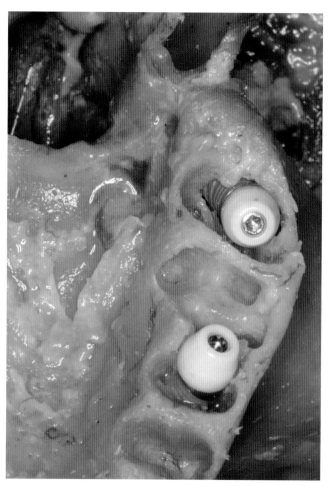

图17-4-9　安装30°角度基台，放置白色保护帽，为即刻修复做好准备

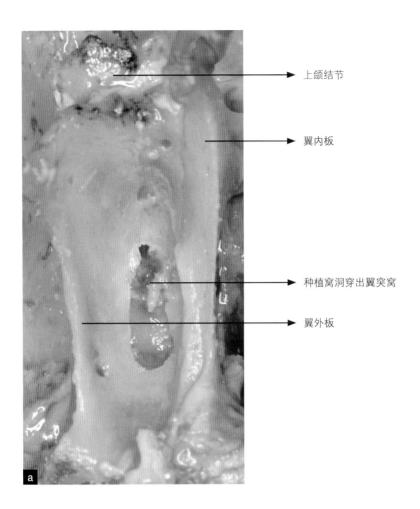

上颌结节

翼内板

种植窝洞穿出翼突窝

翼外板

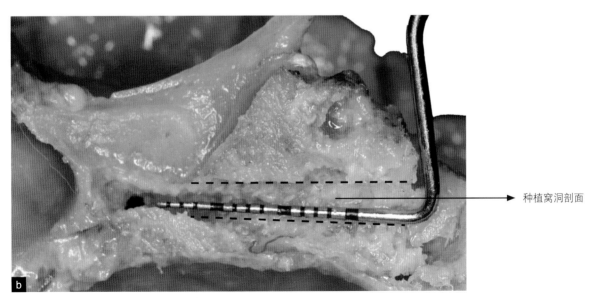

种植窝洞剖面

图17-4-10　上颌翼板区种植剖面图。（a）种植窝洞翼突窝观；（b）种植窝洞剖面观

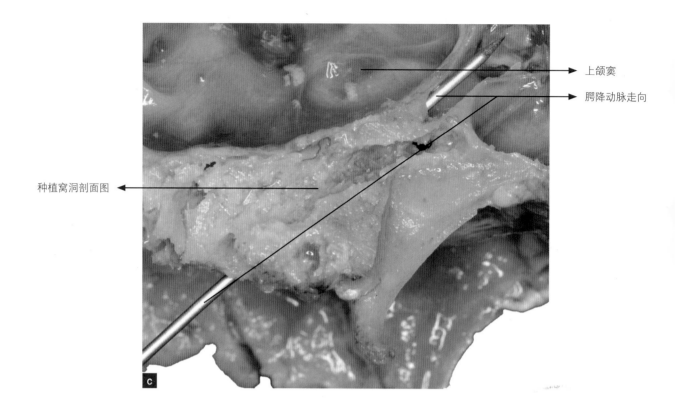

上颌窦

腭降动脉走向

种植窝洞剖面图

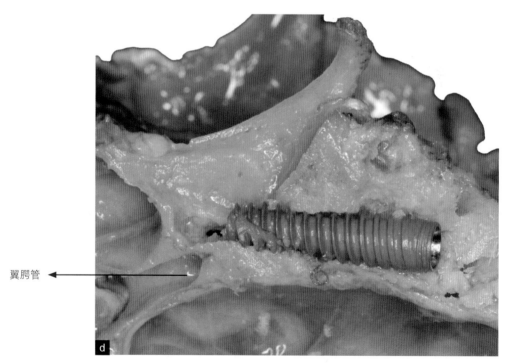

翼腭管

图17-4-10（续）　上颌翼板区种植剖面图。（c）种植窝洞与腭降动脉走向关系剖面观；（d）种植窝洞解剖后植入种植体

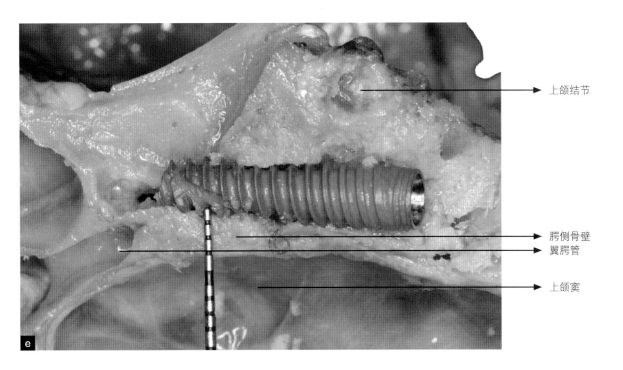

上颌结节

腭侧骨壁
翼腭管

上颌窦

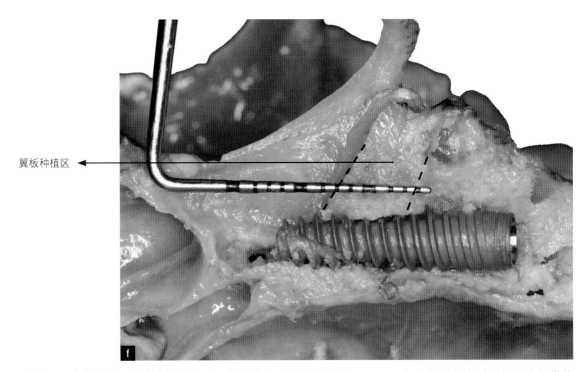

翼板种植区

图17-4-10（续）　上颌翼板区种植剖面图。（e）种植体腭侧骨板厚度＞2mm；（f）种植体穿过翼板区的长度约6mm

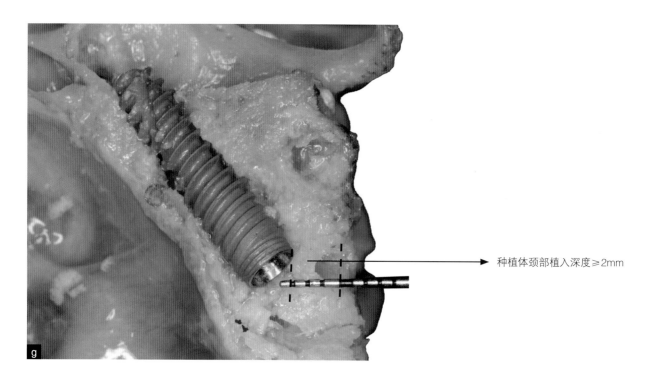

种植体颈部植入深度≥2mm

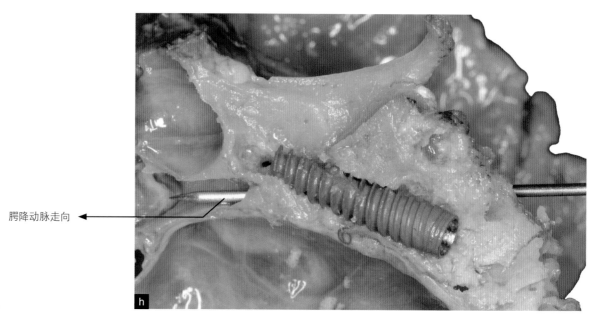

腭降动脉走向

图17-4-10（续）　上颌翼板区种植剖面图。（g）种植体颈部植入深度≥2mm；（h）种植体与腭降动脉走向关系

9. 小结

上颌翼板区种植相关区域解剖学特点：上颌结节为疏松骨，窝洞预备以扩张挤压为主；为避免侵入上颌窦和翼腭管，手动挤压扩张为主的方式可有效控制初始方向并有效避免相关风险；种植体有效骨支持为蝶腭突硬质骨，需根据骨质、种植体锥度和自攻性以及硬骨区攻丝备孔器械的锥度、直径控制硬骨区预备量，以顺利植入并获得良好的初期稳定性；翼板种植体相对倾斜度大，临床联合上颌窦区及前牙区种植体的整体解决方案，可有效抵抗和分散咬合力，为萎缩上颌骨提供可靠的种植即刻负载修复方式。

（邹多宏　高振华　崔广　梁又德）

参考文献

[1] Albrektsson T, Zarb GA. The Brånemark Osseointegrated Implant[M]. Chicago: Quintessence, 1989.

[2] Worthington P, Brånemark PI. An Advanced Osseointegration Surgery: Applications in the Maxillofacial Region[M]. Chicago: Quintessence, 1992.

[3] Bidra AS, Huynh-Ba G. Implants in the pterygoid region: a systematic review of the literature[J]. Int J Oral Max Surg, 2011, 40(8):773-781.

[4] Araujo RZ, Santiago Júnior JF, Cardoso CL, et al. Clinical outcomes of pterygoid implants: Systematic review and meta-analysis[J]. J Craniomaxillofac Surg, 2019, 47(4):651-660.

[5] Bidra AS, Pena-Cardelles JF, Iverson M. Implants in the pterygoid region: An updated systematic review of modern roughened surface implants[J]. J Prosthodont, 2023, 32(4):285-291.

[6] 王永谦, 陈锦乐, 郭智霖, 等. 颌内动脉翼腭段的应用解剖及其临床意义[J]. 口腔颌面外科杂志, 2005, 15(03):238-241.

18

颧骨种植解剖

Anatomy of Zygomatic Implantation

20世纪80年代，Brånemark教授及其团队[1]发明了颧骨种植体，并于1998年发布了颧骨种植体的临床操作程序，其于2004年发表论文，详细介绍了颧骨种植体在严重萎缩上颌骨种植修复中应用的技术流程和长期随访结果。进行颧骨种植体植入手术的最初目的在于为上颌骨部分或全部切除的肿瘤患者进行口腔功能修复治疗[2]。由于其在固定多种上颌赝复体时获得了良好的临床效果，逐步演变成针对上颌骨严重萎缩、上颌窦过度气化病例种植修复的理想方案之一。相比骨重建、短种植体应用和悬臂修复，颧骨种植体具有初期稳定性好、即刻恢复咀嚼、发音和美观及成功率高等优势（图18-1）。根据一项系统性回顾和Meta分析研究表明，6年随访颧骨种植体存留为96.2%，其中，即刻负载组平均存留率98.1%，延迟负载组平均存留率95%，平均颧骨种植体成功率高达95.7%[3]。但是值得注意的是，颧骨种植仍伴有多种并发症的发生。最常见的并发症为上颌窦炎症，其5年发生率为14.2%，也

是造成颧骨种植失败的主要原因[1]。除此以外，种植体周围软组织感染、牙龈退缩、口腔上颌窦瘘及神经麻木等也多有报道[3]。

颧骨种植技术的经典应用模式为经过窦内途径在每侧颧骨植入1颗或2颗颧骨种植体，联合上颌前牙区的2颗或4颗常规种植体，共同支持上部修复体发挥咀嚼功能[1]。近年来，口腔种植医生针对颧骨种植体的设计、外科术式及修复方法进行了积极有效的改进。2000年，Stella教授[4]报道了窦槽技术，避免了上颌窦开窗和窦膜的剥离。2008年，Maló教授团队[5]提出了仅依靠颧骨固位的窦外途径颧骨种植治疗方案，以期望降低上颌窦炎症的发生率。2011年，随着种植体骨整合研究的不断深入，Aparicio教授团队[6-8]提出了以适应解剖结构获得最大骨支持的解剖导向颧骨种植方案，其提出的上颌骨解剖分类已成为指导颧骨种植方案制订的重要参考。该团队根据上颌窦前壁的形态将颧骨种植分为5型：0型以上颌窦前壁为扁平型为特征，种植体颈部

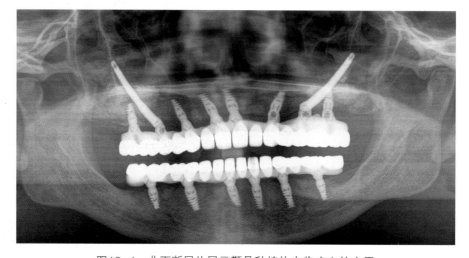

图18-1　曲面断层片展示颧骨种植体在临床上的应用

位于牙槽嵴内，而种植体体部位于上颌窦内；1型为上颌窦前壁轻度凹陷，种植体体部少部分穿过上颌窦壁，大部分位于窦内；2型为上颌窦前壁凹陷，沿着上颌窦前壁外植入种植体，种植体体部大部分位于上颌窦外；3型为上颌窦前壁严重凹陷，备孔时自牙槽嵴腭侧入路，经颊侧骨板穿出，远离上颌窦前壁凹陷处直接进入颧骨，种植体体部中1/3不接触上颌窦；4型为上颌骨和牙槽嵴垂直向与水平向重度萎缩，种植体颈部位于牙槽嵴唇侧，或少量位于牙槽嵴内，种植体大部分不接触上颌骨，仅靠种植体头部在颧骨内固位获得稳定。以解剖为导向的颧骨种植技术大大降低了颧骨种植并发症的发生率[3]。因此，充分掌握颧骨种植涉及区域的软硬组织解剖结构是提高颧骨种植成功率并获得良好修复效果的重要保障，本章即对颧骨种植相关解剖结构进行详尽叙述，以期为广大临床医生提供一些帮助。

第1节　颧骨种植局部解剖

与颧骨种植密切相关的面部解剖范围是眼眶下–耳前–上颌牙槽–鼻唇沟（图18-1-1），其具体的解剖结构：①面部肌群：口周、表情肌和咀嚼肌；②血管神经：颞浅动静脉、上颌动静脉、上颌神经及面神经末梢支；③骨性结构：上颌骨、颧骨、眼眶及上颌窦。

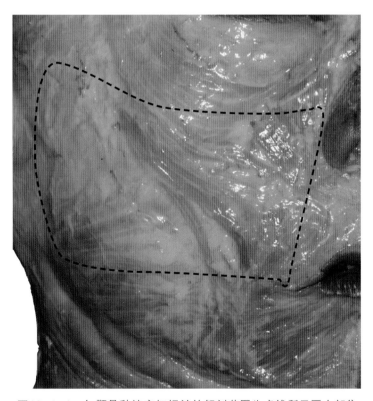

图18-1-1　与颧骨种植密切相关的解剖范围为虚线所示圈内部位

1. 与颧骨种植相关的面部肌群

（1）表情肌（mimetic muscle）

起于上颌骨的表情肌包括前鼻棘的降鼻中隔肌、两侧近鼻基底唇侧的鼻肌横部及翼部、侧切牙和尖牙根面隆突的口轮匝肌、尖牙窝处的提口角肌、上颌骨额突的眼轮匝肌、眶下缘的提上唇方肌，以及磨牙区牙槽嵴颊侧的颊肌等（图18-1-2）。起于颧骨的表情肌包括眶缘的眼轮匝肌，颧骨颊面的颧大肌和颧小肌（图18-1-3）。这些表情肌起自骨膜，止于其他面部肌群或皮肤结缔组织，翻瓣时需紧贴骨面连同软组织瓣骨膜层完整剥离，避免组织撕裂，有效减少术后出血、感染、肿胀、瘢痕挛缩等并发症（详见第4章）。

（2）咀嚼肌（masticatory muscle）

与上颌骨和颧骨相关的咀嚼肌主要为附着于颧骨结节及颧弓下缘的咬肌，以及位于颧骨颞下的颞肌，术中翻瓣及扩孔时需特别注意保护咬肌和颞肌及其他软组织的意外损伤（图18-1-4和图18-1-5）（详见第4章）。

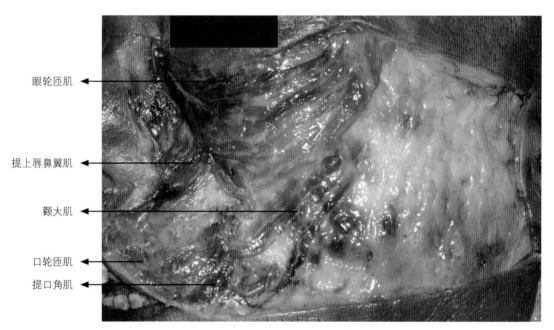

图18-1-2　表情肌解剖图（眼轮匝肌、提上唇鼻翼肌、颧大肌、口轮匝肌、提口角肌）

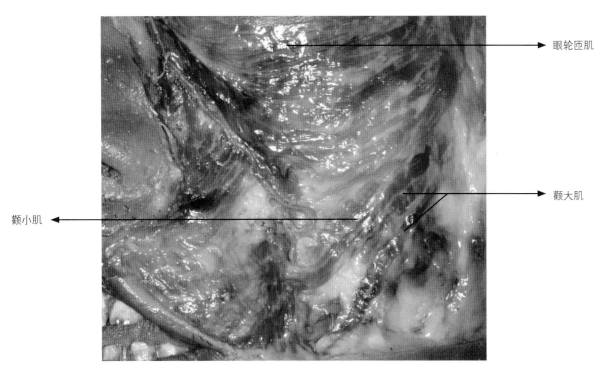

眼轮匝肌

颧大肌

颧小肌

图18-1-3 表情肌解剖图（眼轮匝肌、颧大肌及颧小肌）

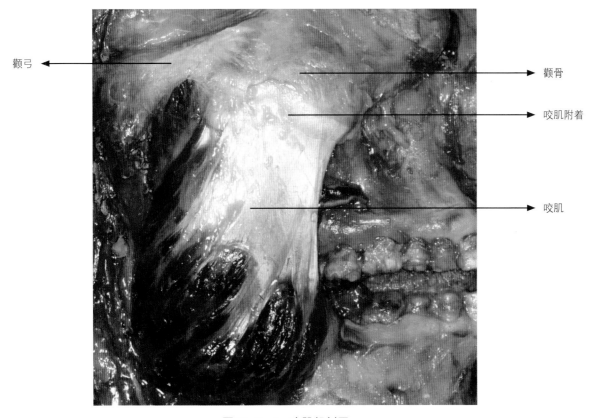

颧弓

颧骨

咬肌附着

咬肌

图18-1-4 咬肌解剖图

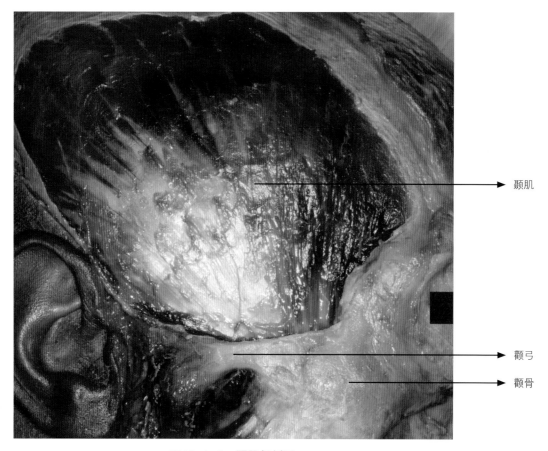

颞肌

颧弓

颧骨

图18-1-5　颞肌解剖图

2. 与颧骨种植相关的血管神经

（1）动脉

营养上颌骨及颧骨的动脉主要为上颌动脉的终末支，包括上牙槽后动脉、眶下动脉及腭降动脉。眶下动脉的交通吻合支上颌窦动脉，来源于眶下动脉的颧动脉（详见第3章）。

1）**上牙槽后动脉（posterior superior alveolar artery）**：由上颌动脉在翼上颌裂分出，沿上颌窦后侧壁下降达上颌结节入牙槽孔进入上颌窦后侧壁，分布于上颌磨牙、前磨牙及其牙龈和上颌窦（图

18-1-6）。上牙槽后动脉末梢支一部分自上颌窦底达牙槽突分布于磨牙，较大末端血管上颌窦动脉，沿颧骨穹隆下方的上颌窦侧壁向前走行在上颌窦膜、骨膜下或骨壁内，在前上方与眶下动脉吻合，其吻合率几乎100%（图18-1-7）。研究表明，多数情况下上颌窦动脉直径小于2mm，剩余牙槽嵴高度不足3mm的外提升植骨及颧骨种植体开窗、备孔等情况下，上颌窦动脉损伤风险较大，特别是遇到骨内动脉或上颌窦动脉直径≥2mm时，需做好应对出血风险的预案[9-11]。

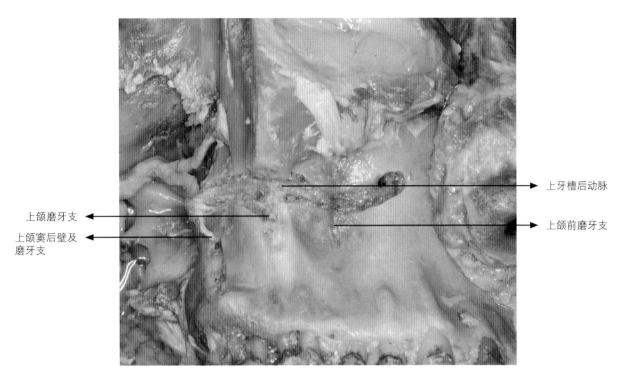

上牙槽后动脉

上颌磨牙支

上颌窦后壁及
磨牙支

上颌前磨牙支

图18-1-6　上牙槽后动脉解剖图

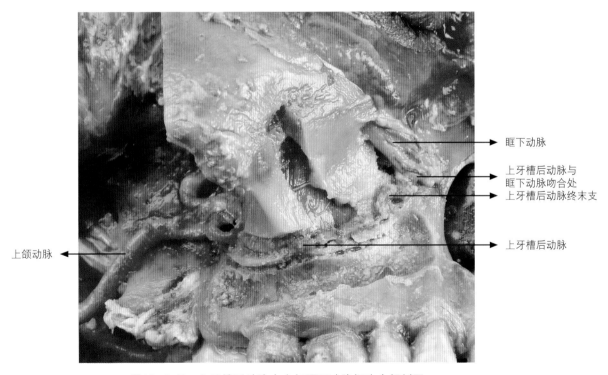

眶下动脉

上牙槽后动脉与
眶下动脉吻合处

上牙槽后动脉终末支

上颌动脉

上牙槽后动脉

图18-1-7　上牙槽后动脉末支与眶下动脉相吻合解剖图

579

2）眶下动脉（infraorbital artery）：上颌动脉的蝶腭段在翼腭窝发出眶下动脉，由眶下裂进入眼眶，沿眶下沟、眶下管前行，出眶下孔达面部，分布于面颊部、上唇、鼻、下眼睑、上颌牙及上颌窦。在翻瓣暴露上颌窦前壁及眶下孔时需小心，避免眶下神经血管束的损伤（图18-1-8）。

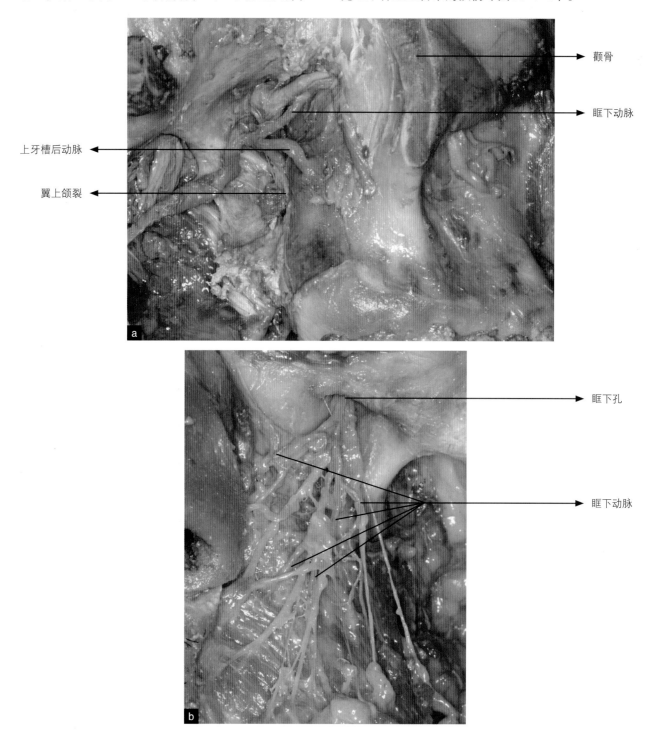

颧骨

眶下动脉

上牙槽后动脉

翼上颌裂

眶下孔

眶下动脉

图18-1-8　眶下动脉解剖图。（a）眶下动脉进入眼眶前段；（b）眶下动脉出眶下孔后面部分布

3）**颧面动脉及颧颞动脉（zygomatic artery and zygomaticotemporal artery）**：发自眶下动脉的眶下沟段，经泪腺深面颧眶孔入颧骨，穿行在颧面管内，其出颧面孔为颧面动脉，分布于颧骨颊面近眼眶区域皮肤及软组织，出颧颞孔为颧颞动脉，分布于颞区前部皮肤及软组织（图18-1-9）。

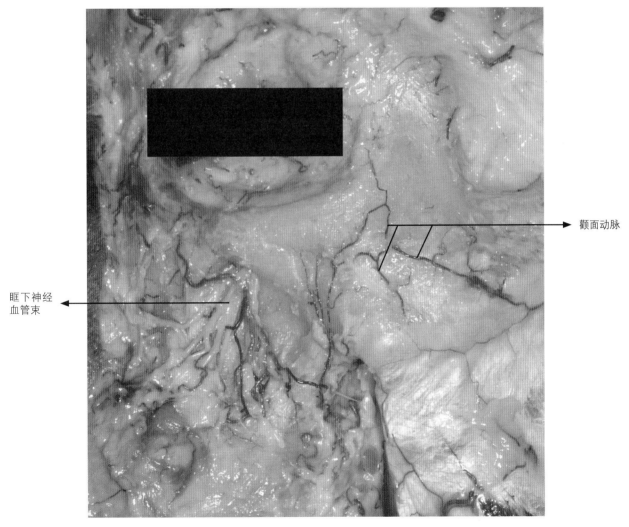

图18-1-9 颧面动脉解剖图

4）**腭降动脉**（descending palatine artery）：由上颌动脉翼腭窝段发出，沿翼腭管下行，末梢支腭大动脉和腭小动脉分布于硬腭及软腭区，且腭大动脉鼻支经鼻腭孔与鼻腔内蝶腭动脉的鼻中隔后支相吻合（图18-1-10）（详见第17章）。

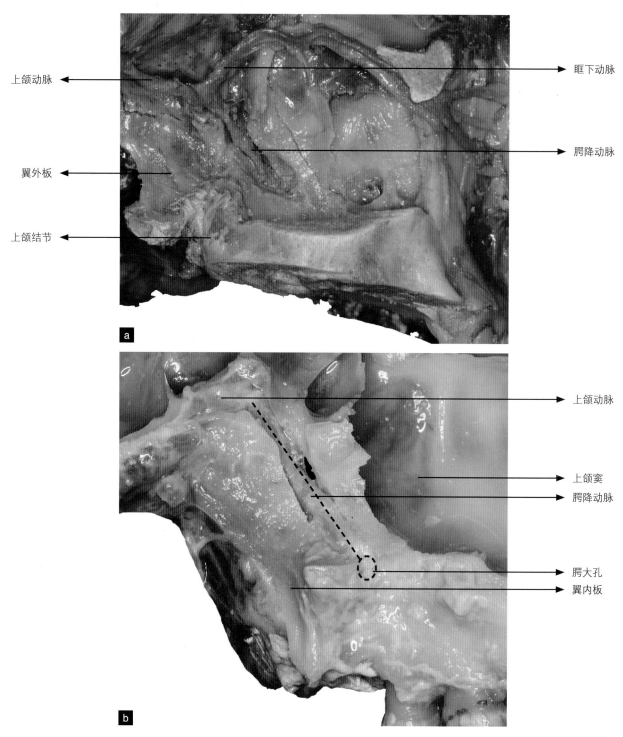

图18-1-10　腭降动脉解剖图。（a）颊侧观；（b）腭侧观

（2）静脉

与颧骨种植区相关的静脉主要为面静脉和上颌静脉，上颌静脉汇合下颌后静脉前支，面静脉和下颌后静脉前支汇合成面总静脉入颈内静脉。

1）面静脉（facial vein）：自前上向后下依次收纳眼周、眼上下静脉，鼻周、鼻外及内眦静脉，唇周上、下唇静脉，颧骨周围面颊部面横静脉及面深静脉、口底区颏静脉的回流（图18-1-11）。

2）上颌静脉（maxillary vein）：收纳眶、眼、表情肌和咀嚼肌、颊部皮肤黏膜、软硬腭、牙及牙龈、唾液腺、鼻旁窦、鼻部、颞下颌关节及外耳道和鼓膜、颏下及口底区的静脉回流。

3）面部浅静脉（facial superficial vein）：通过面深静脉与头部深静脉（翼静脉丛）与硬脑膜静脉窦相连，并由翼静脉丛经蝶导静脉与颅内海绵窦静脉丛相连。颧骨种植及上颌窦手术，需警惕感染继发海绵窦血栓静脉炎及脑膜炎或败血症的可能性（图18-1-12）。

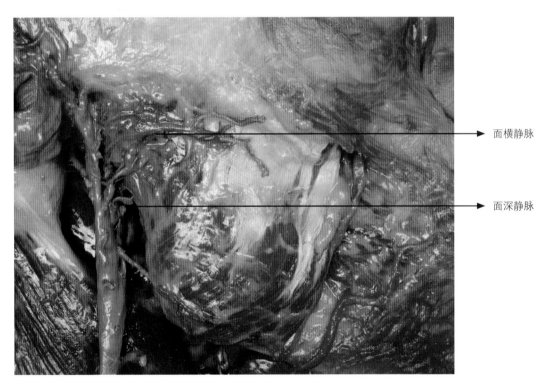

图18-1-11　面横静脉及面深静脉解剖图

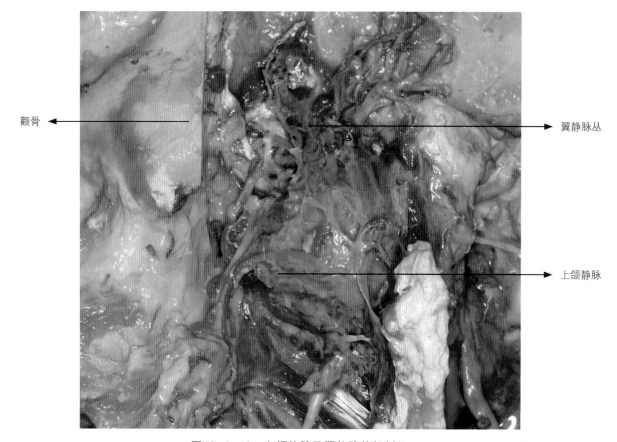

颧骨

翼静脉丛

上颌静脉

图18-1-12　上颌静脉及翼静脉丛解剖图

（3）神经

与颧骨种植相关的神经主要为上颌神经及面神经的末梢神经。

1）上颌神经（maxillary nerve）：为三叉神经的第二分支，自蝶骨圆孔出颅，与颧骨种植相关的部分为翼腭窝段和眶段。上颌神经在翼腭窝内发出颧神经、蝶腭神经和上牙槽后神经，经眶下裂入眼眶后发出上牙槽前神经和上牙槽中神经，其终末分支为眶下神经（图18-1-13）。

2）腭大神经（greater palatine nerve）：主要

分布于上颌硬腭区后2/3的区域，硬腭前1/3的区域由上颌神经的鼻腭神经经切牙管、切牙孔入硬腭支配（图18-1-14）。

3）面神经（facial nerve）：颧骨种植翻瓣暴露颧骨体及扩孔时，需特别注意保护位于颧骨颊面的皮肤下层内的面神经颧支，颧骨颊面软组织的撕裂伤或扩孔钻穿出颧骨颊面皮质骨过多，造成皮下软组织的绞伤，有损伤面神经颧支的可能（图18-1-15和图18-1-16）。

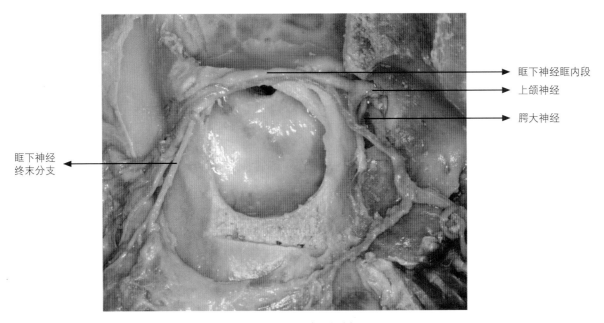

眶下神经眶内段

上颌神经

腭大神经

眶下神经
终末分支

图18-1-13 眶下神经解剖图

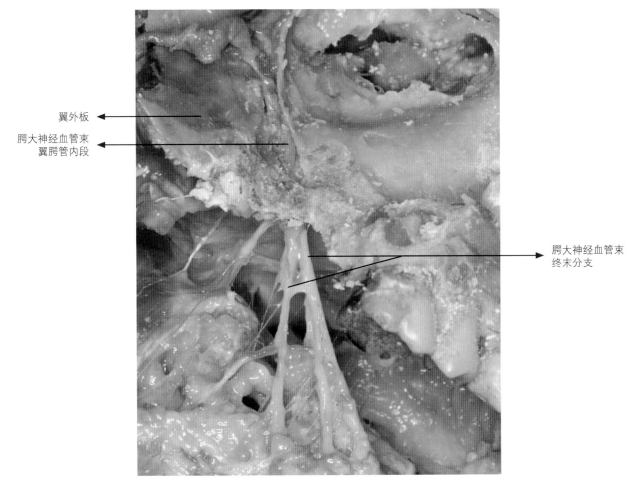

翼外板

腭大神经血管束
翼腭管内段

腭大神经血管束
终末分支

图18-1-14 腭大神经解剖图

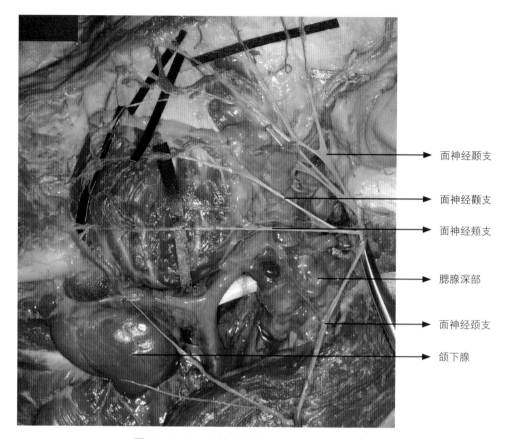

面神经颞支

面神经颧支

面神经颊支

腮腺深部

面神经颈支

颌下腺

图18-1-15　面神经解剖图

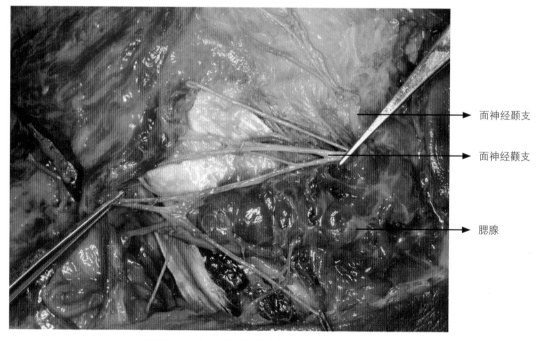

面神经颞支

面神经颧支

腮腺

图18-1-16　面神经颧支解剖图

4）颧神经（zygomatic nerve）：自上颌神经颅内段或翼腭窝段发出，与翼腭神经节节后副交感纤维一同经眶下裂进入眼眶，其副交感纤维与泪腺神经（CN V1）形成交通支配泪腺，最后颧神经经颧眶孔内进入颧眶管，分为颧面神经和颧颞神经，分别出颊侧颧面孔及颞下颧颞孔，支配来自颧骨颊面近眼眶区域皮肤及软组织和颞区前部皮肤及软组织的感觉（图18-1-17）。

5）颧面神经血管束及颧颞神经血管束（zygomatic nerve vascular bundle and zygomaticotemporal nerve vascular bundle）：颧骨颊面眼眶下外侧转角，距离眶缘约5mm为颧面孔，为颧面神经血管束的穿出孔，在颧面神经孔相对应的颧骨颞下面为颧颞孔，为颧颞神经血管束的出口（图18-1-18）。单侧颧骨植入2～3颗颧骨种植体的极端条件下，经前牙区颧骨种植体往往需近眶底区植入，

易损伤颧面神经血管束，引发术后局部小血肿及面颊部皮肤感觉暂时性异常等并发症。

3. 与颧骨种植相关的骨结构解剖

（1）上颌骨

上颌骨位于面中部前方，上颌骨两侧额突和鼻骨共同组建完成骨性前鼻孔，尖牙支柱位于侧鼻孔旁，萎缩上颌骨在尖牙支柱区可获得相对适宜的骨量和硬骨支持，为前牙区种植体植入并即刻负载提供有利骨支持。当上颌骨极度萎缩，前部牙弓骨量不足，需选择经前牙区位点植入颧骨种植体时，前鼻孔鼻底及侧壁转折区是重要解剖参考区域，术中需充分翻瓣，适当暴露前鼻孔鼻底及侧壁转角区（图18-1-19）（上颌骨详细解剖见第1章）。

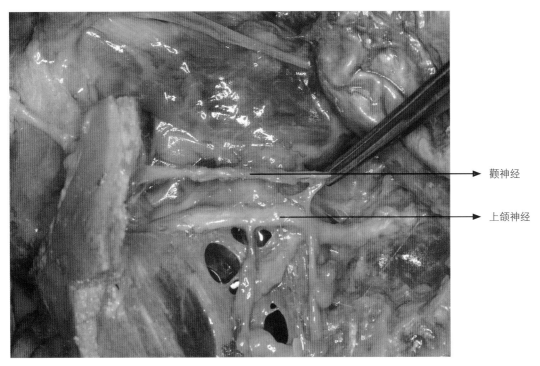

颧神经

上颌神经

图18-1-17 颧神经解剖图

上颌骨两侧牙槽突在正中联合处为前鼻棘，并与两侧上颌骨腭突前部围成切牙孔。通常在切牙孔唇侧前鼻棘骨质和骨量均比较好，萎缩颌骨即刻负载，由切牙孔位点利用前鼻棘骨量植入种植体，或经侧切牙位点呈"八"字形植入前鼻棘都可获得有效的骨支持（图18-1-20）。

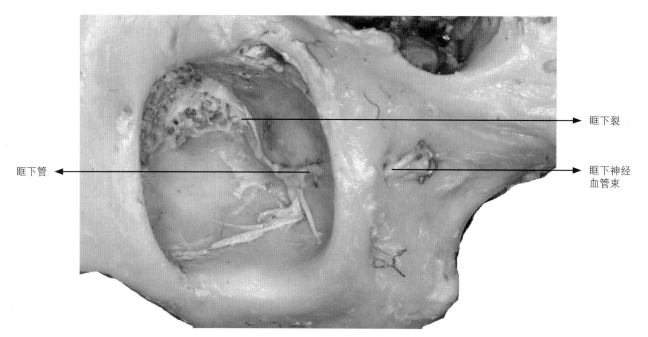

图18-1-18 颧颞神经解剖图

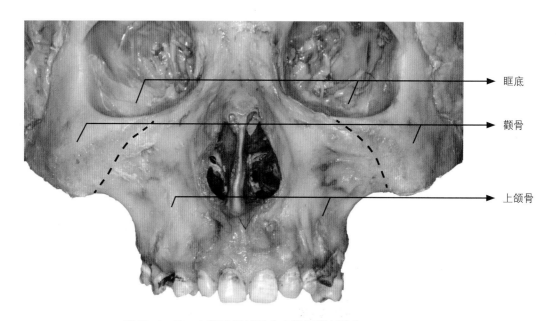

图18-1-19 上颌骨解剖图（虚线示颧颌缝）

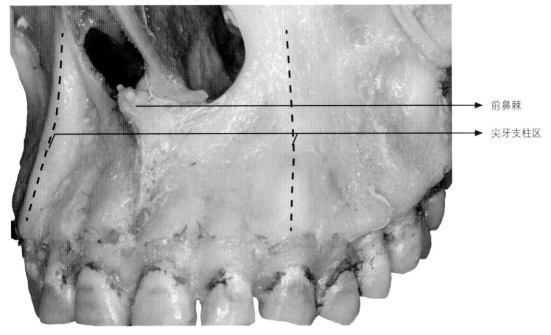

前鼻棘

尖牙支柱区

图18-1-20 尖牙支柱区（虚线所示）及前鼻棘解剖图

（2）牙槽突

上颌骨向下，自前鼻棘正中联合向远中弧形突起，包绕牙根的部分为牙槽突（图18-1-21）。通常上颌牙槽突均有不同程度生理性唇颊向倾斜，以获得上下颌牙齿功能尖相对的稳定支持和咬合力的分散。随着牙齿的缺失，上颌牙槽突会发生向心性吸收。晚期牙周炎、长期佩戴可摘义齿及长期缺牙等，会导致牙槽突严重缺失。牙槽突及剩余基底骨骨量，与颧骨种植体冠端入口相关及颧骨种植体植入路径相关，特别前牙区牙槽突剩余骨量跟单侧颧骨植入1颗或2颗种植体相关。

（3）上颌窦

上颌窦为"金字塔"锥形空腔结构，其底壁位于鼻腔侧壁，顶部位于颧骨结节，上壁为眶底，前侧壁为上颌骨前面，后侧壁为上颌骨颞下面，下方为牙槽突（图18-1-22）。前磨牙和磨牙所在区域牙槽突，由于上颌窦的存在及上颌窦气化，往往剩余骨量严重不足，临床种植体修复治疗时，需行上颌窦植骨的延期种植修复，或颧骨种植的即刻负载修复。上颌窦侧壁由第一磨牙位点向上延伸到达颧骨结节的骨性隆起，为颧牙槽嵴，该区域通常为较厚的皮质骨，是上颌窦前侧壁和后侧壁的分界区；尖牙窝是上颌窦前侧壁尖牙牙槽隆突（尖牙支柱）与颧牙槽嵴之间略平坦或凹陷区域，为上颌窦侧壁相对薄弱的区域，经前牙区或前磨牙区颧骨种植体植入术、上颌窦开窗或窦槽预备等多在上颌窦前侧壁尖牙窝区域，经第一磨牙植入颧骨种植体时，颧牙槽嵴可提供有利解剖参考（图18-1-23）（上颌窦详细解剖见第6章）。

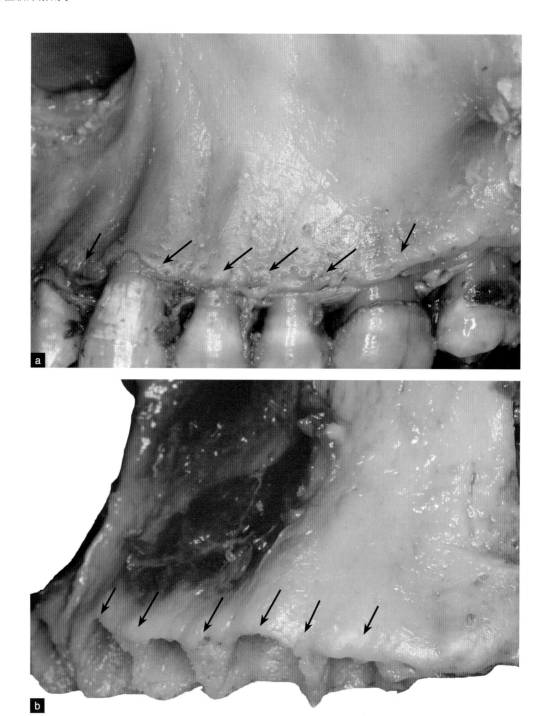

图18-1-21　牙槽突（箭头所示）。（a）有牙齿；（b）拔除牙齿

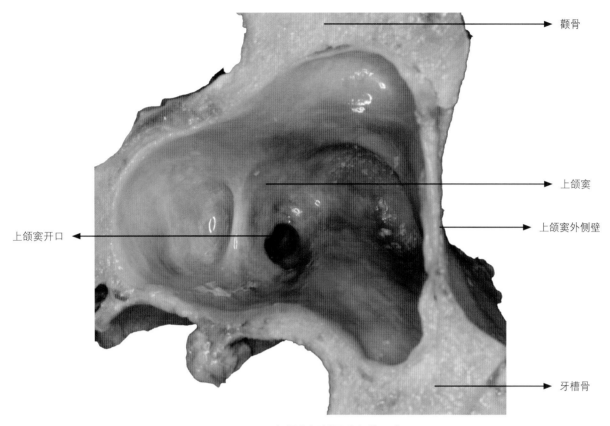

颧骨

上颌窦

上颌窦外侧壁

上颌窦开口

上颌窦开口

牙槽骨

图18-1-22　上颌窦解剖图（矢状面）

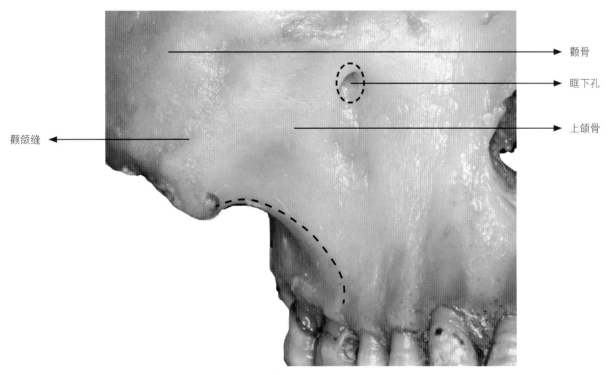

颧骨

眶下孔

上颌骨

颧颌缝

图18-1-23　颧牙槽嵴解剖图（虚线所示）

591

（4）颧骨

颧骨位于面中部两侧，呈不规则四边形，参与构成眼眶、颞窝及颞下窝，是头面部上颌骨和颅骨之间的重要支柱（图18-1-24）。颧骨有3面：颊面、颞面、眶面；4突：上颌突、额突、颞突、眶突；5缘：颧骨下缘（眶下侧缘）、上颌缘（前下缘）、颧弓上缘（后上缘）、眶外侧缘（前上缘）、眶内侧缘（图18-1-25）。

1）颧骨颊面颧结节（zygomatic buccal surface zygomatic nodule）：颧骨体矢状位整体为颊向穹隆状，颧骨颊面呈"球形"隆突状，不论颧骨穹隆相对隆突或平坦，在其颊面中央均存在明显的"制高点"，即颧骨颊面颧结节，该区域皮质骨较厚，且其对应颧骨颞下面颧骨体向颧弓转折的凹陷区。本书编者大量临床案例结果证实，颧骨颊面隆突为颧骨种植体根方出口最佳位置，在获得最大斜切线颧骨骨量支持的同时，可有效避免颧骨种植手术穿透颞下面，进入颞下窝或损伤颞肌等重要结构。颧骨颊面结节可在面部触及，可为颧骨种植体提供内外侧方向的有效指引，在充分翻瓣暴露直视或面部标识定位情况下，可为颧骨种植体定位、扩孔和植入提供解剖路径。在颧骨种植窝洞预备过程中序列扩孔时，需充分水冷，避免骨灼伤（图18-1-26）。

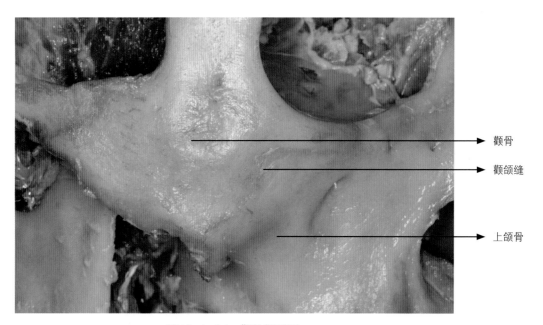

颧骨

颧颌缝

上颌骨

图18-1-24　颧骨解剖图

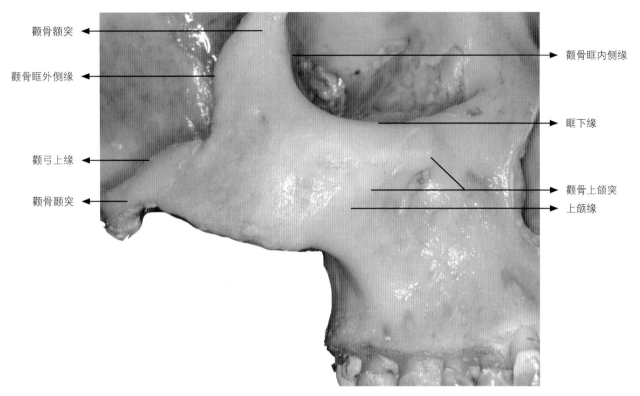

颧骨额突 ←

颧骨眶外侧缘 ←

颧弓上缘 ←

颧骨颞突 ←

→ 颧骨眶内侧缘

→ 眶下缘

→ 颧骨上颌突

→ 上颌缘

图18-1-25 颧骨4突、5缘解剖图

2）颧骨上切迹（suprazygomatic notch）：即颧骨的颞突和额突相交形成的，向后上的凹陷是颧骨种植体最重要的前后方向指引解剖标志（图18-1-27）。经后牙区植入的颧骨种植体在前后方向上指向颧骨上切迹方向，经前牙区植入的颧骨种植体最高穿出位点指向眶下孔和颧骨上切迹平面，可有效避免颧骨种植体植入侵犯眼眶和颧面神经血管束损伤风险。同时在单侧颧骨植入2颗或3颗种植体时，可为颧骨种植体根方穿出位点、种植体间距控制提供有效参考。颧骨上切迹、眶下孔和颧骨上切迹平面在面部体表容易触及和定位，可在非充分翻瓣暴露条件下参考面部解剖标志完成定位、扩孔和种植体植入。

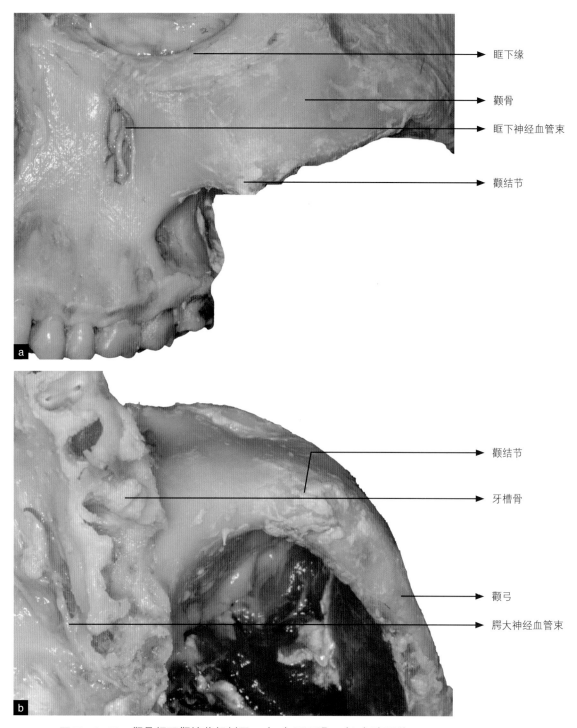

眶下缘

颧骨

眶下神经血管束

颧结节

颧结节

牙槽骨

颧弓

腭大神经血管束

图18-1-26　颧骨颊面颧结节解剖图。（a）正面观；（b）殆面观

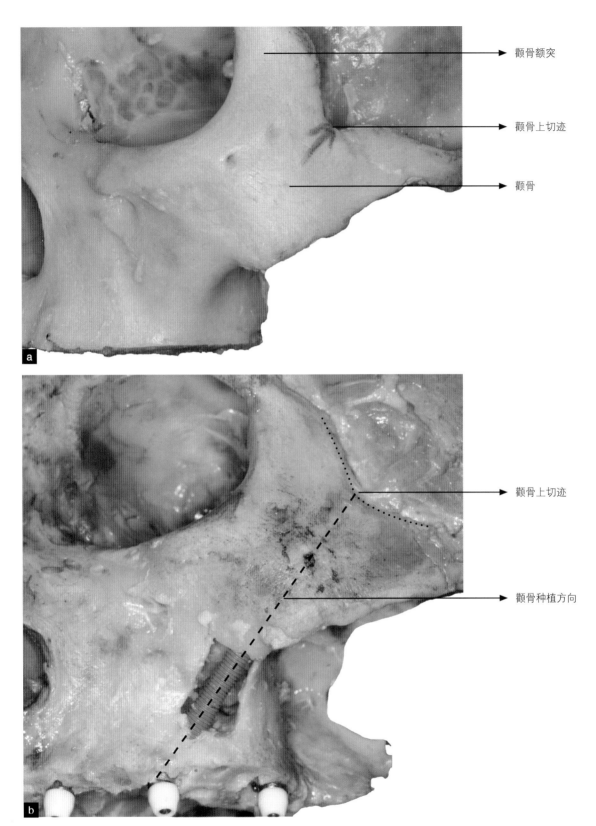

颧骨额突

颧骨上切迹

颧骨

颧骨上切迹

颧骨种植方向

图18-1-27 颧骨上切迹解剖图。（a）颧骨上切迹；（b）颧骨上切迹引导颧骨种植方向，点线为颧骨上切迹，虚线为颧骨种植方向

3）颧上颌基底：即颧骨上颌突与上颌骨颧突联合区，颧上颌基底较宽大，颧骨种植体均经颧上颌基底穿入颧骨，翻瓣时需充分暴露颧上颌基底，且

入口的高低跟颧骨穹隆和上颌窦侧壁的解剖形态相关（图18-1-28）。

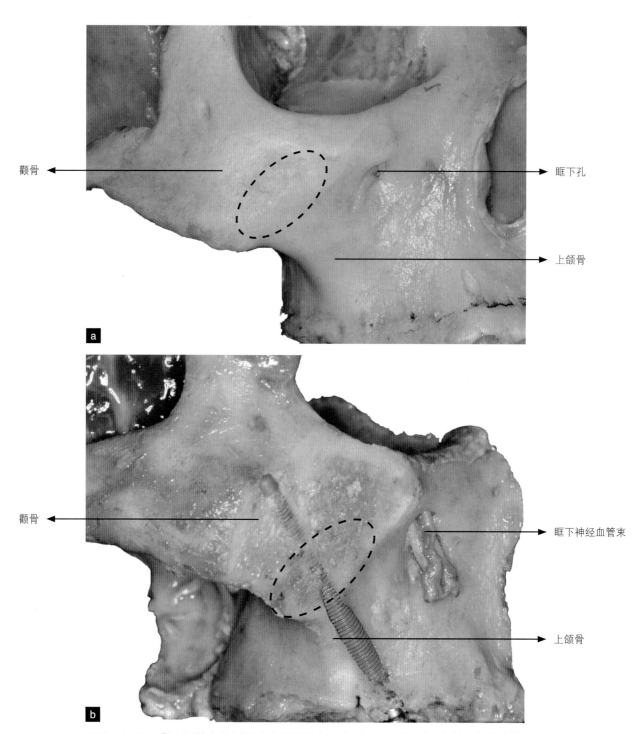

图18-1-28　颧上颌基底解剖图（虚线所示）。（a）正面观；（b）植入颧骨种植体后切片，暴露颧骨种植体在颧上颌基底的位置

4）**咬肌结节（masseter nodule）**：即颧骨下缘近颧上颌基底处骨性突起，是咬肌上头主要附着位，临床翻瓣暴露时，需以咬肌结节为限制，避免剥离器械插入咬肌，造成咬肌的损伤（图18-1-29）。

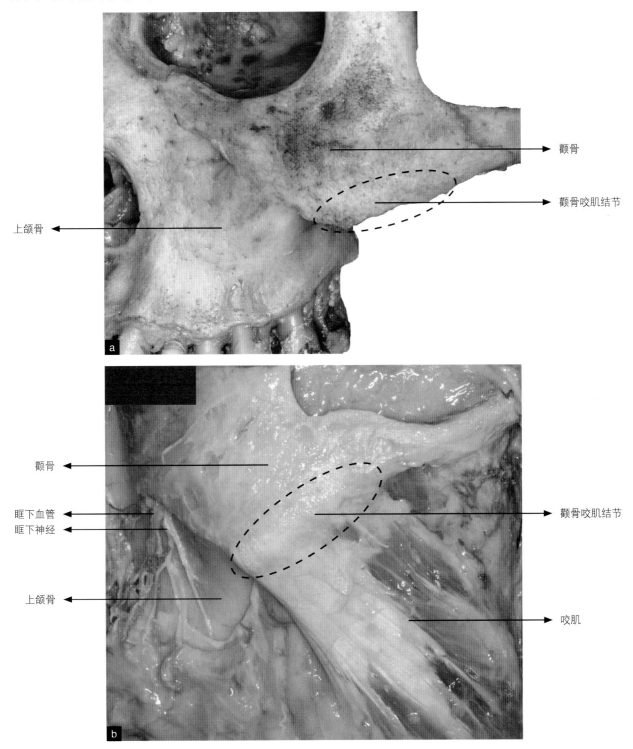

图18-1-29 （a、b）颧骨咬肌结节解剖图

5）颧骨颞面（the temporal surface of the zygomatic）：即颞下窝的前界，紧邻颧骨颞下主要为下颌升支喙突和颞肌，翻瓣时需紧贴骨面将颞下区软组织剥离，以减少其不慎穿透时的损伤及种植体植入时的带入。较大植入方向失误及颧骨骨量不足时，若穿通颞下边界进入颞下较深（去掉时），有损伤颞下窝重要结构的风险（图18-1-30）。

（5）颧骨种植相关体表解剖标志

1）颧骨上切迹（suprazygomatic notch）：即颧骨的颞突和额突相交形成的，向后上的凹陷，面部极易触及，是颧骨种植体最重要的前后方向指引解剖标志（图18-1-27）。

2）颧骨颊面颧结节（zygomatic buccal surface zygomatic nodule）：该区域皮质骨较厚，且其对应颧骨颞下面颧骨体向颧弓转折的凹陷区，为颧骨体在面颊部较突出且容易触及的解剖标志点，颧骨颊面结节为颧骨种植体根方出口最佳位置，是颧骨种植体定位的重要体表标志点（图18-1-26）。

3）颧面孔及颧颞孔（zygomaticofacial fo-ramen and zygomaticotemporal foramen）：颧骨颊面眶孔下外侧转角，距离眶缘约5mm为颧面孔，为颧面神经血管束的穿出孔；在颧面神经孔相对应的颧骨颞下面为颧颞孔，为颧颞神经血管束的出口，单侧颧骨植入2～3颗颧骨种植体的极端条件下，经前牙区颧骨种植体往往需贴眶底区植入，易损伤颧面神经血管束，引发术后局部小血肿及面颊部皮肤感觉暂时性异常等并发症（图18-1-31）。

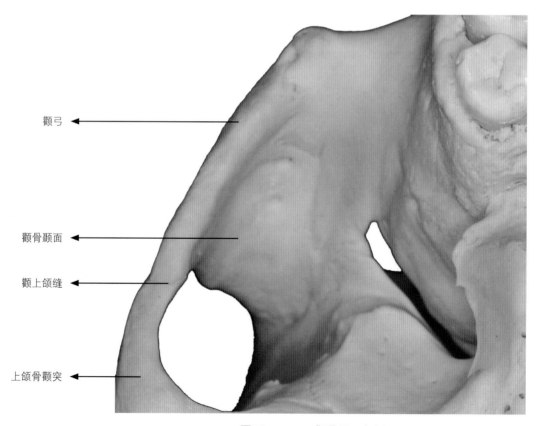

颧弓

颧骨颞面

颧上颌缝

上颌骨颧突

图18-1-30　颧骨颞面解剖图

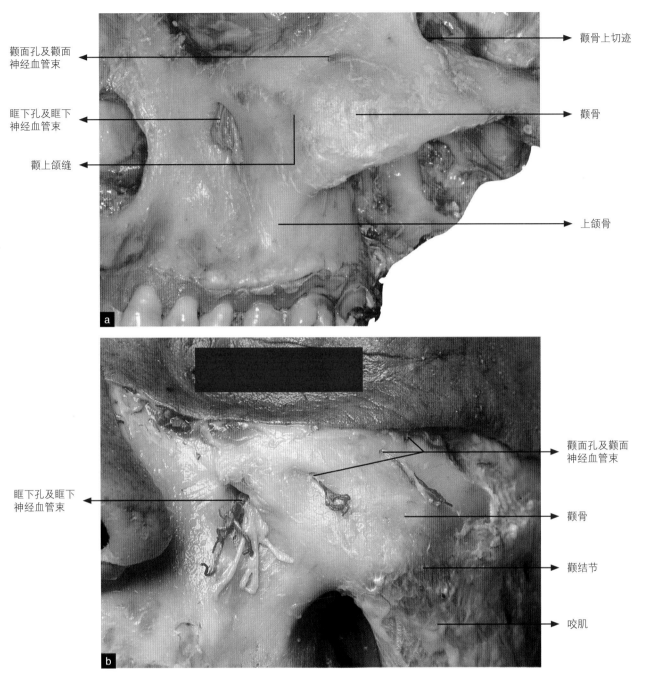

图18-1-31 颧面孔及颧面神经血管束解剖图。（a）单个颧面孔及颧面神经血管束；（b）多个颧面孔及颧面神经血管束

（6）眼眶

颧骨上颌突、眶缘、额突及眶面参与构成眼眶下、外侧缘及眶外侧壁及底壁，颧骨眶面是眼眶底壁和侧壁的重要组成部分，其眶下沟前外侧有颧眶孔，为上颌神经、血管分支颧神经血管束入口。值得注意的是，在颧骨种植手术的翻瓣及扩孔阶段，应避免眼眶及眼内容物的损伤（图18-1-32）。

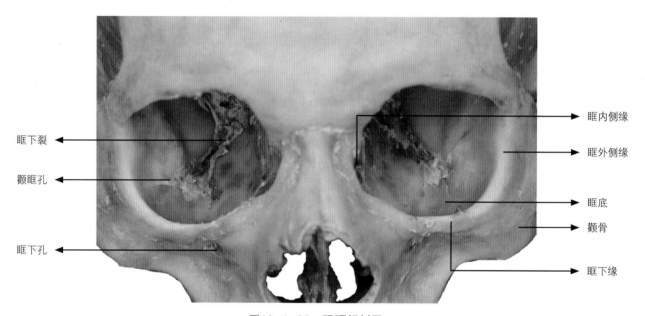

眶下裂

颧眶孔

眶下孔

眶内侧缘

眶外侧缘

眶底

颧骨

眶下缘

图18-1-32　眼眶解剖图

第2节　颧骨种植冰鲜头颅案例展示

1. 双侧颧骨单颧骨种植案例（图18-2-1～图18-2-20）

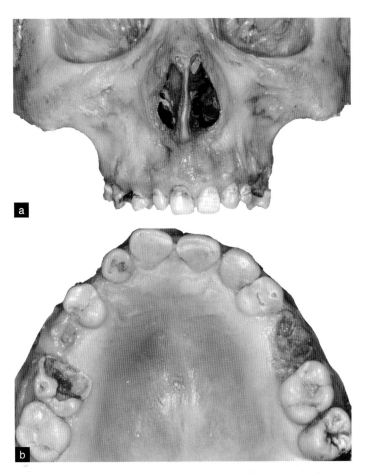

图18-2-1　冰鲜头颅，上颌骨去除颊颌面软组织。（a）正面观；（b）殆面观

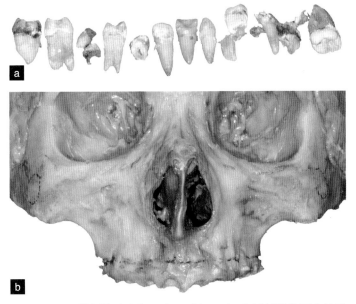

图18-2-2　微创拔除上颌牙齿及残根。（a）被拔除的牙齿及残根；（b）拔完牙齿及残根后上颌骨正面观

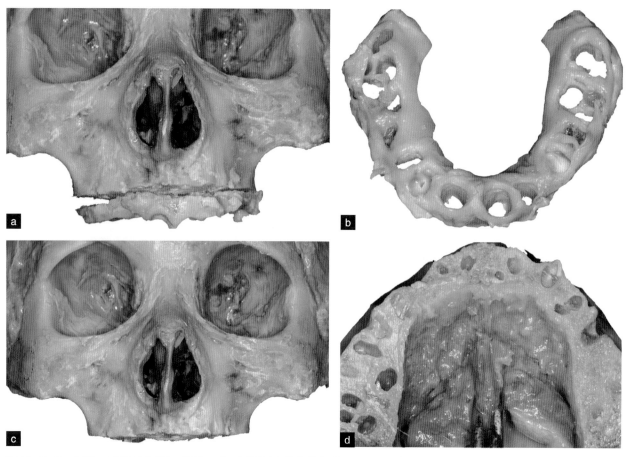

图18-2-3　根据口腔种植需要，截骨。（a）按设计的截骨线截骨；（b）截除的牙槽骨；（c）完成截骨后的上颌骨正面观；（d）完成截骨后的上颌骨殆面观

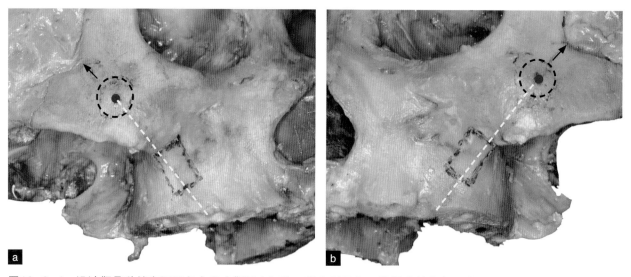

图18-2-4　设计颧骨种植窝洞预备方案（颧骨上切迹，箭头所示）、颧骨种植体备洞路径（黄色虚线所示）、颧骨种植体头部位置（红色圆点）、颧骨种植体在颧骨内的范围（黑色虚线圆圈内），以及上颌窦开窗位置（绿色虚线所示）。（a）右侧颧骨种植设计；（b）左侧颧骨种植设计

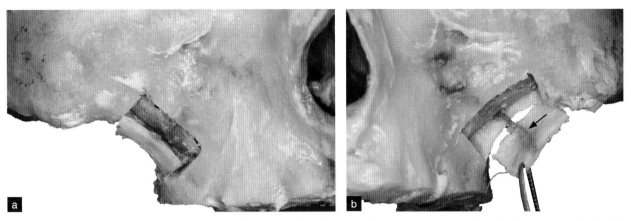

图18-2-5　按设计路线，用超声骨刀行双侧上颌窦开窗。（a）右侧上颌窦开窗；（b）左侧上颌窦开窗，血管穿行在上颌窦外侧骨壁上（箭头所示）

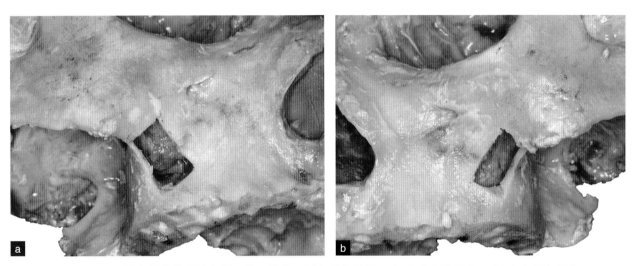

图18-2-6　用上颌窦外提升专用工具，提升双侧上颌窦黏膜。（a）右侧上颌窦；（b）左侧上颌窦

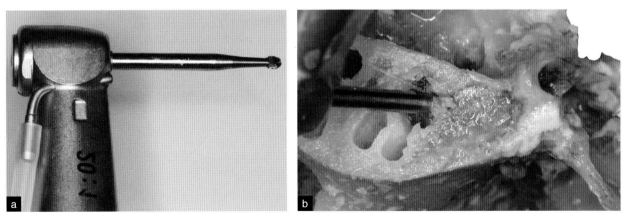

图18-2-7　用球钻（直径=0.25mm）在牙槽骨上进行口腔种植窝洞的定位。（a）定位球钻；（b）右侧上颌翼板区种植窝洞定位

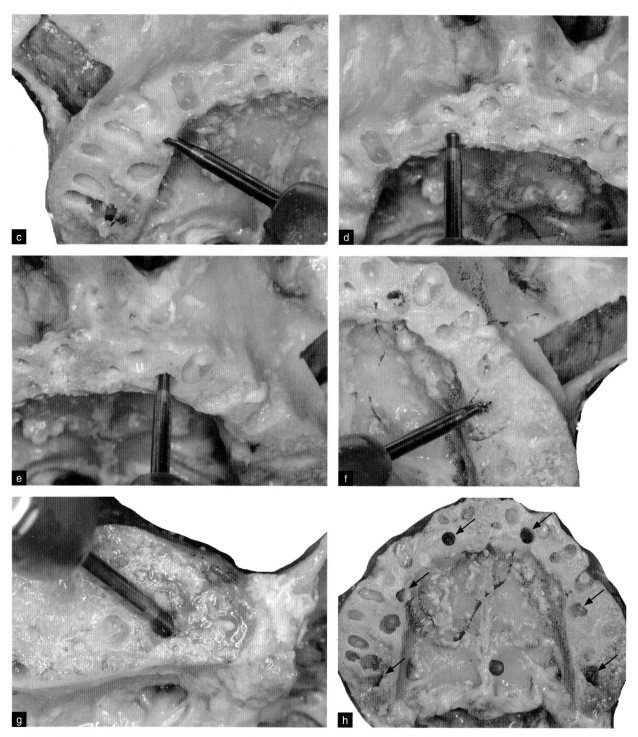

图18-2-7（续） （c）右侧颧骨种植窝洞定位；（d）右侧切牙位置种植窝洞定位；（e）左侧切牙位置种植窝洞定位；（f）左侧颧骨种植窝洞定位；（g）左侧上颌翼板区种植窝洞定位；（h）完成种植窝洞定位（箭头所示）

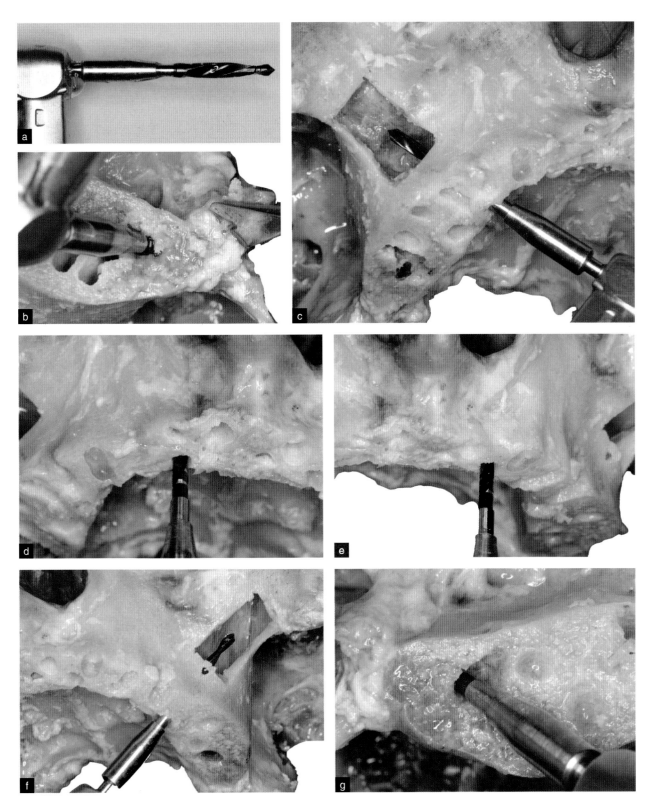

图18-2-8　基于球钻定位点，用口腔种植专用麻花钻进行口腔种植窝洞预备。（a）口腔种植专用麻花钻；（b）右侧上颌翼板区种植窝洞预备；（c）右侧颧骨种植窝洞预备；（d）右侧切牙种植窝洞预备；（e）左侧切牙种植窝洞预备；（f）左侧颧骨种植窝洞预备；（g）左上颌翼板区种植窝洞预备

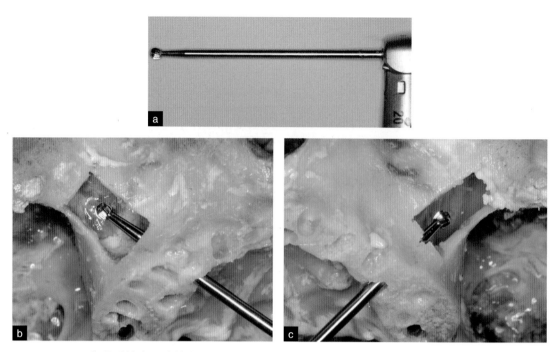

图18-2-9　用颧骨种植专用球钻在上颌窦内侧颧骨面定位。（a）颧骨种植专用球钻；（b）右侧颧骨种植颧骨定位；（c）左侧颧骨种植颧骨定位

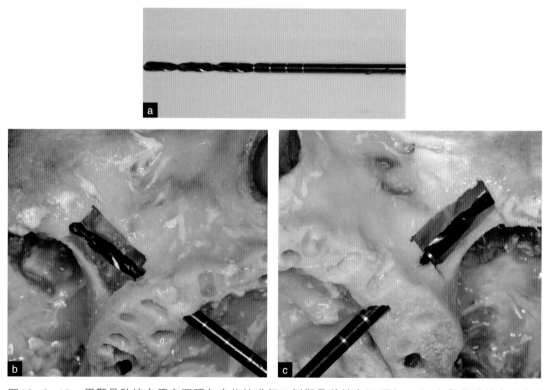

图18-2-10　用颧骨种植专用窝洞预备麻花钻进行双侧颧骨种植窝洞预备。（a）颧骨种植专用麻花钻；（b）右侧颧骨种植窝洞预备；（c）左侧颧骨种植窝洞预备

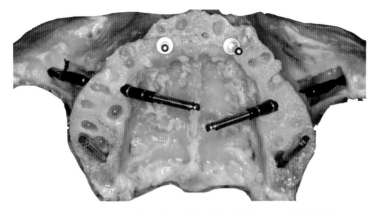

图18-2-11　完成上颌口腔种植窝洞预备，安装指示杆

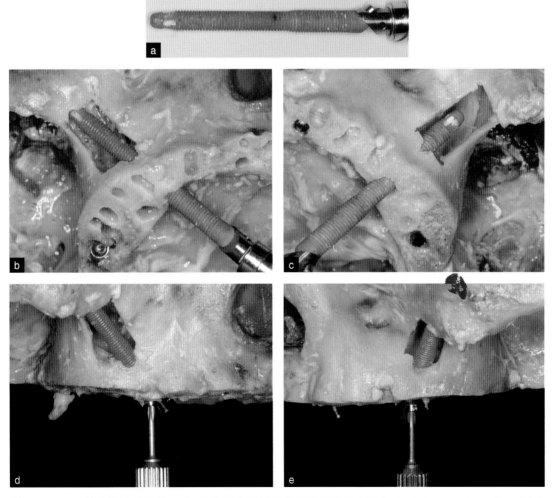

图18-2-12　植入颧骨种植体。（a）选择合适长度的颧骨种植体（Nobel，4.0mm×40mm）；（b）植入右侧颧骨种植体；（c）植入左侧颧骨种植体；（d）用持钉器最终确定右侧颧骨种植体颈部的位置，中央螺丝开孔在殆面；（e）用持钉器最终确定左侧颧骨种植体颈部的位置，中央螺丝开孔在殆面

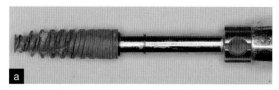

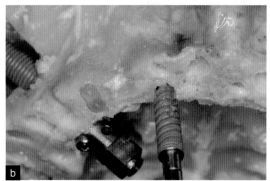 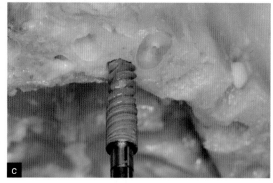

图18-2-13　按种植窝洞预备深度，选择合适的口腔种植体完成前牙区域种植体的植入。（a）把口腔种植体按放在持钉器上（Nobel Active，3.5mm×10mm）；（b）右侧切牙区域植入口腔种植体；（c）左侧切牙区域植入口腔种植体

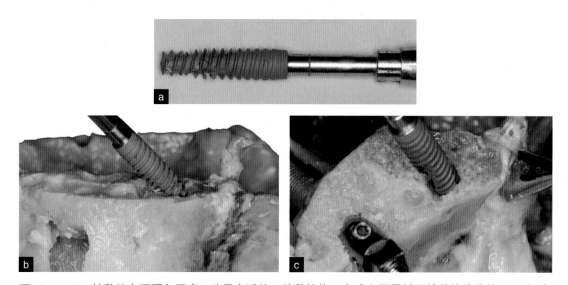

图18-2-14　按种植窝洞预备深度，选择合适的口腔种植体，完成上颌翼板区域种植体的植入。（a）把口腔种植体安放在持钉器上（Nobel Active，4.3mm×18mm）；（b）右侧上颌翼板区域植入口腔种植体；（c）左侧上颌翼板区域植入口腔种植体

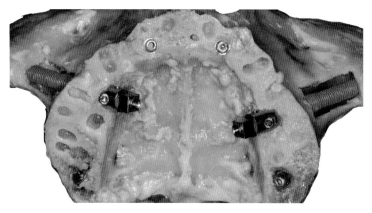

图18-2-15 完成上颌口腔种植体的植入（上颌前牙区植入2颗种植体，双侧颧骨区域各植入1颗颧骨种植体，上颌翼板区各植入1颗种植体）

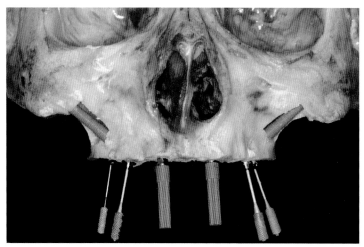

图18-2-16 安装复合基台（颧骨种植体和上颌翼板区种植体用30°角度基台，其他用直基台）

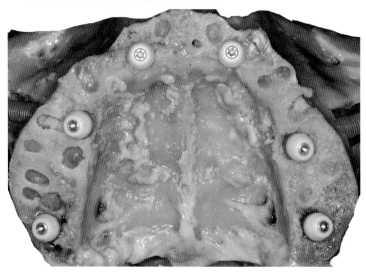

图18-2-17 上白色保护帽

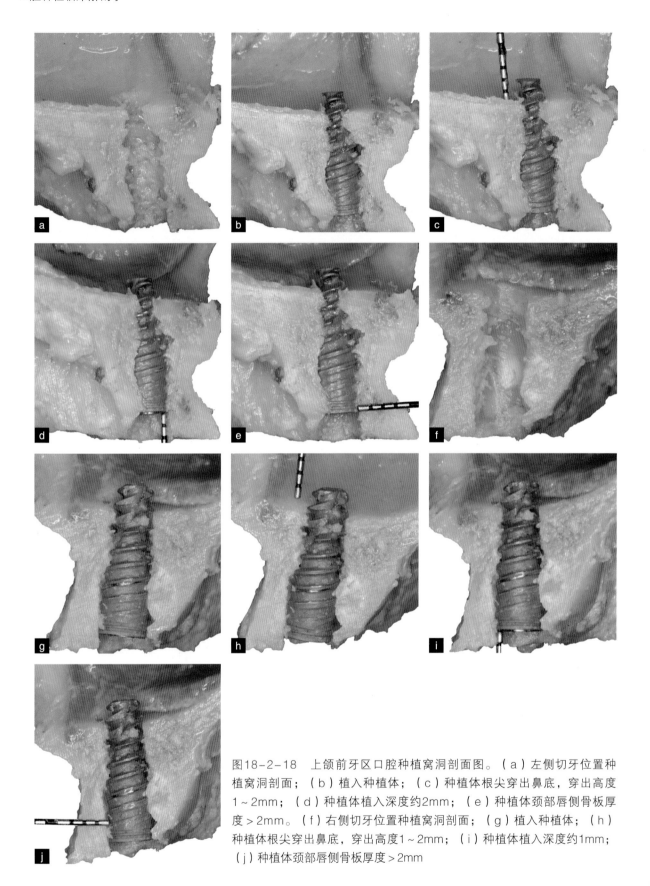

图18-2-18　上颌前牙区口腔种植窝洞剖面图。（a）左侧切牙位置种植窝洞剖面；（b）植入种植体；（c）种植体根尖穿出鼻底，穿出高度1~2mm；（d）种植体植入深度约2mm；（e）种植体颈部唇侧骨板厚度＞2mm。（f）右侧切牙位置种植窝洞剖面；（g）植入种植体；（h）种植体根尖穿出鼻底，穿出高度1~2mm；（i）种植体植入深度约1mm；（j）种植体颈部唇侧骨板厚度＞2mm

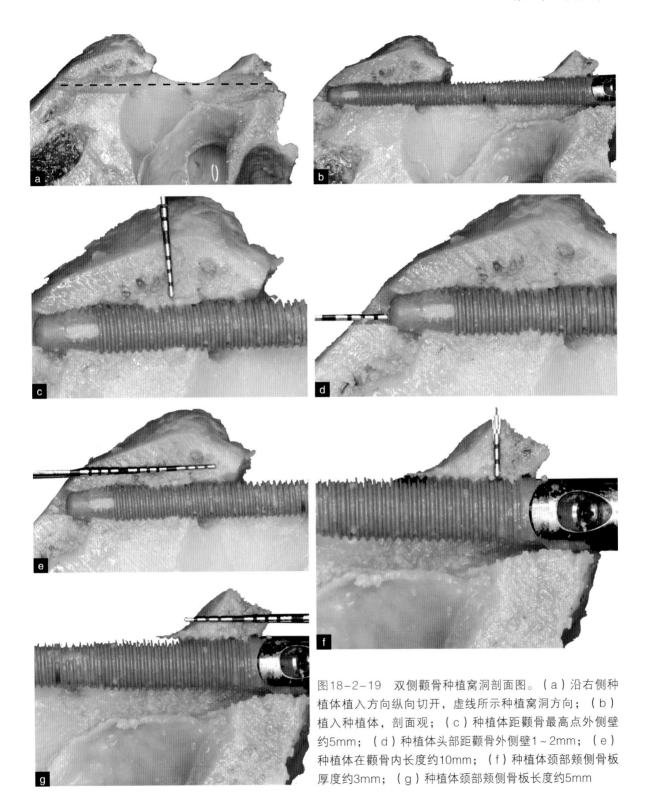

图18-2-19 双侧颧骨种植窝洞剖面图。（a）沿右侧种植体植入方向纵向切开，虚线所示种植窝洞方向；（b）植入种植体，剖面观；（c）种植体距颧骨最高点外侧壁约5mm；（d）种植体头部距颧骨外侧壁1~2mm；（e）种植体在颧骨内长度约10mm；（f）种植体颈部颊侧骨板厚度约3mm；（g）种植体颈部颊侧骨板长度约5mm

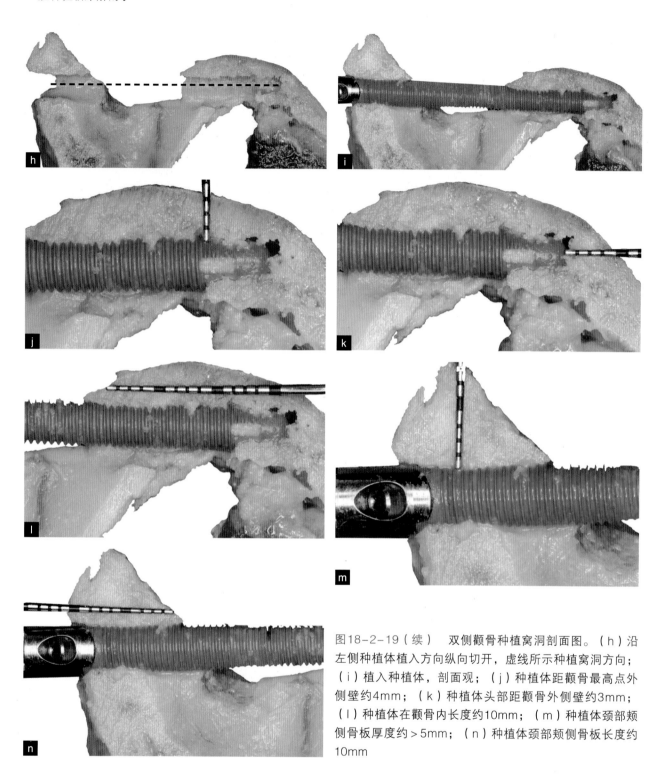

图18-2-19（续） 双侧颧骨种植窝洞剖面图。（h）沿左侧种植体植入方向纵向切开，虚线所示种植窝洞方向；（i）植入种植体，剖面观；（j）种植体距颧骨最高点外侧壁约4mm；（k）种植体头部距颧骨外侧壁约3mm；（l）种植体在颧骨内长度约10mm；（m）种植体颈部颊侧骨板厚度约＞5mm；（n）种植体颈部颊侧骨板长度约10mm

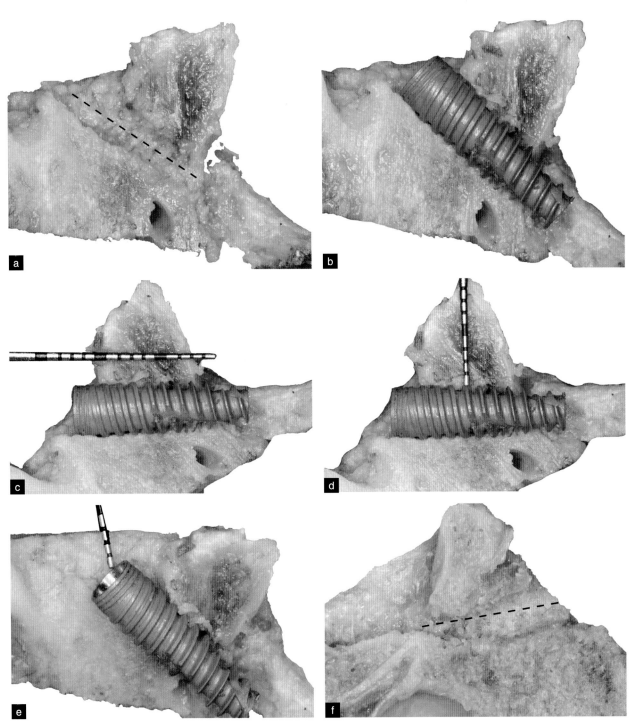

图18-2-20 上颌翼板区位置种植窝洞剖面图。（a）左侧上颌翼板区位置种植窝洞剖面，虚线所示上颌翼板区种植体窝洞方向；（b）植入种植体；（c）种植体在上颌翼板区的植入骨深度约8mm；（d）种植体距离上颌结节垂直深度＞8mm；（e）种植体颈部植入深度＞2mm。（f）右侧上颌翼板区位置种植窝洞剖面，虚线所示上颌翼板区种植体窝洞方向

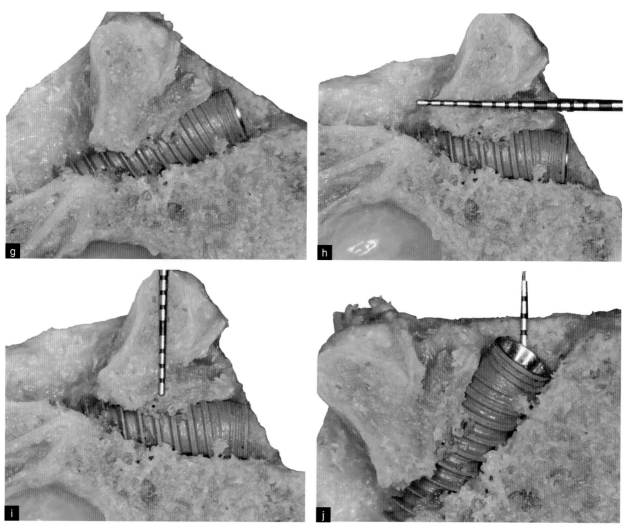

图18-2-20（续）　上颌翼板区位置种植窝洞剖面图。（g）植入种植体；（h）种植体在上颌翼板区的植入骨深度约10mm；（i）种植体距离上颌结节垂直深度＞8mm；（j）种植体颈部植入深度1～2mm

2. 双侧颧骨双颧骨种植案例（图18-2-21～图18-2-38）

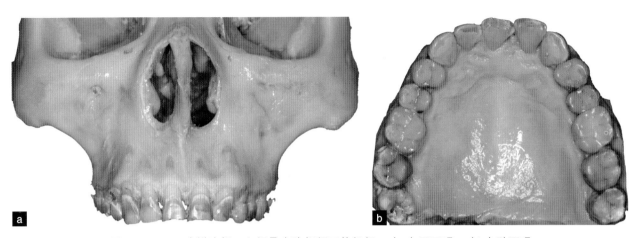

图18-2-21 冰鲜头颅，上颌骨去除颊颌面软组织。（a）正面观；（b）殆面观

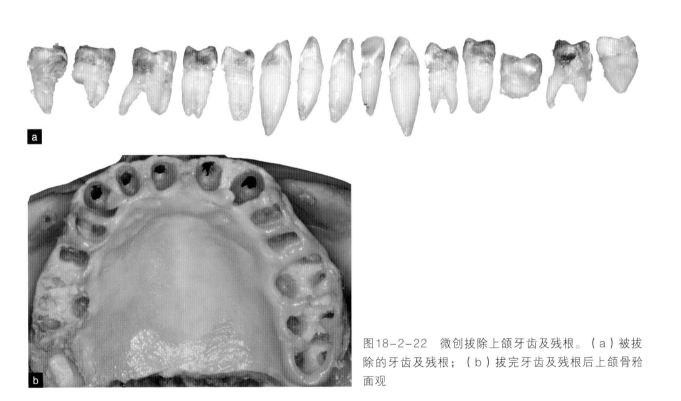

图18-2-22 微创拔除上颌牙齿及残根。（a）被拔除的牙齿及残根；（b）拔完牙齿及残根后上颌骨殆面观

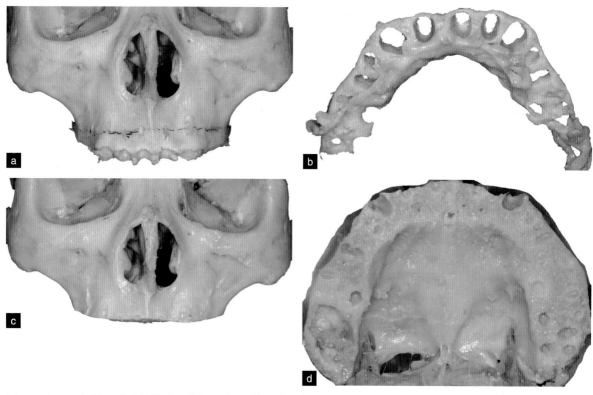

图18-2-23　根据口腔种植需要，截骨。（a）按设计的截骨线截骨；（b）截除的牙槽骨；（c）完成截骨后的上颌骨正面观；（d）完成截骨后的上颌骨殆面观

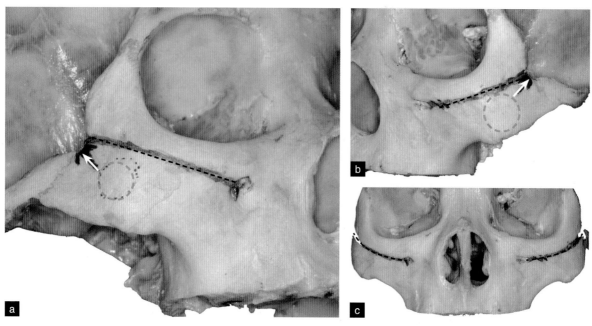

图18-2-24　颧骨种植安全区域规划，包括眶下孔与颧骨上切迹连线（虚线所示）、颧骨种植体头部在颧骨上的区域位置（虚线圆圈所示）、颧骨种植体窝洞预备方向（箭头所示）。（a）右侧颧骨种植安全区域规划；（b）左侧颧骨种植安全区域规划；（c）眶下孔与颧骨上切迹连线上颌骨正面观

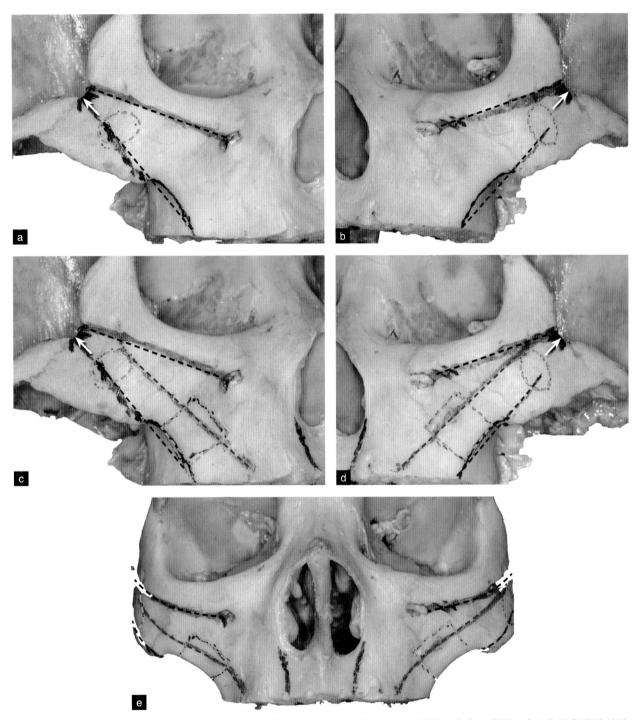

图18-2-25　设计双颧骨种植窝洞预备方案（颧骨上切迹，箭头所示）：上颌第二前磨牙或第一磨牙位置颧骨种植体备洞路径为蓝色虚线所示；上颌尖牙或第一前磨牙位置颧骨种植体备洞路径为红色虚线所示；眶下孔与颧骨上切迹连线（黑色虚线所示）为颧骨种植安全线，颧骨种植体不要越过安全线；每侧颧骨种植体头部均在颧骨最高点区域（绿色虚线圈所示），靠前的颧骨种植体头部接近虚线圈外的上方，靠后的颧骨种植体头部接近虚线圈的下方，但在线圈内；根据颧骨种植需要设计上颌窦外侧壁开窗位置（绿色虚线框所示）。（a）右侧单颧骨种植设计；（b）左侧单颧骨种植设计；（c）右侧双颧骨种植设计及上颌窦开窗位置规划；（d）左侧双颧骨种植设计及上颌窦外侧壁开窗位置规划；（e）在冰鲜头颅模型上，双颧骨种植设计方案上颌骨正面观

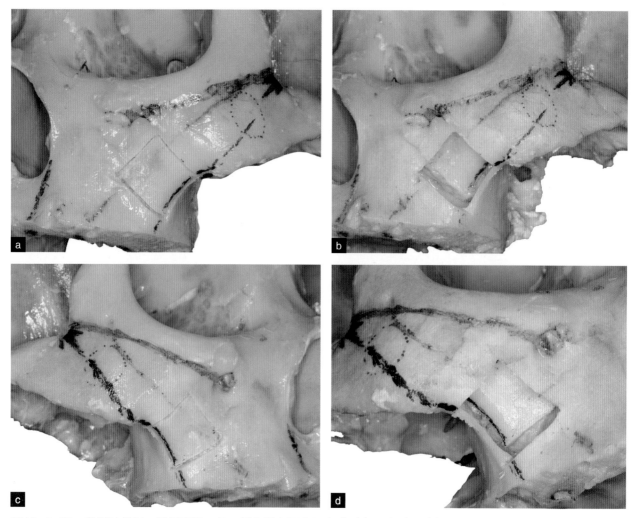

图18-2-26　按设计规划，用超声骨刀行双侧上颌窦开窗及窦膜剥离。（a）左侧上颌窦开窗；（b）用上颌窦外提升专用工具进行左侧上颌窦黏膜剥离；（c）右侧上颌窦开窗；（d）用上颌窦外提升专用工具进行右侧上颌窦黏膜剥离

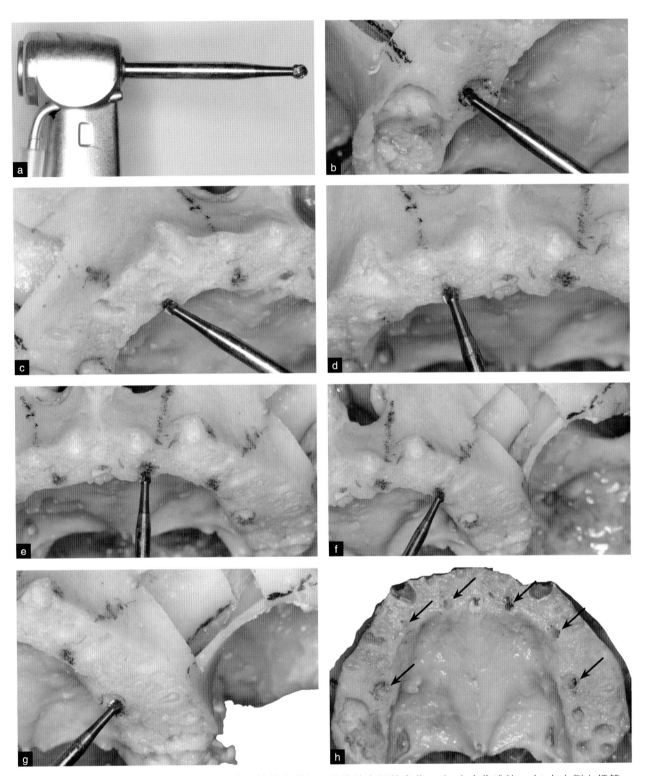

图18-2-27　用球钻（直径=0.25mm）在牙槽骨上进行口腔种植窝洞的定位。（a）定位球钻；（b）右侧上颌第一磨牙位置颧骨种植窝洞定位；（c）右侧上颌第一前磨牙位置颧骨种植窝洞定位；（d）右侧切牙位置种植窝洞定位；（e）左侧切牙位置种植窝洞定位；（f）左侧上颌第一前磨牙位置颧骨种植窝洞定位；（g）左侧上颌第一磨牙位置颧骨种植窝洞定位；（h）完成种植窝洞定位（箭头所示）

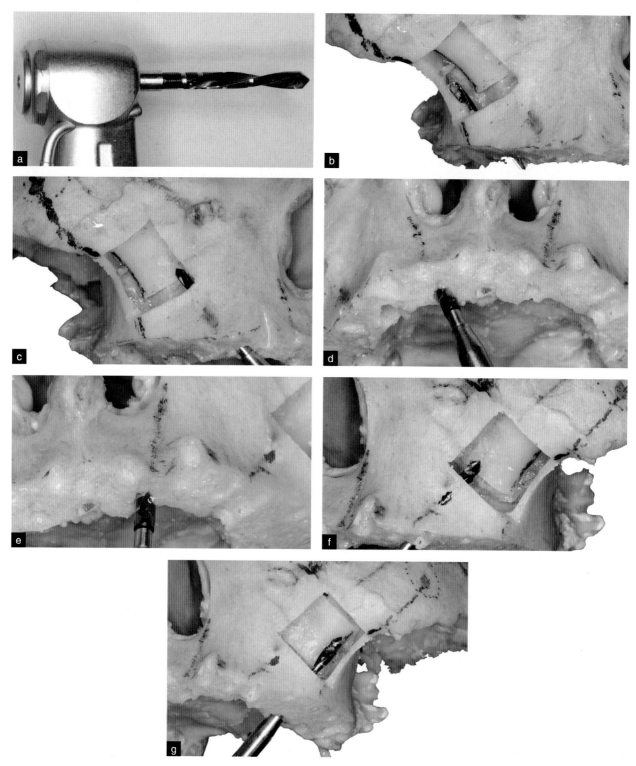

图18-2-28　基于球钻定位点，用口腔种植专用麻花钻进行口腔种植窝洞预备。（a）口腔种植专用麻花钻；（b、c）右侧双颧骨种植窝洞预备；（d）右侧切牙种植窝洞预备；（e）左侧切牙种植窝洞预备；（f、g）左侧双颧骨种植窝洞预备

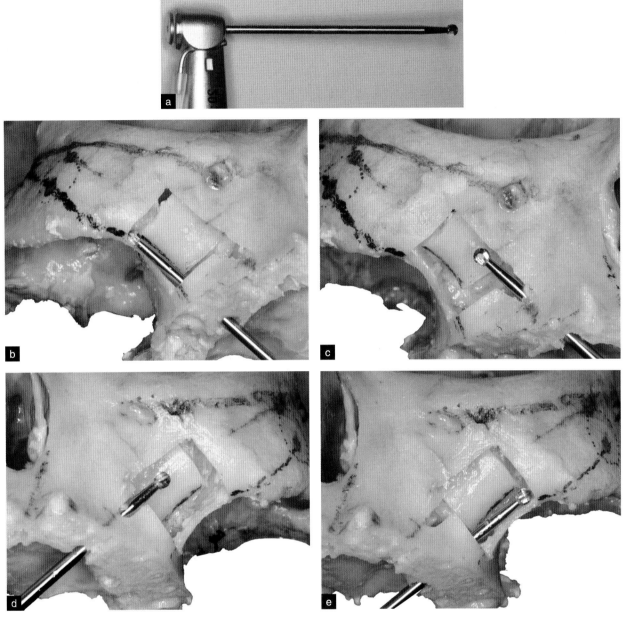

图18-2-29 用颧骨种植专用球钻在上颌窦内侧颧骨面进行颧骨种植定位。（a）颧骨种植专用球钻；（b、c）右侧双颧骨种植颧骨定位；（d、e）左侧双颧骨种植颧骨定位

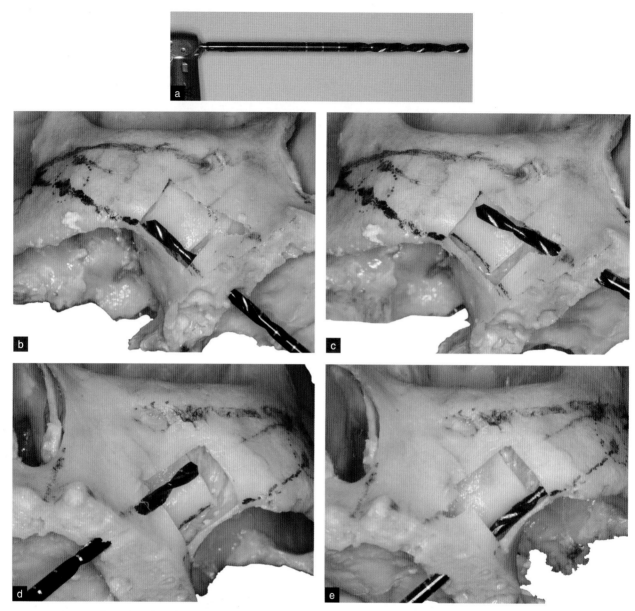

图18-2-30　用颧骨种植专用窝洞预备麻花钻进行双侧颧骨种植窝洞预备。（a）颧骨种植专用麻花钻；（b、c）右侧双颧骨种植窝洞预备；（d、e）左侧双颧骨种植窝洞预备

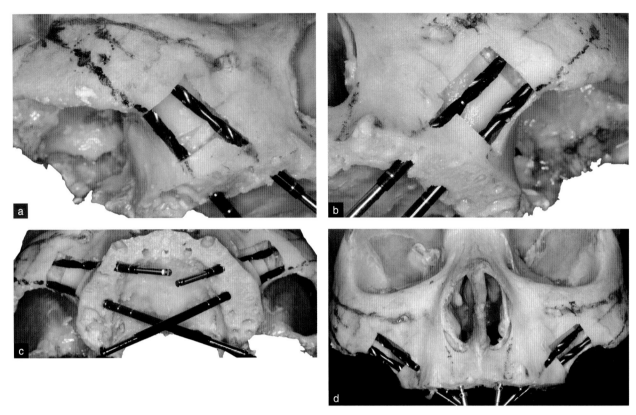

图18-2-31 完成上颌双侧双颧骨种植窝洞预备，安装指示杆。（a）右侧双颧骨种植窝洞安放种植钻指示颧骨种植方向及位置；（b）左侧双颧骨种植窝洞安放种植钻指示颧骨种植方向及位置；（c）双侧双颧骨种植窝洞方向及位置拾面观；（d）双颧骨种植及前牙区口腔种植窝洞方向和位置上颌骨正面观

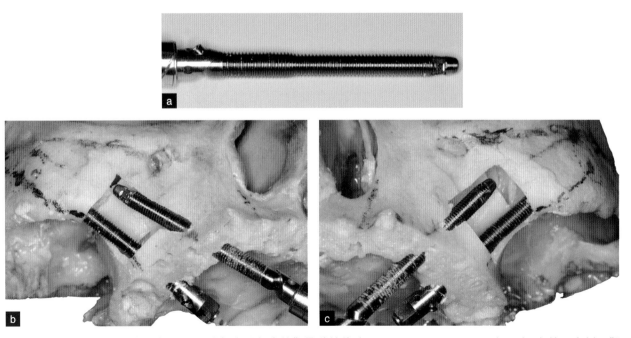

图18-2-32 植入颧骨种植体。（a）选择合适长度的颧骨种植体（Nobel，4.0mm×40mm）；（b）植入右侧双颧骨种植体；（c）植入左侧双颧骨种植体

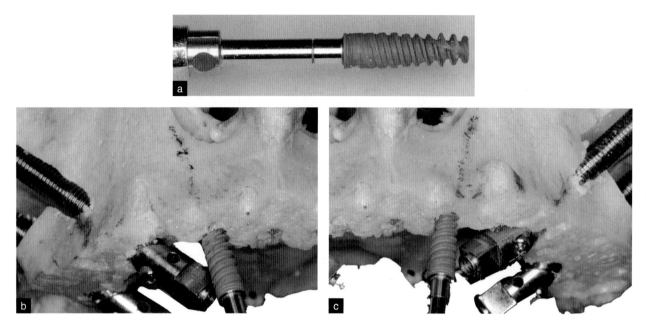

图18-2-33　按种植窝洞预备深度，选择合适的口腔种植体，完成前牙区域种植体的植入。（a）把口腔种植体按放在持钉器上（Nobel Active，3.5mm×11.5mm）；（b）右侧切牙区域植入口腔种植体；（c）左侧切牙区域植入口腔种植体

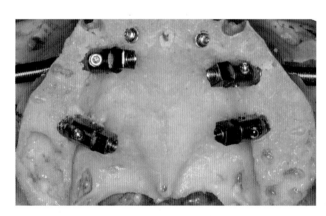

图18-2-34　完成上颌口腔种植体的植入（上颌前牙区植入2颗种植体，双侧颧骨区域各植入2颗颧骨种植体）

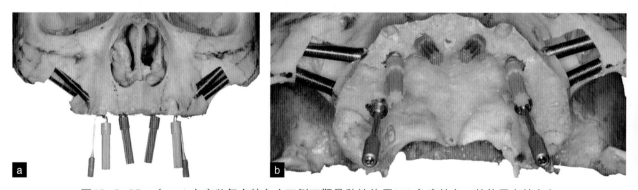

图18-2-35　（a、b）安装复合基台（双侧双颧骨种植体用30°角度基台，其他用直基台）

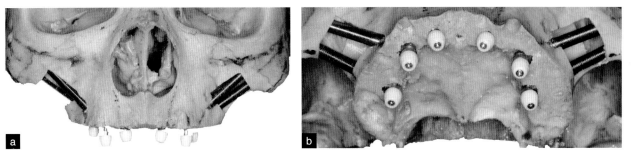

图18-2-36 上白色保护帽。（a）正面观；（b）殆面观

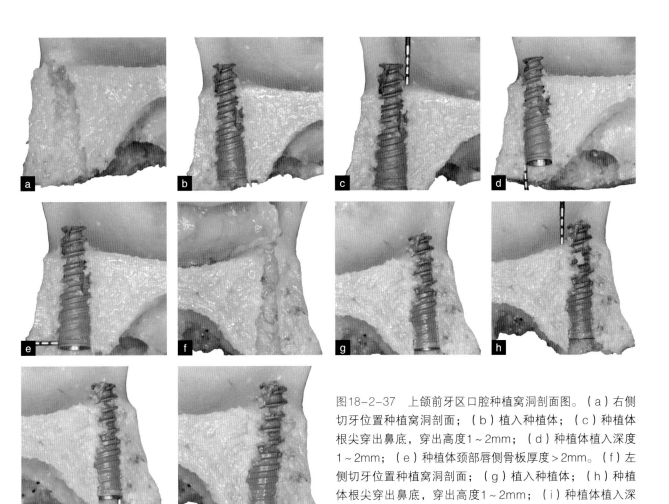

图18-2-37 上颌前牙区口腔种植窝洞剖面图。（a）右侧切牙位置种植窝洞剖面；（b）植入种植体；（c）种植体根尖穿出鼻底，穿出高度1~2mm；（d）种植体植入深度1~2mm；（e）种植体颈部唇侧骨板厚度>2mm。（f）左侧切牙位置种植窝洞剖面；（g）植入种植体；（h）种植体根尖穿出鼻底，穿出高度1~2mm；（i）种植体植入深度1~2mm；（j）种植体颈部唇侧骨板厚度>2mm

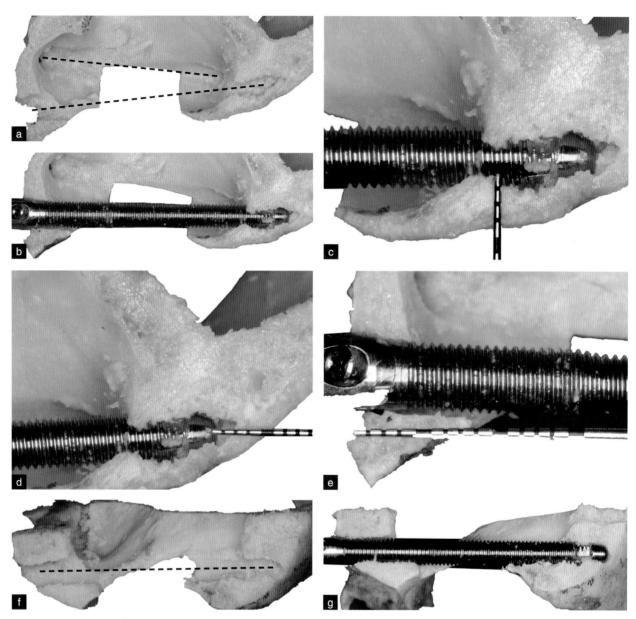

图18-2-38　双侧双颧骨种植窝洞剖面图。（a~l）左侧双颧骨种植体种植窝洞剖面图。（a）第一前磨牙位置颧骨种植窝洞按种植体植入方向纵向切开，虚线所示双颧骨种植窝洞方向；（b）植入颧骨种植体剖面观；（c）种植体距颧骨最高点外侧壁＞3mm；（d）种植体头部距颧骨外侧壁＞2mm；（e）种植体颈部颊侧骨板长度＞5mm；（f）第一磨牙位置颧骨种植窝洞按种植体植入方向纵向切开，虚线所示颧骨种植窝洞方向；（g）植入种植体

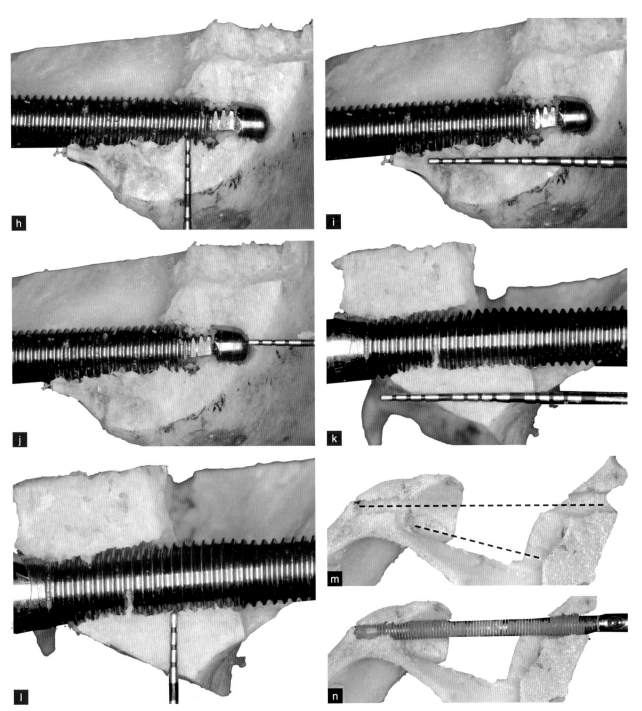

图18-2-38（续） 双侧双颧骨种植窝洞剖面图。（h）种植体距颧骨最高点外侧壁 > 3mm；（i）种植体在颧骨内长度 > 10mm；（j）种植体头部距颧骨外侧壁约1mm；（k）种植体颈部颊侧骨板长度约10mm；（l）种植体颈部颊侧骨板厚度 > 3mm。（m~y）右侧双颧骨种植体种植窝洞剖面图。（m）第一前磨牙位置颧骨种植窝洞按种植体植入方向纵向切开，虚线所示双颧骨种植窝洞方向；（n）植入颧骨种植体剖面观

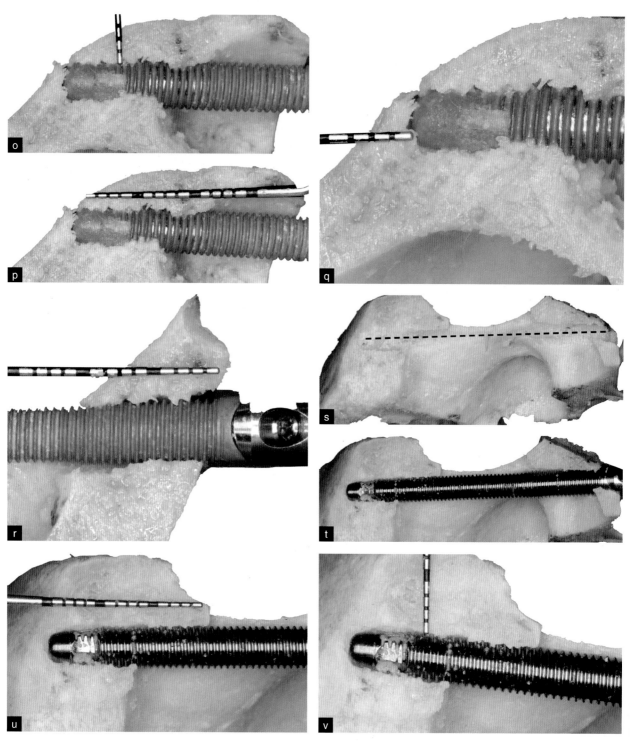

图18-2-38（续）　双侧双颧骨种植窝洞剖面图。（o）种植体距颧骨最高点外侧壁＞3mm；（p）种植体在颧骨内长度约8mm；（q）种植体头部距颧骨外侧壁1～2mm；（r）种植体颈部颊侧骨板长度＞5mm；（s）第一磨牙位置颧骨种植窝洞按种植体植入方向纵向切开，虚线所示颧骨种植窝洞方向；（t）植入种植体；（u）种植体在颧骨内长度为7～8mm；（v）种植体距颧骨最高点外侧壁＞5mm

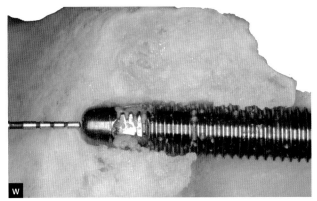

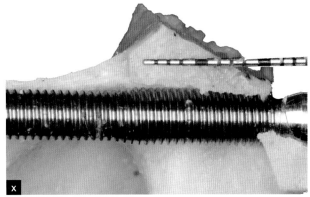

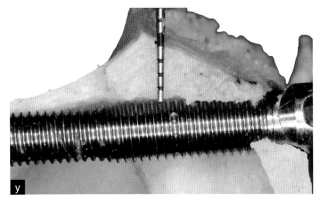

图18-2-38（续） 双侧双颧骨种植窝洞剖面图。（w）种植体头部距颧骨外侧壁1~2mm；（x）种植体颈部颊侧骨板长度约10mm；（y）种植体颈部颊侧骨板厚度＞3mm

3. 小结

　　颧骨种植技术一般用于上颌后牙区重度骨缺损牙缺失患者的口腔功能修复重建。该种植技术成熟度高，在临床上应用超过30年以上，临床成功率高，无需植骨，可以即刻负载，值得临床推广应用。本章节围绕颧骨种植区域解剖结构，利用冰鲜头颅模型，进行肌肉、血管、神经及骨的系列解剖阐述，特别是上颌颧骨单/双颧骨种植体植入术式的口腔种植案例展示，将有助于广大口腔种植医生全面了解和掌握该种植技术，熟悉相应解剖结构，从而提升诊疗水平，减少并发症的发生。

（高振华　满毅　廖寅秀　邹多宏）

参考文献

[1] Brånemark PI, Gröndahl K, Ohrnell LO, et al. Zygoma fixture in the management of advanced atrophy of the maxilla: technique and long-term results[J]. Scand J Plast Reconstr Surg Hand Surg, 2004, 38(2):70-85.

[2] Brennand Roper M, Vissink A, Dudding T, et al. Long-term treatment outcomes with zygomatic implants: a systematic review and meta-analysis[J]. Int J Implant Dent, 2023, 9(1):21.

[3] Kämmerer PW, Fan S, Aparicio C, et al. Evaluation of surgical techniques in survival rate and complications of zygomatic implants for the rehabilitation of the atrophic edentulous maxilla: a systematic review[J]. Int J Implant Dent, 2023, 9(1):11.

[4] Stella JP, Warner MR. Sinus slot technique for simplification and improved orientation of zygomaticus dental implants: a technical note[J]. Int J Oral Maxillofac Implants, 2000, 15(6):889-893.

[5] Maló P, Nobre Mde A, Lopes I. A new approach to rehabilitate the severely atrophic maxilla using extramaxillary anchored implants in immediate function: a pilot study[J]. J Prosthet Dent, 2008, 100(5):354-366.

[6] Aparicio C. A proposed classification for zygomatic implant patient based on the zygoma anatomy guided approach(ZAGA): a cross-sectional survey[J]. Eur J Oral Implantol, 2011, 4(3):269-275.

[7] Aparicio C, Polido WD, Zarrinkelk HM. The Zygoma Anatomy-Guided Approach for Placement of Zygomatic Implants[J]. Atlas Oral Maxillofac Surg Clin North Am, 2021, 29(2):203-231.

[8] Aparicio C, Polido WD, Chow J, et al. Identification of the Pathway and Appropriate Use of Four Zygomatic Implants in the Atrophic Maxilla: A Cross-Sectional Study[J]. Int J Oral Maxillofac Implants, 2021, 36(4):807-817.

[9] Testori T, Rosano G, Taschieri S, et al. Ligation of an unusually large vessel during maxillary sinus floor augmentation. A case report[J]. Eur J Oral Implantol, 2010, 3(3):255-258.

[10] Maridati P, Stoffella E, Speroni S, et al. Alveolar antral artery isolation during sinus lift procedure with the double window technique[J]. Open Dent J, 2014, 8:95-103.

[11] Varela-Centelles P, Seoane J, Loira-Gago M, et al. Diameter of alveolar antral artery in the lateral sinus wall: study of related factors[J]. Br J Oral Maxillofac Surg, 2017, 55(4):413-415.

19

第19章　　V–II–V口腔种植解剖

Anatomy of V-II-V Oral Implantation

2008年，由意大利Agliardi Enrico Luigi副教授[1]在米兰大学时率先提出了Ⅴ-Ⅱ-Ⅴ口腔种植的概念，通过由4颗倾斜放置和2颗垂直放置的种植体支撑上颌无牙颌即刻修复体，可以在不实施任何植骨手术的情况下完成上颌无牙颌的种植固定修复。Ⅴ-Ⅱ-Ⅴ口腔种植技术专用于上颌后牙区骨量不足的无牙颌患者的口腔功能重建，一般由6颗种植体完成种植修复，因为6颗种植体外形似Ⅴ-Ⅱ-Ⅴ形状，所以该种植术式被称为Ⅴ-Ⅱ-Ⅴ种植术（图19-1）。

炎症、外伤、病变及生理性因素可导致牙槽骨骨量不足，这给种植修复带来挑战。特别当上颌后牙缺失后，会发生上颌窦气化及牙槽骨吸收，最终导致上颌后牙区牙槽骨高度显著不足，这时种植修复需要采用有效治疗方案：①植骨，牙槽骨高度及宽度获得足够骨量后再进行种植修复；②采用倾斜种植技术，有效避开骨缺损区域，完成种植修复，具体包括上颌翼板区种植技术（详见第17章）、颧骨种植技术（详见第18章），及鼻侧壁种植技术（详见第16章）等；③使用短种植体进行种植。相较①及③治疗方案，目前临床上使用倾斜种植技术进行无牙颌伴骨缺损患者的口腔功能修复日益增

多。在倾斜种植技术中，应用最广的就是Maló等[2]采用All-on-4种植修复方案，仅使用4颗种植体（两个垂直和两个倾斜）即可完成半口无牙颌患者的种植修复。研究报道，利用All-on-4种植技术对上颌无牙颌进行即刻修复12个月后获得了97.6%的种植体存活率[3]。

与All-on-4种植治疗方案相比，Ⅴ-Ⅱ-Ⅴ口腔种植技术需要植入6颗种植体（在前牙区植入2颗直的牙种植体，上颌窦前壁植入2颗向远中倾斜的种植体，上颌结节区植入2颗向近中倾斜穿过翼板区的牙种植体，外形呈Ⅴ-Ⅱ-Ⅴ形状）。利用Ⅴ-Ⅱ-Ⅴ口腔种植技术进行半口固定修复显现出巨大优势：①避免植骨手术，有效避开上颌窦，利用鼻底双皮质固位及穿翼板种植可以进行即刻负载；②穿翼板种植，完全消除了种植修复体远端的悬臂；③仅6颗牙种植体即可完成上颌全牙弓的即刻修复；④简化了牙种植治疗程序，减轻了术后反应和疼痛，缩短了治疗时间。鉴于此，现临床上Ⅴ-Ⅱ-Ⅴ口腔种植技术具有诱人的应用前景。为了更好地帮助广大口腔种植医生了解、熟悉该技术相关解剖结构，本章节将通过冰鲜头颅解剖系统介绍Ⅴ-Ⅱ-Ⅴ种植技术涉及的解剖结构及手术要点。

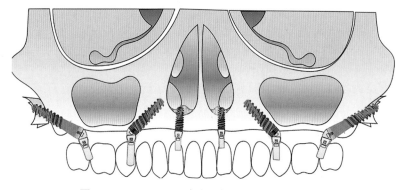

图19-1　Ⅴ-Ⅱ-Ⅴ种植修复上颌无牙颌示意图

第1节　V-Ⅱ-V口腔种植相关骨性解剖

1. 上颌前牙区骨性解剖

上颌前牙区由两侧的上颌体和牙槽突组成，其中上颌体主要涉及上颌尖牙区至上颌体内界面，即鼻面，参与鼻腔外侧壁和底壁的构成；牙槽突则是自上颌体向下方伸出，是上颌骨包围牙根周围的突起部分，两侧牙槽突在前牙区正中线结合形成蹄铁形的牙槽骨弓（图19-1-1和图19-1-2）。牙槽突容纳牙根的深窝称牙槽窝，两牙之间的牙槽骨称牙槽间隔，在上颌前牙区需行即刻种植时，常在牙槽窝或牙槽间隔处植入种植体。

缺牙后，因缺乏一定的生理性刺激，牙槽突均有不同程度吸收和萎缩，尤其在全口牙缺失后，牙槽突的吸收是沿着牙长轴方向进行的。在上颌，牙槽突向上、向内吸收，因上颌唇、颊侧牙槽突骨皮质相对较薄，同时需要承担唇颊肌肉活动时产生的向内压力，唇侧吸收速度较腭侧快，造成上颌牙槽突弓逐渐缩小。

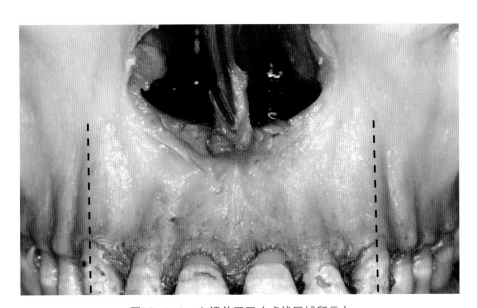

图19-1-1　上颌前牙区（虚线区域所示）

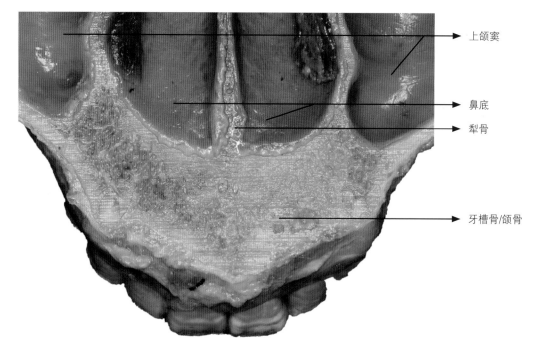

上颌窦

鼻底

犁骨

牙槽骨/颌骨

图19-1-2　水平向剖面观察上颌前牙区

2. 上颌窦区域骨性解剖

在Ⅴ-Ⅱ-Ⅴ口腔种植技术中，上颌窦区的两个倾斜种植体主要位于上颌窦前壁的上颌骨内，而该区域可用骨量主要取决于上颌窦的位置以及该区域上颌骨体和牙槽突的剩余骨量。其中，上颌窦位于上颌骨内，窦腔呈锥体形，其底为鼻腔外侧壁，其尖伸向上颌骨颧突，上壁为上颌骨眶面，前外壁为上颌骨前外面，后壁为上颌骨后面，下壁为上颌骨牙槽突（图19-1-3和图19-1-4）。成人上颌窦平均体积为25～35mm（宽）、36～45mm（高）和38～45mm（深），成人上颌窦底位置一般位于鼻底以下1cm处，上颌窦前壁位于尖牙前磨牙区，窦底最低处通常位于上颌第一磨牙区[4]（详细解剖见

第6章）。

3. 上颌翼板区骨性解剖

上颌翼板区主要包括上颌骨上颌结节部分、腭骨锥突和蝶骨翼突部分，该处包含上颌骨3对支柱之一的翼突支柱，主要传导磨牙区的咀嚼压力，该支柱由蝶骨翼突与上颌骨牙槽突的后端相互连接而构成，将咀嚼压力传至颅底。翼突上部前面与上颌体后面之间的裂隙称为翼上颌裂，上颌动脉经此处进入翼腭窝，翼突下部前面与上颌体下部的后面相接，形成翼上颌缝，又称翼颌连接（图19-1-5和图19-1-6）。

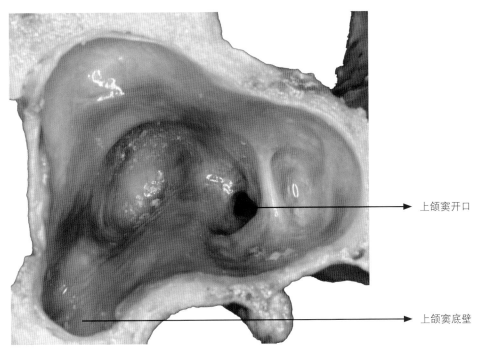

上颌窦开口

上颌窦底壁

图19-1-3 上颌窦结构图

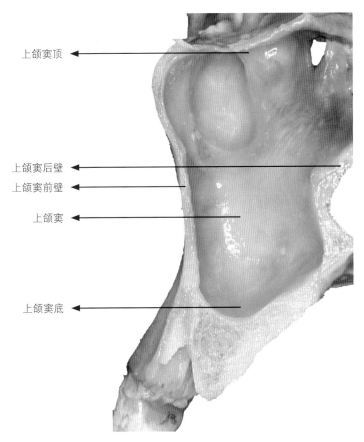

上颌窦顶

上颌窦后壁

上颌窦前壁

上颌窦

上颌窦底

图19-1-4 上颌窦结构图

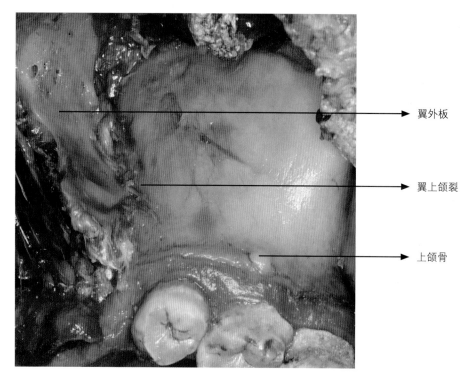

翼外板

翼上颌裂

上颌骨

图19-1-5 翼上颌裂解剖图

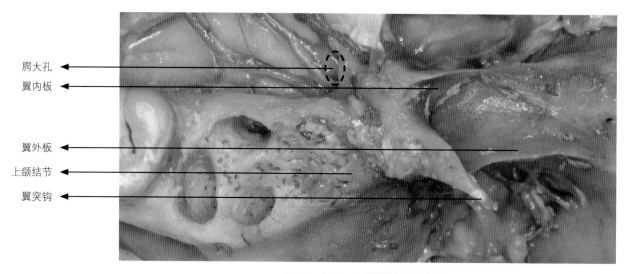

腭大孔

翼内板

翼外板

上颌结节

翼突钩

图19-1-6 上颌翼板区解剖图

在 Ⅴ-Ⅱ-Ⅴ 口腔种植技术中，末端两颗倾斜种植体的植入主要依靠的是上颌结节剩余骨量、腭骨锥突以及部分翼突骨量，腭骨锥突由腭骨水平部和垂直部的连接处形成锥突，锥突后面的中部构成翼突窝底；翼突为一对从蝶骨体与大翼连接处伸向下方的突起，由外板和内板构成，内、外板的前上部分融合，下部分离形成翼切迹，其内有腭骨锥突，内、外板之间的窝称为翼突窝，翼突根部有翼腭管，管内有翼管神经通过（图19-1-7和图19-1-8）（详细解剖见第17章）。

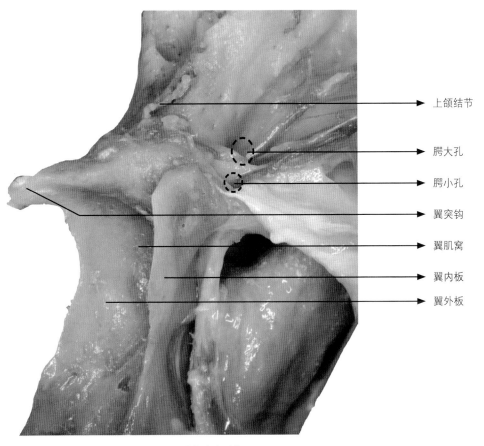

上颌结节

腭大孔

腭小孔

翼突钩

翼肌窝

翼内板

翼外板

图19-1-7 翼突窝解剖图

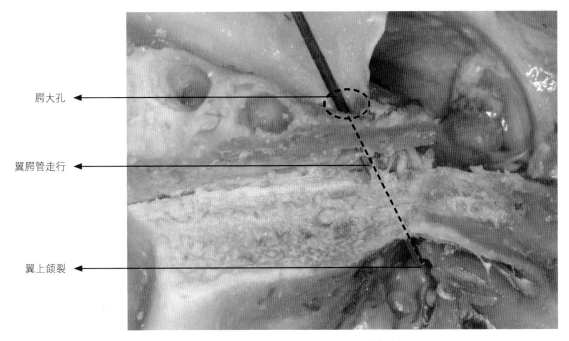

腭大孔

翼腭管走行

翼上颌裂

图19-1-8 翼腭管解剖图

第2节　Ⅴ-Ⅱ-Ⅴ口腔种植相关神经解剖

1. 上牙槽神经

（1）上牙槽后神经（posterior superior alveolar nerve）

上颌神经翼腭窝段分出上牙槽后神经，经翼上颌裂出翼腭窝，进入颞下窝，在上颌结节后面发出龈支至上颌磨牙颊侧的黏膜和牙龈；另有分支与上牙槽后动脉伴行进入上颌牙槽孔，经上颌窦后壁的牙槽管下行，支配一侧上颌磨牙及其牙周膜、牙槽骨和上颌窦黏膜（上颌第一磨牙近中颊根除外），并在上颌第一磨牙的近中颊根与上牙槽中神经相吻合（图19-2-1）。

（2）上牙槽中神经（middle superior alveolar nerve）

上颌神经入眶下裂后分为眶下管段，发出上牙槽中神经，该支在眶下管的后端发出，经上颌窦前外侧壁向前下行，分布于一侧上颌前磨牙和上颌第一磨牙的近中颊根及其牙周膜、牙槽骨、颊侧牙龈和上颌窦黏膜，并与上牙槽前后神经相吻合，组成上牙神经丛（图19-2-1）。

（3）上牙槽前神经（anterior superior alveolar nerve）

上颌神经入眶下裂后分为眶下管段，该段的中段由眶下神经发出，经上颌窦前外侧壁的牙槽管下行，分布于上颌切牙、尖牙及其牙周膜、牙槽骨、唇侧牙龈和上颌窦黏膜。上牙槽前神经发出鼻支，分布于下鼻道外侧壁前区及鼻腔底的黏膜，并与鼻腭神经相吻合（图19-2-1）。

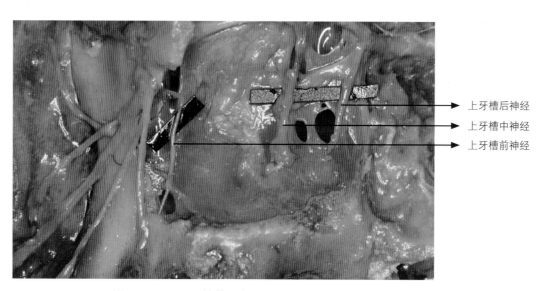

　　　　　　　上牙槽后神经
　　　　　　　上牙槽中神经
　　　　　　　上牙槽前神经

图19-2-1　上牙槽前、中及后神经解剖图

2. 鼻腭神经

由上颌神经翼腭窝段翼腭神经发出，分为鼻支，经蝶腭孔入鼻孔，分布于鼻甲和鼻中隔的黏膜，鼻腭神经为其中一支分支，分布于鼻中隔，经切牙管出切牙孔，支配上颌两侧尖牙之间的腭侧黏骨膜和牙龈，并在双侧尖牙腭侧分出一支分支与腭前神经相吻合（图19-2-2）。

3. 腭大神经

由上颌神经翼腭窝段翼腭神经发出，分出一支分支为腭神经，该支在翼腭管内下降，分为腭前、中、后神经，其中腭前神经又称为腭大神经，出腭大孔向前行于上颌骨腭突下面纵行的沟内，支配尖牙至第三磨牙腭侧黏骨膜和牙龈的感觉（图19-2-3）。

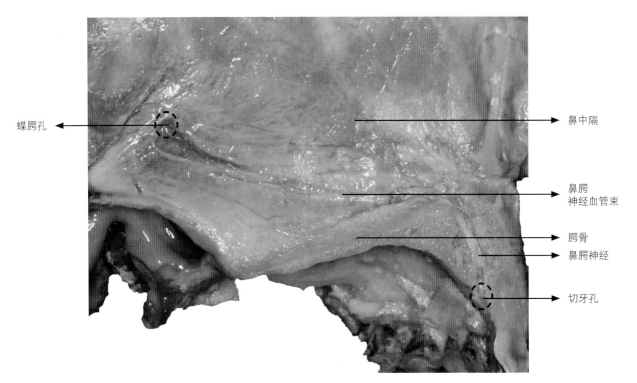

图19-2-2 鼻腭神经解剖图

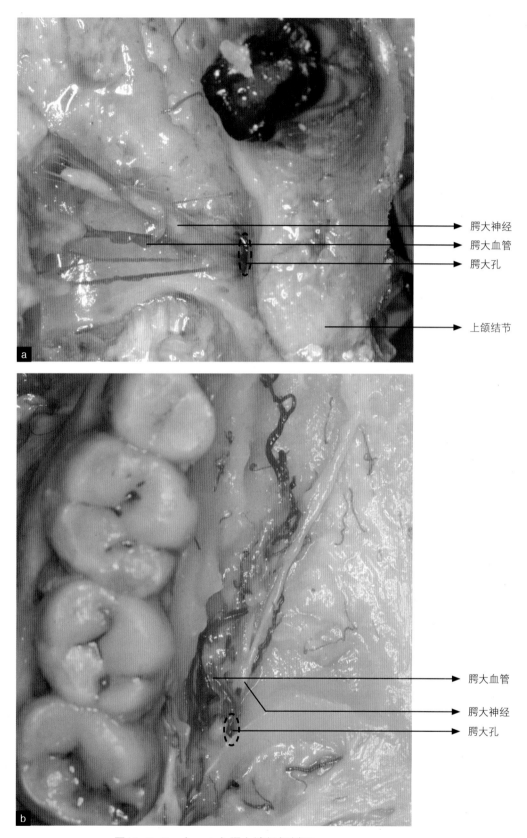

腭大神经

腭大血管

腭大孔

上颌结节

腭大血管

腭大神经

腭大孔

图19-2-3 （a、b）腭大神经解剖图

第3节　Ⅴ－Ⅱ－Ⅴ口腔种植相关血管解剖

1. 上颌前牙区血管

鼻腭动脉（nasopalatine artery）

腭大动脉的末段即鼻腭支，至切牙孔，穿切牙管进入鼻腔与蝶腭动脉的鼻中隔支相吻合（图19-3-1）。

2. 上颌窦周围血管

上牙槽后动脉颊支（buccal branch of posterior alveolar superior artery）

由上颌动脉进入翼腭窝前发出，沿上颌骨体后面下行，分布于牙龈、牙槽骨骨膜、颊黏膜和颊肌等（图19-3-2），在翻瓣过程中该动脉的损伤易发生术中出血并发症。

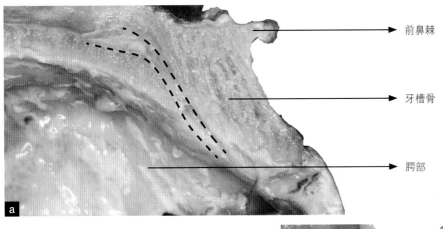

前鼻棘

牙槽骨

腭部

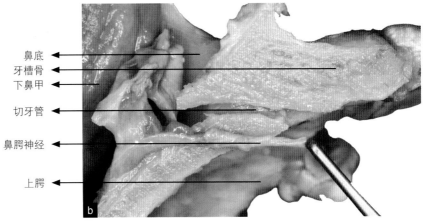

鼻底

牙槽骨

下鼻甲

切牙管

鼻腭神经

上腭

图19-3-1　切牙管及鼻腭神经解剖图。（a）腭降动脉鼻腭支（虚线所示）；（b）切牙管及鼻腭神经

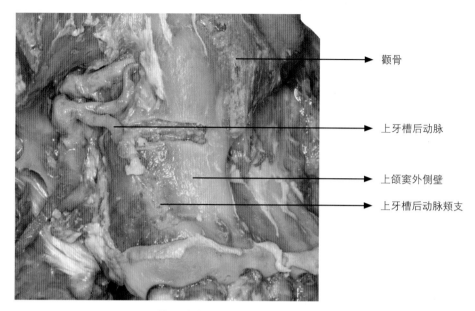

颧骨

上牙槽后动脉

上颌窦外侧壁

上牙槽后动脉颊支

图19-3-2　上牙槽后动脉颊支解剖图

3. 腭降动脉

腭降动脉（descending palatine artery）

在翼腭窝内下行数毫米入翼腭管，向前下内侧下行10mm出腭大孔。腭降动脉距翼突上颌连接部的最下处约24.8mm，而腭大动脉、腭小动脉多发自较短小的腭降动脉（95.2%）[5-6]，沿腭沟前行于硬腭的黏膜下组织内，供应上颌硬腭黏膜和腭侧牙龈的血供（图19-3-3）。

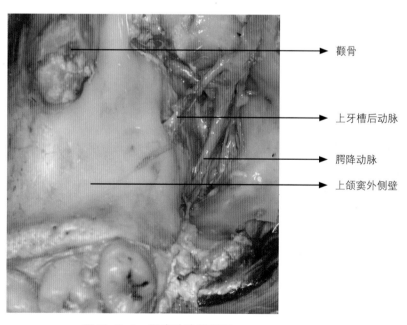

颧骨

上牙槽后动脉

腭降动脉

上颌窦外侧壁

图19-3-3　腭降动脉解剖图

第4节　V－Ⅱ－V口腔种植相关黏膜和肌肉解剖

1. 鼻黏膜

鼻黏膜厚度一般为1～2mm（图19-4-1）。根据结构与功能的不同，鼻黏膜又分为前庭部、呼吸部和嗅部三部分。前庭部是邻近外鼻孔的部分，有丰富的鼻毛可以阻挡空气中较大的尘粒吸入。呼吸部占鼻黏膜的大部，有发达的上皮纤毛，它们可向咽部摆动，黏着有尘粒、细菌的黏液排向咽部，最终将它们排出体外。此外，此部分有丰富的血管与腺体，对吸入的空气有加温和湿润作用。嗅部黏膜范围较小，主要位于鼻腔顶部。它含有一种专司嗅觉的嗅细胞及嗅腺，它们分泌能溶解到达嗅区的含气味的微粒，刺激嗅细胞表面上的嗅毛产生嗅觉，而且还由于嗅细胞具有不同的受体，可分别接受不同化学分子的刺激，因此可产生不同的嗅觉。

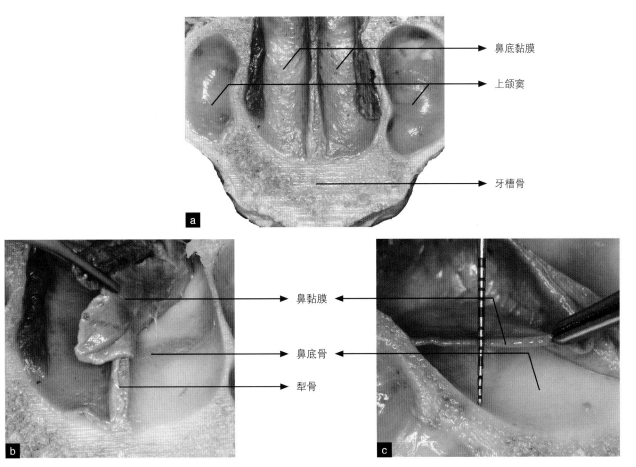

图19-4-1　鼻底黏膜解剖图。（a）鼻底黏膜；（b）剥离鼻黏膜；（c）鼻黏膜厚度约1mm

2. 上颌窦黏膜

（1）上颌窦黏骨膜（maxillary sinus muco-periosteum）

可分为3层，由表及里为上皮层、固有层、骨膜层[7]。其中上皮层由纤毛细胞、杯状细胞、基底细胞和基底膜所构成，基底细胞具有增殖和分化能力，可以分化为杯状细胞和纤毛细胞，杯状细胞是产生黏蛋白的分泌细胞，而纤毛细胞是具有纤毛的柱状上皮细胞，通过摆动将黏蛋白向上颌窦开口运送，引流至鼻腔；固有层富含血管网，由疏松结缔组织所构成，含小动脉、小静脉、末梢神经、淋巴管、纤维结缔组织束和黏液腺等，黏液腺通过上皮层开口于上颌窦腔，既有维护黏膜健康的作用，也会形成各具特征的某些疾病，如黏膜囊肿、息肉和感染等；骨膜层是菲薄的纤维结缔组织，在健康状态下略呈蓝色，具有弹性。

上颌窦底提升时，将上颌窦衬里视为一层，通常用黏骨膜、Schneiderian膜或上颌窦膜来描述上颌窦衬里（图19-4-2）。

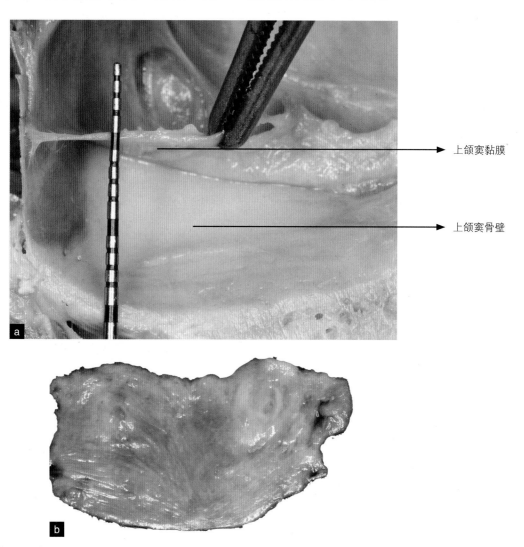

图19-4-2 上颌窦黏膜解剖图。（a）冰鲜头颅上颌窦黏膜厚度约2mm；（b）上颌窦黏膜为淡蓝色

右侧标注：上颌窦黏膜、上颌窦骨壁

（2）上颌窦黏膜（maxillary sinus mucous membrane）

上颌窦黏膜为双层分泌结构，包括内层和表层，内层也被称为溶胶，为一层薄薄的浆液，富含蛋白质、免疫球蛋白和补体，有助于维持黏骨膜的健康状态；表层则被称为凝胶，是杯状细胞分泌的一种黏稠的黏液，漂浮在较薄的溶胶层表面，具有湿润黏膜，加湿吸入的空气、捕获灰尘、颗粒和细菌等功能[8]。

3. 面部肌肉

面部表情肌多属于皮肌，其位置表浅，于面部浅筋膜内，起自骨面或筋膜，止于皮肤，口周肌群按部位可分为口周肌上组、口周肌下组、口轮匝肌和颊肌4组。

口周肌上组包括笑肌、颧大肌、颧小肌、提上唇鼻翼肌和提口角肌；口周下肌组由浅入深包括降口角肌、降下唇肌和颏肌；口轮匝肌位于上下唇内，指环绕口裂数层不同方向，呈扁环形排列的肌纤维；颊肌位于颊部，呈四边形，在笑肌、颧大肌、颧小肌、提口角肌和降口角肌的深面与口腔黏膜的浅面之间，起自上下颌骨磨牙牙槽突的外面和翼突下颌缝，纤维向口角汇集，止于口角、上下唇、颊部的皮肤（图19-4-3）（详细解剖见第4章）。

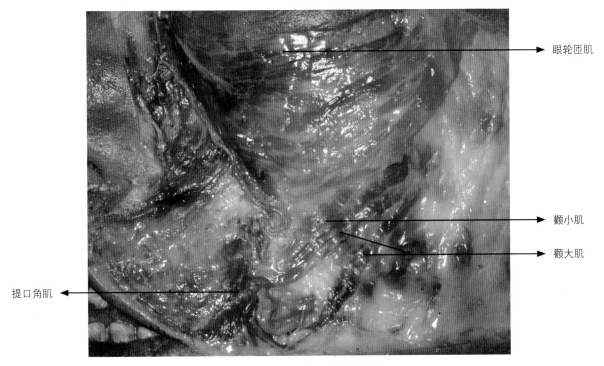

图19-4-3　面部表情肌解剖图

4. 翼板区肌肉

（1）翼内肌（medial pterygoid）

咀嚼肌中最深的一块，位于下颌支内侧面呈四边形的厚肌，在形态与功能上与咬肌相似，有浅头和深头，浅头起自腭骨锥突和上颌结节，深头起自翼外板的内面和腭骨锥突，二头夹包翼外肌下头，翼内肌肌束行向下后外，止于下颌角内侧面的翼肌粗隆，在下颌角的后下缘，翼内肌与咬肌以肌腱相连（图19-4-4）。

（2）翼外肌（lateral pterygoid）

位于颞下窝，大部分位于翼内肌上方，略呈水平位，具有两个起头：上头较小，起于蝶骨大翼的颞下面及颞下嵴；下头较大，起于翼外板的外面，肌束行向后外。主要上头部分止于颞下颌关节囊和关节盘的前缘；大部分肌束（包括全部下头或/和部分上头）止于髁突颈前方的关节翼肌窝（图19-4-4）。

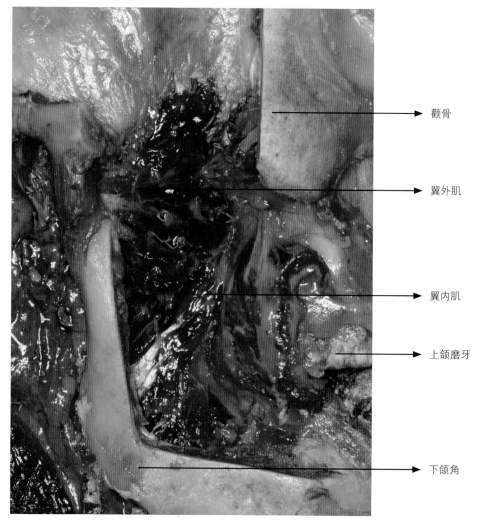

颧骨

翼外肌

翼内肌

上颌磨牙

下颌角

图19-4-4　翼内肌、翼外肌解剖图

第5节 Ⅴ-Ⅱ-Ⅴ口腔种植冰鲜头颅案例展示

1. 基于上颌翼板区种植构建Ⅴ-Ⅱ-Ⅴ口腔种植技术-上颌即刻种植案例展示（图19-5-1 ~ 图19-5-18）

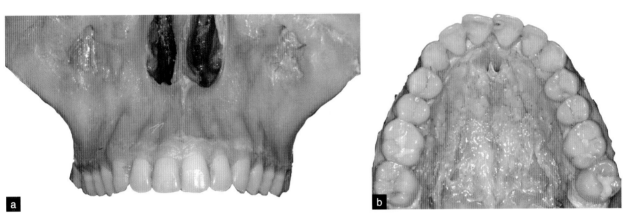

图19-5-1 冰鲜头颅上颌牙列完整。（a）正面观；（b）殆面观

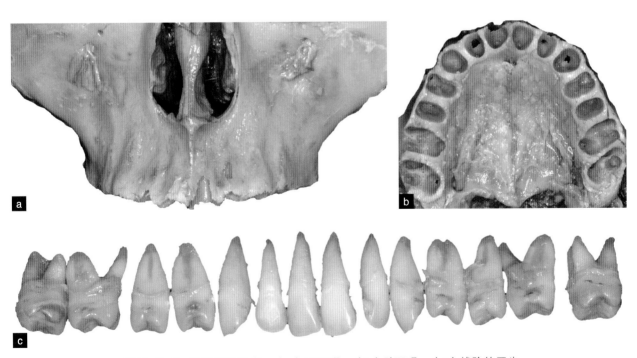

图19-5-2 微创拔除牙齿。（a）正面观；（b）殆面观；（c）拔除的牙齿

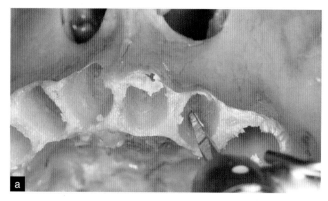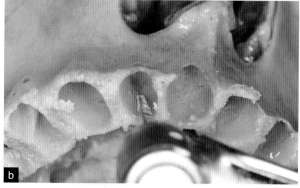

图19-5-3 左右侧切牙拔牙窝靠腭侧先锋钻备洞。（a）左侧切牙拔牙窝备洞；（b）右侧切牙拔牙窝备洞

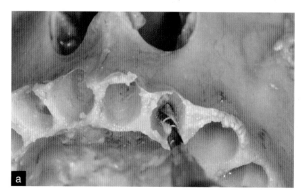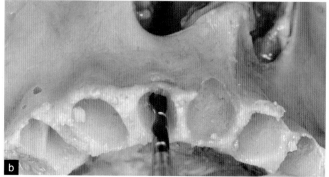

图19-5-4 基于先锋钻洞道，换种植麻花钻备洞。（a）左侧切牙拔牙窝备洞；（b）右侧切牙拔牙窝备洞

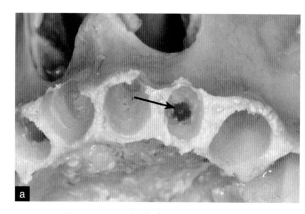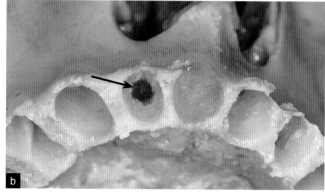

图19-5-5 完成种植窝预备（箭头所示）。（a）左侧切牙拔牙窝备洞；（b）右侧切牙拔牙窝备洞

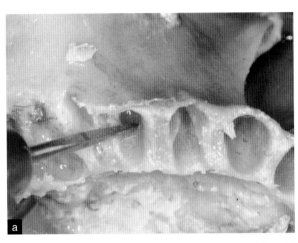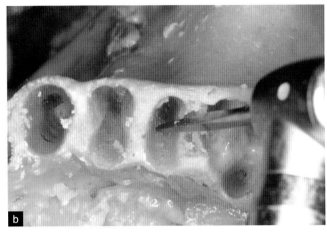

图19-5-6　左右第二前磨牙拔牙窝靠腭侧、近中倾斜先锋钻备洞。（a）右侧第二前磨牙拔牙窝备洞；（b）左侧第二前磨牙拔牙窝备洞

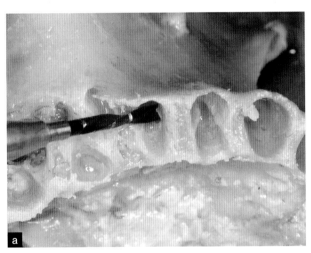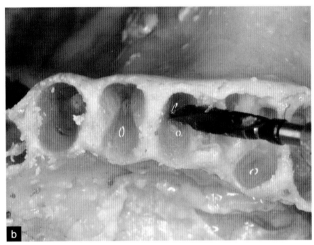

图19-5-7　基于先锋钻洞道，换种植麻花钻备洞。（a）右侧第二前磨牙拔牙窝备洞；（b）左侧第二前磨牙拔牙窝备洞

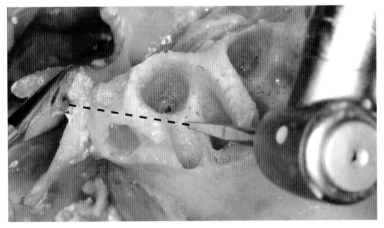

图19-5-8　左侧上颌翼板区先锋钻备洞（虚线所示，在专用定位器引导下，距离上颌结节10~12mm的拔牙窝内备洞）

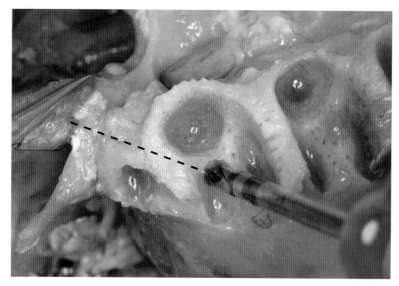

图19-5-9　基于先锋钻洞道，换上颌翼板区种植专用麻花钻备洞（直径2.2mm），方向按虚线所示

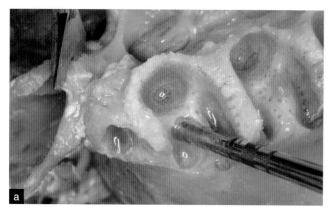

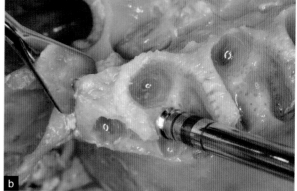

图19-5-10　然后用上颌翼板区种植专用窝洞扩张器对种植窝洞进行挤压扩张。（a）1号扩张器；（b）2号扩张器

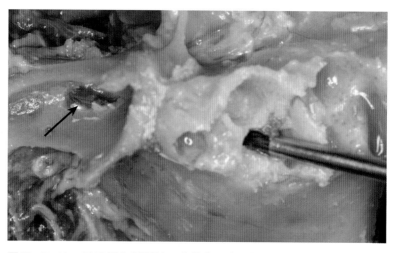

图19-5-11　最后用上颌翼板区种植专用麻花钻备洞（直径2.2mm），麻花钻穿过翼板区，在翼内板内侧穿出（箭头所示）

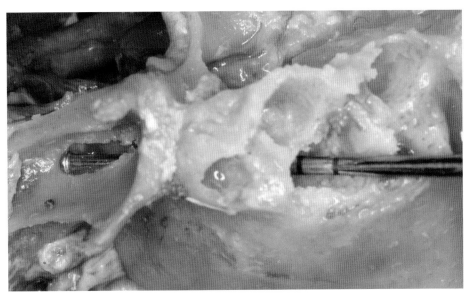

图19-5-12　上颌翼板区种植专用窝洞探测器观察窝洞深度及洞壁完整性

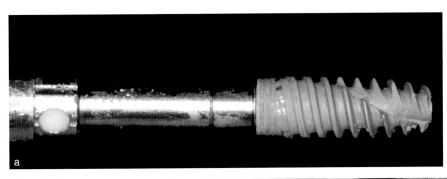

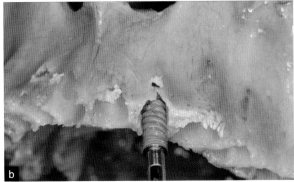

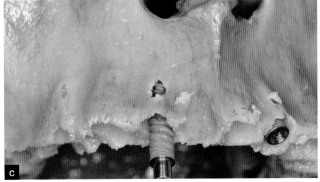

图19-5-13　选择合适种植体分别在12、22、15、25、17及27位置入6颗口腔种植体（Nobel Active，3.5mm×10mm，4.3mm×13mm，4.3mm×18mm）。（a）口腔种植体安装在持钉器上；（b）将3.5mm×10mm口腔种植体植入左上侧切牙位置；（c）将3.5mm×10mm口腔种植体植入右上侧切牙位置

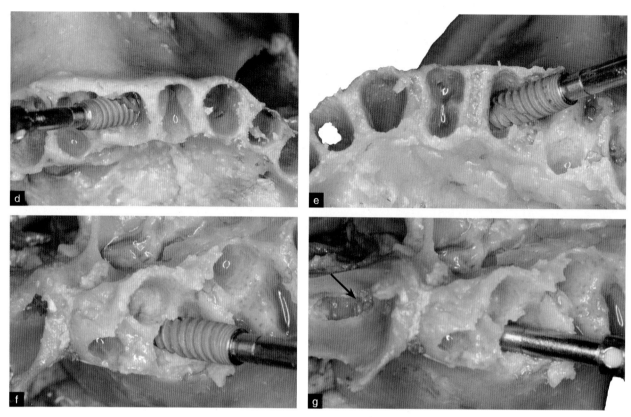

图19-5-13（续） 选择合适种植体分别在12、22、15、25、17及27位置入6颗（Nobel Active，3.5mm×10mm，4.3mm×13mm，4.3mm×18mm）。（d）将4.3mm×13mm口腔种植体植入右上第二前磨牙位置；（e）将4.3mm×13mm口腔种植体植入左上第二前磨牙位置；（f）将4.3mm×18mm口腔种植体植入左上第二磨牙位置；（g）上颌翼板区种植体植入时需要种植体头部穿出翼突窝1~2mm（箭头所示）

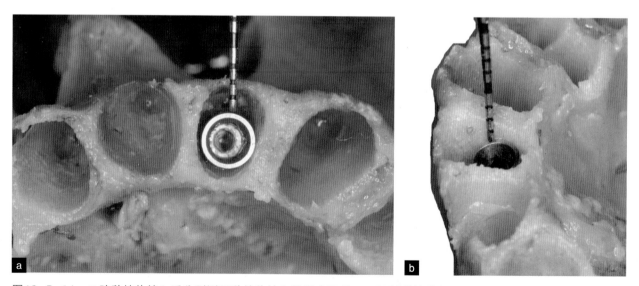

图19-5-14 口腔种植体植入后分别测量种植体植入的深度及前牙区唇侧种植体与唇侧骨板的宽度。（a）左侧切牙位置种植体颈部的唇侧骨板间隙距离为≥2mm；（b）左侧切牙位置种植体颈部的骨下深度为≥2mm

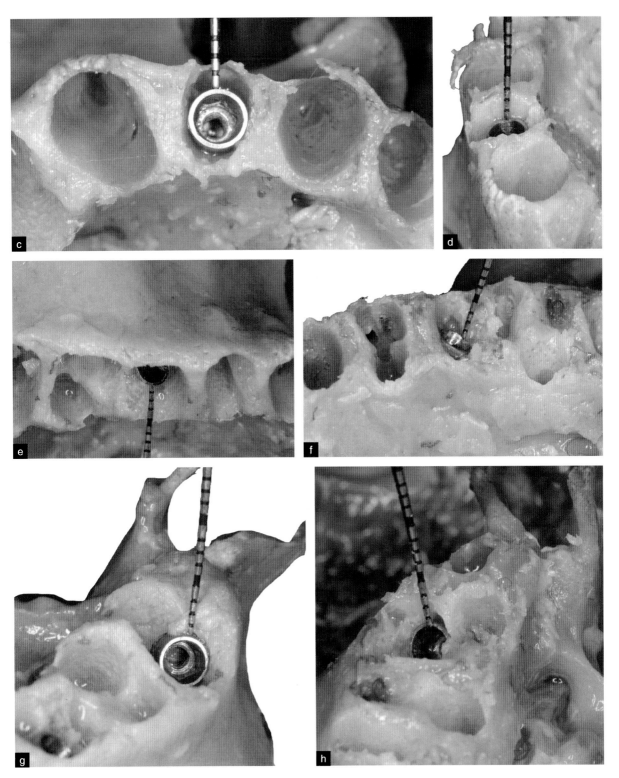

图19-5-14（续） 口腔种植体植入后分别测量种植植入的深度及前牙区唇侧种植体与唇侧骨板的宽度。（c）右侧切牙位置种植体颈部的唇侧骨板间隙距离为≥2mm；（d）右侧切牙位置种植体颈部的骨下深度为≥2mm；（e）右侧第二前磨牙位置种植体颈部的骨下深度为≥2mm；（f）左侧第二前磨牙位置种植体颈部的骨下深度为≥2mm；（g）左侧第二磨牙位置种植体颈部的骨下深度为≥2mm；（h）右侧第二磨牙位置种植体颈部的骨下深度为≥2mm

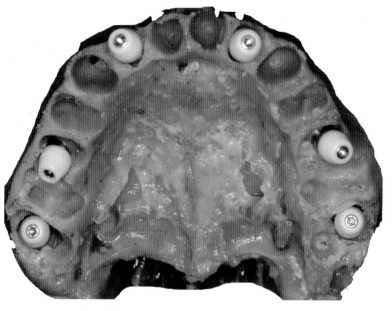

图19-5-15　安装基台，上白色保护帽（侧切牙位置种植体安装直基台；第二前磨牙位置倾斜种植体及上颌翼板区种植体安装30°角度基台）

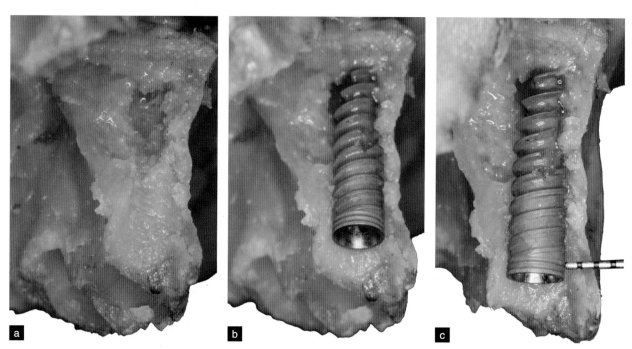

图19-5-16　上颌前牙区种植窝洞剖面图。（a）右上侧切牙种植窝洞；（b）植入种植体；（c）种植体颈部唇侧骨板厚度≥2mm

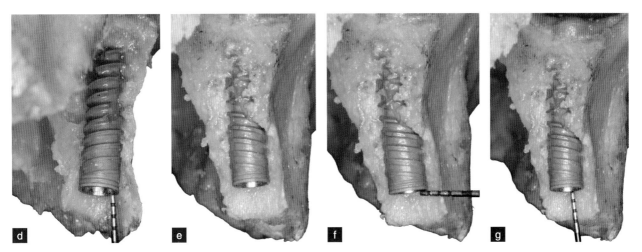

图19-5-16（续） 上颌前牙区种植窝洞剖面图。（d）种植体颈部深度≥2mm；（e）左上侧切牙种植体剖面图；（f）种植体颈部唇侧骨板厚度≥2mm；（g）种植体颈部深度≥2mm

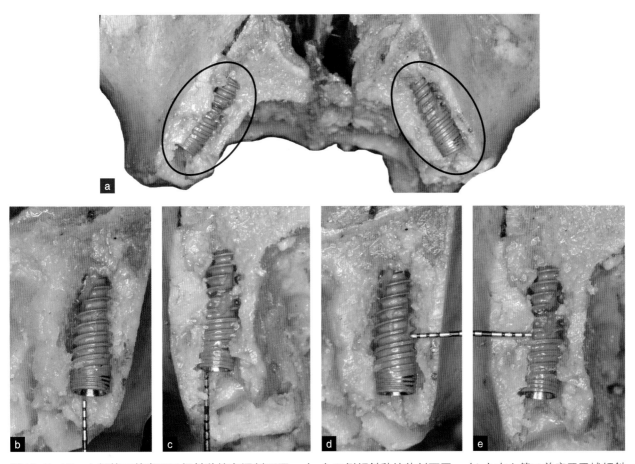

图19-5-17 上颌第二前磨牙区倾斜种植窝洞剖面图。（a）双侧倾斜种植体剖面图；（b）右上第二前磨牙区域倾斜种植体颈部深度≥2mm；（c）左上第二前磨牙区域倾斜种植体颈部深度≥2mm；（d）右上第二前磨牙区域倾斜种植体颊侧骨板厚度≥2mm；（e）左上第二前磨牙区域倾斜种植体颊侧骨板厚度≥2mm

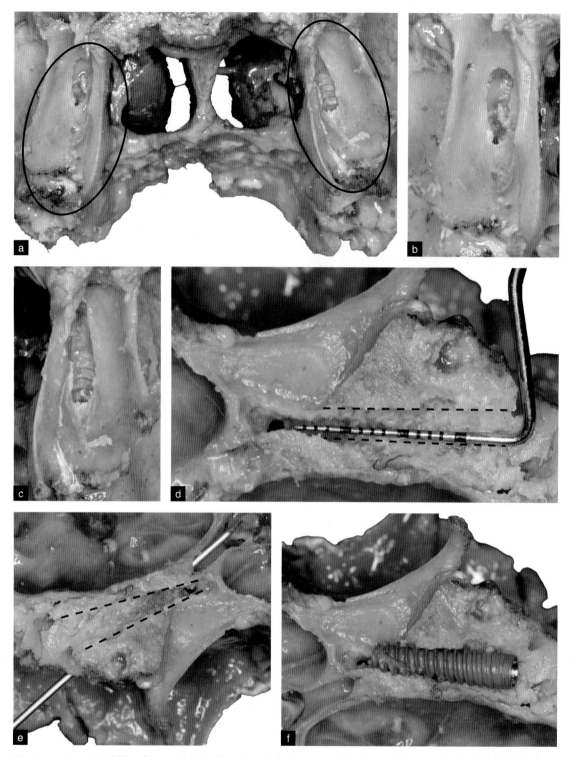

图19-5-18　上颌第二磨牙区上颌翼板区种植窝洞剖面图。（a）双侧上颌翼板区种植窝洞翼突窝面观；（b）右侧观，种植窝洞靠翼内板侧穿出翼突窝；（c）左侧观，种植窝洞靠翼内板侧穿出翼突窝；（d）左侧上颌翼板区种植窝洞剖面图，虚线区域为种植窝洞，探针指示种植体植入方向；（e）腭降动脉走行方向与种植窝洞关系，翼腭管方向为金属丝所示，种植窝洞为虚线所示；（f）植入种植体

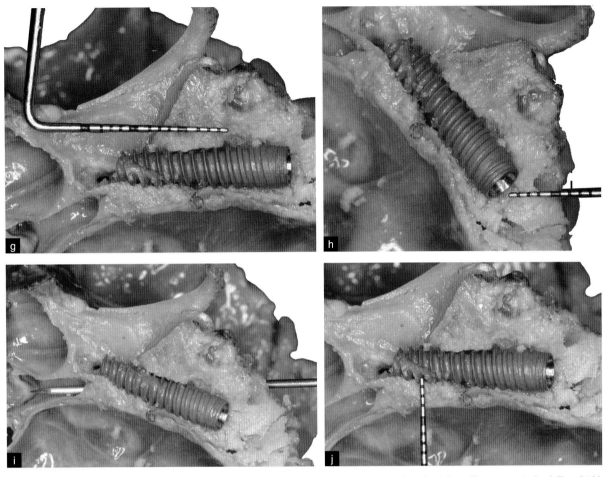

图19-5-18（续） 上颌第二磨牙区上颌翼板区种植窝洞剖面图。（g）蝶腭突融合区约6mm，为密质骨，探针所示；（h）种植体颈部骨下深度≥2mm；（i）种植体在腭降动脉/翼腭管上方；（j）种植体腭侧骨板厚度≥2mm

2. 基于颧骨种植构建Ⅴ-Ⅱ-Ⅴ口腔种植技术-上颌即刻种植案例展示（图19-5-19～图19-5-36）

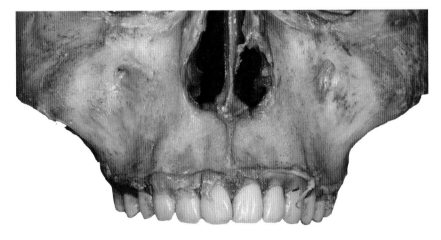

图19-5-19 冰鲜头颅上颌牙列完整

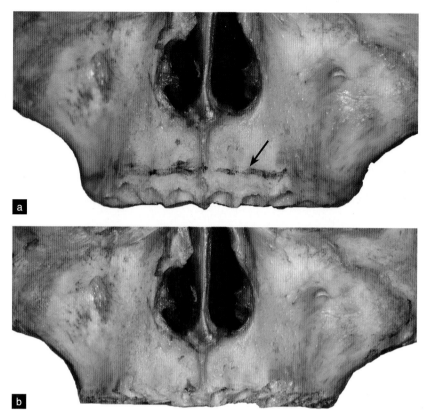

图19-5-20 微创拔除上颌牙齿，修整牙槽骨。（a）画截骨线（箭头所示）；（b）按截骨线截骨，修整牙槽嵴

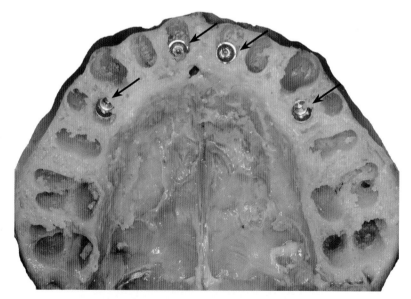

图19-5-21 同第一案例（基于上颌翼板区种植构建Ⅴ-Ⅱ-Ⅴ口腔种植技术-上颌即刻种植案例展示）备洞原则和种植方式，分别在上颌中切牙及第一前磨牙区域植入4颗种植体（Nobel Active，3.5mm×10mm，4.3mm×13mm；将3.5mm×10mm口腔种植体植入中切牙位置，将4.3mm×13mm口腔种植体植入第一前磨牙位置，箭头所示）

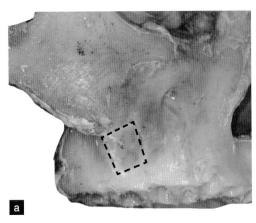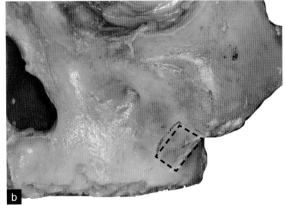

图19-5-22　设计双侧上颌窦侧壁开窗截骨线（虚线所示）。（a）右侧上颌窦开窗；（b）左侧上颌窦开窗

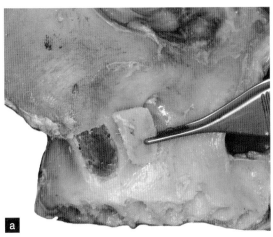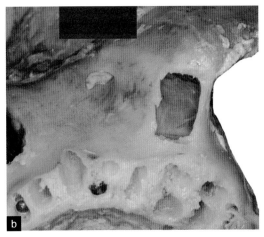

图19-5-23　用超声骨刀按截骨线双侧上颌窦侧壁开窗。（a）右侧上颌窦开窗；（b）左侧上颌窦开窗

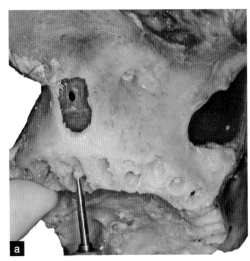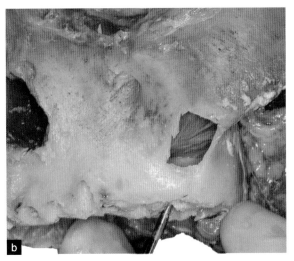

图19-5-24　上颌窦黏膜提升后，用中号球钻（直径=0.25mm）在上颌第一磨牙位置牙槽嵴定位。（a）右侧定位；（b）左侧定位

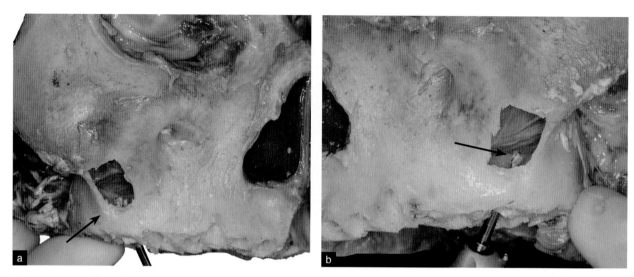

图19-5-25　基于球钻定位窝，用常规种植麻花钻逐级制备牙槽嵴部位种植窝洞（箭头所示）。（a）右侧备洞；（b）左侧备洞

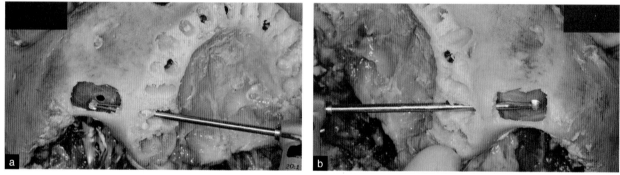

图19-5-26　用颧骨种植专用手术器械里面的长球钻在颧骨内侧（上颌窦内）定位。（a）右侧定位；（b）左侧定位

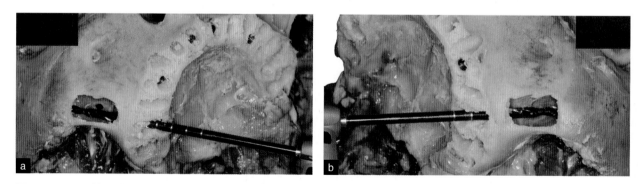

图19-5-27　基于球钻定位窝，用颧骨种植专用手术器械里面的种植麻花钻在颧骨内侧（上颌窦内）定位。（a）右侧备洞；（b）左侧备洞

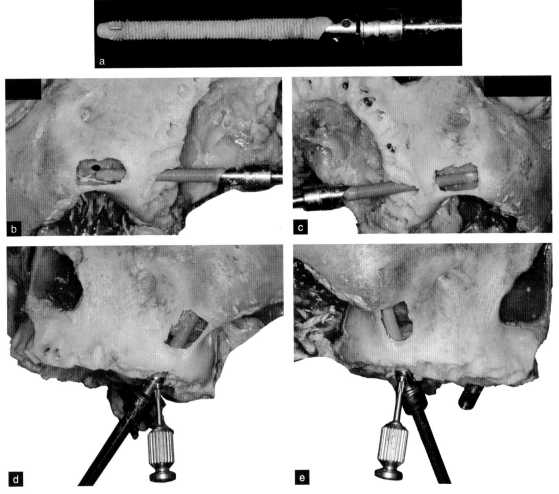

图19-5-28　按术前设计方案，选择长度合适的颧骨种植体，把种植体精准植入种植窝内。（a）种植体安装到颧骨种植专用持钉器上；（b）按种植窝洞方向植入右侧颧骨种植体；（c）按种植窝洞方向植入左侧颧骨种植体；（d）用螺丝刀确定左侧颧骨种植体的位置，确保修复体中央螺丝位置正确；（e）用螺丝刀确定右侧颧骨种植体的位置，确保修复体中央螺丝位置正确

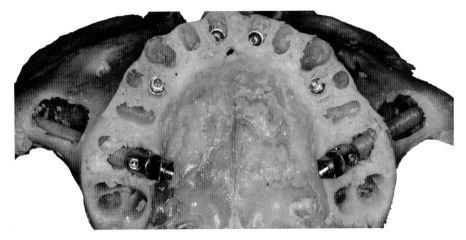

图19-5-29　完成种植体植入（验面观）

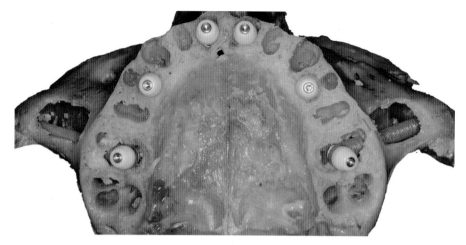

图19-5-30　安装角度及非角度复合基台，上白色保护帽，以备装半口临时修复体

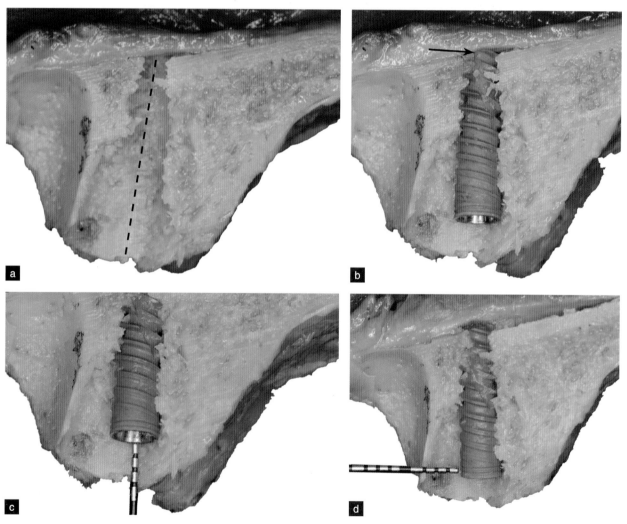

图19-5-31　（a）右侧中切牙种植窝洞剖面图，虚线所示窝洞方向。（b）植入种植体，种植体头部穿出鼻底约0.5mm（箭头所示）；（c）种植体植入深度≥2mm；（d）种植体颈部唇侧骨板厚度≥2mm

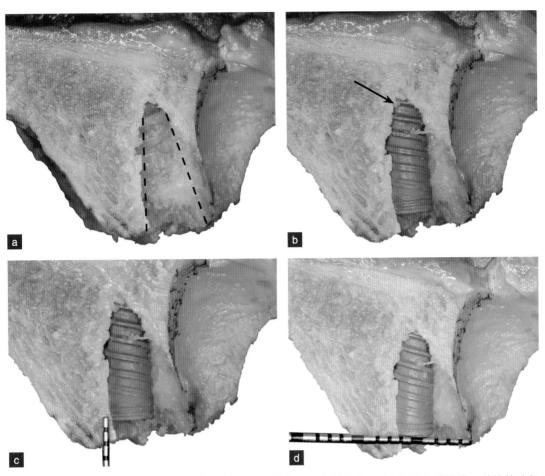

图19-5-32　（a）左侧中切牙种植窝洞剖面图，虚线所示窝洞方向；（b）植入种植体，种植体头部穿出鼻底约0.5mm（箭头所示）；（c）种植体植入深度≥2mm；（d）种植体颈部唇侧骨板厚度≥2mm

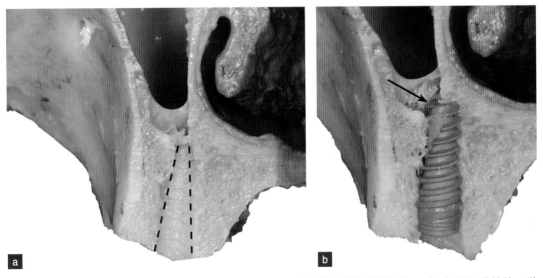

图19-5-33　（a）右侧第一前磨牙种植窝洞剖面图，虚线所示种植窝洞方向；（b）植入种植体，种植体头部穿出上颌窦底约0.5mm（箭头所示）

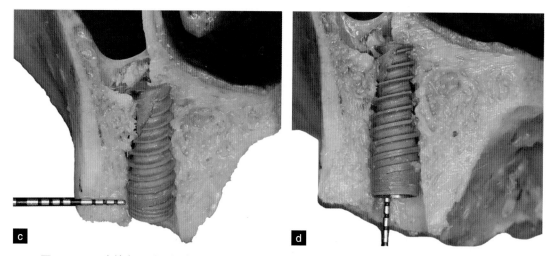

图19-5-33（续）　（c）种植体颈部唇侧骨板厚度≥2mm；（d）种植体植入深度≥2mm

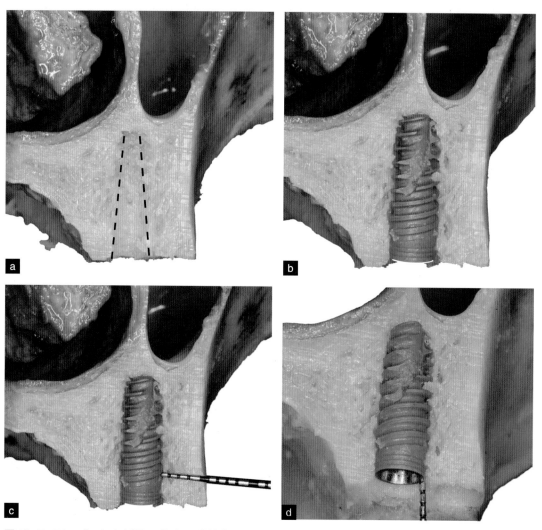

图19-5-34　（a）左侧第一前磨牙种植窝洞剖面图，虚线所示种植窝洞方向；（b）植入种植体；（c）种植体颈部唇侧骨板厚度≥2mm；（d）种植体植入深度≥1mm

图19-5-35　右侧第一磨牙种植窝
洞（颧骨种植窝洞）剖面图，虚线
所示种植窝洞方向。（a）上颌窦外
侧壁去除后暴露牙槽骨及颧骨部分
种植窝洞；（b）上颌窦完全切开后
暴露牙槽骨及颧骨部分种植窝洞，
上颌窦外侧壁去除后植入种植体；
（c）侧面观；（d）牙槽嵴面观，
种植体沿上颌窦后壁进入颧骨（箭
头所示）；（e）上颌窦完全切开
后，植入种植体；（f）颧骨垂直厚
度约9mm，种植体头部在颧骨内

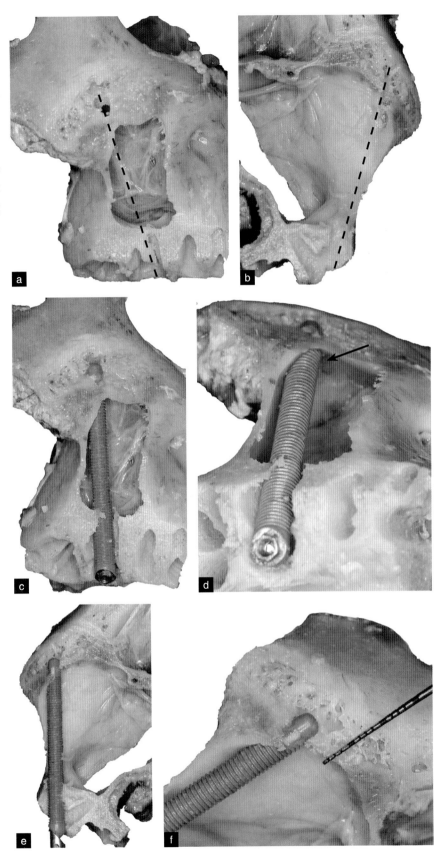

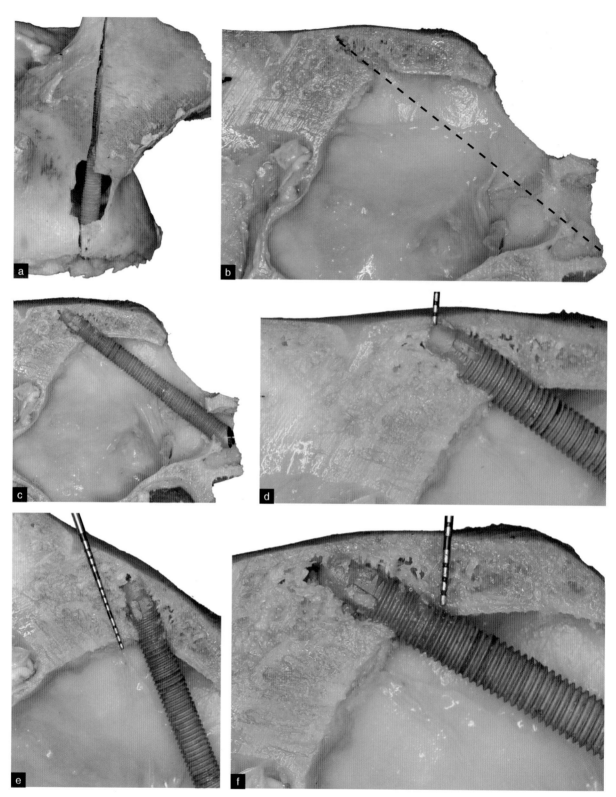

图19-5-36　左侧第一磨牙种植窝洞（颧骨种植窝洞）剖面图。（a）沿种植体植入方向纵向切开；（b）上颌窦完全切开后暴露牙槽骨及颧骨部分种植窝洞（虚线所示种植窝洞方向）；（c）植入种植体，侧面观；（d）种植体头部距颧骨外侧壁约1mm；（e）种植体在颧骨内长度约8mm；（f）颧骨垂直厚度5~6mm

3. 基于鼻侧壁种植及上颌翼板区种植构建Ⅴ-Ⅱ-Ⅴ 口腔种植技术–上颌即刻种植案例展示（图19-5-37 ~ 图19-5-50）

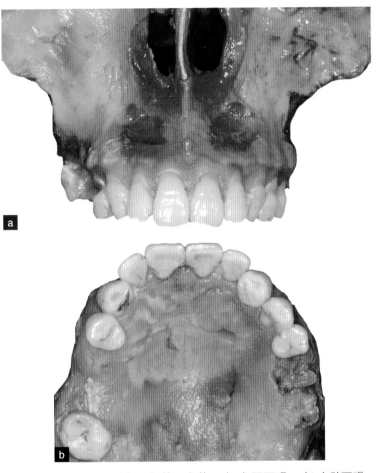

图19-5-37 冰鲜头颅上颌前牙完整。（a）正面观；（b）拾面观

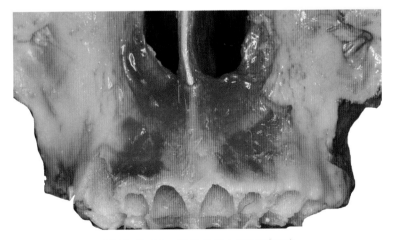

图19-5-38 微创拔除上颌牙列牙齿

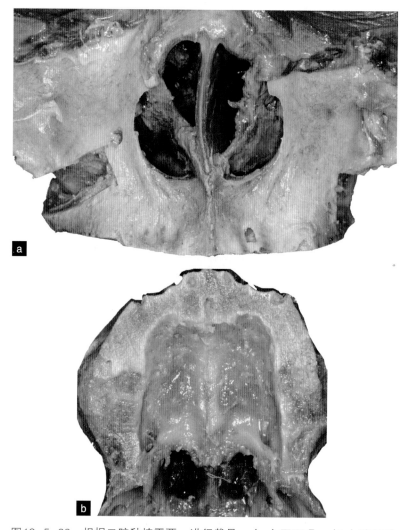

图19-5-39　根据口腔种植需要，进行截骨。（a）正面观；（b）殆面观

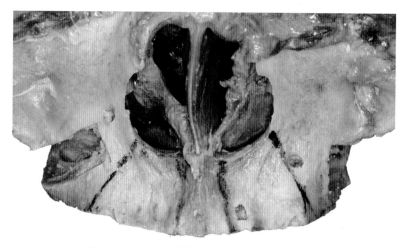

图19-5-40　设计鼻侧壁种植（黑线所示）

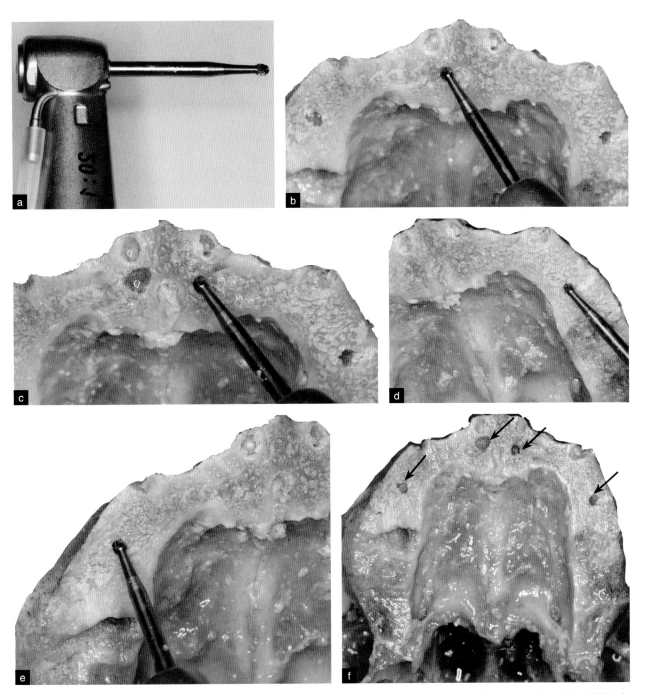

图19-5-41 用球钻（直径=0.25mm）分别在上颌中切牙及前磨牙位置定点。（a）球钻；（b）右上中切牙位置定点；（c）左上中切牙位置定点；（d）左前磨牙位置定点；（e）右前磨牙位置定点；（f）完成定位，箭头所示

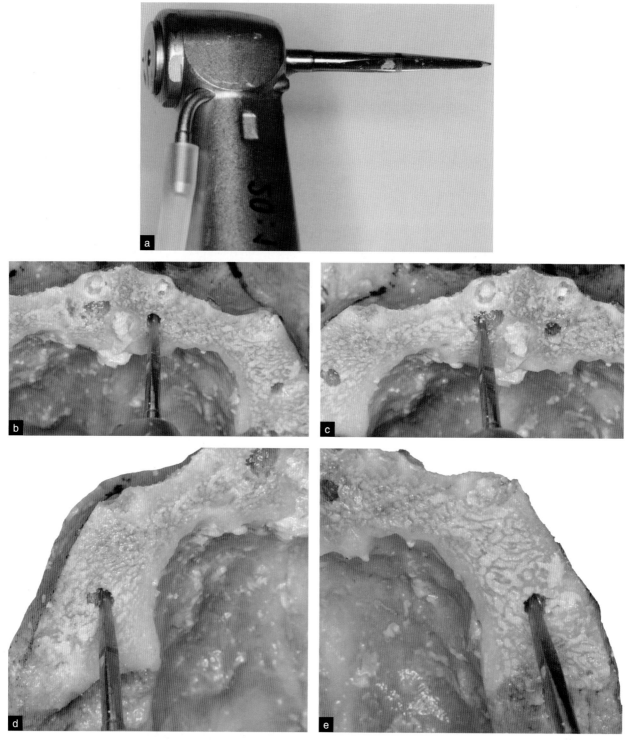

图19-5-42　基于球钻定位，用先锋钻分别在上颌中切牙及前磨牙位置预备种植窝洞。（a）先锋钻；（b）左上中切牙位置预备种植窝洞；（c）右上中切牙位置预备种植窝洞；（d）左前磨牙位置预备种植窝洞；（e）右前磨牙位置预备种植窝洞

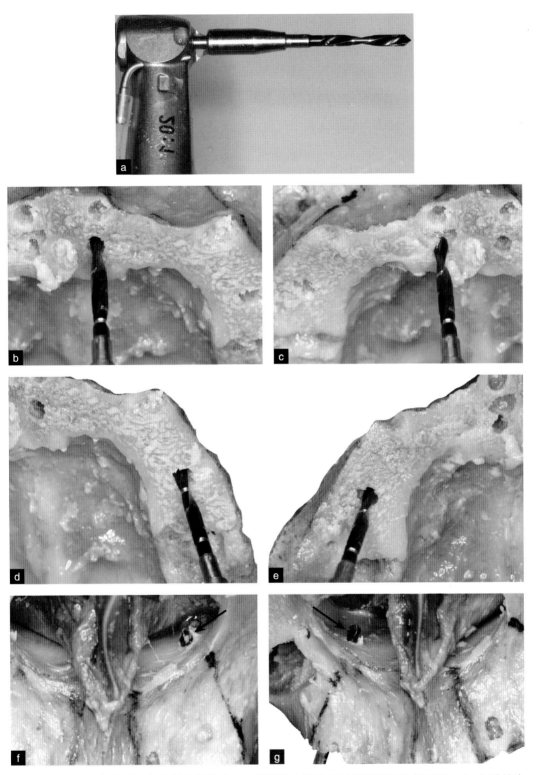

图19-5-43　在先锋钻预备种植窝洞基础上，用种植专用麻花钻继续预备种植窝洞。（a）种植专用麻花钻；（b）左上中切牙位置预备种植窝洞；（c）右上中切牙位置预备种植窝洞；（d、f）左前磨牙位置预备种植窝洞，钻头穿出左侧鼻侧壁（箭头所示）；（e、g）右前磨牙位置预备种植窝洞，钻头穿出右侧鼻侧壁（箭头所示）

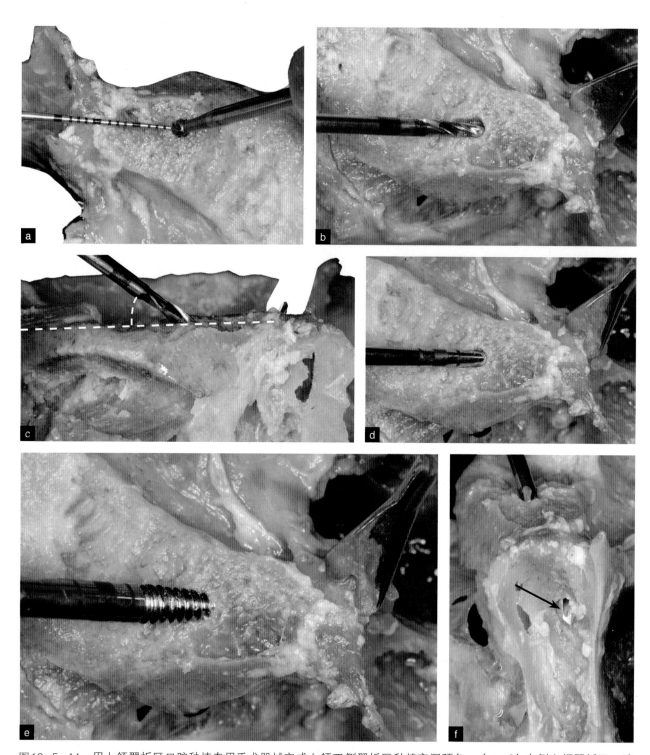

图19-5-44　用上颌翼板区口腔种植专用手术器械完成上颌双侧翼板区种植窝洞预备。（a~f）右侧上颌翼板区口腔种植窝洞预备。（a）在距离上颌结节远中10~12mm处用球钻定位；（b、c）用翼板区种植专用麻花钻备洞，水平角度40°~45°（虚线所示）；（d、e）用翼板区种植专用扩孔钻逐级扩孔；（f）最后用专用种植麻花钻穿通翼板区，穿出点靠近翼内板（箭头所示）

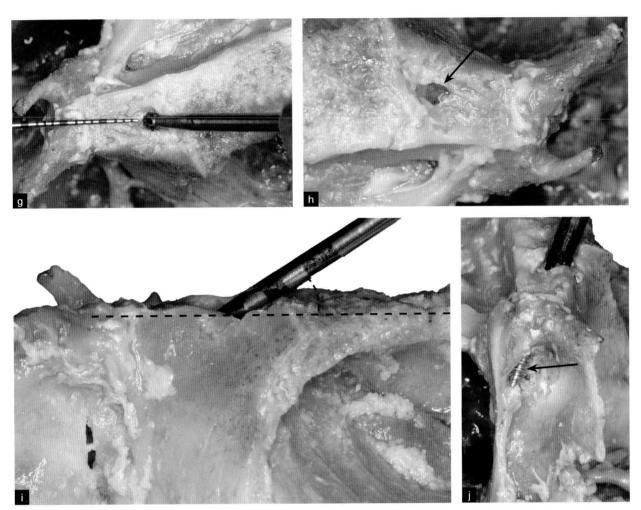

图19-5-44（续）　用上颌翼板区口腔种植专用手术器械完成上颌双侧翼板区种植窝洞预备。（g~j）左侧上颌翼板区口腔种植窝洞预备。（g、h）在距离上颌结节远中10~12mm处用球钻定位，箭头所示定位点；（i）用翼板区种植专用麻花钻备洞，水平角度约45°（虚线所示）；（j）用翼板区种植专用扩孔钻逐级扩孔，穿出点靠近翼内板（箭头所示）

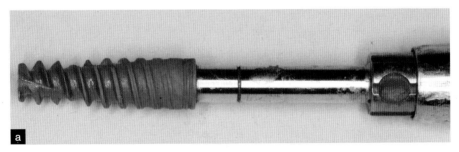

图19-5-45　按种植窝洞预备深度，选择合适的口腔种植体完成前牙及前磨牙区域种植体的植入。（a）把口腔种植体按放在持钉器上，中切牙区域应用Nobel Active，3.5mm×10mm，前磨牙区域应用Nobel Active，4.3mm×10mm

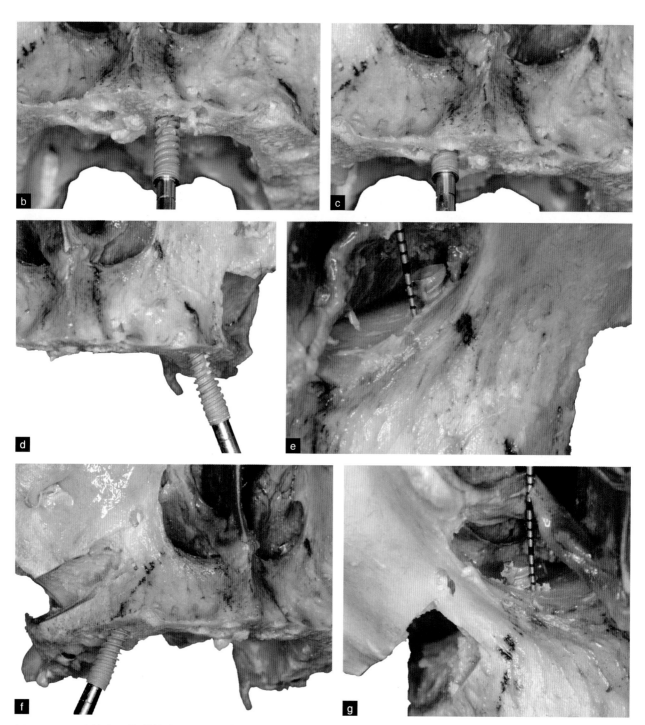

图19-5-45（续）　按种植窝洞预备深度，选择合适的口腔种植体完成前牙及前磨牙区域种植体的植入。（b）右侧中切牙位置植入口腔种植体；（c）左侧中切牙位置植入口腔种植体；（d、e）右侧前磨牙区域倾斜植入口腔种植体，种植体头部穿出鼻侧壁约2mm；（f、g）左侧前磨牙区域倾斜植入口腔种植体，种植体头部穿出鼻侧壁约2mm

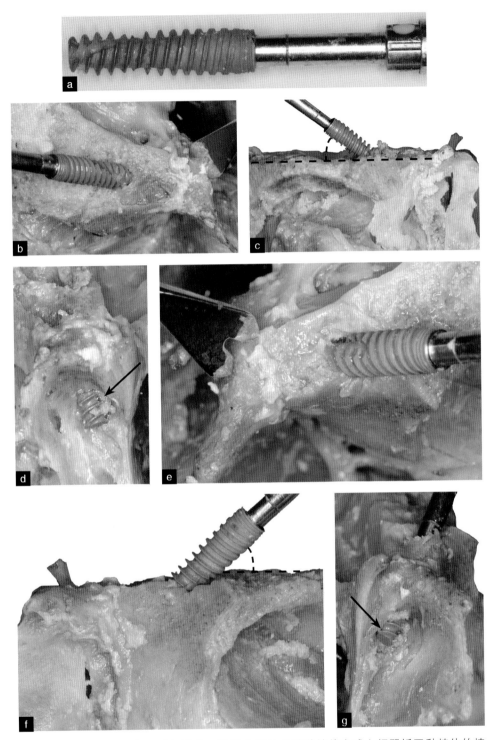

图19-5-46　按种植窝洞预备深度，选择合适的口腔种植体完成上颌翼板区种植体的植入。（a）把口腔种植体按放在持钉器上（Nobel Active，4.3mm×18mm）；（b）右侧上颌翼板区位置植入口腔种植体；（c）口腔种植体植入角度为水平角度约45°；（d）种植体头部穿出翼突窝约2mm，靠近翼内板（箭头所示）；（e）左侧上颌翼板区位置植入口腔种植体；（f）口腔种植体植入角度为水平角度约45°；（g）种植体头部穿出翼突窝约2mm，靠近翼内板（箭头所示）

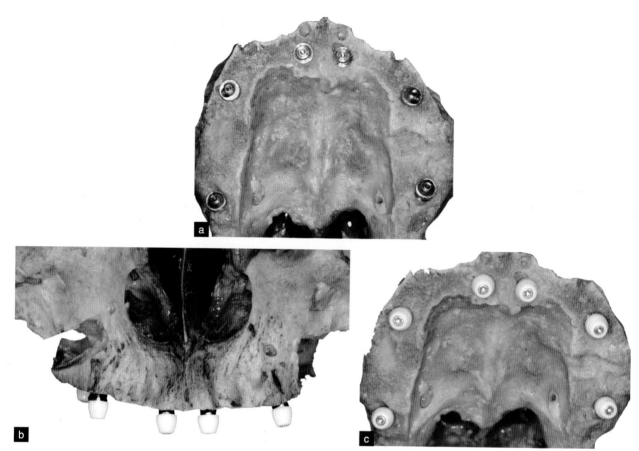

图19-5-47　口腔种植体植入完成后安装复合基台。（a）中切牙位置安装直基台，倾斜种植位置安装30°角度基台，上白色保护帽；（b）正面观；（c）殆面观

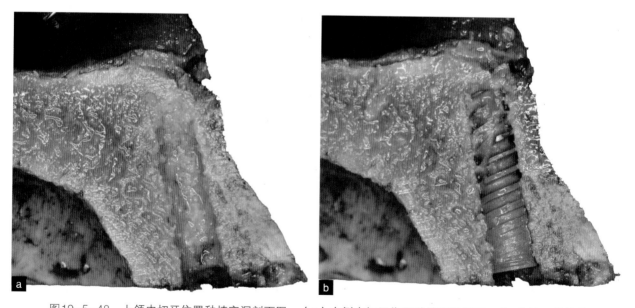

图19-5-48　上颌中切牙位置种植窝洞剖面图。（a）右侧中切牙位置种植窝洞剖面；（b）植入种植体

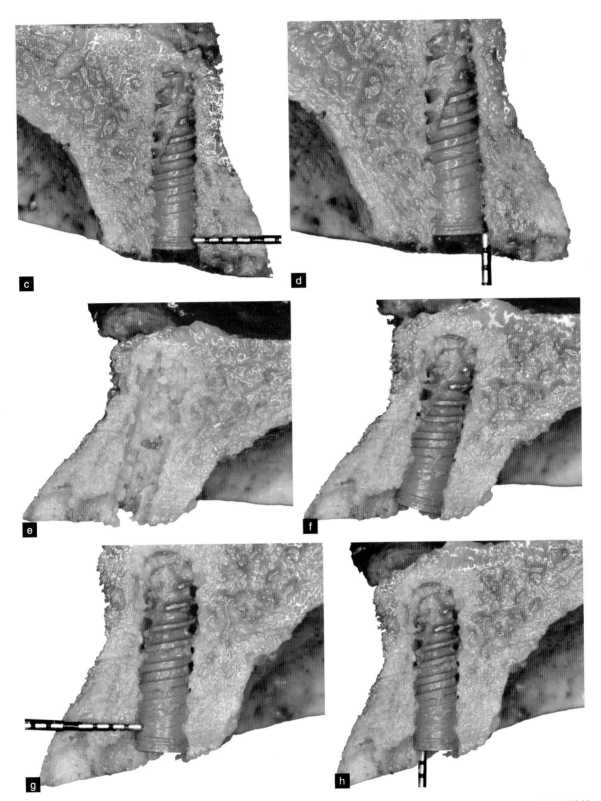

图19-5-48（续） 上颌中切牙位置种植窝洞剖面图。（c）种植体颈部唇侧骨板厚度＞2mm；（d）种植体植入深度约1mm。（e）左侧中切牙位置种植窝洞剖面；（f）植入种植体；（g）种植体颈部唇侧骨板厚度＞2mm；（h）种植体植入深度约1mm

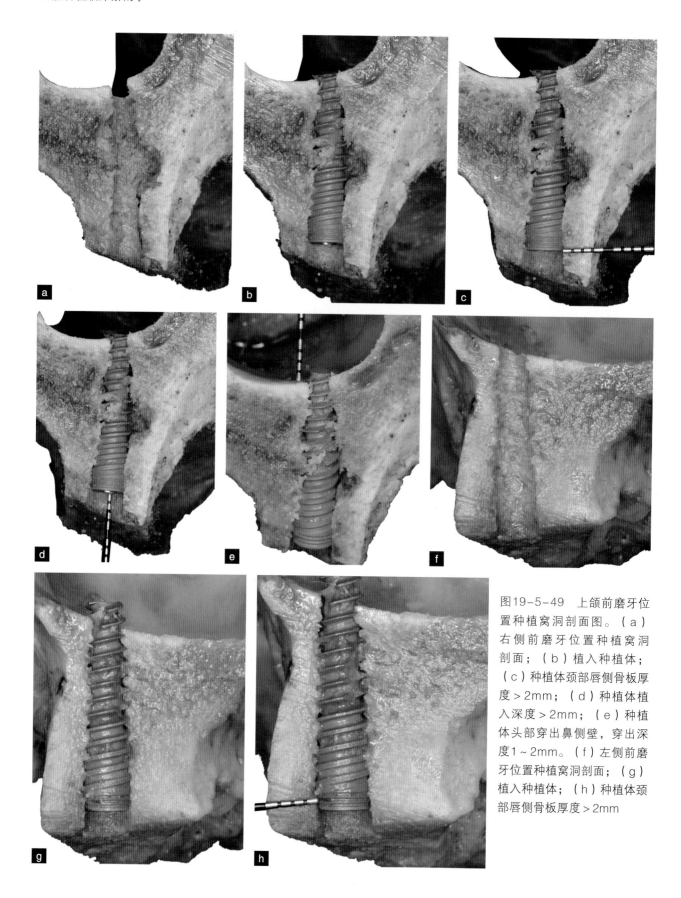

图19-5-49 上颌前磨牙位置种植窝洞剖面图。（a）右侧前磨牙位置种植窝洞剖面；（b）植入种植体；（c）种植体颈部唇侧骨板厚度＞2mm；（d）种植体植入深度＞2mm；（e）种植体头部穿出鼻侧壁，穿出深度1～2mm。（f）左侧前磨牙位置种植窝洞剖面；（g）植入种植体；（h）种植体颈部唇侧骨板厚度＞2mm

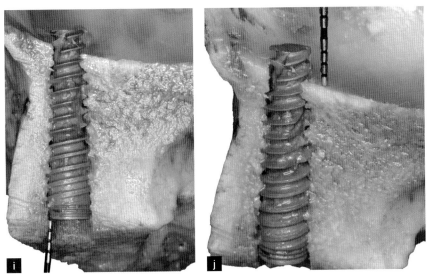

图19-5-49（续）　上颌前磨牙位置种植窝洞剖面图。（i）种植体植入深度约2mm；（j）种植体头部穿出鼻侧壁，穿出深度约2mm

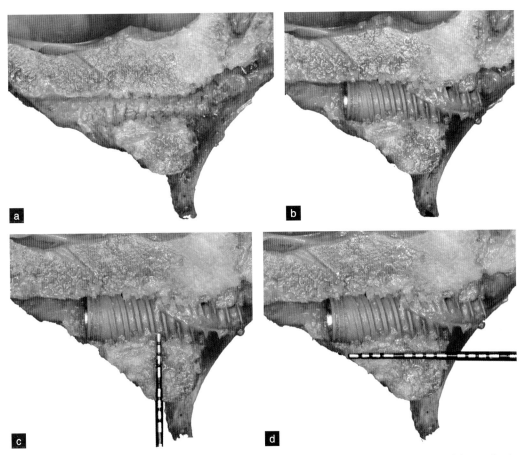

图19-5-50　上颌翼板区位置种植窝洞剖面图。（a）右侧上颌翼板区位置种植窝洞剖面；（b）植入种植体；（c）种植体距离上颌结节垂直深度＞6mm；（d）种植体在上颌翼板区的植入骨深度＞10mm

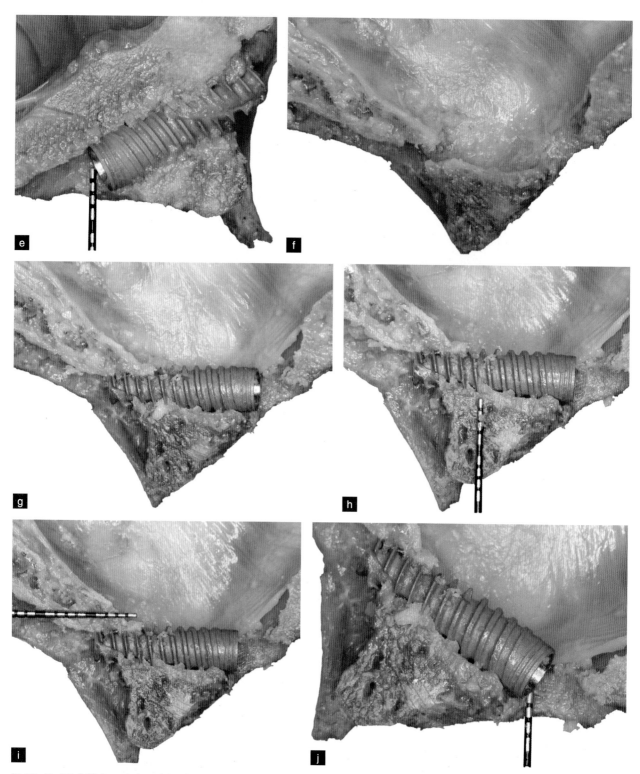

图19-5-50（续）　上颌翼板区位置种植窝洞剖面图。（e）种植体颈部植入深度1~2mm。（f）左侧上颌翼板区位置种植窝洞剖面；（g）植入种植体；（h）种植体距离上颌结节垂直深度>6mm；（i）种植体在上颌窦骨壁长度>5mm；（j）种植体颈部植入深度1~2mm

4. 小结

V－Ⅱ－V口腔种植技术一般用于上颌重度骨缺损牙缺失患者的口腔功能修复重建。该种植技术临床成功率高，无需植骨，值得临床推广应用。本章节围绕V－Ⅱ－V种植区域解剖结构，利用冰鲜头颅模型，进行骨、血管、神经及肌肉的系列解剖阐述，特别是各种术式的口腔种植案例展示，将有助于广大口腔种植医生全面了解和掌握该种植技术，熟悉相应解剖结构，从而提升诊疗水平，减少并发症的发生。

（关呈超 杨斐 于群 邹多宏）

参考文献

[1] Agliardi EL, Francetti L, Romeo D, et al. Immediate loading in the fully edentulous maxilla without bone grafting: the V－Ⅱ－V technique[J]. Minerva Stomatol, 2008, 57(5):251-259, 259-263.

[2] Maló P, Rangert B, Nobre M. "All-on-Four" immediate-function concept with Brånemark System implants for completely edentulous mandibles: a retrospective clinical study[J]. Clin Implant Dent Relat Res, 2003, 5(Suppl 1):2-9.

[3] Maló P, Rangert B, Nobre M. All-on-4 immediate-function concept with Brånemark System implants for completely edentulous maxillae: a 1-year retrospective clinical study[J]. Clin Implant Dent Relat Res, 2005, 7(Suppl 1):S88-S94.

[4] van den Bergh JP, ten Bruggenkate CM, Disch FJ, et al. Anatomical aspects of sinus floor elevations[J]. Clin Oral Implants Res, 2000, 11(3):256-265.

[5] Oz II, Aydogdu A, Yilmaz TF. Radiological evaluation of maxillary artery and descending palatine artery in the pterygopalatine fossa by 3D rotational angiography[J]. Surg Radiol Anat, 2022, 44(4):535-542.

[6] Li KK, Meara JG, Alexander A Jr. Location of the descending palatine artery in relation to the Le Fort I osteotomy[J]. J Oral Maxillofac Surg, 1996, 54(7):822-825, discussion 826-827.

[7] Lafci Fahrioglu S, VanKampen N, Andaloro C. Anatomy, Head and Neck, Sinus Function and Development[M]. Treasure Island(FL): StatPearls, 2023.

[8] 陈德平, 刘倩, 皮雪敏, 等. 上颌窦血供及黏骨膜的应用解剖和CBCT评估[J]. 中国口腔种植学杂志, 2022, 27(04):259-263.

SUMMARY
AND
OUTLOOK

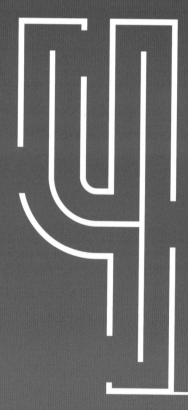

第四部分

总结与展望

"欲穷千里目，更上一层楼"。伴随着口腔医学领域的飞速发展，口腔种植学面临着新的挑战与机遇。做好普通种植已无法满足日常病患口腔种植修复与治疗需求，无论是口腔颌面部解剖相关理论知识，还是复杂颌骨增量及种植的实践经验，对于口腔种植医生都至关重要。

口腔颌面部解剖学作为口腔种植学的基石，是每一位口腔医学生的必修课。在中国的医学院校中，口腔专业的学生往往只学习过大体解剖，而没有头颈部局部解剖的学习经历。这就造成很多口腔医生不熟悉颌面部解剖，编者通过解剖冰鲜头颅标本，总结、提炼了口腔种植相关颌面部解剖结构、位置关系和生理特点，不仅能够帮助手术者规避种植过程中神经、血管等损伤，同时保证手术的精准性、安全性及成功率。在后续的版本中，我们将着力于开发口腔种植解剖VR虚拟现实交互系统，实现裸眼VR以帮助读者精彩、生动地理解掌握口腔种植相关颌面部解剖要点。

理论知识固然重要，但临床实践对于种植诊疗，尤其是复杂种植手术水平的培养和提升显得更为重要。冰鲜尸体的解剖不仅可以有效减少腐败、保持组织完整，对其进行种植实操更是完整、真实及直观地还原了临床手术过程，这在种植外科专著中并不多见。同时，编者通过高清图像和视频等多种方式对种植相关颌面部解剖以及手术操作进行生动呈现，保证读者可以直观地了解其中的关键解剖点与核心手术步骤。

本书内容涵盖了口腔种植相关的局部解剖学知识和临床操作，编者对每个治疗步骤都进行了详细阐述，并通过丰富的图片和视频教学辅助，为读者提供了更为生动直观的学习体验，同时结合病例的分析和总结，为读者提供了全面且系统的口腔种植学习资源，有望帮助读者更好地将所学知识应用到临床操作中。

口腔种植学方兴未艾，相关理论及技术发展更新的速度日新月异，作为一本口腔种植临床领域重要的专著，我们深知除了编委会的编写外，读者意见对于书本的进步和完善起到重要作用。在后续再版中，我们将认真讨论并择优采纳读者提出的宝贵意见。最后，衷心感谢口腔种植从业同行以及对口腔种植临床感兴趣的读者对本书的关注和支持，我们将不断努力，以提供更高质量的口腔种植专著及种植学习资源。期待与优秀的您一起，为口腔种植事业的发展做出我们的贡献。

（于群 邹多宏）

图文编辑

张　浩　刘玉卿　肖　艳　刘　菲　康　鹤　王静雅　纪凤薇　杨　洋　戴　军　张军林

图书在版编目（CIP）数据

口腔种植临床解剖学 / 邹多宏主编. — 沈阳：辽宁科学技术出版社，2024.6
ISBN 978-7-5591-3142-3

Ⅰ．①口…　Ⅱ．①邹…　Ⅲ．①种植牙—口腔外科学　Ⅳ．①R782.12

中国国家版本馆CIP数据核字（2023）第149718号

出版发行：辽宁科学技术出版社
　　　　　（地址：沈阳市和平区十一纬路25号　邮编：110003）
印　刷　者：凸版艺彩（东莞）印刷有限公司
经　销　者：各地新华书店
幅面尺寸：210mm×285mm
印　　张：45
插　　页：4
字　　数：900千字
出版时间：2024年6月第1版
印刷时间：2024年6月第1次印刷
出品人：陈　刚
责任编辑：殷　欣　苏　阳　殷　倩　吴兰兰　王玉宝　于天文
封面设计：周　洁
版式设计：周　洁
责任校对：李　硕

书　　　号：ISBN 978-7-5591-3142-3
定　　价：989.00元

投稿热线：024-23280336
邮购热线：024-23280336
E-mail:cyclonechen@126.com
http://www.lnkj.com.cn